»Einem jeden Kranken in einem Hospitale sein eigenes Bett«

Alfons Labisch, geb. 1946, Historiker, Soziologe, Arzt, ist Professor für Medizingeschichte und Direktor des Instituts für Geschichte der Medizin der Heinrich-Heine-Universität Düsseldorf.
Reinhard Spree, geb. 1941, Volkswirt, Sozial- und Wissenschaftshistoriker, ist Professor für Sozial- und Wirtschaftsgeschichte an der Ludwig-Maximilians-Universität München.

Alfons Labisch, Reinhard Spree (Hg.)

»Einem jeden Kranken in einem Hospitale sein eigenes Bett«

Zur Sozialgeschichte des Allgemeinen Krankenhauses in Deutschland im 19. Jahrhundert

Unter Mitarbeit von Ulrich Koppitz und Norbert Paul

Campus Verlag
Frankfurt/New York

2. Auflage, unveränderter Nachdruck 2021
Druck und Bindung: Books on Demand

Die Deutsche Bibliothek – CIP-Einheitsaufnahme

»Einem jeden Kranken in einem Hospitale sein eigenes Bett«:
Zur Sozialgeschichte des Allgemeinen Krankenhauses in Deutschland im 19. Jahrhundert / Alfons Labisch; Reinhard Spree (Hg.). Unter Mitarb. von Ulrich Koppitz und Norbert Paul. – Frankfurt/Main; New York: Campus Verlag, 1996
ISBN 3-593-35396-2
NE: Labisch, Alfons [Hrsg.]

Umschlaggestaltung: Atelier Warminski, Büdingen
Satz: Siegfried Lottes, Kirchzarten
Druck und Bindung: Druck Partner Rübelmann, Hemsbach
Gedruckt auf säurefreiem und chlorfrei gebleichtem Papier.
Printed in Germany

Kurt Frese
zum Andenken

Inhalt

Vorwort 9

Entwicklung, Stand und Perspektiven einer Sozialgeschichte des Allgemeinen Krankenhauses in Deutschland – eine Einführung 13
Alfons Labisch/Reinhard Spree

Einführung in die Geschichte des Allgemeinen Krankenhauses

Vom Hospital zum Krankenhaus: 16. bis 19. Jahrhundert 31
Robert Jütte

Quantitative Aspekte der Entwicklung des Krankenhauswesens im 19. und 20. Jahrhundert: »Ein Bild innerer und äußerer Verhältnisse« 51
Reinhard Spree

Medizinische Kräfte in der Entwicklung des Allgemeinen Krankenhauses

Arztinitiativen bei der Gestaltung des Krankenhauses in der Zeit des Aufgeklärten Absolutismus 91
Norbert Paul

Die medizinische Funktion des frühmodernen Krankenhauses. Zur Analyse des Diagnosespektrums der Inneren Abteilung des Würzburger Juliusspitals 1819-1829 123
Johanna Bleker

Die Entwicklung der Chirurgie im 19. Jahrhundert und
ihre Auswirkungen auf Organisation und Funktion des Krankenhauses 145
Klaus Dieter Thomann

Die Entwicklung der Inneren Medizin im 19. Jahrhundert und ihre
Auswirkungen auf Organisation und Funktion des Krankenhauses
– am Beispiel der Kinderkrankenhäuser in Paris, London und Berlin 167
Paul Weindling

Sozialpolitische Kräfte in der Entwicklung des Allgemeinen Krankenhauses

Die Institutionalisierung des modernen Krankenhauses im Rahmen
aufgeklärter Sozialpolitik – Die Beispiele Würzburg und Bamberg 187
Eva Brinkschulte

Frühmodernes Krankenhaus und »Pflegeversicherung« in der ersten Hälfte
des 19. Jahrhunderts – Instrumente städtischer Armenfürsorge? 208
Eva Berger

Auf dem Weg vom Armenhospital zum modernen Krankenhaus –
das Städtische Krankenhaus Ludwigshafen am Rhein 236
Wolfgang von Hippel

Weltanschauliche und politische Kräfte in der Entwicklung des Allgemeinen Krankenhauses

Stadt und Krankenhaus. Das Allgemeine Krankenhaus in der
kommunalen Sozial- und Gesundheitspolitik des 19. Jahrhundert 253
Alfons Labisch

Die Allgemeinen Krankenhäuser der Städte und der Religions-
gemeinschaften Ende des 19. Jahrhunderts – Statistische und
juristische Anmerkungen am Beispiel Preußens (1877-1903) 297
Alfons Labisch, Florian Tennstedt

Heilanstalten und Sanatorien in privater Trägerschaft, 1877-1933 320
Edward Shorter

Soziale Kräfte in der Entwicklung des Allgemeinen Krankenhauses

»... solange ihre Behandlung die Zwecke der Anstalt nicht stört.«
Die Klientel des Städtischen Krankenhauses Bremen in der zweiten
Hälfte des 19. Jahrhunderts 337
Barbara Leidinger

Der Patient und das Krankenhaus..357
Barbara Elkeles

Zur Geschichte der Pflegeklassen in deutschen Krankenhäusern 374
Gunnar Stollberg

Leben und Arbeiten im Krankenhaus. Die Entwicklung der
Arbeitsverhältnisse des Pflegepersonals im späten 19. und
frühen 20. Jahrhundert..400
Gordon Uhlmann

Das Allgemeine Krankenhaus – heute und morgen: Ein Ausblick 420
Alfons Labisch

Kommentierte Auswahlbiographie zur Sozialgeschichte
des Krankenhauses 437
Norbert Paul

Personenregister 455

Ortsregister 459

Über die Autorinnen und Autoren..464

Vorwort

Das traditionelle Hospital des ausgehenden Mittelalters und der frühen Neuzeit war ein wesentlicher Teil der städtischen Armenpflege. Seit dem ausgehenden 18. Jahrhundert verlor das Hospital allmählich seine Aufgaben und endete bestenfalls als Siechen- oder Pflegeanstalt. Die Aufgabe, Kranke zu pflegen und medizinisch-ärztlich zu betreuen, ging auf besondere Heil- und Krankenanstalten über. Heute ist das Krankenhaus ein Zentrum medizinisch-wissenschaftlich ausgerichteter ärztlicher und pflegerischer Hilfe ausschließlich für Kranke. Es ist ein Ort geworden, in dem entscheidende Ereignisse des menschlichen Lebens – Geburt, schwere Krankheiten, Tod – stattfinden. Dies wird trotz aller Kritik und trotz aller Sparmaßnahmen so bleiben.

In der deutschen Hospital- und Krankenhausgeschichte liegen aus den letzten Jahrzehnten beispielhafte Arbeiten zur Bau- und Architekturgeschichte vor. Im westlichen Ausland sind in den letzten Jahren Studien erschienen, die den vielfältigen sozialen Aspekten im Innen- und Außenleben des Hospitals und Krankenhauses gerecht zu werden versuchen. Auch in Deutschland wird inzwischen eine Geschichte des Krankenhauses betrieben, die solche Fragen verfolgt. Die neuere deutsche Forschung zur Geschichte des Krankenhauses im Lichte des internationalen Forschungsstandes kritisch zu beleuchten, war Aufgabe einer internationalen und interdisziplinären Arbeitsgemeinschaft zur Sozialgeschichte der Medizin, die von den Herausgebern des vorliegenden Bandes geleitet wurde. Nahezu dreißig Medizin-, Wirtschafts- und Sozialhistoriker, historische Demographen, Medizinsoziologen und Fachleute des Krankenhauswesens aus Frankreich, Großbritannien, Kanada, Schweden, den USA, Österreich und Deutschland diskutierten vom 1. bis 3. April 1993 in Düsseldorf die Sozialgeschichte des Allgemeinen Krankenhauses in Deutschland im ausgehenden 19. und frühen 20. Jahrhundert.[1] Diese Arbeitsgemeinschaft wurde durch die Deutsche Forschungsgemeinschaft (DFG) gefördert. Der DFG und insbesondere Sylvester Rostosky sei für die großzügige Hilfe gedankt.

Die Beiträge der Tagung werden hier in Auswahl präsentiert. Weitere ausgewählte Arbeiten wurden hinzugenommen. Andere eingeplante Aufsätze konnten aus Zeit- oder sonstigen Gründen nicht aufgenommen werden. So sind schmerzliche Lücken entstanden – dies gilt vor allem für die Erlebnisse und Perspektiven der vielen Menschen, die im Krankenhaus lebten, arbeiteten und litten. Eine vollständige Übersicht über Arbeiten und Ergebnisse einer Sozialgeschichte des Krankenhauses in Deutschland konnte und sollte hier nicht angestrebt werden. Hingewiesen sei daher auf die folgende Einleitung und auf die Bibliographie zum Schluß des Bandes. Es geht uns zum einen darum zu zeigen, in welcher Breite und mit welchen verschiedenen Fragen Krankenhausgeschichte betrieben werden kann – und soll. Des weiteren ist es unser Anliegen, Hilfen und Anregungen zu geben, sich mit der Geschichte des Krankenhauses in der Vielfalt zu beschäftigen, wie sie diese »most complex institution of man«[2] verdient.

Der Campus-Verlag, vertreten durch Beate Koglin, erklärte sich ohne weitere Umstände bereit, den Band in sein Programm aufzunehmen. Beate Koglin gilt für ihre sorgfältige und geduldige Arbeit unser Dank. Durch eine namhafte Spende der Gesellschaft von Freunden und Förderern der Heinrich-Heine-Universität Düsseldorf wurde es möglich, den Sammelband zum Druck zu befördern. Dem Präsidenten des Vereins, Rolf Schwarz-Schütte, sowie den Fachgutachtern Hansgeorg Molitor, Ulrich Hadding und Georg Strohmeyer sei an dieser Stelle nicht nur für diese Hilfe gedankt. Ferner halfen Mittel der Arbeitsgruppe »Medizinische Zeitgeschichte/Schwerpunkt: Öffentliche Gesundheit«, verwaltet durch die Gesellschaft von Freunden und Förderern der Heinrich-Heine-Universität Düsseldorf, den Band abzuschließen. Auch für diese

1 An der Tagung nahmen u.a. Margareth Asmuth-Fack, Düsseldorf, Eva Berger, Osnabrück, Johanna Bleker, Berlin, Anders Brändström, Umeå, Eva Brinkschulte, Berlin, Barbara Elkeles, Meerbusch, Olivier Faure, Lyon, E. Paul Hennock, Liverpool, Hermann Hoffmann, Düsseldorf, Michael Hubenstorf, Berlin, Robert Jütte, Stuttgart, Alfons Labisch, Düsseldorf, Robert W. Lee, Liverpool, Irmgard Müller, Bochum, Guenther B. Risse, San Francisco, Peter Schneck, Berlin, Eduard Seidler, Freiburg, Edward Shorter, Toronto, Reinhard Spree, München, Gunnar Stollberg, Bielefeld, Klaus D. Thomann, Mainz, Gordon Uhlmann, Hamburg, Jörg Vögele, Düsseldorf, Paul Weindling, Oxford, Rolf Winau, Berlin, teil. Einen Bericht über die Arbeitstagung vgl. in: *Berichte zur Wissenschaftsgeschichte* 18 (1995), S. 37-40.

2 Zit. nach E.D. Churchill bei J.J. Rohde (1962), *Soziologie des Krankenhauses. Zur Einführung in die Soziologie der Medizin*, Stuttgart, S. 89.

durchaus unkonventionelle Art, Wissenschaft und Forschung zu fördern, sei gedankt. Gedankt sei schließlich den bayerischen Sparkassen, die rasch und unkonventionell eine letzte unerwartete Hürde überwinden halfen.

Ein stets offenes Ohr für die Probleme der Medizingeschichte hatte Kurt Frese, Geschäftsführer der Gesellschaft von Freunden und Förderern der Heinrich-Heine-Universität. Kurt Frese war ein Mensch, wie man ihn wohl in jeder Zeit nur selten antrifft: In den Siebzigern stehend, war er im besten Sinne neugierig, immer freundlich und geduldig, offen für die Problemchen und Probleme von Wissenschaftlern verschiedenster Fachrichtungen – Schwierigkeiten zumal, die mit seinem eigenen Lebensweg in der Industrie und im Handel einer bedeutenden Wirtschaftsmetropole wenig zu tun gehabt haben dürften. Kurt Frese mochte, ja litt kein Aufhebens um seine Person. Lieber wirkte er in der Stille im Dienst der Sache – dies dann um so erfolgreicher. Auch daß dieser Band erscheinen konnte, geht auf sein Wirken zurück. Kurt Frese starb völlig unerwartet im April 1994. Seinem Andenken sei dieses Buch gewidmet.

Düsseldorf und München, im April 1995
Alfons Labisch und Reinhard Spree

Entwicklung, Stand und Perspektiven einer Sozialgeschichte des Allgemeinen Krankenhauses in Deutschland
Eine Einführung

Alfons Labisch, Reinhard Spree

Hospital und Krankenhaus – Aspekte und Perspektiven

»Es gibt keinerlei Hinweise, daß jemals ein Krankenhaus existiert hat, in dem der Patient allein und ausschließlich um seiner selbst willen behandelt wurde. Immer ließen sich die Hospitalgründer von ihren eigenen Zielsetzungen leiten. Waren einst die römischen Latifundienbesitzer an der Arbeitskraft ihrer Sklaven interessiert, so sind es später der ›bien commun‹ und die ›Staatsraison‹ gewesen, während heute die Wiederherstellung der Arbeitsfähigkeit der Sozialversicherten im Vordergrund steht. Die klerikalen Pflegegemeinschaften wirkten vielfach mit dem unbewußten Motiv, die Seelen ihrer Miglieder, der Kranken und der Stifter zu retten. Gelehrten Ärzten ging es um die Mehrung und Überprüfung medizinischen Wissens, und die Studenten gedachten, das Hospital zu ihrer fachlichen Ausbildung zu benützen« –

so Dieter Jetter, der deutsche Historiker des Hospitals, 1967 in seiner Antrittsvorlesung.[1] Sich mit der Geschichte des Hospitals zu beschäftigen, läßt also viele Perspektiven zu und erfordert vielfältige Fragen. In dem Bestreben, das Grundprinzip des Hospitals in einem fast philosophischen Sinne zu bestimmen, führte Jetter 1969 aus:

»Man kann *Hospitäler als Kunstwerke* in eine geschichtliche Entwicklung hineinstellen. Man kann sie *als Bedeutungsträger* beschreiben und die Pforten als Tore des Himmels sehen. (...) Hospitäler können *als Vertreter eines Baustils der Architekturgeschichte* dargestellt werden, oder man kann ihre Formen *als Funktion im historischen Wandel* verstehen. Alle diese Ansatzpunkte führen jedoch kaum zu einem wirklich umgreifenden Prinzip.

Sehr aufschlußreich ist es, *Hospitäler vor dem Hintergrund der Kirchengeschichte* zu betrachten (...). Eine *rechtsgeschichtliche Untersuchung* zeigt, wie sich das Stiftungswesen spätmittelalterlicher Gründungen auf kommunaler Ebene in eine Ordnung staatlicher und privater Krankenhäuser verwandelt. (...)

Als Gegenstand der Wirtschaftsgeschichte verdient das Hospital volle Aufmerksamkeit. (...)

Hospitäler können *als Stätte des ärztlichen Wirkens und der medizinischen Forschung* in ihrer geschichtlichen Veränderung betrachtet werden. *Als Ort der Lehre und Ausbildung für Ärzte, Schwestern und Verwalter* sind die caritativen Gründungen immer besonderen Gesetzlichkeiten des historischen Wandels unterworfen gewesen (...). Das Hospital kann *als Wirkungsort der großen Pflegegemeinschaften der Christenheit* (...) betrachtet werden.

Schließlich wäre es möglich, zu untersuchen, wieweit die Einzugsgebiete der Spitäler reichten, welche Schichten der Bevölkerung aufgenommen wurden und wie Gründungen für Arme und Reiche gegeneinander abgegrenzt wurden. Das Hospital würde so zum *Objekt einer Geschichte der sozialen Sicherheit, der sozialen Gerechtigkeit* werden.«[2]

Das Hospital war, wie Jetter andeutet, seit jeher eine überaus vielschichtige Institution. Seit dem Ausgang des 18. Jahrhunderts begann sich das moderne Krankenhaus herauszubilden. Das Hospital sollte seinen Charakter bald so grundlegend ändern, daß von vornherein zu fragen ist, ob es sich beim Hospital und beim Krankenhaus nicht um gänzlich verschiedene Einrichtungen handelt. Das Hospital war ursprünglich ein Asyl für Hilflose und Alte, es war das klassische »ultimum refugium«[3] der mittelalterlichen und frühneuzeitlichen Stadt – eine letzte Zuflucht, in der üblicherweise nicht einmal ein Arzt tätig war. Erst allmählich entstand das wissenschaftlich-medizinisch intensiv betreute und technisch-apparativ beispielhaft ausgestattete Dienstleistungszentrum ausschließlich für Kranke. Ziel dieses Krankenhauses, wie wir es auch heute kennen, ist es, die Patienten in kürzest möglicher Zeit zu heilen oder, falls dies nicht möglich ist, ihre Krankheiten zumindest soweit zu lindern, daß sie ihr »normales«, ihr alltägliches Leben wieder aufnehmen können. Diese Entwicklung vom Hospital zum Krankenhaus vollzog sich langsam, in Brüchen, Neues und Altes mischend, von Rückschlägen und Konflikten begleitet. Nur allmählich wurde das Krankenhaus von der breiten Bevölkerung angenommen. Denn für diese hatte es – bedingt durch die isolierende Aufgabe der Spitäler – noch bis zum Ende des 19. Jahrhunderts den Ruch eines »Tors zum Tode«. Zudem haftete dem Krankenhaus – aufgrund der zunächst vorherrschenden Aufgabe der Armenkrankenpflege – bis weit in unser Jahrhundert hinein der Ruch einer Armenanstalt mit Zwangscharakter an.

Heute stellt das Krankenhaus sowohl im Leben der Menschen als auch in der medizinischen Wissenschaft und ärztlichen Praxis eine zentrale Einrichtung dar. Nahezu alle Geburten finden im Krankenhaus statt, über die Hälfte aller Menschen stirbt im Krankenhaus, ein weiteres Viertel stirbt in vergleichbaren Einrichtungen. Das Krankenhaus verschlingt nahezu 40 % der Ausgaben der Gesetzlichen Krankenversicherung. Im Krankenhauswesen der Bundesrepublik arbeiten nahezu eine Million Menschen. Das Anlagevermögen der Krankenhäuser beträgt 200 Mrd. DM und übersteigt das von Post und Bahn zusammengenommen. Trotz aller Versuche, die medizinische Versorgung soweit wie möglich ambulant durchzuführen und die Kosten der stationären Versorgung zumindest konstant zu halten, wird die durchschnittliche Zahl der Menschen, die pro Jahr im Krankenhaus versorgt werden wird, in den nächsten Jahren ständig ansteigen. Wesentliche Ursachen dafür sind zum einen, daß viele medizinische Geräte wegen ihrer personellen, administrativen und finanziellen Voraussetzungen nur noch im Krankenhaus bereitgestellt werden können, und zum anderen, daß durch die demographische Struktur der Bevölkerung der Bedarf ständig weiter steigen wird. Die chronisch-degenerativen Krankheiten herrschen vor und nehmen im Alter zu – Menschen über 60 Jahre liegen im Durchschnitt doppelt so häufig und doppelt so lange im Krankenhaus wie jüngere. Aber auch das Hospital könnte wieder erstehen, ja ist vielleicht schon wieder erstanden – etwa in den Altenpflegeheimen, in den geplanten Einrichtungen der Langzeitpflege oder in den Sterbekliniken, die international den Namen »Hospiz« tragen.

Das Krankenhaus in der Geschichtsschreibung

Nur in einigen wenigen Stichpunkten konnte angedeutet werden, welche historische, welche aktuelle und welche zukünftige Bedeutung dem Hospital und dem Krankenhaus zukommen. Spiegelt sich dies in der Hospital- und Krankenhausgeschichte, in der Geschichte der Medizin im engeren Sinne, spiegelt sich dies in der breiteren (Wirtschafts- und) Sozialgeschichte und schließlich in der allgemeinen Geschichte angemessen wider?

Angesichts der Vielzahl möglicher Aspekte, unter denen die Geschichte des Hospitals und des Krankenhauses geschrieben werden kann, bieten sich einige Vorentscheidungen an, wenn es darum geht, Hospital und Krankenhaus historisch zu untersuchen. In diesem Buch wird die Vorgehensweise sozialhistorisch und interdisziplinär angelegt sein. So muß sich eine Sozialgeschichte des Hospitals bzw. Krankenhauses eng mit der Medizin- und Wissenschaftsgeschichte, mit der Wirtschaftsgeschichte, mit der Geschichte des Sozialstaats und seiner Vorläufer und für bestimmte Fragestellungen auch mit der Architektur-, Technik- und Rechtsgeschichte verbinden.

Die Geschichte des Hospitals und die des Krankenhauses ist in Deutschland während der letzten Jahrzehnte überwiegend als Geschichte von Bautypen und ihrer Funktionen gesehen worden. So grenzt Jetter sein oben kurz umrissenes Konzept folgendermaßen ein:

»Alle diese Leitprinzipien einer Geschichtsschreibung taugen jedoch wenig, wenn es darum geht, einen Gedanken zu finden, der möglichst viele Erscheinungen historischer Hospitäler verständlich miteinander verknüpft. (...) Statt einzelne Seiten des Hospitals im historischen Zusammenhang darzubieten, sollen gleichsam alle zusammen einem einheitlichen Leitgedanken untergeordnet werden. (...) Umgreifende Ordnungsprinzipien [können] nicht durch bequeme Verallgemeinerungen (...) gewonnen werden. (...) Man muß sich vielmehr die Mühe machen, von Ort zu Ort und von Haus zu Haus zu gehen. Dieser endlose Weg hat kein Ziel. (...)

Am Ende gelingt es schließlich, zu den Funktionsanalysen historischer Bauformen vorzustoßen, und dadurch wird es möglich, zu einer Typologie, zu einer Einteilung zu gelangen, die das Gemeinsame und das Unterschiedliche zum Ordnungsprinzip macht. (...)

Während man diesen mühsamen Weg zurücklegt, verwandelt sich die ›Geschichte des Hospitals‹ zuerst in eine Geschichte der Hospitäler, um endlich zu einer Geschichte der Hospitaltypen zu werden.«[4]

In der Folge dieses Konzepts hat Jetter sowohl der wissenschaftlichen wie der allgemeinen Öffentlichkeit in den letzten Jahrzehnten eine Reihe maßgeblicher und wohl dokumentierter Studien zur Geschichte des Krankenhauses, vor allem aber zur Geschichte des Hospitals geliefert.[5]

Im gleichen Atemzuge mit Jetters Geschichte des europäischen Hospitals ist das ebenso bekannte Buch *Vom Armenhospital zum Großklinikum* von Axel Hinrich Murken zu nennen.[6] In der Einleitung des Buches verweist Murken auf die verschiedenen Kräfte, die auf das Krankenhaus eingewirkt haben: Medizinische, ökonomische, politische und nicht zuletzt soziale Einflüsse werden genannt. Murken verfolgt jedoch anschließend insbesondere die Architekturgeschichte. Allerdings hat er zuvor viele, teils umfangreiche Arbeiten vorgelegt, die zwar ebenfalls im wesentlichen der Bauhistorie verpflichtet sind, aber in zahlreichen Aspekten darüber hinausführen.[7] Verdienste und Lücken der traditionellen westdeutschen Krankenhausgeschichte sind in kurzer Form an einem neueren Aufsatz Murkens zum Thema *Das kommunale und das konfessionelle Krankenhaus* zu erkennen. Das Thema des Sammelbandes läßt die bislang vermißte Untersuchung zum Verhältnis der beiden wichtigsten Krankenhausträger in der entscheidenden Phase erwarten, in der sich die moderne Stadt und die moderne kommunale Leistungsverwaltung entwickelten. Die Frage aber, wie also kommunales und konfessionelles Krankenhaus sich quantitativ und qualitativ in das Werden der modernen Dienstleistungsgesellschaft einfügten, wird dann als »Bauaufgabe« abgehandelt.

»Im Bilde des Krankenhauses zeigt sich im Laufe seiner Geschichte mehr als bei anderen Institutionen der Öffentlichkeit und der Wissenschaften, wie sehr sich Überlegungen und Forderungen von ärztlicher und politisch-sozialer Seite wandeln und Einfluß auf seine Konzeption nehmen. Daraus resultiert dann auch der Umstand, daß das Krankenhaus und seine spezifischen Funktionen einem ständigen Wandel unterworfen sind, denen sich die Architektur, der strukturelle und sanitärtechnische Ausbau anpassen [müssen].«[9]

In diesem Aufsatz werden dann allerdings staatliche und kommunale Träger nicht scharf getrennt – so war das Allgemeine Krankenhaus in Bamberg eine fürstliche Gründung –, kirchliche Krankenhäuser werden nur indirekt benannt – wie etwa das Diakonissenkrankenhaus Bethanien –, so daß die zur Frage stehenden Träger, ihre Antriebe, ihre Ziele, nicht einmal klar erscheinen.

So gibt es zwar anschauliche Informationen über Krankenhausbauten, Baukonzepte, Baupläne; es gibt Informationen über Gründungsjahre etc.; auch mögliche Einflußfaktoren werden zumindest dem Namen nach benannt. Wie aber die in sich noch einmal zu differenzierenden wissenschaftlichen, sozialen, wirtschaftlichen, konfessionellen und politisch-administrativen Kräfte zu welcher Zeit über welche Vermittler in welchem Ausmaß auf das Krankenhaus in der Stadt wirkten, bleibt im dunkeln.

In der jüngeren Sozial- und Medizingeschichte werden hingegen andere Aspekte verfolgt. Barbara Elkeles befaßt sich mit der Geschichte des Patienten im Krankenhaus.[10] In einer herausragenden medizinhistorischen Dissertation arbeitet Hedwig Schwanitz im Gesamtbild der Gesundheitsverhältnisse und des Medizinalwesens in Münster auch die Geschichte der frühmodernen Allgemeinen Krankenhäuser heraus.[11] Eva Berger rekonstruiert die Sozialgeschichte eines aus einer Gesellenkrankenkasse hervorgegangenen Krankenhauses im Zusammenhang mit der Stadtentwicklung.[12] Wolfgang von Hippel legt eine Arbeit vor, die dem besonderen Verhältnis von Industriestadt und Krankenhaus gewidmet ist.[13] Martin Krauss behandelt in seiner Dissertation den Übergang vom Hospital zum frühmodernen Krankenhaus am Beispiel von Mannheim als Problem der Bewältigung des Pauperismus.[14] Sozialhistorisch ausgerichtet ist auch ein umfängliches DFG-Forschungsprojekt, das Johanna Bleker und Reinhard Spree durchgeführt haben. Unter Mitarbeit von Eva Brinkschulte und Olaf Gerndt untersuchen sie am Beispiel des Juliusspitals in Würzburg, wie sich im ersten Drittel des 19. Jahrhunderts das moderne Krankenhaus herausgebildet hat. Im Mittelpunkt stehen die Sozialstruktur der Patienten, die Entwicklung der empirisch-naturwissenschaftlichen Diagnostik, das Krankheitsspektrum und die Funktion des Krankenhauses im Kontext des wirtschaftlichen, demographischen und sozialen Wandels der Stadt.[15] Isabelle von Bueltzingsloewen behandelt den klinischen Unterricht und die Medikalisierung der Gesellschaft in Deutschland im 18. und 19. Jahrhundert. Ihr thematisches Schwergewicht bildet die Universitätsklinik in Göttingen.[16] Irmgard Müller untersucht die Entwicklung des kirchlichen Krankenhauswesens im Ruhrgebiet im Zusammenhang mit der Ausbreitung des Kohlebergbaus.[17] Edward Shorter befaßt sich seit geraumer Zeit mit der Entwicklung der Privatkliniken in Europa allgemein[18] und in Deutschland im besonderen. Eine Studie über die Lebens- und

Arbeitsverhältnisse im Krankenhaus legen Ursula Weisser und Gordon Uhlmann vor.[19] Reinhard Spree analysiert die Grunddaten der quantitativen Entwicklung des Krankenhauswesens in Deutschland vom frühen 19. Jahrhundert bis zur Gegenwart.[20] In einem DFG-Forschungsprojekt des Instituts für Geschichte der Medizin in Düsseldorf steht derzeit zur Frage, welche Faktoren die Entwicklung des Krankenhauswesens in Düsseldorf – von der Nebenresidenz des Ancien régime bis zur Konsolidierung der Allgemeinen Städtischen Krankenanstalten einer der führenden Industrie- und Wirtschaftsmetropolen kurz vor Ausbruch des Ersten Weltkrieges – beeinflußten.[21]

Es ist ersichtlich, daß damit sowohl aus der Medizin- als auch aus der Sozialgeschichte heraus neue Aspekte und Methoden in die deutsche Krankenhausgeschichte eingeführt werden. Erstaunliche Ergebnisse zeitigt auch die deutsche Geschichtsschreibung des Hospitalwesens. Sowohl anhand der Geschichte einzelner Hospitäler wie der Hospitalgeschichte einzelner Städte wurden die zahlreichen äußeren und inneren Aspekte untersucht und dargestellt, wie sie dieser zentralen sozialen Einrichtung spätmittelalterlicher und frühneuzeitlicher Städte zukommen. Hervorgehoben seien die Arbeiten von Annette Boldt über das Fürsorgewesen der Stadt Braunschweig und von Ulrich Knefelkamp über das Heilig-Geist-Spital in Nürnberg.[22] Maßgeblich für diesen neuen Blick auf das Hospital ist das enorm gewachsene Interesse an der Geschichte des Armenwesens, die ihrerseits die Vorgeschichte der typisch deutschen Sozialversicherung und des modernen deutschen Sozialstaats darstellt.[23] Die Hospitalgeschichte wird daher in vielen Arbeiten zum Armenwesen am Beispiel einzelner Städte berücksichtigt.[24] Im Umfeld einer Geschichte der Armut werden auch einzelne Themen besonders bearbeitet, so etwa der Zusammenhang von Armut und Delinquenz, also der Zusammenhang von Hospital, Arbeits- und Zuchthaus,[25] oder – im Zusammenhang sowohl mit der Alltags- als auch mit der Ernährungsgeschichte – die Verpflegung[26] und das alltägliche Leben im Hospital.[27] Behandelt werden darüber hinaus Aspekte wie die klassische Isolierungsfunktion des Hospitals,[28] die Anstaltsfürsorge für geistig Behinderte,[29] *Spitäler in Pest und Krieg*,[30] oder schließlich der Übergang von der Krankenwartung zur Krankenpflege bei der Entwicklung vom Hospital zum frühmodernen Krankenhaus.[31]

Krankenhausgeschichte im westlichen Ausland

Trotz dieser inzwischen imponierenden Fülle von Arbeiten verringert sich der Vorsprung, den das westliche Ausland auf dem Gebiet einer Sozialgeschichte des Krankenhauses gegenüber der deutschen Forschung besitzt, nur langsam. Dies dürfte nicht zuletzt dadurch bedingt sein, daß in Deutschland die Geschichte von Hospital und Krankenhaus allgemein und die Sozialgeschichte des Krankenhauses im besonderen sowohl von der Medizingeschichte als auch von der Sozialgeschichte jeweils als ein Nebenaspekt anderer Fragestellungen behandelt worden sind. Dies muß insbesondere dann erstaunen, wenn man sich – wie oben angedeutet – die Bedeutung des Krankenhauses im Alltagsleben und in der Medizin vor Augen führt. Was geschieht nun in der Krankenhausgeschichte des westlichen Auslands? Einige wenige einschlägige Studien mit Vorbildcharakter seien genannt. John V. Pickstone hat 1986 eine *political ecology* des modernen Krankenhauswesens am Beispiel der weltweit paradigmatischen Industrieregion Manchester vorgelegt.[32] Das Generalthema »Medicine and Industrial Society« wird am Krankenhaus als zentraler Institution der medizinischen Versorgung im Zusammenspiel von örtlichen Bedingungen und sozialem und politischem Wandel für die Zeit von 1752 bis 1946 verfolgt. Eine beeindruckende Untersuchung ist auch die von Guenter B. Risse über die *Royal Infirmary* in Edinburgh.[33] Risse untersucht zunächst die Ursprünge des Hospitals und seinen Platz im wirtschaftlichen und sozialen Leben der Stadt. Anschließend beschäftigt er sich mit dem Personal, der Auswahl der Patienten, den Patienten selbst und ihren Krankheiten. Die abschließenden Kapitel sind der medizinischen Praxis und dem klinischen Unterricht gewidmet. Mit unterschiedlichen Ansätzen[34] – von quantitativen Studien bis zu Fallgeschichts-Analysen – verdeutlicht Risse die Vernetzung des Krankenhauses mit dem Leben einer bedeutenden Industriestadt, seinen Beitrag zur Gesundheitsversorgung, aber nicht zuletzt auch seine Rolle als Ort wissenschaftlicher Forschung und Lehre und darüberhinaus im Leben der Menschen.[35] Letztlich kann durch die Forschungen Risses der Zeitpunkt, zu dem der Übergang vom Hospital zum Krankenhaus üblicherweise angesetzt wird, vom Anfang des 19. Jahrhunderts auf das Ende des 18. Jahrhundert vorverlegt werden. Ähnlich umfassend ist die Studie von Charles E. Rosenberg über die Entstehung des amerikanischen Krankenhauswesens angelegt, die viele Vorarbeiten zusammenfaßt.[36] Für Rosenberg stellt das Krankenhaus als einzigartige Institution gleichsam einen Mikrokosmos der amerikanischen Gesellschaft dar. Die Arbeiten Rosenbergs führt Rosemary Stevens in kongenialer Form bis in die neueste Zeit fort.[37]

Neben den angloamerikanischen Studien sind die neueren Arbeiten Oliver

Faures, Lyon, über die Entwicklung des modernen Krankenhauses am Beispiel der Hospitäler in Lyon zu erwähnen.[38] Faure sieht die Entwicklung vom Hospital zum modernen Krankenhaus im Zusammenhang mit dem sozialen Wandel der Industriestadt Lyon. Ein wichtiger Aspekt Faures ist der Blick auf die Patienten in der Frage der Medikalisierung der Unterschichten, zu der das Krankenhaus über verschiedene Wege beitrug.[39] Erwähnt werden müssen auch die historisch-statistischen Arbeiten Anders Brändströms über Krankenhauspatienten: Aufgrund der besonders guten Quellen in Schweden kann Brändström die Lebensgeschichte von Patienten vor und vor allem nach ihrem Aufenthalt im Krankenhaus verfolgen. Auf diese Weise ist es endlich auch möglich zu prüfen, ob und wie sich der Krankenhausaufenthalt auf das Leben der Menschen ausgewirkt hat.[40]

Diese aus einer inzwischen umfangreichen Literatur[41] ausgewählten Beispiele zeigen, daß es in hohem Maße wünschenswert ist, die internationalen Arbeiten in einen Impuls für die medizin- und sozialhistorische Forschung zur Geschichte des Krankenhauses auch in Deutschland zu wenden. Das wesentliche Ziel besteht darin zu verdeutlichen, in welcher methodischen und thematischen Breite sich die Forschungen zur (Sozial-)Geschichte des Krankenhauses international entwickelt haben. Auf diesem Wege wären Anregungen für die entsprechenden Arbeiten in Deutschland zu erwarten.

Zur Konzeption und zu den Beiträgen des vorliegenden Bandes

Angesichts der möglichen Breite von Themen und Methoden erscheint es sinnvoll, die Arbeiten zur Sozialgeschichte des Krankenhauses auf die Geschichte des Allgemeinen Krankenhauses zu konzentrieren. Das Allgemeine Krankenhaus stellt den Fokus der stationären Behandlung dar. Hier bündeln sich jene vielfältigen Funktionen, die oben angedeutet worden sind. Der Sammelband hätte unter ein spezifisches theoretisches Konzept gestellt werden können, etwa das Konzept der Rationalisierung, der Modernisierung, der Medikalisierung, der sozialen Disziplinierung durch Sozial- und Gesundheitspolitik, der Prägung geschlechtsspezifischer Rollen oder – eher empirisch-abstrahierend – der Abbildung der äußeren gesellschaftlichen Verhältnisse im Innenleben des Krankenhauses. Angesichts des noch rudimentären und disparaten Forschungsstandes in all diesen Bereichen scheint es jedoch sinnvoller und empirisch ertragreicher, typologisch nach den verschiedenen, auf das Krankenhaus einwirkenden Kräften vorzugehen.

In einem 1. Kapitel zur »Einführung in die Geschichte des Allgemeinen Krankenhauses« berichtet Robert Jütte in seinem Beitrag »Vom Hospital zum Krankenhaus: 16. bis 19. Jahrhundert« über die wichtigsten Entwicklungen und Veränderungen auf dem Gebiet des neuzeitlichen Krankenhauswesens – von der »Proto-Klinik« (Michel Foucault) und den Syphilis-Krankenhäusern (Karl Sudhoff) bis zu den frühmodernen Krankenhäusern als Institutionen der Armenfürsorge. Reinhard Spree diskutiert die »Quantitativen Aspekte der Entwicklung des Krankenhauswesens im 19. und 20. Jahrhundert« und entwirft dabei ein »Bild innerer und äußerer Verhältnisse«. Hier beeindruckt weniger die – zumindest bis in die 60er Jahre dieses Jahrhunderts anhaltende – ständige Zunahme der Krankenhäuser, Krankenhausbetten, Krankenhauspatienten und der Bettenauslastung als vielmehr der völlige Wandel der Patientenzusammensetzung. Dies betrifft sowohl die Relation der Geschlechter als auch die verschiedenen Altersgruppen von Patienten im arbeitsfähigen Alter bis hin zu Kindern und heute zu alten Menschen. Dieser Wandel schließt auch das Krankheitsspektrum ein. Beides zusammen genommen erlaubt uns, einen Eindruck zu gewinnen, welche unterschiedlichen Zwecke und Hoffnungen im Wandel der Zeit auf das Krankenhaus gerichtet wurden.

Das 2. Kapitel ist den »Medizinischen Kräften in der Entwicklung des Allgemeinen Krankenhauses« gewidmet. Norbert Paul beschäftigt sich einleitend mit der Frage, welche besondere Rolle Ärzte als Motor der Entwicklung des Allgemeinen Krankenhauses im späten 18. Jahrhundert übernommen haben. Jenseits der klassischen Frage, welche Ärzte wann welche Krankenhäuser gründeten oder zu gründen halfen, arbeitet Paul die spezifische Interessenstruktur heraus, unter der die Ärzte des ausgehenden 18. Jahrhunderts im Rahmen der allgemeinen sozialen und medizinischen Entwicklung auf den Wandel vom Hospital zum frühmodernen Krankenhaus zu wirken trachteten. Johanna Bleker greift in ihrem Beitrag »Die medizinische Funktion des frühmodernen Krankenhauses. Zur Analyse des Diagnosespektrums der Inneren Abteilung des Würzburger Juliusspitals 1819-1829« ein methodisches und ein inhaltliches Problem auf: die Interpretation historischer Diagnosen aus medizinhistorischer Sicht und die Bedeutung des diagnostischen Spektrums für die soziale und medizinische Rolle des frühmodernen Krankenhauses. Nach diesen systematisch ausgerichteten Erörterungen legt Klaus D. Thomann »Die Entwicklung der Chirurgie im 19. Jahrhundert und ihre Auswirkungen auf Organisation und Funktion des Krankenhauses« dar. In der vorantiseptischen Ära wandten sich die führenden Chirurgen wegen der bedenklichen Operationsresultate zunächst vom Krankenhaus ab. Die Antisepsis in der Folge Joseph Listers wirkte weniger direkt auf die Chirurgie, sondern führte dazu, daß die gesamte hygienische

Situation des Krankenhauses überprüft und verbessert wurde. Erst die Asepsis machte dann die Chirurgie zum »Markenzeichen« des modernen Krankenhauses. Auch Paul Weindling kommt in seinem Beitrag »Die Entwicklung der Inneren Medizin im 19. Jahrhundert und ihre Auswirkungen auf Organisation und Funktion des Krankenhauses« zu dem Urteil, daß sich zwar ab der Mitte des 19. Jahrhunderts der Blick auf das Krankenhaus wandelte, daß die moderne Medizin aber erst an der Wende zum 20. Jahrhundert auf das Krankenhaus wirkte. So erweist sich die berühmte Serumtherapie in der Folge Emile Rouxs und Emil von Behrings in der Rückschau als ein qualitativer Sprung der internistischen Therapie im Krankenhaus. Gleichwohl wird die Serumtherapie sowohl in ihrer volksgesundheitlichen Wirkung als auch in ihrer Breitenwirkung auf die Allgemeinen Krankenhäuser überschätzt. Auch hier war es eher die naturwissenschaftliche Konzeption der Inneren Medizin insgesamt, die die Behandlung im Krankenhaus auf breiter Basis und bis in die Peripherie hinein begünstigte.

Dies lenkt den Blick wieder auf die Frage, welche Kräfte in der davorliegenden Zeit auf den unbestreitbaren Wandel und Ausbau des Krankenhauswesens hinarbeiteten. Im 3. Kapitel stehen daher »Sozialpolitische Kräfte in der Entwicklung des Allgemeinen Krankenhauses« zur Diskussion. Eva Brinkschulte behandelt am Beispiel Würzburgs und Bambergs zunächst »Die Institutionalisierung des modernen Krankenhauses im Rahmen aufgeklärter Sozialpolitik«. Brinkschulte ordnet den an herausragenden Beispielen nachvollziehbaren Wandel vom Hospital zum Krankenhaus in die neue öffentlich-administrative Armenfürsorge ein, deren Ziel es war, das Zusammenwirken von Armut und Krankheit bewältigen zu helfen. Unterhalb der staatlichen Ebene diskutiert Eva Berger »Frühmodernes Krankenhaus und ›Pflegeversicherung‹ in der ersten Hälfte des 19. Jahrhunderts« als »Instrumente städtischer Armenfürsorge«. Am Beispiel der Stadt Osnabrück steht das Verhältnis von städtischem Armenwesen, städtischer Armenkrankenpflege und genossenschaftlicher Selbsthilfe im Vordergrund. Am Beispiel der Kosten öffnet sich nicht nur ein Blick in das Krankenhaus, sondern es werden auch die verschiedenen Interessen greifbar, die sich auf das Krankenhaus richteten. Wolfgang von Hippel verfolgt ähnliche Fragen in seinem Beitrag über das »Städtische Krankenhaus Ludwigshafen am Rhein« – und zwar unter dem Aspekt der Bismarckschen Sozialgesetzgebung und hier wiederum unter dem besonderen Blickwinkel des Einflusses der örtlichen Industrie auf das Krankenhaus.

Im 4. Kapitel werden »Weltanschauliche und politische Kräfte in der Entwicklung des Allgemeinen Krankenhauses« angesprochen. Alfons Labisch diskutiert unter dem Titel »Stadt und Krankenhaus« die Rolle des Allgemeinen

Krankenhauses in der kommunalen Sozial- und Gesundheitspolitik des 19. Jahrhunderts. Es zeigt sich, daß die Städte über lange Zeit eher von anderen, insbesondere von staatlichen Kräften getrieben wurden, als daß sie eigenständige Akteure in der Entwicklung eines modernen städtischen Krankenhauswesens gewesen wären. Erst in der nach 1871 einsetzenden Ära der städtischen Leistungsverwaltung, und auch hier recht spät, wurde das Krankenhaus zu einem genuinen Bestandteil städtischer Daseinsvorsorge. In einer differenzierten Diskussion der verschiedenen auf das Krankenhaus einwirkenden Kräfte ergibt sich immer wieder die Frage nach den verschiedenen Krankenhausträgern. Hier erweist es sich wiederum als besonderes Problem, in den öffentlichen Statistiken die bedeutsamen Gruppen staatlicher, städtischer und religiöser Krankenhausträger zu unterscheiden. Diese Frage nach den »Allgemeinen Krankenhäusern der Städte und der Religionsgemeinschaften Ausgang des 19. Jahrhunderts« behandeln Alfons Labisch und Florian Tennstedt aus statistischer und juristischer Sicht am Beispiel Preußens für die Zeit von 1877 bis 1903. Völlig unterschätzt werden in der Forschung bislang die privaten Krankenanstalten. Dies mag insbesondere auch an deren schlechter statistischer Erfassung und der disparaten Quellensituation liegen. Edward Shorter arbeitet in seinem Beitrag »Heilanstalten und Sanatorien in privater Trägerschaft, 1877-1933« heraus, daß diese Anstalten faktisch das Allgemeine Krankenhaus für das gehobene wohlhabende (Wirtschafts-)Bürgertum waren.

Im 5. Kapitel werden schließlich »Soziale Kräfte in der Entwicklung des Allgemeinen Krankenhauses« behandelt. Zunächst wirft Barbara Leidinger mit dem Zitat »... solange ihre Behandlung die Zwecke der Anstalt nicht stört« die Frage nach der »Klientel des Städtischen Krankenhauses Bremen in der zweiten Hälfte des 19. Jahrhunderts« auf. Diese oft gestellte, aber selten beantwortete Frage, für wen das Krankenhaus eigentlich da war, behandelt Leidinger zunächst unter dem Aspekt der Aufnahmebedingungen sowohl in ärztlicher als auch in finanzieller Hinsicht und unter dem Aspekt der Zwangseinweisung, um anschließend zu klären, wer unter diesen Auswahlkriterien tatsächlich im Krankenhaus anzutreffen war. Damit erweitert und vertieft sie die bereits von Spree und Brinkschulte vorgelegten Informationen zur Krankenhausklientel. Patienten als Triebkräfte der Krankenhausentwicklung stehen, gleichsam aus der Innensicht des Krankenhauses heraus, im Mittelpunkt des Beitrages von Barbara Elkeles. Krankenhäuser waren demnach gegebenenfalls eine bedeutsame Episode im Leben der Patienten aus der armen Bevölkerung. Diese Erfahrung konnte aber durchaus ambivalent sein – von einer erholsamen Zeit mit gutem Essen und im eigenen Bett bis hin zu der Erfahrung, ohne jegliche Information als Versuchskarnickel für neue Methoden der Diagnostik und Therapie zu dienen. Der eher selbstverständlichen und daher bislang historisch kaum erforschten Feststellung, daß sich die gesellschaftliche Gliederung im Krankenhaus widerspiegelt, geht Gunnar Stollberg in seinem Beitrag »Zur Geschichte der Pflegeklassen in deutschen Krankenhäusern« nach. Die unterschiedlichen Klassen des Hospitals entsprachen demzufolge eher anderen, nämlich ständischen, Orientierungen als denjenigen der Pflegeklassen, welche sich mit dem modernen Krankenhaus herausbildeten und die vor allen Dingen dazu dienten, das Krankenhaus über die klassische Armenklientel des frühmodernen Krankenhauses hinaus auch für die gehobenen gesellschaftlichen Schichten zu öffnen. Die tatsächlichen Lebensumstände des Pflegepersonals im späten 19. und frühen 20. Jahrhundert veranschaulicht schließlich Gordon Uhlmann in seinem Beitrag »Leben und Arbeiten im Krankenhaus«. Im Vergleich der Jahre 1876 und 1900 kann er verdeutlichen, wie sehr sich die Art der Arbeit, ihre Bedingungen und das Pflegepersonal selbst in einer medizinisch-ärztlich bestimmten Reform der Krankenpflege wandelten – wenngleich die Arbeitsbedingungen aus heutiger Sicht immer noch unvorstellbar hart waren.

Der vorliegende Band ist keineswegs nur für die Sozial- und Medizingeschichte, sondern durchaus auch als Hintergrundinformation zur aktuellen Problematik des Gesundheitswesens allgemein und des Krankenhauswesens im besonderen gedacht. Um nicht nur die historische, sondern auch die aktuelle Relevanz des Themas zu verdeutlichen, behandelt Alfons Labisch in einem Ausblick »Das Allgemeine Krankenhaus – heute und morgen«. Aus den vielfältigen und überaus komplexen Themen der heutigen Diskussion des Krankenhauswesens werden zwei Punkte herausgegriffen: die demographische und die medizinisch-technische Entwicklung. Beide Faktoren, gleichsam ein äußerer und ein innerer, werden dazu beitragen, daß die Häufigkeit der Behandlungen im Krankenhaus auf absehbare Zeit keineswegs gleichbleiben oder gar abnehmen, sondern vielmehr zunehmen wird. Werden die vielen gesundheitspolitischen Vorschläge, die in dieser Situation vorgetragen werden, in historischer Perspektive gesehen, stellt sich heraus, daß bereits unter den – für die damalige Zeit – unvorstellbaren Kostensteigerungen des Krankenhauswesens um die Wende zum 20. Jahrhundert Maßnahmen diskutiert wurden, die denen der heutigen Wende zum 21. Jahrhundert durchaus vergleichbar sind. Dies beruhigt keineswegs, zeigt aber, daß es durchaus sinnvoll und hilfreich sein kann, vor dem Hintergrund der verwirrenden Eindrücke und Erfahrungen der Gegenwart präzise Fragen an die Geschichte zu stellen.

Das vorliegende Buch soll schließlich auch als Arbeits- und Hilfsmittel dienen. Um allen, die sich aus allgemeinem Interesse, aus fachlich-beruflichem Interesse oder in ihren verschiedenen Studien für die Geschichte des Krankenhauses interessieren, die Möglichkeit zu geben, sich rasch einzuarbeiten, rundet eine »Kommentierte Auswahlbibliographie zur Sozialgeschichte des Krankenhauses«, angefertigt von Norbert Paul, den Band ab. Aus demselben Grund ist der Band durch ein Personen- und Ortsregister, angefertigt ebenfalls von Norbert Paul, zu erschließen.

Anmerkungen

1 Zit. nach H. Schadewaldt (1976), Krankenhauspolitik in den letzten vier Jahrhunderten, in: *Arzt und Krankenhaus* 1, S. 9-18, Zitat: S. 10.

2 D. Jetter (1969), Gemeinschaft und Absonderung der Kranken als antagonistische Faktoren historischer Hospitäler (1500-1900), in: *Medizinhistorisches Journal* 4, S. 121-138, Zitat: S. 121 f. (Hervorhebungen von A.L. und R.S.)

3 A.E. Imhof (1977), Die Funktion des Krankenhauses in der Stadt des 18. Jahrhunderts, in: *Zeitschrift für Stadtgeschichte, Stadtsoziologie und Denkmalpflege* 4, S. 215-242, Zitat: S. 240.

4 D. Jetter (1969), S. 122 ff.

5 D. Jetter (1966-1987), *Geschichte des Hospitals*, Bd. 1: *Westdeutschland von den Anfängen bis 1850*, Wiesbaden 1966; Bd. 2: *Zur Typologie des Irrenhauses in Frankreich und Deutschland (1780-1840)*, Wiesbaden 1971; Bd. 3: *Nordamerika (1600-1776) (Kolonialzeit)*, Wiesbaden 1972; Bd. 4: *Spanien von den Anfängen bis um 1500*, Wiesbaden 1980; Bd. 5: *Wien von den Anfängen bis um 1900*, Wiesbaden 1982; Bd. 6: *Santiago, Toledo, Granada, Drei spanische Kreuzhallenspitäler und ihr Nachhall in aller Welt*, Stuttgart 1987; Ders. (1973), *Grundzüge der Hospitalgeschichte*, Darmstadt; Ders. (1977), *Grundzüge der Krankenhausgeschichte (1800-1900)*, Darmstadt; Ders. (1981), *Grundzüge der Geschichte des Irrenhauses*, Darmstadt; Ders. (1986), *Das europäische Hospital. Von der Spätantike bis 1800*, Köln.

6 A.H. Murken (1988), *Vom Armenhospital zum Großklinikum. Die Geschichte des Krankenhauses vom 18.Jahrhundert bis zur Gegenwart*, Köln.

7 A.H. Murken (1979), *Die bauliche Entwicklung des Allgemeinen Krankenhauses in Deutschland im 19. Jahrhundert (= Studien zur Medizingeschichte des Neunzehnten Jahrhunderts*, Bd.9), Göttingen.
Wenn hier schon auf die traditionelle bundesrepublikanische Hospital- und Krankenhausgeschichte zurückgeblickt wird, sei auch auf D. Leistikow (1967), *Hospitalbauten in Europa aus zehn Jahrhunderten. Ein Beitrag zur Geschichte des Krankenhausbaues*, Ingelheim und H. Schadewaldt (1976), *Studien zur Krankenhausgeschichte im 19. Jahrhundert im Hinblick auf die Entwicklung in Deutschland (= Studien zur Medizingeschichte des Neunzehnten Jahrhunderts*, Bd.7), Göttingen verwiesen.

8 A.H. Murken (1990), Das kommunale und konfessionelle Krankenhaus in Deutschland von der Biedermeierzeit bis zur Weimarer Republik, in: H.H. Blotevogel (Hg.), *Kommunale Leistungsverwaltung und Stadtentwicklung vom Vormärz bis zur Weimarer Republik*, Köln/Wien, S. 81-116.

9 Murken (1990), S. 81/84.

10 Vgl. u.a. B. Elkeles (1988), Arbeiterautobiographien als Quelle der Krankenhausge-

schichte, in: *Medizinhistorisches Journal* 23, S. 342-358; Dies., Das Krankenhaus um die Wende vom 19. zum 20. Jahrhundert aus der Sicht seiner Patienten, in: *Historia Hospitalium* 17 (1986-1988), S. 89-105; vgl. auch den Beitrag von B. Elkeles in diesem Band.

11 H. Schwanitz (1990), *Krankheit – Armut – Alter – Gesundheitsfürsorge und Medizinalwesen in Münster während des 19. Jahrhunderts*, Münster.

12 E. Berger (1991), *Wer bürgt für die Kosten? Zur Sozialgeschichte des Krankenhauses. 125 Jahre Stadt-Krankenhaus Osnabrück; 180 Jahre städtische Gesundheitspolitik*, Bramsche; vgl. auch den Beitrag von E. Berger in diesem Band.

13 W. v. Hippel (1992), *Zum Wohle der Kranken. Vom Hospital zum Klinikum der Stadt Ludwigshafen am Rhein. 100 Jahre Städtisches Krankenhaus 1892-1992*, hrsg. v. der Stadt Ludwigshafen am Rhein, Ulstadt-Weiher; vgl. auch den Beitrag v. W. v. Hippel in diesem Band.

14 M. Krauss (1993), *Armenwesen und Gesundheitsfürsorge in Mannheim vor der Industrialisierung*. 1750-1850/60, Sigmaringen.

15 Die wichtigsten Forschungsergebnisse wurden jüngst publiziert; vgl. zum Problem der Krankheitsbilder und Diagnosen J. Bleker (1993), *Hysterie – Dysmenorrhoe – Chlorose.* Diagnosen bei Frauen der Unterschichten im frühen 19. Jahrhundert, in: *Medizinhistorisches Journal* 28, S. 345-374; J. Bleker/E. Brinkschulte (1995), Windpocken, Varioloiden oder echte Menschenpocken – zu den Fallstricken der retrospektiven Diagnostik. Eine Untersuchung anhand der Patientendaten des Würzburger Juliusspitals 1819-1829, in: *NTM. Internationale Zeitschrift für Geschichte und Ethik der Naturwissenschaften, Technik und Medizin*, NF 3, S. 97-116 und zusammenfassend J. Bleker/E. Brinkschulter/P. Grosse (Hg.) (1995), *Krankenhäuser und Krankheiten im Juliusspital zu Würzburg 1819-1829. Zur frühen Geschichte des Allgemeinen Krankenhauses in Deutschland* (= Abhandlungen zur Geschichte der Medizin und Naturwissenschaften, H. 72), Husum. Siehe ferner als Übersicht zur Entwicklung des Krankenhauses; R. Spree (1995), Krankenhausentwicklung und Sozialpolitik in Deutschland während des 19. Jahrhunderts, in: *Historische Zeitschrift* 260, S. 75-105; A. Labisch/R. Spree (1995), Die Kommunalisierung des Krankenhauswesens in Deutschland während des 19. und frühen 20. Jahrhunderts, in: J. Wysocki (Hg.), *Kommunalisierung im Spannungsfeld von Regulierung und Deregulierung im 19. und 20. Jahrhundert*, (= Schriften des Vereins für Socialpolitik, N.F. Bd. 240), Berlin, S. 7-47; vgl. ferner die Beiträge von J. Bleker und E. Brinkschulte in diesem Band.

16 I. v. Bueltzingsloewen (1992), *Enseignement clinique et médicalisation de la societé dans l'Allemagne des XVIIIe et XIXe siècles*, 2 Bde., (Thèse d'histoire présenté devant l'Université Louis Lumières Lyon II), Lyon; I.v. Bueltzingsloewen gibt überdies einen guten Überblick über die Sozialgeschichte der Medizin in der Bundesrepublik Deutschland.

17 I. Müller (1991), Die Entwicklung des Gesundheitswesens im Ruhrgebiet, in: *Rubin. Wissenschaftsmagazin der Ruhr-Universität Bochum* 1, S. 38-41.

18 Vgl. u.a. E. Shorter (1990), Private Clinics in Central Europe. 1850-1933, in: *Social History of Medicine* 3, S. 159-195; vgl. auch den Beitrag von E. Shorter in diesem Band.

19 G. Uhlmann/U. Weisser (Hg.) (1992), *Krankenhausalltag seit den Zeiten der Cholera. Frühe Bilddokumente aus dem Universitäts-Krankenhaus Eppendorf in Hamburg*, Hamburg; vgl. auch den Beitrag von G. Uhlmann in diesem Band.

20 R. Spree (Hg.) (1989), *Informationssystem zur Medizinalstatistik der Bundesrepublik Deutschland. T. 1: Medizinische Versorgung*, Universität Konstanz (vervielf. Ms.); Ders.

(1990), *Historische Statistik des Gesundheitswesens vom frühen 19. Jahrhundert bis 1938. Lange Reihen zum Heilpersonal und zum Krankenhauswesen*, Universität Konstanz (vervielf. Ms.); Ders. (1990), Historische Statistik des Gesundheitswesens, in: Statistisches Bundesamt (Hg.), *Historische Statistik in der Bundesrepublik Deutschland*, Stuttgart, S. 107-126; vgl. auch den Beitrag von R. Spree in diesem Band.

21 F. Dross/A. Labisch/M. Weyer – v. Schoultz, *Das allgemeine Krankenhaus der Industriestadt im 19. und frühen 20. Jahrhundert dargestellt an der Entwicklung des allgemeinen Krankenhauswesens in Düsseldorf (1798 bis 1907)*, (in Vorbereitung).

22 A. Boldt (1988), *Das Fürsorgewesen der Stadt Braunschweig in Spätmittelalter und früher Neuzeit. Eine exemplarische Untersuchung am Beispiel des St. Thomae-Hospitals. Chronik der Stiftung St. Thomae-Hof für die Zeit von 1705 bis in die Gegenwart*, Braunschweig; U. Knefelkamp (1989), *Das Heilig-Geist-Spital in Nürnberg vom 14.-17. Jahrhundert. Geschichte, Struktur, Alltag*, Nürnberg; Ders. (1989a), *Stiftungen und Haushaltsführungen im Heilig-Geist-Spital in Nürnberg. 14.-17. Jahrhundert*, Nürnberg.

23 Richtungsweisend waren hier die Arbeiten von C. Sachsse/F. Tennstedt (1980), *Geschichte der Armenfürsorge in Deutschland: Vom Spätmittelalter bis zum Ersten Weltkrieg*, Stuttgart, und W. Fischer (1982), *Armut in der Geschichte. Erscheinungsformen und Lösungsversuche der »sozialen Frage« in Europa seit dem Mittelalter*, Göttingen. Vgl. auch J. v. Steynitz (1971), *Mittelalterliche Hospitäler der Orden und Städte als Einrichtungen der sozialen Sicherung*, Berlin/München.

24 Vgl. Schwanitz (1990); R. Jütte (1983), Das Frankfurter Heilig-Geist-Spital im 16. und frühen 17. Jahrhundert. Aufgabe und Funktion einer bürgerlichen Fürsorgeanstalt, in: *Hessisches Jahrbuch für Landesgeschichte* 13, S. 145-169; Ders. (1984), Obrigkeitliche Armenfürsorge in Reichsstädten der frühen Neuzeit, Köln/Wien; M. Dinges (1988), *Stadtarmut in Bordeaux. 1525-1675. Alltag. Politik. Mentalitäten*, Bonn.

25 M. Mayer (1987), *Hilfsbedürftige und Delinquenten. Die Anstaltsinsassen der Stadt St. Gallen 1750-1798*, St. Gallen; G. Dethlefs (1987), Leprosenhaus-Werkhaus-Armenhaus. Die stadtmünsterische Leprosenstiftung Kinderhaus als Objekt fürstbischöflicher Wirtschafts- und Sozialpolitik 1661-1686, in: *Quellen und Forschungen zur Geschichte der Stadt Münster*, NF 12, Münster, S. 1-33; vgl. bes. R. Jütte (1994), *Poverty and Deviance in Early Modern Europe*, Cambridge.

26 Vgl. u.a. R. Jütte (1987), Diets in Welfare Institutions and in Outdoor Poor Relief in Early Modern Western Europe, in: *Ethnologia Europaea* 16, S. 117-136; B. Krug-Richter (1994), *Zwischen Fasten und Festmahl, Hospitalverpflegung in Münster 1540 bis 1650*, Stuttgart; E. Schlieper (1983), Die Ernährung in den Hohen Hospitälern Hessens 1549-1850 mit einigen kulturgeschichtlichen Beobachtungen, in: W. Heinemeyer/T. Pünder (Hg.), *450 Jahre Psychiatrie in Hessen*, Marburg, S. 211-265.

27 K. Ulshöfer (1982), Menschen im Spital. Eine Analyse des Haller Hospitalkirchenbuchs 1703-1752, in: *Zeitschrift für Württembergische Landesgeschichte* 41, S. 104-130; B. Krug-Richter (1988), Die Leprosen in Münster-Kinderhaus im 17. Jahrhundert. Bemerkungen zur Lebensform, in: F. Kaspar u.a. (Hg.), *Zum funktionalen Wandel karitativer Einrichtungen. Interdisziplinäre Studien zum Leprosorium in Münster-Kinderhaus Münster*, Münster, S. 676-685; G. Krummeck/W.G. Rödel (1980), Das Hospital St. Rochus in Mainz und seine Insassen, in: *Beiträge zur mittelrheinischen Landesgeschichte*, Wiesbaden, S. 230-259; U. Kütz (1989), *Entwicklung von Kommunikationsstrukturen im Krankenhaus. Eine medizinhistorische Untersuchung am Beispiel des Krankenhauses an der St.-Jürgen-Straße in Bremen*, Diss., Berlin.

28 G. Dethlefs (1989), *Pest und Lepra. Seuchenbekämpfung in Mittelalter und früher Neuzeit*, Münster.

29 C. Bradl (1991), *Anfänge der Anstaltsfürsorge für Menschen mit geistiger Behinderung (»Idiotenanstaltswesen«): ein Beitrag zur Sozial- und Ideengeschichte des Behindertenbetreuungswesens am Beispiel des Rheinlandes im 19. Jahrhundert*, Frankfurt/Main.

30 W. Sannwald (1993), *Spitäler in Pest und Krieg. Untersuchungen zur Wirtschafts- und Sozialgeschichte südwestdeutscher Spitäler im 17. Jahrhundert*, Gomaringen.

31 H.-P. Schaper (1987), *Krankenwartung und Krankenpflege. Tendenzen der Verberuflichung in der ersten Hälfte des 19. Jahrhunderts*, Opladen.

32 J.V. Pickstone (1985), *Medicine and Industrial Society. A History of Hospital Development in Manchester and its Region 1752-1946*, Manchester. »By ›political ecology‹ I mean the complex interrelations between the hospitals and the communities they were built to serve.« (Pickstone (1985), S. 2).

33 G.B. Risse (1986), *Hospital Life in Enlightenment Scotland. Care and Teaching at the Royal Infirmary of Edinburgh*, Cambridge.

34 Vgl. auch G.B. Risse (1987), Hospital History: New Sources and Methods, in: R. Porter/A. Wear (Hg.), *Problems and Methods in the History of Medicine*, London, S. 175-203.

35 Vgl. bes. G.B. Risse/J.H. Warner (1992), Reconstructing Clinical Activities: Patient Records in Medical History, in: *Social History of Medicine* 5, S. 183-205.

36 C.E. Rosenberg (1987), *The Care of Strangers. The Rise of America's Hospital System*, New York. Die sozialhistorische Konzeption Rosenbergs ist jetzt greifbar in Ders. (1992), *Explaining Epidemics and other Studies in the History of Medicine*, Cambridge.

37 R. Stevens (1989), *In Sickness and Wealth. American Hospitals in the Twentieth Century*, New York.

38 O. Faure (1982), *Genése de l'hopital moderne. Les Hospices Civils de Lyon, 1802-1845*, Paris.

39 O. Faure (1989), *La médicalisation de la societé dans la région lyonnaise au XIX siècle. 1800-1914*, Diss., Lyon; vgl. auch Ders./D. Dessertine (1991), *Populations hôpitalisées dans la région lyonnaise aux XIXe et XXe siècle*, Lyon.

40 A. Brändström (1988), The Silent Sick. Life-Histories of 19th Century Swedish Hospital Patients, in: Ders./L.-G. Tedebrand (Hg.), *Society, Health and Population during the Demographic Transition*, Stockholm, S. 343-368; Ders./G. Brändström (1989), Life-histories for nineteenth-century Swedish hospital patients: chances of survival, in: *J. Family* Hist. 14, S. 195-209.

41 Vgl. N. Paul, *Kommentierte Auswahlbibliographie zur Sozialgeschichte des Krankenhauses*, in diesem Band.

Einführung in die Geschichte des Allgemeinen Krankenhauses

Vom Hospital zum Krankenhaus: 16. – 19. Jahrhundert

Robert Jütte

Hospital und Krankenhaus: begriffsgeschichtlicher Definitionsversuch

Die soziale und politische Semantik kennt außer sprachlichen Innovationen auch das Weiterschleppen obsolet gewordener Begriffe und Wörter, die den Strukturwandel der Gesellschaft und ihrer Institutionen auf den ersten Blick eher verdecken als kenntlich machen. Die Sprache läuft oft den Strukturveränderungen voraus, gelegentlich aber auch hinterher und trägt nach Niklas Luhmann leicht zu einer »Überschätzung der Kontinuität und eine[r] Unterschätzung der Veränderung, vor allem im 18. Jahrhundert«[1] bei. Auf die Medizingeschichte angewandt gilt das beispielsweise für einen so schillernden Begriff wie *Hospital.* Der Strukturwandel dieser Institution, der von Michel Foucault als *Geburt der Klinik*[2] bezeichnet worden ist, war der unmittelbaren Beobachtung und Beschreibung durch die Zeitgenossen weitgehend entzogen. Erst nachdem der Übergang vom Hospital alten Typs zum modernen Krankenhaus vollzogen und irreversibel geworden war, trug die Sprache den strukturellen Änderungen in diesem Bereich mit einer neuen Terminologie Rechnung.

Im deutschen Sprachraum hat sich in der zweiten Hälfte des 18. Jahrhunderts die Unterscheidung von *Hospital* und *Krankenhaus* herausgebildet, obgleich beide Bezeichnungen als sprachliche Zwillingsformen bis weit ins 19. Jahrhundert nebeneinander im Gebrauch bleiben und somit den Funktionswandel noch lange Zeit zu »verschleiern« helfen. Daß die *Geburt der Klinik* sich gleichwohl nicht ganz unbemerkt vollzog und von den Zeitgenossen zum Teil bereits der Versuch unternommen wurde, diese Änderungen semantisch auf den Begriff zu bringen, belegt ein Blick in die von einem universal gebildeten Arzt der Goethe-Zeit, Johann Georg Krünitz (1728-1796), verfaßte *Oeconomische Encyklopädie oder allgemeines System der Staats-, Stadt-, Haus- und Landwirthschaft*. Der 47. Band, 1791 erschienen, enthält einen über 450 Seiten starken Artikel über das »Kranken-Haus«. Die in der Einleitung gegebene Definition ermöglicht uns einen ersten sprachlichen Zugriff auf den sich damals offensichtlich beschleunigt vollziehenden Wandlungsprozeß vom Hospital zum Krankenhaus:

»Kranken-Haus, das Haus, worin jemand krank liegt. In engerer und gewöhnlicherer Bedeutung, ein öffentliches Haus, ein besonderes Gebäude, oder eine Anstalt, wo Kranke, insonderheit arme Kranke verpfleget und curiret werden: ein Hospital oder Spital für Kranke; das Hospital, Spital, das Krankenspital; das Lazareth; im Oberdeutschen das Siechhaus; Gr[iechisch] und Lat[einisch] *Nosocomium, Nosodochium, Valetudinarium*, Fr[anzösisch] *Hôpital, Hôtel-Dieu, Infirmerie*; Engl[isch] *Infirmary*.«[3]

Nachdem Krünitz die Bezeichnungsvielfalt im Deutschen kurz vorgestellt und einige fremdsprachliche Äquivalente genannt hat, gibt er eine knappe Begründung, warum er selbst den relativ neuen Begriff *Krankenhaus* favorisiert:

»Der Name Krankenhaus verdient im Deutschen vor allem gleichbedeutenden um deswillen den Vorzug, weil sein Begriff nicht so enge ist, als der von einem Lazareth, und nicht so vieldeutig, wie der Ausdruck Hospital.«[4]

Damit wird dem Begriff *Krankenhaus* auf der semantischen Skala eine Mittelposition zugewiesen. Er ist nicht mehr so vage und weitgespannt wie in der Gemeinsprache der Ausdruck *Hospital*, aber auch längst nicht so begrenzt und spezifisch wie der heute meist nur noch in der Verbindung mit Krieg und Seuchen gebrauchte Begriff *Lazarett*. Allerdings scheint sich diese begriffliche Unterscheidung und Präzisierung nicht allgemein durchgesetzt zu haben, wie ein Blick in die medizinischen Lexika und Universal-Enzyklopädien des 19. Jahrhunderts zeigt. Dort wird man beim Stichwort *Krankenhaus*, wenn es überhaupt vorkommt, auf die Übersichtsartikel »Hospital«[5] bzw. »Spital«[6] oder »Nosocomium«[7] verwiesen. Erst im 20. Jahrhundert wird *Krankenhaus* zu der im wissenschaftlichen und allgemeinen Sprachgebrauch üblichen Bezeichnung für eine »öffentliche oder private Einrichtung des Gesundheitswesens zur Erkennung und Behandlung von Krankheiten und zur Geburtshilfe«[8], die allerdings immer noch gelegentlich, und zwar ohne scharfe Begriffstrennung, als Hospital, Spital oder Klinik u.ä. bezeichnet wird.

Dieser kurze begriffsgeschichtliche Exkurs macht bereits deutlich, daß wir es in der Krankenhausgeschichte mit keinem gradlinigen Entwicklungsprozeß zu tun haben. Die alten Spitäler weisen nämlich zum Teil bereits recht früh

Grundzüge eines Krankenhauses im heutigen Sinne auf, während sogenannte *Krankenanstalten* bis ins 19. Jahrhundert und sogar bis ins 20. Jahrhundert durchaus noch in einzelnen Bereichen die traditionellen Hospitalfunktionen ausübten.[9]

Vor dem Hintergrund dieses semantischen und sprachgeschichtlichen Befunds soll in einem zweiten Schritt der zeitliche Ablauf des Wandlungsprozesses beschrieben und neu gegliedert werden. Der dritte und vierte Abschnitt befassen sich mit den wichtigsten strukturellen Merkmalen, die den Übergang vom Hospital alten Typs zum modernen Krankenhaus kennzeichnen, wobei ich mich nicht so sehr an Foucaults Ausführungen in der *Geburt der Klinik* orientiere, sondern vor allem auf seine Überlegungen zur Geschichte »totaler« Institutionen in seinem Werk *Überwachen und Strafen* zurückgreife. Statt eines Ausblicks werden am Schluß noch einmal die wichtigsten Grundzüge des Wandels vom Hospital zum Krankenhaus zusammengefaßt.

Vom Hospital zum Krankenhaus: zeitlicher Ablauf eines Wandlungsprozesses

Als Wendepunkt in der Geschichte des Krankenhauswesens wird üblicherweise das 18. Jahrhundert angesehen. Diese Sichtweise ist in den letzten zwanzig Jahren durch Foucaults berühmtes Werk, das den bezeichnenden Untertitel *Archäologie des ärztlichen Blicks* trägt, wissenschaftshistorisch untermauert worden. Dagegen hat die ältere Krankenhausgeschichte (übrigens nicht nur die deutsche!) die tiefgreifenden Veränderungen in diesem Bereich weniger an wissenschaftshistorischen Fakten als an architekturgeschichtlichen Details festgemacht. Ganz gleich auf welcher Ebene dieser Wandel einer sozialpolitisch bzw. karitativ motivierten Einrichtung untersucht wird, so besteht doch weitgehend Konsens darüber, daß sich in der zweiten Hälfte des 18. Jahrhunderts in der medizinischen Betreuung der Bevölkerung etwas Neues abzuzeichnen beginnt. Eine Institution, die früher in erster Linie eine Versorgungsanstalt war, differenziert sich zu einem Zentrum medizinischer Betreuung aus. Die Übergangsform von einer Anstalt mit bedeutenden Versorgungsaufgaben zum reinen Krankenhaus wird von Foucault als »Protoklinik« bezeichnet, die sich »einerseits von der spontanen Praxis, die mit der Medizin schon immer eins war, und andererseits von der Klinik, wie sie sich dann später organisieren sollte«,[10] fundamental unterscheidet. Als Beispiel nennt er die »Royal Infirmary« in Edinburgh, zu der im 18. Jahrhundert Studenten und Ärzte aus ganz

Europa zu Studienzwecken strömten.[11] Als Vertreter dieses frühen Krankenhaustyps im deutschsprachigen Raum sind neben dem Allgemeinen Krankenhaus in Wien[12] (1793-1795) vor allem der Neubau der Berliner Charité[13] (1785-1800) sowie das Krankenspital in Hamburg[14] (1787-1789) zu nennen.

Doch es ist die Frage, ob die *Geburt der Klinik* wirklich erst Ende des 18. Jahrhunderts erfolgte. Viel zu häufig wird nämlich übersehen, daß auch die »Protoklinik«, die nach Foucault durch eine »fundamentale Verräumlichung und Versprachlichung des Pathologischen«[15] gekennzeichnet ist, ihre Vorläufer hat, bei denen bereits Grundprinzipien des modernen Krankenhauses anzutreffen sind. Bevor wir auf deren institutionelle und strukturelle Merkmale näher eingehen, lohnt es sich, einen in Vergessenheit geratenen Hinweis eines Altmeisters der Medizingeschichtsschreibung aufzugreifen. In einem kurzen, nur zweiseitigen Artikel mit der bezeichnenden Überschrift »Ein Wendepunkt im Krankenhauswesen des Abendlandes« hat Karl Sudhoff bereits 1913 (gedruckt wurde die Studie allerdings erst 1929) auf einen zentralen Einschnitt in der europäischen Spitalgeschichte[16] hingewiesen:

»Während in den Leproserien [sic!] ein Heilen der erkrankten Insassen gar nicht mehr in Frage kam, sondern ausschließlich deren Unterbringung und Versorgung mit Nahrung und auch in den Pestspitälern trotz aller Wartung und Pflege die Isolierung die Hauptsache bildete, wurde dies bei der Lues völlig anders, bei der man zum ersten Male eine chronische Krankheit kennenlernte, deren in wenigen Jahren allgemein in Gebrauch stehendes einfaches Heilverfahren in 6-8-wöchiger Kur die gesamten Erscheinungen zum Verschwinden brachte.«[17]

Während fast in keiner Geschichte des Krankenhauses die mittelalterlichen und frühneuzeitlichen Leprosorien und Pesthäuser fehlen, werden die Spitäler für Syphiliskranke (häufig als »Blattern«- oder auch »Warzenhäuser« bezeichnet) meist nur beiläufig erwähnt. Bis heute hat es im deutschsprachigen Raum keinen Versuch einer überregionalen Bestandsaufnahme dieser Institutionen gegeben, während solche wissenschaftliche Unternehmungen für die Pesthäuser bzw. für Leprosorien zumindest in Angriff genommen wurden und für einzelne deutsche Regionen entsprechende Übersichten existieren.[18] Damit soll keinesfalls in Abrede gestellt werden, daß nicht auch Pestspitäler und ähnliche Einrichtungen später zur Keimzelle eines Allgemeinen Krankenhauses werden konnten, wie zum Beispiel im Falle Hamburgs, wo der weit über die Hansestadt hinaus bekannte Pesthof bereits früh *normale*, das heißt medizinische Spitalfunktionen übernahm, was schließlich 1797 durch die Umbenennung in »Krankenhof« für jedermann sinnfällig wurde.[19] Doch wenn hier von der besonderen Bedeutung der »Blatternhäuser« für die weitere Krankenhausgeschichte die Rede ist, so bezieht sich das nicht in erster Linie auf eventuelle bauliche oder räumliche Kontinuitäten, die es bei den Syphilis-Spitälern ebenfalls gibt. Es interessiert hier vielmehr das therapeutische Prinzip, das für die spätere Entwicklung einer vorwiegend auf die Heilung von Kranken ausgerichteten Anstalt, die ihren Ursprung nicht nur medizinisch-wissenschaftlichen, sondern vor allem gesundheitspolitischen Interessen verdankt, wichtig, ja entscheidend wurde. Dieses Prinzip lautet, daß nur (größtenteils bedürftige) Kranke aufgenommen werden, bei denen unter den gegebenen Umständen und angesichts der bekannten Therapiemöglichkeiten eine gewisse Chance auf Heilung oder Linderung besteht. Die in diesen Spitälern erstmals anzutreffende ärztliche Versorgung mit ausgesprochenem Heilzweck bedingte, daß die Patienten den medizinischen und diätetischen Anweisungen des (wund-)ärztlichen und des Krankenpflegepersonals Folge leisten mußten und ihre Entlassung als geheilt vom Gutachten der medizinischen Experten abhing, wenn nicht gar von vornherein eine bestimmte maximale Aufenthaltsdauer festgelegt wurde, wie im Falle des Nürnberger »Blatternhauses«. Dort wurden die normalerweise mit der Zustimmung des städtischen Magistrats aufgenommenen Patienten (darunter nicht nur Arme und Bedürftige) spätestens nach zwei Monaten wieder entlassen. Nach den bisher vorliegenden Studien zu diesem Spitaltyp dauerte eine stationäre Syphiliskur normalerweise zwischen vier und acht Wochen.[20] Auch in der sozialen Klientel unterschied sich das »Blatternhaus« vom Spital älteren Typs. Wenn auch vielfach nur bedürftige Syphilitiker in den Genuß einer stationären Behandlung (entweder mit Guajak-Holz oder mit Quecksilber-Präparaten) kamen, so fehlt es doch nicht an Belegen, daß auch wohlhabendere Personen um eine Kur in diesen Institutionen nachsuchten. Doch bedeutet das noch längst nicht, daß damit das wichtigste Hindernis auf dem langen Weg zu einer breiten sozialen Akzeptanz des Krankenhauses beseitigt war.

Strukturelle Merkmale des Wandlungsprozesses beim Übergang vom Hospital zum Krankenhaus

Räumliche Ausdifferenzierung und das Prinzip der Individualisierung

Nachdem bislang vorwiegend von der zeitlichen Fixierung des Wandels vom alten Spital zum modernen Krankenhaus die Rede war und auf die Bedeutung der sogenannten »Blatternhäuser« für das dem modernen Krankenhaus zugrundeliegende Prinzip der therapeutischen Praxis hingewiesen wurde, sollen nun die strukturellen Merkmale dieses Wandlungsprozesses, der im 16. Jahrhundert einsetzt und im 18. Jahrhundert eine ungeheure Beschleunigung erfährt, behandelt werden.

Was Foucault in *Überwachen und Strafen* – ein Werk, das man zweifellos nicht losgelöst von seinem einige Jahre früher erschienenen, in der Medizingeschichte zweifellos stärker beachteten Buch über die *Geburt der Klinik* betrachten kann[21] – als die »Kunst der Verteilung«[22] bezeichnet, betrifft – auf die Krankenhausgeschichte angewandt – zunächst die Zuweisung bestimmter Räume oder gar ganzer Anstalten an Kranke, die behandlungs- und pflegebedürftig sind und von der Familie, Verwandten und Freunden – aus unterschiedlichen Gründen, meistens aber wegen Armut – keine entsprechende Betreuung erwarten können.

Als erstes läßt sich eine stärkere Differenzierung erkennen. Dabei muß selbstverständlich zwischen einzelnen Typen von Anstalten, in denen Kranke untergebracht waren und die damals nebeneinander bestanden, unterschieden werden. Neben den Hospitälern alten Typs, in denen ohne weitere Differenzierung alte, arme, kranke und gebrechliche Personen unentgeltlich oder gegen Zahlung eines bestimmten Geldbetrages meist auf Dauer aufgenommen wurden, gab es außer den bereits erwähnten »Blatternhäusern« Vorformen des modernen Krankenhauses, in denen überwiegend verletzte und kranke Personen vorübergehend und nicht auf Dauer zu Heilzwecken Aufnahme fanden und dort nicht nur beherbergt und genährt, sondern auch gesund gepflegt wurden.[23]

Die sozial- und gesundheitspolitischen Aufgaben selbst eines Spitals, das sich sehr früh bereits auf die Pflege und im beschränkten Maße auch auf die Behandlung von Kranken spezialisiert hatte, waren bis ins 19. Jahrhundert sehr viel umfassender und unspezifischer als die eines modernen Krankenhauses. Das trifft zum Beispiel im besonderen Maße auf den Hamburger »Krankenhof« zu, der im 18. Jahrhundert aus dem ehemaligen Pestspital hervorgegangen war. Eine medizinische Topographie der Hansestadt Anfang des 19. Jahrhunderts macht deutlich, daß diese Institution »Krankenspital, Irrenhaus und Versorgungshaus zugleich« war. Der Verfasser dieser Schrift forderte deshalb mit Nachdruck:

> »Soll der Krankenhof für jede dieser Gattung von Elend zweckmäßig eingerichtet sein, so müssen diese verschiedenen Klassen von Unglücklichen schlechterdings voneinander getrennt leben.«[24]

In anderen deutschen Städten war der erste Schritt in Richtung Neudefinition der Klinik oder »Protoklinik« schon einige Jahrzehnte früher mit der Reorganisation des Spitalbereichs verbunden. Die räumliche Ausdifferenzierung fand größtenteils bereits in der zweiten Hälfte des 18. Jahrhunderts statt. Zwar wurde am Eingang zum 1793 fertiggestellten Neubau des berühmten Würzburger Krankenhauses noch ein Relief mit der Inschrift »Das Julius-Spital/für Arme, Preshafte/und Kranke«[25] angebracht, doch waren die dort aufgezählten Personengruppen inzwischen räumlich strikt getrennt. Der sogenannte »Kuristenbau« stand fortan allein im Dienste der Therapie und des medizinischen Fortschritts. Damit verschoben sich die Gewichte innerhalb dieser wohl bedeutendsten Spitalstiftung der frühen Neuzeit. Das Krankenhaus nahm seit der Fertigstellung des Neubaus innerhalb des umfangreichen Spitalkomplexes die erste Stelle ein. Dadurch änderte sich allmählich auch die soziale Zusammensetzung der Patientenschaft. Bis zum Ende des 18. Jahrhunderts und zum Teil noch bis ins 19. Jahrhundert galt die Regel, daß derjenige Kranke, der in ein Spital eingeliefert wurde, auch arm und bedürftig war. Der Charakter dieser Institution änderte sich aber in dem Moment, in dem sich auch andere Bevölkerungsschichten, die sich vorher im allgemeinen zu Hause behandeln ließen, zur Kur ins Krankenhaus begaben. Das zeigt sich daran, daß das Würzburger Julius-Spital bereits um die Wende vom 18. zum 19. Jahrhundert vermehrt heilbare Kranke gegen Zahlung aufnahm, was früher eher die Ausnahme gewesen war.[26] Die Folge war, daß im Laufe des 19. Jahrhunderts immer mehr deutsche Krankenhäuser dazu übergingen, verschiedene Pflegeklassen anzubieten,[27] um so auch für die wohlhabenden Schichten einen Anreiz zu schaffen, sich stationär in einer Institution behandeln zu lassen, deren Ursprünge in der Armenpflege lagen.

In den wenigen deutschen Spitälern des späten 18. Jahrhunderts, die die Merkmale einer »Protoklinik« mehr oder weniger erfüllten, erreichte die »Kunst der Verteilung« ihre Vollendung. Dort wurden die kranken Individuen nicht nur – wie früher – auf eine Anstalt oder bestimmte Gebäudeteile verteilt, wo man sie besser pflegen und eventuell auch isolieren konnte. Fortan nahm die Verteilung im Raum vor allem Rücksicht auf das aus dem »collegium clinicum«[28] hervorgegangene medizinische Ausbildungssystem, das seine eigenen Erfordernisse und Raumbedürfnisse überzeugend geltend machte. So wie Pflanzen in einem botanischen Garten gruppiert waren, so sollten in dem der medizinischen Ausbildung und klinischen Forschung dienenden Krankenhaus die pathologischen Zustände in eine gewisse Ordnung gebracht und eine Vermischung möglichst vermieden werden. So heißt es in dem bereits mehrfach zitierten Artikel »Kranken-Haus« von Johann Georg Krünitz aus dem Jahre 1791:

»Was die Fehler, die bey der innern Einrichtung eines Krankenhauses zu vermeiden sind, betrifft, so ist der größte unstreitig die nachlässige Vertheilung der Kranken. Personen mit ansteckenden Krankheiten werden nicht selten in allzu große Nähe mit solchen gebracht, die vor andern in Gefahr sind, ebenfalls angesteckt zu werden, ja, wo es in Krankenhäusern höchst unordentlich zugeht, wohl gar mit denselben in einerley Bett gelegt. Dieses muß nothwendig solchen Kranken nachtheilig, ja tödtlich werden, welche an Wunden liegen, und an welchen chirurgische Operationen vorgenommen werden müssen.«[29]

Selbst in den zum Teil utopischen Hospital- und Pesthausprojekten der Architekturtheoretiker des 16. und 17. Jahrhunderts gab es noch keine solchen detaillierten und schon gar nicht nosologisch begründeten Parzellierungsvorschläge.[30] Das änderte sich erst im Laufe des 18. Jahrhunderts, als in der Medizin (zunächst in der Theorie und nicht in der Praxis) ein Prozeß einsetzte, den Foucault als »Verräumlichung und Versprachlichung des Pathologischen«[31] bezeichnet hat. Fortan gingen die Bestrebungen dahin, das Spital auch räumlich in ein Krankenhaus, das »ein nosologisch durchstrukturiertes Feld«[32] bildet, zu verwandeln. Doch nicht überall und schon gar nicht sofort ließen sich neue, weitreichende medizinische Ideen und Konzepte in bauliche Veränderungen umsetzen. Gleichwohl fehlt es gegen Ende des 18. Jahrhunderts nicht an Beispielen, in denen das Prinzip der elementaren Lokalisierung oder der Parzellisierung der Patientenschaft weitgehend oder wenigstens ansatzweise verwirklicht wurde. So heißt es beispielsweise in einem gegen Ende des 18. Jahrhunderts verfaßten Bericht über einen Besuch im Wiener Allgemeinen Krankenhaus:

»Das Krankenhaus enthält die Kranken mit inn- und äusserlichen Krankheiten [...]. Die innerlichen Kranken sind, in Rücksicht ihrer Krankheiten, so viel wie möglich, dergestalt abgetheilt, daß die mit hitzigen Krankheiten zusammen kommen; ferner die kalten Fieberpatienten, die Wassersüchtigen, die Krätzigen, die mit der rothen Ruhr Behafteten, und die von tollen Hunden Gebissenen. Unter den Kranken mit äusserlichen Krankheiten ist weiter keine Abtheilung, als die venerischen, die mit zu dieser Classe gezählt sind, ihre abgesonderten Sähle haben; [...] ferner 2 Zimmer, mit 24 Betten, für die mit Augenzufällen Behafteten.«[33]

Diese spezifische Aufteilung des Krankenhausraumes hatte vornehmlich medizinische Gründe. Daneben gab es im Wiener Allgemeinen Krankenhaus – wie übrigens auch in vergleichbaren Anstalten – ein weiteres, vierstufiges Klassifizierungs- und Ordnungssystem, das allerdings nicht auf medizinischen Erkenntnissen und Erfordernissen beruhte, sondern allein auf ökonomisch-soziale Erwägungen zurückzuführen ist. Es handelt sich dabei, wie es in der Quelle heißt, um eine Einteilung, »welche allein auf [...] mehrere oder weniger Bequemlichkeit, nachdem sie [die Kranken] viel, weniger, oder nichts für ihre Verpflegung bezahlen, beruhet.«[34] Gemeint sind also die bereits in anderem Zusammenhang erwähnten Pflegeklassen.

Erst in den »Protokliniken« des späten 18. Jahrhunderts verwandelte sich ein zunächst rein administrativ und sozialpolitisch konzipierter Raum in einen weitgehend therapeutisch bestimmten Ort, der die Körper, die Krankheiten, die

Symptome zu individualisieren sucht. Individualisierung[35] ist daher ein weiteres Kennzeichen des Wandels vom Hospital alten Typs zum modernen Krankenhaus. Zwar schaffte man vereinzelt schon im 15. und 16. Jahrhundert Systeme zur Feststellung der wirklichen Zahl der Kranken, ihrer Identität und Zugehörigkeit zu bestimmten sozialen Gruppen oder Krankheitstypen (Geisteskranke, Syphilitiker, chronisch und akut Erkrankte, heilbare und unheilbare Kranke etc.), doch blieb das lange Zeit eher die Ausnahme als die Regel. Die hessischen Landesspitäler, die ihre Entstehung der Säkularisierung von Klöstern und Stiftungen im Zuge der Reformation verdanken, führten beispielsweise sehr früh schon einfache Aufnahmeregister, in denen Name, Herkunft und Grund für die Einweisung ins Spital genannt werden.[36] Zum Teil finden sich dort bereits recht ausführliche Symptombeschreibungen, z.B. in Fällen von Geisteskrankheit. Das Instrumentarium dieses Individualisierungsprozesses verfeinerte sich im Laufe der nächsten Jahrhunderte. In den Hospitälern, die vom Orden der Barmherzigen Brüder im frühen 17. Jahrhundert in Deutschland und Österreich gegründet wurden, war vorgeschrieben, daß jeder Kranke ein eigenes Bett mit frischer Bettwäsche haben und täglich zweimal vom Arzt besucht werden sollte. Weiter heißt es in der betreffenden Ordensregel aus dem Jahre 1637:

»Alle Krankenwärter mit dem Apotheker und Barbierer werden allda bey der Untersuchung erscheinen. Ein jeder von ihnen wird sein Buch haben, worein er alles deutlich aufschreibe, was der Medicus an Speise und Trank, auch wegen der Arzneyen verordnen wird.«[37]

Daß diese Krankenprotokollbücher damals bereits gewissenhaft geführt wurden, zeigt das Beispiel des Ordensspitals Neuburg an der Donau, wo diese für die Medizingeschichte so wichtigen Quellen bis ins Jahr 1658 zurückreichen. Im 18. Jahrhundert setzt schließlich eine Entwicklung ein, die die medizinische Dokumentation im Spital über das Stadium gelegentlicher Einzeldarstellung interessanter Fälle hinaushob und eine systematische Erfassung der Krankengeschichte jedes einzelnen Patienten begünstigte.[38] Der klinische Unterricht, der in einigen berühmten europäischen Spitälern (z.B. Leiden, Edinburgh und Wien) praktiziert wurde, machte die angehenden Ärzte mit der systematischen und peniblen Aufzeichnung der Krankengeschichte bekannt.[39] Das Schreiben der Krankengeschichten in Bücher wurde erst im späten 19. Jahrhundert weitgehend durch die Führung von Kranken- oder Journalblättern abgelöst.[40] Zum Prinzip der Individualisierung gehört auch, daß der Patient beim Betreten des Krankenzimmers bzw. Krankensaals als krankes Individuum wiederzuerkennen ist. Im Wiener Allgemeinen Krankenhaus[41], aber auch in anderen zeitgenössischen Krankenanstalten hing zu diesem Zweck eine schwarze hölzerne Tafel über jedem Krankenbett. Darauf standen die Nummer des Zimmers und des Bettes, der Name des Kranken, sein Einlieferungstag, die Arzneimittel, die er bekam, und ihre Verabreichung sowie Diätvorschriften. Auch der Krankheitsverlauf konnte hier vermerkt sein.

Kontrollmechanismen und die Professionalisierung therapeutischer Praxis

Der Übergang vom Spital älteren Typs zum Krankenhaus im modernen Sinne läßt sich auch noch auf einer weiteren Ebene festmachen, die Foucault in anderem Zusammenhang als »Kontrolle der Tätigkeit«[42] bezeichnet hat. Die traditionellen Spitalordnungen, die vor allem das Zusammenleben und gottesfürchtige Verhalten der Hospitaliten regelten, konnten der geänderten Zweckbestimmung nicht mehr voll Rechnung tragen. Ein neues, sehr viel komplexeres System geschriebener und ungeschriebener Regeln mußte sicherstellen, daß Ärzte, Pflege- und Hauspersonal und Patienten wie Rädchen in einer großen Maschinerie funktionierten. Und es ist bezeichnend, daß man sich in Frankreich im Zeitalter der Aufklärung die Krankenanstalten neuen Typs als »machine de guérir«[43] vorstellte. Das erste Merkmal dieses Disziplinierungsprozesses, von dem auch das Spital erfaßt wurde, ist die Hierarchisierung. Es war fortan klar, wer wann welche Anordnungen gibt und wer ihnen Folge zu leisten hat. Die Kontrolle, der das gesamte therapeutische Geschehen in den »Protokliniken« und später in den Allgemeinen Krankenhäusern unterliegt, muß durch eine der Spitalgröße und Patientenschaft adäquaten Zahl medizinischen und administrativen Personals sichergestellt werden. Während früher nur ein Arzt und/oder Wundarzt, zum Teil noch nebenamtlich, die Kranken im Spital betreute, gab es im 18. Jahrhundert sehr viel mehr festangestellte Ärzte.[44] In der Kasseler Charité beispielsweise kamen auf 400 Patienten nur ein Arzt, zwei Wundärzte und ein Apotheker, nicht mitgerechnet die sich in der Ausbildung befindlichen Ärzte und Chirurgen.[45] Im Wiener Allgemeinen Krankenhaus, das gegen Ende des 18. Jahrhunderts über 1.400 Kranke versorgte, kamen dagegen auf 20 Betten drei Krankenpfleger.[46] Für die medizinische Betreuung sorgten neben zwei festangestellten ärztlichen Direktoren für die beiden Abteilungen noch eine ganze Anzahl von Primär- und Assistenzärzten (insgesamt fast 40 an der Zahl). Auch das Pflegepersonal wurde, wie bereits angedeutet, in diesen Spitälern erheblich vermehrt. Außerdem bemühte man sich, qualifizierte Kräfte für diese schwere und schlechtbezahlte Tätigkeit zu gewinnen.[47] Bezeichnend für den Wandlungsprozeß ist die Forderung, die sich nicht nur bei Krünitz, sondern auch bei anderen zeitgenössischen Autoren findet, die Stärke des medizinischen Personals der Bettenkapazität des Spitals anzupassen. Daß in Deutschland, insbesondere in den städtischen Spitälern des ausgehenden 18. Jahrhunderts, in dieser Hinsicht noch einiges im argen lag, wird u.a. von Krünitz bestätigt.[48]

Die ärztliche Hierarchisierung,[49] die den Übergang vom Spital zum Krankenhaus kennzeichnet, verlief in mehreren Stufen. Während im 16. und 17. Jahrhundert der Stadtphysikus[50] die medizinische Aufsicht über die bürgerlichen Spitäler ausübte und zum Teil durch Amtseid verpflichtet war, regelmäßig die Kranken in diesen Anstalten zu besuchen, gab es ein Jahrhundert später die sogenannten »dirigierenden Ärzte«, die ein festes Gehalt erhielten und die jeweiligen Fachabteilungen der akademischen oder städtischen Krankenanstalten verantwortlich leiteten, daneben aber noch oft eine private Praxis außerhalb des Krankenhauses hatten. Ihre ärztlichen Gehilfen standen zunächst nicht im Dienste des Krankenhauses, wenn es auch bereits gegen Ende des 18. Jahrhunderts in größeren Anstalten (z.B. Berliner Charité, Wiener Allgemeines Krankenhaus) üblich war, Assistenzärzte oder sogenannte »Sekundärärzte« auf die Gehaltsliste zu setzen. Letztere mußten meist im Krankenhaus wohnen und sich der strikten Hausordnung unterwerfen. Ihnen war unter anderem auch die ständige Kontrolle und Beaufsichtigung des Pflegepersonals übertragen. Die dritte Stufe in der Herausbildung einer ärztlichen Hierarchie im Krankenhaus ist dadurch gekennzeichnet, daß die leitenden Ärzte ihre Privatpraxis ins Krankenhaus verlegten und daß ihre direktionalen Befugnisse zunahmen. Doch wurde diese Phase in den meisten deutschen Krankenhäusern frühestens in der zweiten Hälfte des 19. Jahrhunderts erreicht.[51]

Die »Medikalisierung«[52] der therapeutischen Praktiken (Thalamy), die ebenfalls den Wandel vom Spital älteren Typs zum modernen Krankenhaus kennzeichnet, bleibt nicht ohne Folgen für den Status des Pflegepersonals. Während im Mittelalter und zum Teil noch zu Beginn der Neuzeit die Pflege des Kranken eindeutig im Mittelpunkt des Spitalalltags stand,[53] hatten sich die Verhältnisse spätestens im 18. Jahrhundert radikal geändert. Die Pflege war längst nicht mehr »*Heils*pflege« (Schaper), das heißt, sowohl auf das geistliche als auch auf das leibliche Wohl des Kranken gerichtet, sondern in sehr viel stärkerem Maße medizinisch-therapeutisch bestimmt. Die Pflege orientierte sich nicht mehr an der traditionellen Diätetik, die sich noch aus allen mittelalterlichen und frühneuzeitlichen Pflegeanweisungen und Spitalordnungen herauslesen läßt, sondern an neuen wissenschaftlichen Erkenntnissen, die am Krankenbett gewonnen und klinisch »überprüft« oder ausprobiert worden waren. Während im mittelalterlichen und noch im frühneuzeitlichen Spital Behandlung und Pflege eine Einheit bildeten, war das im 18. Jahrhundert schon längst nicht mehr der Fall. Beide waren sowohl institutionell als auch inhaltlich zu komplementären Tätigkeitsbereichen geworden. Das hatte nicht zuletzt weitreichende Konsequenzen für die Ausübung hierarchischer Kontrolle, die ja bekanntlich eine Distanz des Kontrollierenden zu den Kontrollierten voraussetzt. Daß diese Voraussetzung in den »Protokliniken« des ausgehenden 18. Jahrhunderts häufig noch nicht gegeben war, zeigen die Reformprojekte, die auf eine Verbesserung und Professionalisierung des Pflegedienstes abzielten. Erwähnt sei hier die Initiative des Mannheimer Arztes und späteren Heidelberger Klinikers Franz Anton Mai (1742-1814), der sich für eine öffentliche Schule für Krankenwärter und -wärterinnen einsetzte und seine Initiative bezeichnenderweise wie folgt begründete:

»Vielfältige traurige Erfahrung am Krankenbette hatten mich überzeugt, daß der Mangel an vernünftigen wohl unterwiesenen Krankenwärtern gar oft die Bemühungen des rechtsschaffenden Arztes fruchtlos, und die Heilkraft der besten Arzneimittel unwirksam mache.«[54]

Doch es war keineswegs nur die mangelnde Ausbildung, sondern auch die soziale Rekrutierung dieser Pflegekräfte, die den Reformern gegen Ende des 18. Jahrhunderts und noch bis weit in das 19. Jahrhundert hinein als Problem erschien. Aus dem im Mittelalter christlich motivierten Dienst am Kranken war inzwischen ein vertraglich geregeltes, wechselseitiges Abhängigkeits- und Verpflichtungsverhältnis zwischen Pflegepersonal und Kranken geworden, was aber nicht automatisch zu einer adäquaten Entlohnung und zu besseren Arbeitsbedingungen führte. So erwies sich gerade die den Krankenwärtern in den Spitalordnungen des späten 18. und frühen 19. Jahrhunderts[55] übertragene soziale Kontrollfunktion als problematisch; denn die meisten Pflegekräfte waren aufgrund ihres geringen gesellschaftlichen Ansehens und ihrer sozialen Nähe zum Kranken kaum im Besitz der dazu nötigen Autorität. Und so verwundert es nicht, daß beispielsweise Ernst H. Horn (1774-1848), der zweiter Arzt an der Berliner Charité war, im Jahre 1808 den Vorschlag machte, Patienten *und* Wartpersonal mit bis zu zehn Peitschenhieben zu bestrafen, um »Zucht und Ordnung im Hause«,[56] wie er es ausdrückte, zu erhalten. Die Anstaltsdisziplin, der vor allem die Insassen bzw. Patienten unterworfen waren, ist allerdings in gewisser Hinsicht ein Erbe des Mittelalters. Bereits in den klösterlichen und kirchlichen, aber auch bürgerlichen Spitälern hatte sich ein straffes Reglement entwickelt, das auch auf andere gesellschaftliche Bereiche ausgedehnt werden konnte. Doch von der mittelalterlichen Klosterdisziplin hin zur modernen Anstalts- oder gar Fabrikdisziplin war es ein langer Weg, und es fällt schwer, hier von einer gewissen »Wahlverwandtschaft«[57] zu sprechen. In der Krankenhauspraxis, um bei unserem Beispiel zu bleiben, wurde der Disziplinbegriff in der frühen Neuzeit von seiner religiösen und sittlichen Grundlage gelöst und auf eine politisch und ökonomisch begründete utilitaristische Basis gestellt. Die älteren Spitalordnungen wollten lediglich das Gemeinschaftsleben regeln, die Krankenhausordnungen des 18. und 19. Jahrhunderts zielten dagegen darauf ab, das geordnete Leben in der Anstalt im Blick auf den Staat zu stärken und das Verhalten der Insassen zu disziplinieren, das heißt ihre Arbeits- und Lebensmoral zu beeinflussen; denn schließlich sollten die Kranken recht bald wieder gesund und in den Arbeitsprozeß eingegliedert werden.[58]

Den sichtbarsten Ausdruck findet diese Disziplinierung nicht in erster Linie in Strafandrohungen, sondern in detaillierten Verhaltensvorschriften, die eine radikal geänderte Zeitplanung erkennen lassen. In den mittelalterlichen und frühneuzeitlichen Hospitälern herrschte noch eine »religiöse« Zeit.[59] Nicht nur die Gebete und regelmäßige Gottesdienstzeiten bestimmten damals den Hospitalalltag und gaben ihm einen festen Zeitrhythmus. Selbst die Diätetik und damit der Kernbestand der Pflege und Behandlung war zum Teil religiös geprägt. Der Speiseplan richtete sich nicht nach therapeutischen Gesichtspunkten, sondern trug den Fastenangeboten und den frommen Zustiftungen, mit denen der karge Speisezettel der meisten Spitäler an einigen Festtagen aufgebessert wurde, Rechnung.[60] Der charakteristische Zeitablauf (»temps hospitalier«[61]), wie wir ihn seit der Mitte des 18. Jahrhunderts auch in deutschen Spitälern gelegentlich antreffen, orientierte sich dagegen weitgehend an medizinischen Erfordernissen. Das äußerte sich nicht zuletzt in den Krankenhausneubauten bzw. Spitalumbauten jener Zeit. Fortan stand nicht mehr die Kapelle im Zentrum der Spitalanlage, sondern das anatomische Theater oder ein Raum für diensthabende Ärzte bzw. Krankenwärter. Nicht mehr die Gottesdienstzeiten oder die Zeiten für das gemeinsame Gebet bestimmten den Spitalalltag, sondern die ärztliche Visite und damit die Erfordernisse des klinischen Unterrichts, der an den meisten dieser Krankenanstalten eingerichtet worden war. Die Patienten hatten sich dieser Zeitplanung zu beugen. Nicht ihnen, sondern ihren Krankheiten galt das Interesse der Ärzte. Bezeichnend für die Faktoren, die fortan die Zeiteinteilung im modernen Krankenhaus bestimmten, ist die Instruktion für den Charité-Chirurgen Joachim Friedrich Henckel (1712-1779). Dieser sollte seine Termine für Visiten und Operationen nämlich zeitlich so legen, daß Pensionäre, Feldschergesellen und andere Chirurgen nicht durch Vorlesungen am Collegium medico-chirurgicum an der Teilnahme gehindert werden.[62] Von der Rücksichtnahme auf irgendwelche Patienteninteressen konnte damals noch keine Rede sein. Klinische Forschung und Ausbildung bestimmten mehr und mehr den Zeitrhythmus im Krankenhaus. Auf das Wohl des Kranken wurde nur insofern Rücksicht genommen, als bei den zahlreichen und jederzeit möglichen Visiten, wie es in einer entsprechenden Anweisung für die Berliner Charité aus dem Jahre 1776 heißt, Belästigungen durch »zu vieles Angreiffen der Patienten«[63] seitens der mit der Ausbildung beauftragten Ärzte vorgebeugt werden sollte.

Auch in anderer Beziehung mußten sich die Kranken, die sich für eine kürzere oder längere Zeit zur Behandlung ins Krankenhaus begaben, einem strikten Zeitreglement unterwerfen. Die Aufnahme und Eingangsuntersuchung durch den diensthabenden Arzt erfolgte nur noch zu bestimmten Zeiten, meistens früh morgens. Auch stand es dem Patienten nicht mehr frei, das Spital nach Gutdünken zu verlassen. Zeitweise Abwesenheit mußte ausdrücklich genehmigt werden. Der Zeitpunkt der Entlassung war ebenfalls geregelt, indem er von der Erteilung eines Entlassungsscheines durch einen Spitalarzt abhängig gemacht wurde. Die Bestrebungen gingen also dahin, für die Dauer des Krankenhausaufenthalts den Tagesablauf genauestens zeitlich zu planen und zu regeln. Dazu gehörte nicht zuletzt die Verpflichtung des Kranken zur Anpassung an diesen Zeitrhythmus oder, wie es treffend in einer Stendaler Spitalordnung aus dem Jahre 1786 ausgedrückt wird: »Die Medizin muß, bey Beahndung, regelmäßig gebraucht und die Lebensordnung genau beobachtet werden.«[64] Damit sind bereits um die Wende vom 18. zum 19. Jahrhundert in vielen Krankenanstalten die Merkmale vorhanden, die die Behandlungssituation im modernen Krankenhaus, wo Therapie, Pflege und Verpflegung weitgehend standardisiert und routinisiert sind, bis heute kennzeichnen.

Entwicklungen und Veränderungen im neuzeitlichen Krankenhaus: Zusammenfassung

Fassen wir die wichtigsten Entwicklungen und Veränderungen auf dem Gebiet des neuzeitlichen Krankenhauswesens noch einmal kurz zusammen. Zu den Vorläufern des modernen Krankenhauses gehören neben den »Protokliniken« (M. Foucault) des späten 18. Jahrhunderts auch die zeitlich um zwei Jahrhunderte früher anzusetzenden Syphilis-Hospitäler. Der Wandel vom Spital alten Typs zum modernen Krankenhaus ist durch eine Ausdifferenzierung der Funktionen und eine Professionalisierung der therapeutischen Praxis gekennzeichnet. Dieser Wandel hat mehrere Ursachen. Es fand nicht nur ein epistemologischer Bruch oder Paradigmawechsel statt, der den »ärztlichen Blick«[65] änderte, indem sich langsam das medizinische Interesse vom Kranken und seinen Leiden auf die Erforschung und Behandlung seiner Krankheit verlagerte. Der Strukturwandel des alten Spitals verweist auch auf gesellschaftliche Veränderungen und soziale Probleme, die eine neue institutionelle Lösung erforderten. Die rasante Entwicklung auf dem Gebiet der medizinischen Beobachtung und ihrer Methoden führte also nach Foucault zu »einer neuen Definition der Stellung des Kranken in der Gesellschaft und der Herstellung eines bestimmten Bezuges zwischen der Fürsorge und der Erfahrung, zwischen dem Helfen und dem Wissen«.[66] Die moderne naturwissenschaftliche Medizin ist somit ihrem Ursprung nach Anstaltsmedizin und setzt die absolute Verfügbarkeit des Kranken voraus, damit die immer höher gesteckten therapeutischen Ziele erreicht und der viel beschworene Fortschritt der Medizin gefördert werden. Diese Anforderungen erfüllten zunächst nur die ärmeren Bevölkerungsschichten, die meist keine andere Wahl medizinischer Versorgung hatten und sich verhältnismäßig leicht, wenn auch nicht ohne Widerstand (z.B. im Falle einer durch äußeren Zwang herbeigeführten Leichenöffnung,[67] an der vor allem die Anatomen ein besonderes Interesse hatten), zum Objekt wissenschaftlicher Neugier einer sich immer stärker professionalisierenden Ärzteschaft machen ließen. Die heute vielfach abgesicherte Autorität des Arztes über den Kranken, die man nicht nur, aber vor allem im Krankenhaus antrifft, kann eben nur aus der Genese des modernen Krankenhauses verstanden werden, und diese ist untrennbar mit der Geschichte der Armenfürsorge verbunden.[68]

Anmerkungen

1 N. Luhmann (1989), *Gesellschaftsstruktur und Semantik. Studien zur Wissenssoziologie der modernen Gesellschaft*, Bd. 3, Frankfurt/M., S. 8.

2 M. Foucault (1976), *Die Geburt der Klinik. Eine Archäologie des ärztlichen Blicks*, Frankfurt/M.

3 J.G. Krünitz (1791), *Oeconomische Encyklopädie oder allgemeines System der Staats-, Stadt, Haus- und Landwirthschaft in alphabetischer Ordnung*, Bd. 47, Brünn, S. 120.

4 Krünitz (1791), S. 120.

5 *Encyclopädisches Wörterbuch der medicinischen Wissenschaften* (1839), Bd. 20, hg. von W.H. Busch u.a., Berlin, S. 120.

6 *Real-Encyclopädie der gesammten Heilkunde* (1897), Bd. 12, hg. von A. Eulenburg, Wien/Leipzig, S. 618.

7 *Universal-Lexicon der practischen Medicin und Chirurgie* (1841), Bd. 9, S. 732 ff.

8 *Brockhaus Enzyklopädie* (1990), Bd. 12, Mannheim, S. 439.

9 Das gilt z.B. für das gesamte Territorium des Großherzogtums Badens; vgl. F. Loetz (1992), *Vom Kranken zum Patienten. »Medikalisierung« und medizinische Vergesell-*

schaftung am Beispiel Badens 1750-1850, Stuttgart, S. 194 ff.

10 Foucault (1976), S. 74.

11 Vgl. die mustergültige Studie von G.B. Risse (1986), *Hospital life in Enlightenment Scotland. Care and Teaching at the Royal Infirmary of Edinburgh*, Cambridge.

12 Vgl. das entsprechende Kapitel bei D. Jetter (1982), *Geschichte des Hospitals*, Bd. 5: *Wien von den Anfängen bis um 1900*, Wiesbaden.

13 Vgl. den Themenschwerpunkt der *Wissenschaftliche[n] Zeitschrift der Humboldt-Universität zu Berlin, Mathematisch-Naturwissenschaftliche Reihe* 36 (1987), Heft 1/2; vgl. auch die ältere Studie von P. Diepgen/E. Heischkel (1935), *Die Medizin an der Berliner Charité bis zur Gründung der Universität*, Berlin; vgl. auch die dagegen eher sozialgeschichtlich orientierten Studien von M. Stürzbecher (1966), *Beiträge zur Berliner Medizingeschichte. Quellen und Studien zur Geschichte des Gesundheitswesens vom 17. bis zum 19. Jahrhundert*, Berlin; K. Böhme (1969), *Untersuchungen über die Charité-Patienten von 1731-1742. Eine Studie zur Funktion und Soziologie des Krankenhauses im 18. Jahrhundert*, Diss., Berlin; T. Kreker/H. Kreker (1978), *Untersuchungen über die Charité-Patienten von 1754-1772*, Diss., Berlin; C. Hanke (1981), *Untersuchungen über die Charité-Patienten von 1743-1752. Eine Studie zur Funktion und Soziologie eines Krankenhauses im 18. Jahrhundert*, Diss., Berlin.

14 Vgl. D. Jetter (1966), *Geschichte des Hospitals*, Bd. 1: *Westdeutschland von den Anfängen bis 1850*, Wiesbaden, S. 149 ff.

15 Foucault (1976), S. 9.

16 Vgl. dazu demnächst R. Jütte (1995), Syphilis and Confinement: Early Modern German Hospitals for Syphilitics, in: N. Finzsch/R. Jütte (Hg.), *Institutions of Confinement*, New York, S. 996.

17 K. Sudhoff (1929), Ein Wendepunkt im Krankenhauswesen des Abendlandes, in: *Archiv für Geschichte der Medizin* 21, S. 246-247, Zitat, S. 246.

18 Vgl. z.B. U. Weyand (1983), *Neue Untersuchungen über Lepra-Pesthäuser in Westfalen und Lippe. Versuch eines Katasters*, Diss.; vgl. auch die Übersicht bei M. Dinges (1994), Süd-Nordgefälle in der Pestbekämpfung. Italien, Deutschland und England im Vergleich, in: W.U. Eckart/R. Jütte (Hg.): *Das europäische Gesundheitssystem: Gemeinsamkeiten und Unterschiede in historischer Perspektive*, Stuttgart, S. 19-51.

19 Vgl. D. Boedeker (1974), *Die Entwicklung der hamburgischen Hospitäler seit Gründung der Stadt aus ärztlicher Sicht*, Diss., Hamburg, S. 274.

20 Vgl. Jütte (1995); A. Kinzelbach (1995), *Gesundbleiben, Krankwerden, Armsein in der frühneuzeitlichen Gesellschaft. Gesunde und Kranke in den Reichsstädten Überlingen und Ulm, 1500-1700*, Stuttgart, S. 371.

21 Vgl. M. Dinges (1994), The Reception of Michel Foucault's Ideas on Social Discipline, Mental Asylums, Hospitals and the Medical Profession in German Historiography, in: C. Jones/R. Porter (Hg.), *Reassessing Foucault, Power, medicine, and the body*, London/New York, S. 181-212.

22 M. Foucault (1976), *Überwachen und Strafen. Die Geburt des Gefängnisses*, Frankfurt/M., S. 181.

23 Vgl. dazu allgemein G. Rosen (1974), The Hospital. Historical sociology of a community institution, in: ders.: *From medical police to social medicine. Essays on the history of health care*, New York, S. 274-303, hier: S. 287. – Hinweise auf solche Funktionen finden sich auch in zahlreichen neueren deutschen Studien zur Geschichte des älteren Spitals. Vgl. u.a. A.E. Imhof (1977), Zur Funktion des Krankenhauses in der Stadt des 18.

Jahrhunderts, in: *Zeitschrift für Stadtgeschichte, Stadtsoziologie und Denkmalpflege* 4, S. 215-241; R. Jütte (1983), Das Frankfurter Heilig-Geist-Spital im 16. und frühen 17. Jahrhundert. Aufgabe und Funktion einer bürgerlichen Fürsorgeanstalt, in: *Hessisches Jahrbuch für Landesgeschichte* 13, S. 145-169; Ders. (1987), Diets in Welfare Institutions and in Outdoor Poor Relief in Early Modern Western Europe, in: *Ethnologia Europaea 16*, S. 117-135; U. Lindgren (1980), *Bedürftigkeit – Armut – Not. Studien zur spätmittelalterlichen Sozialgeschichte Barcelonas*, Münster; K. Ulshöfer (1982), Menschen im Spital. Eine Analyse des Haller Hospitalkirchenbuchs 1703-1752, in: *Zeitschrift für Württembergische Landesgeschichte* 41, S. 104-130; U. Knefelkamp (1989), *Das Heilig-Geist-Spital in Nürnberg vom 14.-17. Jahrhundert. Geschichte, Struktur, Alltag*, Nürnberg; Kinzelbach (1994), S. 331 ff.

24 J.L. von Hess (1810/11), *Hamburg, topographisch, politisch und historisch beschrieben*, Bd. 1-3, Hamburg, Zitat: Bd. 2, S. 276.

25 Zit. nach A. Wendehorst (1976), *Das Juliusspital in Würzburg*, Bd. 1: *Kulturgeschichte*, Würzburg, S. 60. – Eine ähnliche Entwicklung zeigt sich auch im Falle der Berliner Charité. Im Oktober 1799 wurden Lazarett und Hospital voneinander getrennt und die Unterbringung der Hospitaliten in einem geeigneten Gebäude in der Wallstraße verfügt. Gleichzeitig wurden 15 geisteskranke Frauen und 43 geisteskranke Männer vom städtischen Arbeitshaus zur Behandlung in die Charité verlegt. Vgl. dazu G. Harig/H.-U. Lammel (1987), Zur Geschichte der Beziehungen zwischen der Charité und Berlin (1710-1945), in: *Wissenschaftliche Zeitschrift der Humboldt-Universität zu Berlin, Mathematisch-Naturwissenschaftliche Reihe 36*, S. 14-21, bes. S. 17 f.

26 Vgl. Wendehorst (1976), S. 96.

27 Zur Geschichte der Pflegeklassen in deutschen Krankenhäusern vgl. den Beitrag von G. Stollberg in diesem Band.

28 Vgl. dazu Jetter (1966), S. 139 ff.; vgl. auch C. Probst (1972), *Der Weg des ärztlichen Erkennens am Krankenbett. Hermann Boerhaave und die ältere Wiener Schule (1701-1787)*, Bd. 1, Wiesbaden, S. 69 ff. Die Entwicklung am Göttinger Beispiel zeigt I. von Bueltzingsloewen (1992), *Enseignment et medicalisation de la société dans l'Allemagne des XVIIIe et XIX siècles*, Bd. 1, Diss., Lyon, S. 344 ff.

29 Krünitz (1791), S. 141.

30 Vgl. Jetter (1966), S. 74 ff.

31 Foucault (1976), S. 9; vgl. auch B. Fortier (1979), Le camp et la forteresse inversée, in: M. Foucault u.a. (Hg.), *Les machines à guerir. Aux origines de l'hôpital moderne*, Brüssel, S. 45-50, bes. S. 47 f.

32 Foucault (1976), S. 74.

33 Zit. nach Krünitz (1791), S. 449.

34 Zit. nach Krünitz (1791), S. 450.

35 Vgl. F. Beguin (1979), La machine à guerir, in: Foucault u.a. (1979), S. 39-44, bes. S. 41.

36 Vgl. K.E. Demandt (1983), Die Hohen Hospitäler Hessens. Anfänge und Aufbau der Landesfürsorge für die Geistesgestörten und Körperbehinderten Hessens (1528-1592), in: W. Heinemeyer/T. Pünder (Hg.), *450 Jahre Psychiatrie in Hessen*, Marburg, S. 35-133, bes. S. 102 ff. – Eine Auswertung dieser Krankenbücher und -listen erfolgt im Rahmen der Kasseler Habilitationsschrift von C. Vanja. Vgl. die Projektbeschreibung C. Vanja (1990), in: *Medizin, Gesellschaft und Geschichte* 8, S. 236 f.

37 Zit. nach H. Strohmayer (1972), Die Krankenpflege, in: *350 Jahre Barmherzige Brüder in Bayern*, Regensburg, S. 34-37, Zitat: S. 35.

38 Vgl. K. Böhm (1978), Von Einzelaufzeichnungen zur Krankengeschichte, in: ders. u.a. (Hg.), *Historie der Krankengeschichte. Professor Dr. med. Gustav Wagner zum 60. Geburtstag*, Stuttgart/New York, S. 47-82, bes. S. 74 ff.; R. Jütte (1992.), Vom medizinischen Casus zur Krankengeschichte, in: *Berichte zur Wissenschaftsgeschichte* 15, S. 50-52.

39 Vgl. Probst (1972), bes. S. 45 ff.

40 Vgl. C.O. Köhler (1978), Vom Hauptbuch zum Krankenhausinformationssystem, in: K. Böhm u.a. (1978), S. 85-131, bes. S. 93. – Zur Bedeutung dieser Quellen für die Medizingeschichte des 19. Jahrhunderts vgl. Ø. Larsen (1992), Case Histories in Nineteenth-Century Hospitals – What Do They Tell the Historians? Some Methodological Considerations with Special Reference to McKeown's Criticism of Medicine, in: *Medizin, Gesellschaft und Geschichte* 10, S. 127-148.

41 Vgl. den Bericht bei Krünitz (1791), S. 449.

42 Foucault (1976), S. 192.

43 Vgl. Foucault u.a. (1979). – Der Ausdruck stammt aus einer Denkschrift J.-R. Tenons (1724-1816) über die französischen Spitäler, die ein Jahr vor der Französischen Revolution unter dem Titel *Mélanges sur les hôpitaux de Paris* erschien.

44 Vgl. zu dieser Entwicklung in Frankreich C. Jones (1989), *The Charitable Imperative. Hospitals and Nursing in Ancien Regime and Revolutionary France*, London/New York, S. 12 ff.

45 Vgl. *200 Jahre Charité – Städtische Kliniken in Kassel. Beiträge zur Entwicklungsgeschichte des Krankenhauswesens von 1785 bis 1985* (1985), Kassel, S. 29.

46 Vgl. Krünitz (1791), S. 453 ff.

47 Vgl. E. Seidler (1966), *Geschichte der Pflege des kranken Menschen*, Stuttgart, S. 127 ff.

48 Krünitz (1791), S. 143.

49 Vgl. A. Grauhan/R.-R. Grauhan (1969), Das Unbehagen am Krankenhaus, Führungsstruktur – Funktionserfüllung – Reorganisation, in: *Das Krankenhaus* 61, S. 253-260; H. Nagel (1972), Ursprung und Sinn hierarchischer Ordnung im Krankenhaus, in: *Der Krankenhausarzt* 45, S. 7-23.

50 Vgl. dazu allgemein A.W. Russell (Hg.) (1981), *The Town and the State Physician in Europe From the Middle Ages to the Enlightenment*, Wiesbaden. Ein instruktives Einzelbeispiel findet sich bei W. Steinhilber (1956), *Das Gesundheitswesen im alten Heilbronn 1281-1871*, Heilbronn, S. 150 ff.

51 Vgl. z.B. E. Berger (1990), *Wer bürgt für die Kosten? Zur Sozialgeschichte des Krankenhauses. 125 Jahre Stadt-Krankenhaus Osnabrück; 180 Jahre städtische Gesundheitspolitik*, Bramsche, S. 115 ff.

52 Zur Problematik des Begriffs »Medikalisierung« vgl. F. Loetz (1994), »Medikalisierung« in Frankreich, Großbritannien und Deutschland, 1750-1850. Ansätze, Ergebnisse und Perspektiven der Forschung, in: W.U. Eckart/R. Jütte (Hg.), *Das europäische Gesundheitssystem: Gemeinsamkeiten und Unterschiede in historischer Perspektive*, Stuttgart, S. 123-161.

53 Man spricht in der Forschung in diesem Zusammenhang auch von der Phase der »Pflegehierarchie«. Vgl. dazu H.-P. Schaper (1987), *Krankenwartung und Krankenpflege. Tendenzen der Verberuflichung in der ersten Hälfte des 19. Jahrhunderts*, Opladen, S. 28.

54 F.A. Mai (1786), Ausführlicher Entwurf der mit Höchster Genehmigung im Jahre 1781 zu Mannheim errichteten öffentlichen Krankenwärterschule samt der mit derselben unter Höchstem Schutz verbundenen Armenpflege, in: ders., *Vermischte Schriften*, Mannheim,

S. 374-402, Zitat, S. 374 f. Zu Mai vgl. E. Seidler (1975), *Lebensplan und Gesundheitsführung: Franz Anton Mai und die medizinische Aufklärung in Mannheim*, Mannheim.

55 Vgl. z.B. die bei Krünitz abgedruckte Stralsunder Spitalordnung (Art. 22-25) aus dem Jahre 1785 (Krünitz (1791), S. 540 ff.).

56 Zit. nach Schaper (1987), S. 61. – Zur Krankenpflege in der Charité vgl. H.-P. Wolff/J. Wolff, Zur Entwicklung der Krankenpflege durch Charité-Ärzte, in: *Die Charité*, S. 44-46. – Zur Rolle der Frau in der frühneuzeitlichen Krankenpflege vgl. C. Vanja (1992), Aufwärterinnen, Narrenmägde und Siechenmütter – Frauen in der Krankenpflege der Frühen Neuzeit, in: *Medizin, Gesellschaft und Geschichte* 11, S. 9-24.

57 Vgl. H. Treiber/H. Steinert (1980), *Die Fabrikation des zuverlässigen Menschen. Über die ›Wahlverwandtschaft‹ von Kloster- und Fabrikdisziplin*, München, S. 116 ff.; vgl. auch R. Jütte (1986), Disziplinierungsmechanismen in der städtischen Armenfürsorge der Frühneuzeit, in: C. Sachsse/F. Tennstedt (Hg.), *Soziale Sicherheit und soziale Disziplinierung*, Frankfurt/M., S. 101-118. – Vgl. auch die Kritik an diesem Ansatz bei M. Dinges (1991), Frühneuzeitliche Armenfürsorge als Sozialdisziplinierung? Probleme mit einem Konzept, in: *Geschichte und Gesellschaft* 17, S. 5-29.

58 Vgl. G. Göckenjan (1985), *Kurieren und Staat machen. Gesundheit und Medizin in der bürgerlichen Welt*, Frankfurt/M., S. 214 ff.

59 Vgl. in diesem Zusammenhang den Aufsatz von J. Le Goff (1977), Zeit der Kirche und Zeit des Händlers im Mittelalter, in: M. Bloch u.a. (Hg.), *Schrift und Materie der Geschichte. Vorschläge zur systematischen Aneignung historischer Prozesse*, Frankfurt/M., S. 393-414.

60 Vgl. die methodologischen Überlegungen bei G. Jaritz (1988), Quantitative Methoden in der Alltagsgeschichte des Mittelalters, in: G. Botz u.a. (Hg.), *Qualität und Quantität. Zur Praxis der Methoden der Historischen Sozialwissenschaft*, Frankfurt/M./New York, S. 85-108, bes. S. 89 ff.; vgl. auch B. Krug-Richter (1991), Alltag und Fest. Nahrungsgewohnheiten im Magdalenenhospital in Münster 1558 bis 1635, in: T. Ehlert (Hg.), *Haushalt und Familie in Mittelalter und früher Neuzeit*, Sigmaringen, S. 71-90.

61 A. Thalma (1979), La médicalisation de l'hôpital, in: Foucault u.a. (1979), S. 31-38, Zitat: S. 33.

62 Vgl. D. Rüster, Über die Anfänge des klinischen Unterrichts an der Berliner Charité, in: *Die Charité*, S. 33-39, bes. S. 36.

63 Brief des preussischen Staats- und Justizministers Karl Abraham Freiherr von Zedlitz, zit. nach Rüster, S. 36.

64 Krünitz (1791), S. 546. Vgl. in diesem Zusammenhang auch die Bemerkung von J.C.W. Moehsen aus dem Jahr 1773: »Krankenhäuser haben, um richtige Erfahrungen anzustellen, vieles vor der Stadtpraxis voraus [...], denn man ist wegen der Ordnung der Diät und wegen des Einnehmens der Arzneien sicherer.« Zit. nach A. Witzel (1990), *Ein Lesebuch zur Unterhaltung & Belehrung für Ärzte zusammengestellt aus einer Arzt-Bibliothek der Goethezeit*, Stuttgart, S. 280.

65 Vgl. J. Brügelmann (1982), *Der Blick des Arztes auf die Krankheit im Alltag 1779-1850. Medizinische Topographien als Quelle für die Sozialgeschichte des Gesundheitswesens*, Diss., Berlin.

66 Foucault (1976), S. 206.

67 Vgl. auch D.C. Humphrey (1973), Dissection and Discrimination: The Social Origins of Cadavers in America, 1760-1915, in: *Bulletin of the New York Academy of Medicine* 49, S. 819-827; R. Richardson (1988), *Death, dissection and the destitute*, London. Für

Deutschland vgl. demnächst die von mir betreute geschichtswissenschaftliche Dissertation von K. Stukenbrock (Kiel/Stuttgart).

68 Vgl. dazu Göckenjan (1985), S. 223.

Quantitative Aspekte der Entwicklung des Krankenhauswesens im 19. und 20. Jahrhundert

»Ein Bild innerer und äußerer Verhältnisse«[1]

Reinhard Spree

Vom späten 18. Jahrhundert bis zur Gegenwart hat das Krankenhaus eine atemberaubende Entwicklung durchgemacht. Von einer relativ unbedeutenden Wohlfahrtsinstitution ganz am Rande der Gesellschaft, die für die Gesundheitsverhältnisse der Bevölkerung ziemlich unbedeutend war, ist das Krankenhaus zu der zentralen Institution des modernen Gesundheitswesens geworden. Dieser Übergang geschah sehr langsam. Dabei fällt besonders auf, daß der Prozeß der funktionellen Ausdifferenzierung und klaren institutionellen Abgrenzung fast das ganze 19. Jahrhundert benötigte.[2] Erwartungsgemäß weist die Entwicklung des Krankenhauses seit dem späten 18. Jahrhundert eine Fülle quantitativer Aspekte auf. Ihre Behandlung setzt die Existenz einer Statistik des Krankenhauswesens voraus. Im folgenden werden deshalb zunächst in aller Kürze Grundlagen und Probleme dieser Statistik behandelt. Ein besonderer Abschnitt ist dem Versuch gewidmet anzudeuten, wie sich die Schwierigkeiten der funktionellen Ausdifferenzierung des modernen Krankenhauses auch in der Statistik widerspiegeln. Beim anschließenden Blick auf die »äußeren Verhältnisse« geht es vor allem um Indikatoren für das Wachstum, das sich anhand der Anzahl der Anstalten, der Betten und der verpflegten Kranken demonstrieren läßt. Um auch ein Bild von den »inneren Verhältnissen« des Krankenhauses zu entwerfen, diskutiere ich Indikatoren für die Bettenauslastung sowie die Verweildauer und besonders die Zusammensetzung der Patienten nach Geschlecht, Alter, Beruf und Krankheit. Abschließend fasse ich die wichtigsten quantitativen Entwicklungslinien des Krankenhauswesens seit dem frühen 19. Jahrhundert zusammen.

Zur Statistik des Krankenhauswesens

Grundlagen und Probleme

Ansätze einer Statistik des Gesundheitswesens sind relativ frühzeitig im Zusammenhang mit der Bevölkerungsstatistik entwickelt worden. Schon seit dem späten 18. Jahrhundert schufen kameralistische Staatsauffassung und das Konzept der medizinischen Polizei die Grundlagen dafür. Ihre Realisierung blieb jedoch bis weit ins 19. Jahrhundert hinein in den meisten deutschen Staaten äußerst bruchstückhaft. Stets war, um es pauschal auszudrücken, die Chance der Gewinnung von beschreibendem, möglicherweise auch quantitativem Informationsmaterial über das Gesundheitswesen eine Funktion der erfolgten Ausdifferenzierung und Institutionalisierung und natürlich der Leistungsfähigkeit einer öffentlichen Verwaltung. Dieser Prozeß war in der ersten Hälfte des 19. Jahrhunderts in den deutschen Staaten noch in vollem Gange. Sie »dehnten ihre Autorität auf alle Bereiche des Gesundheitswesens aus und erreichten dadurch die Eingliederung der längst bestehenden, in der Ausübung der Heilkunde oft konkurrierenden Berufs- und Standesgruppen (akademisches und nichtakademisches Heilpersonal), der Institutionen zur medizinischen Versorgung (Kranken- und Fürsorgeanstalten) und zur fachlichen Ausbildung (Approbationsvorschriften, Lehrpläne, Schulen für das nicht akademische Heilpersonal). Die behördliche Aufsicht vor Ort wurde durch Visitationen, vor allem aber durch das Berichtswesen der Amtsärzte sichergestellt. Diese frühe Form der Physikatsberichte war in der Regel Teil der allgemeinen Verwaltungsberichterstattung und diente einerseits der Rechenschaft über die Amtsführung; andererseits sollte sie die Grundlage für eine »medizinische Statistik und Topographie bilden.«[3] Bis über die Mitte des 19. Jahrhunderts hinaus bedeutete dieses Berichtswesen jedoch meist, daß textliche Beschreibungen angefertigt wurden, die nur gelegentlich Zahlenmaterial, und das auch noch meist unsystematisiert und unstandardisiert, enthielten. Erst als die entstehenden statistischen Ämter der Staaten, später auch der Städte, Teile einer Statistik des Gesundheitswesens in ihr Veröffentlichungsprogramm übernahmen, fanden Quantifizierung und Standardisierung der Informationen (Definitionen, Tabellenaufbau etc.) regelmäßig statt. Jedoch beschränkten sich die Veröffentlichungen typischerweise auf wenige Gegenstände. Die Krankenanstalten gehörten zwar zu den Gegenständen, die die amtliche Statistik der deutschen Staaten frühzeitig veröffentlichte. Allerdings waren damit die Probleme keineswegs gelöst, die aus der starken Spezialisierung und Diversifikation des Krankenhauswesens im 19. Jahrhundert resultierten. Probleme der Erfassung, der Abgrenzung, der Systematisierung machten eine übergreifende statistische Berichterstattung über die Entwicklung des Krankenhauswesens selbst auf der Ebene einzelner Bundesstaaten bis in die 70er Jahre fast unmöglich. Ansätze dazu durch das eine oder andere statistische Amt (z.B. in Baden, Bayern und Preußen) müssen mit großer Vorsicht betrachtet werden.

Eine neue Situation scheint mit dem Bundesratsbeschluß von 1875, der die umfassende Statistik der Krankenanstalten ab 1877 einführte,[4] und mit der Erhebung des Heilpersonals und der Krankenanstalten im Jahre 1876 durch das Kaiserliche Statistische Amt erreicht worden zu sein. Seitdem gibt es eine reichsweite Statistik der Krankenanstalten, die nach jeweils einheitlichen Kriterien veröffentlicht wird. Erfaßt wurden alle öffentlichen und privaten Heilanstalten mit mehr als zehn Betten. Diese gliederten sich wiederum in Allgemeine Krankenhäuser (inkl. Lungenheilstätten und ärztlich betreute Erholungsheime), Anstalten für Geistes- und Nervenkranke, Augenheilanstalten und Entbindungsanstalten. In der Regel nicht erfaßt wurden Heeres- und Marinelazarette bzw. Militärkrankenhäuser sowie jene öffentlichen und (vornehmlich) privaten Heilanstalten, die weniger als elf Betten besaßen. Zwar war das Statistische Reichsamt Mitte der 20er Jahre dieses Jahrhunderts der Meinung, daß auf diese Weise die Allgemeinen Krankenhäuser und die Anstalten für Geistes- bzw. Nervenkranke ziemlich vollständig erfaßt würden, da sie meist mehr als zehn Betten aufwiesen, »während ein nicht unbeträchtlicher Teil der Augenheil- und Entbindungsanstalten, besonders der in privatem Besitz befindlichen, weniger als elf Betten [besaß] und daher nicht zur Berichterstattung verpflichtet [war]«.[5] 1902 wurde eine Reform der reichsweiten Krankenanstaltsstatistik durchgeführt, die verdeutlicht, daß zuvor Mißstände existiert hatten. Dazu gehörten die unklare Zuordnung der Universitätsklinken, die ab 1902 den öffentlichen Krankenanstalten zugerechnet wurden, sowie Unregelmäßigkeiten bei der Erfassung der privaten Heilanstalten, von denen es bei der Begründung der Reform hieß, daß in Zukunft diejenigen mit weniger als elf Betten mit größerer Genauigkeit als zuvor aus der Berichterstattung ausgeschaltet würden. Aber auch in der Folgezeit gab es selbst in den vom Statistischen Reichsamt veröffentlichten Daten zum Krankenhauswesen erhebliche Abweichungen von einer Veröffentlichung zur anderen. Vorliegende Zusammenstellungen verschiedener Autoren, die sich jeweils auf die Reichsstatistik stützen, weisen daher Differenzen, z.B. bei der Zahl der Betten oder der verpflegten Kranken, von bis zu 5 % auf.

Weitere Ungenauigkeiten kommen durch die unklare Abgrenzung zwischen öffentlichen und privaten Heilanstalten zustande. So hieß es z.B. in einem Ministerialerlaß vom 26.3.1901: »Zu den privaten Anstalten gehören alle von Privatpersonen und auch die von geistlichen und weltlichen Orden, Genossenschaften, Stiftungen und ähnlichen Körperschaften gegründeten und betriebenen Anstalten.«[6] Tatsächlich wurden aber bis zu einer Revision der Statistik im Jahre 1931 die sogenannten frei-gemeinnützigen Anstalten (also die der geistlichen und weltlichen Orden, Genossenschaften usw.) zu den öffentlichen Krankenanstalten gerechnet. Erst ab 1931 wurden sie getrennt ausgewiesen; zu den privaten Anstalten wurden sie allerdings nach wie vor nicht gerechnet.[7] Es ist anzunehmen, daß zwischen 1901 und 1931 der statistische Ausweis aufgrund dieser unklaren Definitionen nicht immer korrekt erfolgte. Ähnliches gilt für die privaten Anstalten, die durch ihren Erwerbscharakter charakterisiert werden. Dieser dürfte aber im 19. Jahrhundert keineswegs immer eindeutig auszumachen gewesen sein, speziell dann nicht, wenn es sich um Anstalten handelte, die durch Ärzte gegründet wurden, die neue medizinische Spezialfächer entwickeln und institutionalisieren wollten. Häufig gab es in solchen Fällen eine große Nähe zu öffentlichen Krankenanstalten, z.B. zu Universitätskrankenhäusern, und gelegentlich gingen solche zukunftsweisenden Privatkliniken später in öffentlichen Anstalten auf. Andererseits sind die Privatstationen bestimmter Chefärzte von öffentlichen Krankenhäusern bis heute ein seltsames Zwittergebilde geblieben.[8]

Da zudem die nach 1871 in Deutschland bekanntlich häufig wechselnden Gebietsstände größere Verzerrungen bewirken konnten, je nachdem ob und wieweit sie berücksichtigt wurden, sollte man sich nicht zu sehr auf die Genauigkeit einer einzelnen absoluten Zahl aus der Statistik der Krankenanstalten verlassen. Wenn das Statistische Reichsamt in seinem Rückblick auf die Entwicklung der Krankenhausstatistik Mitte der 20er Jahre dieses Jahrhunderts feststellte, daß diese Statistik im wesentlichen doch ein richtiges Gesamtbild der geschlossenen Krankenpflege wiedergebe, dann sind damit eben die langfristigen größeren Entwicklungstendenzen gemeint und – noch wichtiger – die quantitativen Relationen zwischen verschiedenen Kennziffern (z.B. zwischen der Zahl der Kranken und der Zahl der Betten im Sinne der Belegungsintensität oder zwischen der Zahl der Verpflegungstage und der Zahl der Kranken im Sinne der Verweildauer). Solche Relationen sind von kleineren Ungenauigkeiten bei der Erfassung der einzelnen Anstalten und auch von unterschiedlicher Handhabung der Gebietsabgrenzung weitgehend unabhängig.

Der Übergang zum modernen Krankenhaus im Spiegel der Statistik

Die Übergangsphase zum modernen Krankenhaus fand in der Medizinalstatistik des frühen 19. Jahrhunderts u.a. darin ihren Ausdruck, daß abweichende Wahrnehmungen bestimmter Gegenstände zwischen staatlichen Instanzen, die die Statistik veranlaßten, und den örtlichen Beobachtern, in der Regel den Physici, zutage traten. Beispielsweise wurden im Rahmen der sogenannten Montgelas-Statistik, d.h. der zwischen 1809 und 1815 in Bayern angefertigten detaillierten Landesbeschreibung, auch die Krankenanstalten gezählt. Zu diesem Zweck wurden vorgedruckte Tabellenformulare an die Landgerichte bzw. die Polizeikommissariate der Städte ausgegeben, in die vier Arten von Krankenanstalten aufzunehmen waren: 1. Hospitäler und allgemeine Krankenhäuser, 2. besondere Krankeninstitute für Dienstboten und Gesellen, 3. Entbindungshäuser, 4. Irrenhäuser. Christian Probst, der die im Archiv aufbewahrten Befragungsergebnisse analysiert hat, stellt fest: »Die überwiegende Mehrzahl der Landgerichte erstattete für alle diese Anstalten Fehlanzeige.«[9] Er vermutet, daß einerseits die meisten Kranken zu der Zeit noch in den Familien versorgt wurden und Krankenanstalten deshalb unnötig waren. Andererseits glaubt er jedoch, daß arme und hilfsbedürftige Kranke, besonders solche ohne Familienanhang, häufig in einem der sogenannten Versorgungsspitäler, »die es auch in kleinen Städten und Märkten gab«,[10] Aufnahme fanden. Diese Versorgungsspitäler waren ein weiterer Typ von meist sehr kleinen, aber durchaus ärztlich versorgten Krankenhäusern, die jedoch in den vorgedruckten Tabellen gar nicht erfragt wurden. Eine ähnliche Situation ergab sich in Württemberg noch um die Mitte des 19. Jahrhunderts. In den »Medizinalzustandsberichten« der 64 württembergischen Oberämter, die seit 1846/47 jährlich angefertigt und an die Regierung abgeliefert wurden, hatten die als Fachräte zugeteilten Ärzte auch über die vorhandenen Krankenanstalten zu berichten; 1873 wurden die entsprechenden Angaben in den jährlichen Medizinalberichten veröffentlicht. Die Krankenanstalten sollten hier in dieselben vier Kategorien wie in Bayern eingeteilt werden.[11] Im Text der Berichte findet man jedoch immer wieder die Bemerkung, daß »Krankenhäuser in diesem Sinne« am jeweiligen Ort nicht existierten. Stattdessen wird auf die »traditionellen Krankenstuben« hingewiesen, die als solche nicht gezählt und auch hinsichtlich ihrer Kapazität bzw. Ausstattung nicht beschrieben werden.[12]

Die Beispiele aus Bayern und Württemberg machen folgendes klar: In der ersten Hälfte des 19. Jahrhunderts existierten bereits moderne Krankenhäuser (»für heilbare Kranke«) in verschiedenen deutschen Städten, die mit einem besonderen medizinischen Anspruch auftraten – oft gemäß dem Willen der Gründer demonstriert durch imposante Gebäude und Fassadengestaltungen.[13] Sie waren noch selten, eher die Ausnahme. Die Bemerkungen in den Quellen suggerieren jedoch, daß daneben andere Krankenanstalten existierten, teilweise älteren Typs, die ebenfalls Kranke zur Versorgung und Heilung aufnahmen, besonders arme Kranke bzw. Personen ohne Familienanschluß. Unklar ist allerdings, wieviele solcher Anstalten es gab und welche Leistungen sie erbrachten. Denn darüber schweigt nicht nur die Statistik, sondern auch die bisherige Krankenhausgeschichtsschreibung. Eine Ausnahme stellt Probst dar, der für den Bestand an modernen Krankenanstalten in Bayern im frühen 19. Jahrhundert folgende Zahlen angibt:

»Gemessen an den Belegzahlen befanden sich die größten [Krankenanstalten] in den großen Städten: München, Bamberg, Würzburg, Ansbach, Regensburg, Landshut, Passau, Neuburg, Augsburg. Diese nahmen pro Jahr zwischen 100 und 1.000 Kranke auf. Daneben gab es ungefähr 20 mittlere Anstalten, die pro Jahr zwischen 20 und 100 Patienten aufnahmen.«[14]

Tabelle 1: Statistik der Spitäler und Versorgungshäuser im Großherzogtum Baden 1855 (Ungefähr-Angaben)

Kreis	Anzahl	Betten	Pfründner Arme	Kranke	Vermögen (Mio. fl.)
Seekreis	21	1.000	454	757	4.7
Oberrheinkreis	24	650	463	2.754	1.7
Mittelrheinkreis	32	900	609	5.045	1.6
Unterrheinkreis	25	900	454	5.092	1.5
Großherzogtum insgesamt	102	3.450	1.980	13.648	9.5

Quelle: vgl. Anhang II.

Ein Blick auf die badische Krankenhausstatistik während der 50er und 70er Jahre des 19. Jahrhunderts soll zeigen, wie sich die allmähliche funktionelle Ausdifferenzierung im Krankenhauswesen auch in der Statistik niederschlug. Eine Protostatistik aller badischen Wohlfahrtseinrichtungen einschließlich der Krankenhäuser für das Jahr 1855 findet sich im Generallandesarchiv Karlsruhe.[15] Sie enthält für rund 80 Orte in den vier Kreisen des Großherzogtums Baden Angaben zur Anzahl der Anstalten und der Betten, zur Zahl der Insassen und zum Vermögen. Aufgeführt werden einzelne Anstalten mit ergänzenden Anmerkungen. Tabelle 1 faßt die wichtigsten statistischen Angaben auf der Ebene der Kreise zusammen. Zwar wird in den Beschreibungen gelegentlich ersichtlich, ob es sich um ein Krankenhaus oder eine Einrichtung handelte, die zugleich Armen- bzw. Pfründneranstalt war. Aber eine klare Trennung der verschiedenen denkbaren Funktionen ist auf der Ebene der Anstalten als solche meist nicht möglich.

Tabelle 2: Statistik der Spitäler und Versorgungshäuser im Großherzogtum Baden 1873

Anstalt	Kranke	Frauenanteil (in v.H.)	mittlere Verweildauer (in Tagen)
Freiburg,			
Klinisches Hospital	2.295	36	24
Heidelberg			
Akademisches Krankenhaus	1.591	40	25
Karlsruhe			
Städtisches Krankenhaus	1.818	38	16
Konstanz			
Krankenhaus	450	33	22
Lahr			
Gemeinde-Krankenhaus	233	36	20
Mannheim			
Armen- u. Krankenanstalt	3.247	29	14
Pforzheim			
Städtisches Krankenhaus	1.783	16	16
Großherzogtum insgesamt			
Pfründner	346	62	312
Spitaliten*)	2.215	51	285
Kranke	21.099	35	36

* Spitaliten = Insassen, die überwiegend oder ausschließlich aus Anstalts- oder öffentlichen Mitteln versorgt werden.
Quelle: vgl. Anhang II.

Eine genaue Inspektion der verfügbaren medizinalstatistischen Berichte aus der Mitte des 19. Jahrhunderts zeigt, daß üblicherweise die medizinische Funktion eines Krankenhauses von der als Armenhaus oder Pfründneranstalt nicht eindeutig institutionell getrennt werden konnte. Für eine Statistik der funktionell spezialisierten Krankenanstalten fehlte demnach noch um die Mitte des 19. Jahrhunderts die wichtigste Voraussetzung, die eindeutige Abgrenzbarkeit dieser Anstalten von anderen Wohlfahrtseinrichtungen. Für Baden läßt erstmalig die Statistik der Krankenanstalten von 1873 eine Klärung zu, in welchen Größenordnungen die Anstalten die verschiedenen hier genannten Funktionen wahrgenommen haben bzw. in welchem Umfang diese Funktionen institutionell vermischt oder bereits getrennt waren. Von 111 Kranken- und gemischten Anstalten waren 48 (d.h. 43 %) reine Krankenhäuser.[16] Daß diese Durchschnittsangaben für Kranke im gesamten Großherzogtum, zumindest was die Länge der Verweildauer angeht, vermutlich durch kleine, grundsätzlich multifunktionale

Spitäler stark beeinflußt wurden, machen die Angaben in den Tabellen 2 und 3 deutlich, in denen ich Vergleichsdaten für ausgewählte größere Anstalten zusammengestellt habe. In Tabelle 3 spiegelt sich im Vergleich mit den in Tabelle 2 bereits ausgeführten Anstalten zugleich das Größenwachstum während des späten 19. Jahrhunderts. Auf Einzelheiten kann hier nicht eingegangen werden.

Tabelle 3: Statistik der Spitäler und Versorgungshäuser im Großherzogtum Baden 1895

Ort	Anstalt	Kranke	Verpflegungstage	mittlere Verweildauer (in Tagen)
Freiburg	Chirurgische Klinik	2.137	65.628	31
	Medizinische Klinik (ohne Frauenklinik)	1.612	42.479	26
	Summe (ehemaliges Klinisches Hospital)	3.749	108.107	29
Heidelberg	Chirurgische Klinik	1.888	48.297	26
	Medizinische Klinik (ohne Frauenklinik)	2.076	46.358	22
	Summe (ehemaliges Akademisches Krankenhaus)	3.964	94.655	24
Karlsruhe	Städtisches Krankenhaus	3.854	76.614	20
Konstanz	Städtisches Krankenhaus	897	24.148	27
Lahr	Städtisches Spital	532	7.816	15
Mannheim	Städtisches Allgemeines Krankenhaus	3.799	70.157	18
Pforzheim	Städtisches Krankenhaus	1.467	28.330	19

Quelle: vgl. Anhang II.

Schließlich sei darauf hingewiesen, daß die statistischen Nachrichten über Krankenanstalten sowohl aus Bayern wie aus Baden erkennen lassen, für wen diese Einrichtungen geschaffen worden sind: Grundsätzlich wurde bei den Krankenhäusern primär an Dienstboten, Handwerksgesellen und Gewerbegehilfen gedacht. Eine genauere Inspektion der Eintragungen in den Quellen für jedes einzelne Krankenhaus verdeutlicht darüber hinaus, daß bis auf wenige Ausnahmen die Versorgung von Dienstboten, Handwerksgesellen und Gewerbegehilfen mit der Existenz einer entsprechenden Krankenkasse verbunden war. In der Statistik lautet dann die Antwort auf die Frage nach den regelmäßigen Einnahmen, daß es sich um »Beiträge« der genannten Personengruppe handele, häufig wird auch der Begriff »Abonnement« benutzt. Insgesamt gab es im Großherzogtum Baden von 1855 bis 1873 rund 43 Krankenanstalten, die »gegen regelmäßige Beiträge« Dienstboten und Gewerbegehilfen aufnahmen bzw. versorgten. Es liegt nahe zu folgern, daß die Existenz von Dienstboten- bzw. Geselleninstituten (Krankenkassen) für den Betrieb moderner Krankenhäuser existenznotwendig war.[17]

Noch um die Jahrhundertmitte existierten die unterschiedlichsten Varianten von Krankenanstalten. Meist waren es *multifunktionelle Einrichtungen*, selten reine Krankenanstalten. Auffällig ist, daß sowohl die Amtsstatistik (die im übrigen auf der Berichterstattung der Physici beruht) als auch der ärztliche Verein zwar Interesse am Zustand der jeweiligen Baulichkeiten hatte, an der Bettenzahl, an der pauschal geschätzten Qualität der Einrichtung und am Vermögen. Dagegen gibt es in beiden Quellen keinerlei Hinweise auf die Zahl und die Qualität des Pflegepersonals. Nicht einmal die Ärzte werden erwähnt, weder deren Zahl noch deren Zuständigkeit, Anwesenheitszeiten oder dergleichen. Das heißt aber, der medizinische Aspekt im engeren Sinne war um 1850 selbst für die Ärzte im Hinblick auf die Spitäler von untergeordneter Bedeutung gegenüber dem Versorgungsaspekt. Diese Multifunktionalität und das geringe Interesse am medizinischen Aspekt waren im übrigen kein Phänomen etwa nur der kleinen Land- und Kreisstädte. Man könnte das z.B. auch an diversen Universitäts-Krankenhäusern verdeutlichen.

»Äußere Verhältnisse« des Krankenhauses

Zunahme der Anstalten und Betten

Im folgenden werde ich nur auf einige der auffälligsten Entwicklungstendenzen des modernen Krankenhauses in der Phase seiner Durchsetzung als anerkannte und zunehmend dominante Institution der medizinischen Versorgung eingehen. Besonders auffällig ist zweifellos die vom frühen 19. Jahrhundert bis zum Beginn der 30er Jahre dieses Jahrhunderts anhaltende ständige Zunahme der Zahl der Krankenanstalten. Die entsprechenden Informationen aus der Zeit vor 1877 gibt es zwar nur vereinzelt (für unterschiedliche, zufällige Stichjahre und Regionen), doch liegt für Preußen sogar eine Zeitreihe vor.[18] Demnach existierten in Preußen 1822 bereits 155 öffentliche Krankenanstalten. Bis 1855 stieg deren Zahl auf 681 an, also auf mehr als das Vierfache; 1871 waren es bereits 942 und 1913 schließlich 1.042. Daß diese Anstalten sehr heterogen waren, ist selbstverständlich: Es gab Krankenhäuser mit einer Bettenkapazität unter zehn und schon zu Beginn des 19. Jahrhundert solche mit über 600 Betten (so z.B. die Berliner Charité). Um ein Beispiel aus dem süddeutschen Raum zu wählen, sei auf Württemberg verwiesen, wo bis Mitte der 50er Jahre des 19. Jahrhunderts etwa 30 Krankenanstalten gegründet worden sind. In den nächsten beiden Jahrzehnten bis 1873 kamen 40 Anstalten hinzu und während des letzten Drittels des 19. Jahrhunderts dann noch einmal rund 60. Das heißt, auch hier haben wir eine beachtliche Gründungstätigkeit im Bereich der Krankenhäuser schon während der ersten Hälfte des 19. Jahrhunderts, eine leichte Beschleunigung bis in die 70er Jahre hinein und eine stärkere Beschleunigung bis zur Jahrhundertwende.[19] Insofern entsprechen sich die Entwicklungsmuster in Preußen und Württemberg offensichtlich. Tabelle 4 bringt auf der Ebene des Deutschen Reichs bzw. der Bundesrepublik Deutschland die Zunahme der Zahl der Anstalten und der Betten zwischen 1877 und 1985 zum Ausdruck. Hier seien nur zwei Aspekte hervorgehoben: Zum einen wuchs die Zahl der Anstalten bis 1932; sie ist seitdem jedoch rückläufig. Besonders auffällig erscheint der Rückgang bei den privaten Anstalten, während die Zahl der gemeinnützigen Krankenhäuser noch bis kurz vor Beginn des Ersten Weltkriegs zunahm. Dramatisch erscheint der Rückgang der Kranken*anstalten* in der Bundesrepublik: Von 1950 bis 1985 halbierte sich die Anzahl nahezu. Dagegen stieg die Zahl der Krankenhaus*betten* bis Mitte der 70er Jahre ständig an. Erst während der letzten beiden Jahrzehnte fand auch hier ein leichter Rückgang statt. In diesen seit Beginn der 30er Jahre bei der Zahl der Anstalten und Betten gegenläufigen Tendenzen kommt eine Konzentrationstendenz zum Ausdruck: Kleinere Anstalten wurden geschlossen, größere aus- bzw. neu gebaut.

Im übrigen weist die Entwicklung der Bettenzahlen in öffentlichen Krankenanstalten zwischen 1877 und dem Zweiten Weltkrieg fünf unterschiedliche Wachstumsphasen auf.[20] Eine Phase relativ geringen Wachstums dauerte bis Ende der 90er Jahre des 19. Jahrhunderts und wurde durch ein etwas rascheres Wachstum bis zum Ersten Weltkrieg abgelöst, für das Innovationen im Bereich der Alters- und Invaliditätsversicherung seit 1899 den Anstoß gegeben haben (Übergang zur präventiven Anstaltsbehandlung, besonders bei Lungentuberkulose). Während des Krieges stieg die Zahl der Betten in öffentlichen Anstalten ungewöhnlich schnell, und zwar erkennbar zu Lasten der privaten Betten. Erstaunlicherweise setzte sich nach dem Krieg das Wachstum nur wenig verlangsamt fort und beschleunigte sich dann nochmals seit den späten 20er Jahren. Der gesellschaftliche Durchbruch des Allgemeinen Krankenhauses als zentrale Regelinstitution der medizinischen Versorgung spiegelt sich demnach klar in der Entwicklung der Bettenzahlen. Er fand während der Weimarer Republik statt, war durch die dynamische Entfaltung der Kommunalpolitik seit dem späten Kaiserreich sowie durch den Ersten Weltkrieg in gewisser Weise vorbereitet worden und empfing zusätzliche wesentliche Impulse durch die Entwicklung des Weimarer Sozialstaats.

Tabelle 4: Allgemeine Krankenhäuser im Deutschen Reich und in der BRD, 1877-1985

Jahr	Zahl der Anstalten			Zahl der Betten		
	öffentlich	privat	insgesamt	öffentlich	privat	insgesamt
1876	1.678	307	1.985	65.819	9.883	75.702
1880	1.676	372	2.048	64.825	13.559	78.384
1885	1.760	458	2.218	75.478	18.536	94.014
1890	1.838	643	2.481	89.275	27.927	117.202
1895	1.891	849	2.740	101.473	37.163	138.636
1900	2.029	1.117	3.146	115.516	49.720	165.236
1905	2.258	1.468	3.726	139.091	75.408	214.499
1910	2.323	1.697	4.020	161.225	98.885	260.110
1915	2.498	1.297	3.795	203.461	83.548	287.009
1920	2.923	883	3.806	275.264	44.751	320.015
1925	2.936	798	3.734	296.209	39.631	335.840
1930	3.043	864	3.907	352.938	48.506	401.444
1935				379.584	37.663	417.247
1938				388.974	37.919	426.893

Zahl der Anstalten und der Betten nach der Revision des Erhebungsmodus 1931, d.h. Ausgliederung der freigemeinnützigen aus den öffentlichen Anstalten.

Jahr	Zahl der Anstalten				Zahl der Betten			
	öffentlich	privat	gemeinnützig	insgesamt	öffentlich	privat	gemeinnützig	insgesamt
1931	2.263	1.234	1.454	4.951	367.245	41.612	186.246	595.103
1932	2.234	1.247	1.477	4.958	365.838	40.897	187.267	594.002
1933	2.208	1.250	1.480	4.938	369.780	41.260	187.997	599.037
1934	2.187	1.218	1.516	4.921	372.422	38.046	193.979	604.447
1935	2.132	1.170	1.562	4.864	379.326	37.663	197.900	614.889
1936	2.106	1.134	1.552	4.792	381.651	37.279	201.821	620.751
1937	2.076	1.117	1.552	4.745	390.189	37.282	201.213	628.684
1938	2.066	1.083	1.524	4.673	398.999	37.919	200.172	637.090

Allgemeine Krankenhäuser für Akut-Kranke, BRD

Jahr	Anstalten	Betten
1950	2.699	384.257
1955	1.925	336.008
1960	1.892	343.887
1965	1.805	366.819
1970	1.748	400.682
1975	1.655	435.387
1980	1.446	425.941
1985	1.339	413.856

Anmerkungen und Quellen, vgl. Anhang II.

Tabelle 5: Verpflegte Kranke in Allgemeinen Krankenhäusern, Deutsches Reich 1877-1938 und BRD 1960-1985

Jahr	privat			insgesamt			Kranke insg.
	männlich	weiblich	zusammen	männlich	weiblich	zusammen	pro 1.000 Einw.
1877			50.152			406.547	9
1880			64.909			532.162	12
1885			92.898			594.469	13
1890			136.448	489.102	284.894	773.996	16
1895			206.012	597.179	358.206	955.385	18
1900			310.929	731.904	453.630	1.185.534	21
1905	310.144	204.581	514.725	965.556	615.236	1.580.792	26
1910	433.986	309.052	743.038	1.232.733	849.353	2.082.086	32
1915			495.922			1.832.097	
1920	138.515	234.709	373.224	1.300.927	1.377.004	2.677.931	43
1925	134.319	206.304	340.623	1.510.251	1.456.669	2.966.920	47
1930			455.505			3.760.769	58
1935				2.352.010	2.641.978	4.993.988	75
1938			476.279	2.772337	3.035.937	5.808.274	85

Verpflegte Kranke in freigemeinnützigen Anstalten, 1931-1938

Jahr	männlich	weiblich	zusammen
1931	586.772	702.849	1.289.621
1932	529.006	645.873	1.174.879
1933	600.911	724.423	1.325.334
1934	663.474	827.293	1.490.767
1935			
1936			.
1937			1.816.321
1938			1.771.524

Stationär behandelte Kranke in Akut-Krankenhäusern, BRD, 1960-1985 (in 1.000)

Jahr	Kranke	Kranke pro 1.000 Einw.
1960	6.620	119
1965	7.148	121
1970	8.190	134
1975	9.032	147
1980	10.033	163
1985	10.604	174

Quellen und Anmerkungen, vgl. Anhang II.

Verpflegte Kranke

Besonders deutlich kommt die Expansion des Krankenhauswesens in der Zahl der verpflegten Kranken zum Ausdruck. Die ersten brauchbaren Zahlen stammen hier wiederum aus Preußen, wo 1846 fast 88.000 Kranke pro Jahr versorgt wurden; 1877 waren es schon mehr als doppelt so viele, nämlich rund 211.000, und bis 1913 stieg die Zahl auf etwas mehr als 1½ Mill., das waren 17mal so viel wie 1846. Auch wenn man das starke Bevölkerungswachstum während dieser Zeit berücksichtigt, bleibt es bei einem überproportionalen Anstieg der Zahl der im Krankenhaus versorgten Personen: Von 1846 bis 1877 war ein Anstieg auf etwa das Eineinhalbfache und anschließend bis zum Ersten Weltkrieg noch einmal auf das fast Fünffache zu verzeichnen.

Die langfristige Entwicklung der Zahl der im Krankenhaus verpflegten Kranken im gesamten Deutschen Reich bzw. in der Bundesrepublik geht aus Tabelle 5 hervor. Wie nicht anders zu erwarten, hat während des Untersuchungszeitraums die Zahl der in den Allgemeinen Krankenhäusern verpflegten Kranken ständig zugenommen, von kurzen Rückgängen während der Kriegs- bzw. Krisenperioden (Inflation, Weltwirtschaftskrise) abgesehen. Besonders bemerkenswert ist, daß diese Zunahme bis heute ungebrochen ist. Der schon seit den 30er Jahren dieses Jahrhunderts beobachtbare Rückgang der Zahl der Anstalten und der seit Mitte der 70er Jahre stattfindende Bettenabbau haben also keineswegs das Wachstum der Nachfrage nach Krankenhausbehandlung gestoppt. Besonders klar kommt diese Tendenz auch in der Relation zwischen Krankenhauspatienten und Einwohnerzahl zum Ausdruck: Kamen 1877 erst neun Krankenhauspatienten auf 1.000 Einwohner, waren es 1910 bereits dreimal so viele, und bis 1938 stieg diese Relation auf fast das Zehnfache. Diese Entwicklung setzte sich in der Bundesrepublik völlig ungebrochen fort. Anfang der 60er Jahre betrug die Relation rd. 120, Ende der 80er Jahre schon rd. 180 stationär behandelte Kranke pro 1.000 Einwohner.[21]

»Innere Verhältnisse« des Krankenhauses

Bettenauslastung und Verweildauer

Betrachtet man das Verhältnis der Zahl der Betten zu derjenigen der verpflegten Kranken, so liegt die Vermutung nahe, daß während des gesamten Betrachtungszeitraums die Bettenauslastung stetig zugenommen hat. Wie in Tabelle 6 ausgewiesen, stieg die Zahl der verpflegten Kranken zwischen 1877 und 1938 stets schneller als die der verfügbaren Betten. Besonders groß sind die Diskrepanzen zwischen der Jahrhundertwende und dem Beginn des Ersten Weltkriegs sowie in der Zwischenkriegszeit gewesen. Mißt man die Bettenauslastung etwas genauer als Verpflegungstage pro Bett und Jahr, so stieg sie bis 1891 um 10 %, bis 1901 um 16 % und bis 1913 um 26 %. Der 1913 erreichte Auslastungsgrad von 235 Verpflegungstagen pro Bett und Jahr bedeutet aber immer noch, daß die Betten in den Allgemeinen Krankenhäusern durchschnittlich nur rund zwei Drittel des Jahres ausgelastet waren. Bis zum Jahre 1938 stieg der Wert auf 263 Verpflegungstage pro Bett und Jahr, was bedeutet, daß auch kurz vor dem Zweiten Weltkrieg die Krankenhausbetten durchschnittlich noch ein Viertel des Jahres nicht belegt waren. Allerdings ist hier zu bedenken, daß zumindest bis zum Ersten Weltkrieg die Vorstellung existierte, ein Krankenhausbett müsse eine Zeitlang unbenutzt bleiben, um Hygienegesichtspunkten Rechnung zu tragen. Diese Rationalisierungsreserve wurde während der Nachkriegszeit systematisch aufgezehrt, indem man die Bettenauslastung bis 1960 auf etwa 341 Tage pro Bett und Jahr steigerte. Seitdem war sie jedoch rückläufig, um 1975 einen Tiefstwert von 299 Tagen pro Bett und Jahr zu erreichen. Der in der Folgezeit stattfindende drastische Bettenaufbau hat dennoch keinen wirklich durchschlagenden Erfolg gehabt. Ende der 80er Jahre hatte man zwar etwa 315 Verpflegungstage pro Bett und Jahr realisiert, somit den Auslastungsgrad wieder erhöht, blieb damit jedoch immer noch deutlich hinter dem schon 1960 erreichten Wert zurück. Immerhin sind die Betten in öffentlichen Akut-Krankenhäusern somit derzeit nur in etwa 14 % der Tage eines Jahres nicht belegt.

Tabelle 6: Betten und Verpflegte Kranke in Allgemeinen Krankenhäusern, Deutsches Reich, 1877-1938, Zuwachsraten während verschiedener Perioden (in v.H.)

Periode	Betten	Kranke
1877-1890	55	90
1877-1900	118	192
1877-1913	282	499
1913-1938	48	138

Quellen: vgl. Anhang II.

Wichtiger ist im langfristigen Überblick die Tatsache, daß bis in die 70er Jahre des 19. Jahrhunderts die Entwicklung der Krankenhäuser durch einen klaren Bettenüberhang charakterisiert war: Man baute Krankenhäuser und hielt Krankenhausbetten in einem Ausmaß bereit, das die seinerzeitige tatsächliche Nachfrage überstieg. Dabei spielten die erwähnten hygienischen Überlegungen sowie Aspekte der Seuchenprävention, für die ja auch eine Reserve an Krankenhausbetten erwünscht war, eine nicht genau zu bemessende Rolle. Immerhin stieg die Auslastung seit den 90er Jahren langsam und kontinuierlich an, wobei, wie schon die Zeitgenossen vermuteten, der gesetzlichen Kranken- und Unfallversicherung ein großer Einfluß zugebilligt werden muß. So hieß es 1897 im Bericht des Badischen Ministeriums des Innern über die Entwicklung der Krankenanstalten:

»Der Zuwachs an neuen Spitälern, sowie die Erweiterung und Verbesserung der vorhandenen entsprang offenbar einem frischen, humanen und opferwilligen Zuge der Gegenwart..., ist aber auch zum Theil eine Folge der reichsgesetzlichen Regelung der Kranken- und Unfallversicherung.«[22]

Darüber hinaus spiegelt sich jedoch vermutlich in den wachsenden Auslastungszahlen für die Krankenhausbetten nicht zuletzt die zunehmende Akzeptanz durch die Bevölkerung, zu der wiederum die Versicherungen und die spektakulären medizinischen Fortschritte des späten 19. und frühen 20. Jahrhunderts, besonders im Bereich der Chirurgie und der Frauenheilkunde, beigetragen haben dürften. Schließlich könnte die Wohnungsnot und das veränderte familiäre Verhalten zu einer stärkeren Inanspruchnahme der Krankenhäuser im Krankheitsfall bereits während des frühen 20. Jahrhunderts beigetragen haben.[23] Ein Blick auf die durchschnittliche Verweildauer der Patienten in den Allgemeinen Krankenhäusern des Deutschen Reichs zeigt, daß sie 1877 rund 32 Tage betrug, und in den nächsten Jahrzehnten langsam abnahm; 1902 waren es 29 Tage, 1913 noch 27 Tage. Nach dem Ersten Weltkrieg hatte sich die durchschnittliche Verweildauer auf rund 29 Tage erhöht und stieg sogar bis Mitte der 20er Jahre auf etwa 30 Tage an.[24] In der Folgezeit bis zum Beginn des Zweiten Weltkriegs sank sie auf etwa 25 Tage ab. Das war auch das Niveau während der frühen 50er Jahre in der Bundesrepublik, jedenfalls wenn man sich auf die Krankenhäuser für Akut-Kranke beschränkt. Bis Mitte der 60er Jahre sank die Verweildauer langsam auf 20 Tage, um von da ab noch einmal radikal eingeschränkt zu werden; 1989 war man bei rund 12 Tagen angelangt.[25]

Die soeben skizzierten Tendenzen lassen sich wie folgt zusammenfassen: Seit den 70er Jahren des 19. Jahrhunderts wurden in den Allgemeinen Krankenhäusern immer mehr Kranke pro Jahr verpflegt, die sich auf eine demgegenüber zurückbleibende Zahl von Krankenbetten verteilten, so daß der Auslastungsgrad jedes Bettes bis Mitte der 20er Jahre dieses Jahrhunderts um mehr als ein Drittel und bis 1960 auf mehr als das Doppelte gesteigert wurde. Danach war der Auslastungsgrad allerdings tendenziell eher rückläufig. Andererseits hielten sich die Patienten seit den 70er Jahren des 19. Jahrhunderts in den

Allgemeinen Krankenhäusern immer kürzer auf. Wurden auch zu Beginn der Nachkriegszeit noch Werte realisiert, die in vielen Allgemeinen Krankenhäusern schon während der ersten Hälfte des letzten Jahrhunderts üblich gewesen waren, wurde doch seitdem konsequent an der Verkürzung der Verweildauer gearbeitet, so daß der Patient heutzutage durchschnittlich keine zwei Wochen mehr im Krankenhaus bleibt. Und das, obwohl die sogenannten Bagatellkrankheiten, die während des frühen 19. Jahrhunderts häufig im Krankenhaus behandelt wurden und für die relativ kurze Verweildauer seinerzeit verantwortlich waren,[26] heute fast ausschließlich ambulant behandelt werden, das Krankenhaus sich demnach auf schwerere Fälle konzentriert. Unklar bleibt jedoch, wieweit die Verkürzung der jahresdurchschnittlichen Verweildauer der Patienten im Krankenhaus durch eine Steigerung der Mehrfachaufenthalte pro Jahr erkauft wurde. Hier fehlen uns bisher insbesondere historische Vergleichsdaten, die nur mit großem Aufwand zu gewinnen sind.[27]

Die Patienten

Bisher sind in dieser Darstellung die Patienten im Krankenhaus nicht nur anonym geblieben, sondern letztlich eine völlig unstrukturierte Masse. Interessanterweise sind sie das in den meisten amtlichen Publikationen krankenhausstatistischen Materials bis heute geblieben. Das ist ein zweifellos unbefriedigender Zustand. Immerhin sind ja seit dem frühen 19. Jahrhundert offensichtlich gewaltige Anstrengungen unternommen worden, um immer mehr Menschen mit immer aufwendigeren Methoden und, wie hier unterstellt werden darf, mit immer größerem Erfolg im Krankenhaus nicht nur zu versorgen, sondern von ihren Krankheiten zu heilen. Um so dringlicher stellt sich die Frage, die allerdings bislang wissenschaftlich kaum bearbeitet wurde, wer diese Patienten gewesen sind, die den Aufschwung des Krankenhauswesens getragen haben. Im deutschsprachigen Bereich untersuchte als erster Arthur Imhof 1977 in einem Aufsatz »Die Funktion des Krankenhauses in der Stadt des 18. Jahrhunderts« dieses Thema.[28] Er beschränkt sich dabei als Materialbasis auf drei Krankenhäuser des 18. Jahrhunderts: die Charité in Berlin, das Marinespital in Kopenhagen und das Hospital in Kongsberg (Norwegen). Das sind Krankenanstalten, die als Vorläufer des modernen Krankenhauses bezeichnet werden können. Das gilt ebenso für eine neuere Auswertung deutschen Materials, die Isabelle von Bueltzingsloewen in ihrer Dissertation präsentiert.[29] Von Bueltzingsloewen konzentriert sich auf die Klinik der Universität Göttingen im späten 18. und frühen 19. Jahrhundert, zieht jedoch einiges Vergleichsmaterial über andere Krankenhäuser des frühen 19. Jahrhunderts hinzu. Sie kommt hinsichtlich der Sozialstruktur der Patienten zu ähnlichen Ergebnissen, wie sie Imhof vorgelegt hat. Das gilt auch für Brigitte Müller, die in einer medizinhistorischen Dissertation die Patienten des Eröffnungsjahres im Münchner Allgemeinen Krankenhaus analysiert.[30] Schließlich sei erwähnt, daß ähnliche Untersuchungen von Anders Brändström anhand von schwedischem Material und von Olivier Faure und Dominique Dessertine anhand von Material aus der Region Lyon durchgeführt worden sind.[31]

Die von mir vorgenommene sozialstatistische Analyse bezieht sich schwerpunktmäßig auf das 19. Jahrhundert bis zum Ersten Weltkrieg; während dieser Zeit wich die Sozialstruktur der Krankenhauspatienten besonders deutlich von der der Gesamtgesellschaft ab. Nach dem Ersten Weltkrieg wurden diese Differenzen immer geringer, da das Krankenhaus mehr und mehr zur Regelinstitution der Gesundheitsversorgung wurde. Das Krankenhaus selektierte seit der Weimarer Zeit zunehmend weniger eine spezifische Population aus der Gesamtbevölkerung.

Andererseits geht mein eigener Versuch über die bisher genannten hinaus, indem ich eine erheblich größere Auswahl von Krankenanstalten berücksichtige und zudem Veränderungstendenzen über das 19. und frühe 20. Jahrhundert hin, teilweise mit Blick bis in die Nachkriegszeit, herausarbeite.[32]

Die Geschlechterrelation

Wichtig ist in diesem Zusammenhang die Geschlechterrelation. Bis zum Ersten Weltkrieg suchten stets erheblich mehr Männer als Frauen das Allgemeine Krankenhaus auf. Der Vorsprung der Männer nahm sogar noch laufend zu. Dies Verhältnis kehrte sich nach dem Ersten Weltkrieg um: Seitdem befanden sich in der Regel mehr Frauen als Männer im Krankenhaus. Diese Tendenz gilt auch bei Berücksichtigung der Geschlechterverteilung in der Bevölkerung: Seit dem Ende der 20er Jahre sind Frauen im Krankenhaus überrepräsentiert. Die Grundlage dafür ist zunächst die Zunahme der weiblichen Erwerbsbeteiligung, besonders seit dem Ersten Weltkrieg. Noch wichtiger dürfte gewesen sein, daß schon zu Beginn der Weimarer Zeit die Berücksichtigung von Familienangehörigen in der gesetzlichen Krankenversicherung stark zugenommen hatte und seit 1931 zu einer Regelleistung geworden war: Dies gilt seitdem insbesondere auch für die Pflege von Familienangehörigen im Krankenhaus. Im späten 19. und frühen 20. Jahrhundert dagegen hatten die existierenden Arbeitsmarktstrukturen und die frühe Ausgestaltung der gesetzlichen Krankenversicherung, innerhalb derer die Krankenhausversorgung nur eine Kann-Leistung gewesen war, ebenso zu der seltenen Krankenhausversorgung von Familienangehörigen wie zur Unterrepräsentation von Frauen im Krankenhaus beigetragen. Daß Frauen dort jedoch seit Ende der 20er Jahre überrepräsentiert waren, muß zusätzliche Gründe haben. Zum Teil erklärt sich das wohl aus der häufig konstatierten Tatsache, daß Frauen in stärkerem Umfange als Männer bereit sind, sich zu körperlichen Leiden zu bekennen und diese vom Arzt bzw. im Krankenhaus kurieren zu lassen.[33] Hinzu kommt die relativ rasche Ersetzung der Hausgeburten durch Geburten im Krankenhaus seit dem Ende des Ersten Weltkriegs.[34] Schließlich ist an die seit dem späten 19. Jahrhundert überproportional zunehmende Lebenserwartung der Frauen zu denken: Da sie deutlich älter als Männer werden, pflegen sie diese meist zu Hause, sind dann aber selbst, vor allem im Alter, auf fremde Hilfe angewiesen und kommen deshalb – seit die institutionellen Schranken gefallen sind – häufiger ins Krankenhaus.

Die Altersstruktur

Das Krankenhaus war während des 19. Jahrhunderts vor allem eine Institution von Kranken ohne Familienanschluß. Verheiratete Frauen waren deshalb im Krankenhaus genauso selten anzutreffen wie verheiratete Männer. Unter diesen Voraussetzungen erscheint die Alterszusammensetzung der Krankenhauspatienten vielleicht nicht mehr ganz so überraschend. Tabelle 7 enthält Daten für eine größere Zahl von Krankenhäusern aus dem 19. Jahrhundert, die so angeordnet sind, daß Veränderungen bis zum Ersten Weltkrieg erkennbar werden. Als besonders hervorstechende Merkmale können gelten:

- Kinder und Jugendliche gab es während des 19. Jahrhunderts kaum unter den Krankenhauspatienten.
- Ebenso befanden sich auffällig wenige alte Menschen darunter.
- Die große Masse der Patienten, stets mehr als die Hälfte, gelegentlich bis zu vier Vierteln und mehr, entstammten der Altersklasse zwischen 10 bzw. 15 bis unter 30 Jahren.

Junge Erwachsene, sozusagen im besten Alter, machten also die Hauptgruppe der Patienten aus, gefolgt von den 30-50jährigen. Anders gesagt, die am stärksten von Krankheiten und anderen behandlungsbedürftigen Leiden betroffenen Altersgruppen, die Kinder und Jugendlichen einerseits, die Alten andererseits, fanden im Krankenhaus nur selten eine Zuflucht. Die auffälligste Veränderungstendenz in diesem Zusammenhang bestand darin, daß gegen Ende des 19. und zu Beginn des 20. Jahrhunderts allmählich die Zahl der Kinder in Allge-

Tabelle 7: Altersstruktur der Patienten in Allgemeinen Krankenhäusern an verschiedenen Orten zu unterschiedlichen Zeitpunkten während des 19. Jahrhunderts (in v.H.)

Nr.	Ort Region	Zeitpunkt/ Periode	Altersklassen (in Jahren) <10	10<30	30<50	>=50
0	Göttingen	1795-1797	–	62	22	16
1	Göteborg	1782-1822	2	55	33	10
2	Würzburg	1798-1801	7*)	69*)	18	6
3	München	1813/14	1	55	27	17
4	Würzburg	1821-1829	5*)	72*)	18	5
5	Härnösand	1814-1864	5	47	29	19
6	Stuttgart	1831/32	0	81	16	3
7	Nürnberg	1845-1865	0	72	23	5
8	Stuttgart	1850/51	0	79	18	3
9	München	1852/53	0	61	28	11
10	Fürth	1855	.	86	.	.
11	Herford	1858-1866	5*)	63*)	16	16
12	Stuttgart	1871/72	1	76	17	6
13	Preußen	1878	9*)	42*)	36**)	8**)
14	Augsburg	1883	1	60	28	12
15	Bielefeld	1884	1*)	50*)	37	13
16	Leipzig	1885	8	50	29	12
17	Preußen	1906	15*)	56*)	27**)	2**)
18	Leipzig	1912	6	54	25	15
19	Augsburg	1913	2	65	21	12
20	BRD	1986	7	24	23	45

*) <15; 15<30 **) 30<60; >=60
Quellen, vgl. Anhang II.

meinen Krankenhäusern zunahm; außerdem wurde eine ganze Reihe von spezialisierten Kinderkliniken gegründet. Daß es sich hier um eine institutionelle Selektion handelte und daß die Alterszusammensetzung der Patienten in den Allgemeinen Krankenhäusern keineswegs ein Spiegel der Altersstruktur der Bevölkerung ist, sei ausdrücklich festgehalten. Am auffälligsten ist das in bezug auf den Ausschluß der Kinder und Jugendlichen, die ja teilweise gar nicht in den Krankenhäusern anzutreffen waren oder doch nur mit geringfügigen Anteilssätzen. Sie machten dagegen im späten 19. und frühen 20. Jahrhundert etwas mehr als ein Drittel der Bevölkerung aus. Auch nach dem Ersten Weltkrieg bis in die 70er Jahre der Bundesrepublik betrug der Anteil der Altersgruppe unter 15 rund ein Viertel. Umgekehrt schwankte der Anteil der Altersgruppen zwischen 15 und 45 Jahren von 1871 bis zur Gegenwart zwischen

40 % und 49 %, während sein Anteil an der Krankenhauspopulation meist über 80 % lag.[35] Ähnliche Werte für die Altersstruktur der Bevölkerung erhält man auch unterhalb der Reichsebene, etwa auf der Ebene einzelner Regierungsbezirke oder Städte. Nur in extremen Ausnahmefällen (ungewöhnlich starke Zu- oder Abwanderung von Gruppen jüngerer Erwerbstätiger) dürfte die Altersstruktur in einem einzelnen Ort von den genannten Verhältnissen nennenswert abgewichen sein.

Das Krankenhaus des 19. Jahrhunderts selektierte also nicht nur insofern eine spezifische Population aus der Bevölkerung, als es die Männer stark bevorzugte. Vielmehr selektierte es auch eindeutig in altersspezifischer Hinsicht, indem es bei weitem überwiegend jüngere Menschen im besten Erwerbsalter aufnahm, schon in viel geringerem Umfang Menschen aus den Altersklassen der Erwerbstätigen zwischen 30 und 50 Jahren, obwohl diese bereits deutlich häufiger unter Krankheiten zu leiden haben. Die besonders von Krankheiten geplagten Altersklassen der Kinder und Jugendlichen einerseits, der alten Menschen andererseits waren während des 19. Jahrhunderts im Krankenhaus erheblich unterrepräsentiert. Diese Selektion hängt in erster Linie von der Zweckbestimmung des modernen Krankenhauses ab, wonach es vor allem die »Labouring Poor« im Krankheitsfall möglichst rasch für den Arbeitsmarkt wiederherstellen sollte (Arbeitsmarktfunktion des modernen Krankenhauses). Institutionell kommt diese Zwecksetzung zum Ausdruck in den Finanzierungsinstitutionen, die einen großen Teil, oft sogar weit mehr als die Hälfte aller Krankenhauspatienten, unterstützten. Das waren verschiedene Formen von Krankenkassen, unter denen die in den süddeutschen Staaten dominierenden Krankenhausversicherungen, teilweise ausdrücklich als Sicherungsverbände eines örtlichen Krankenhauses eingerichtet, besonders erwähnenswert sind. Dieser Punkt kann hier nicht näher ausgeführt werden.[36] Nur so viel sei erwähnt, daß diese Finanzierungsinstitutionen in erster Linie Kranke ohne Familienanschluß unterstützen sollten. Von der so eindeutig überrepräsentierten Altersklasse der 15-30jährigen im Krankenhaus kann unterstellt werden, daß es sich überwiegend um unverheiratete Männer und Frauen gehandelt haben dürfte. Die Altersklassen über 30 sind andererseits im Krankenhaus zunehmend unterrepräsentiert gewesen, weil unter ihnen der Anteil der Verheirateten größer war.

Krankenhauspatienten während des 19. Jahrhunderts waren, insgesamt gesehen, überwiegend junge Menschen, dabei waren Männer deutlich überrepräsentiert. Unter dem Gesichtspunkt, daß das Krankenhaus primär junge Erwerbstätige ohne Familienanschluß im Krankheitsfall aufnehmen sollte, kann darüber hinaus gefolgert werden, daß es eine Institution war, die in die Politik der Liberalisierung und Mobilisierung der Arbeitsmarktverhältnisse während des 19. Jahrhunderts einzuordnen ist. Es sollte der gewachsenen Mobilität vor allem jüngerer Arbeitskräfte Rechnung tragen, die an den Zielorten ihrer Wanderungen typischerweise längere Zeit auf sich gestellt leben mußten.[37]

Die Berufsstruktur

Vom Armenhospital zum Großklinikum[38] – im Sinne dieser Kontinuität wird das Krankenhaus des 19. Jahrhunderts häufig gesehen. Da die Krankenhäuser bis ins späte 19. Jahrhundert zudem meist unter der Regie der jeweiligen kommunalen Armenkommission betrieben wurden, unterstellt man, daß die klassischen Armen auch ihre wesentliche Klientel gewesen seien. Daß dem nicht so ist, zeigt ein Blick auf die Tabelle 8. Auch sie ist so angeordnet, daß Veränderungen während des 19. Jahrhunderts sichtbar werden. Die wichtigste Information ist: Handwerksgesellen (und -lehrlinge) waren bis zur Mitte des 19. Jahrhunderts diejenige Berufsgruppe, die typischerweise unter den Krankenhauspatienten dominierte. Je nach den Arbeitsmarktstrukturen am Ort und den gegebenen Versicherungsarrangements stellten Dienstboten, überwiegend Frauen, die zweitstärkste Gruppe, die jedoch, wie das Beispiel Würzburg während der 20er Jahre des 19. Jahrhunderts zeigt, sogar die Gruppe der Handwerksgesellen leicht übertreffen konnte.[39] Ein weiteres wichtiges Merkmal der beruflichen Zusammensetzung der Patienten in Allgemeinen Krankenhäusern während des 19. Jahrhunderts ist, daß der Anteil bürgerlicher Berufe, selbst sehr weit gefaßt (z.B. einschließlich von Künstlern, Studenten, Schülern etc.), stets sehr klein blieb. Schließlich sei darauf hingewiesen, daß der Anteil der Fabrikarbeiter unter den Krankenhauspatienten in der Regel zunahm (es sei denn, daß keine Fabriken am Ort vorhanden waren), während der Anteil der Handwerksgesellen stark, derjenige der Dienstboten leicht abnahm.[40] Festzuhalten ist, daß bis ins späte 19. Jahrhundert hinein 90 % bis 95 % aller Krankenhauspatienten der Unterschicht zuzurechnen sind. Das Krankenhaus war also, von seiner Sozialstruktur her gesehen, eine Unterschichteninstitution. Damit ist allerdings keineswegs gesagt, daß es sich um eine echte Armutspopulation handelte. Vielmehr sorgten insbesondere die erwähnten Versicherungseinrichtungen dafür, daß zumindest in den süddeutschen Staaten und in Hessen der größte Teil der Krankenhauspatienten nicht über die Armenfürsorge finanziert werden mußte. Es handelte sich zwar um Menschen in Not, die aufgrund ihrer Krankheit nicht in der Lage waren, ein Einkommen zu erwirtschaften, und die über keine Ersparnisse verfügten, welche die Finanzierung eines Krankenhausaufenthaltes ermöglicht hätten. Die typische Klientel des Krankenhauses stammte aus der Gruppe der *an der Grenze zur Armut* Lebenden und Arbeitenden, die mit »Labouring Poor« umschrieben wird.[41] Ähnlich waren die Verhältnisse in Norddeutschland, besonders in Preußen. Dort traten sie allerdings weniger klar zutage, da Krankenhausversicherungen im engeren Sinne, wie sie in Süddeutschland üblich waren, nicht existierten. Insofern war in Preußen stets der Anteil der von der Armenfürsorge ins Krankenhaus eingewiesenen und finanzierten Patienten viel größer als in Süddeutschland.[42] Zwar konnten teilweise aus der Zunfttradition stammende Krankenkassen oder die durch die preußische Sozialversicherungsgesetzgebung seit 1845 geförderten Hilfskassen oder schließlich seit den 50er Jahren des 19. Jahrhunderts Fabrikkrankenkassen ebenfalls Krankenhausaufenthalte finanzieren. Doch stand für sie stets der Lohnersatz bei Krankheit im Vordergrund. Ungeachtet dieser Unterschiede in der sozialpolitischen Stellung handelte es sich bei der potentiellen Krankenhausklientel in Nord- wie in Süddeutschland um dieselbe Gruppe der »Labouring Poor«.[43]

Tabelle 8: Berufliche Zusammensetzung der Patienten in Allgemeinen Krankenhäusern während des 19. Jahrhunderts (in v.H.)

Berufsgruppe	Ort/Jahr/Periode					
	Würzburg 1798-1801	München 1813/14	Würzburg 1821-1829	Nürnberg 1855/56	Augsburg 1868	Augsburg 1913
Handwerksgesellen	46	50	42	44	36*)	13
Dienstboten	32	25	45	31	20	15
Tagelöhner	3	12	3	6		8
Fabrikarbeiter	–	–	–	12	38	45
Landwirtschaft	6	4	5			
»bürgerliche Berufe«	12	3	4	1	1	2
Sonstige	1	6	1	6	4	17
Summe	100	100	100	100	99	100
Gesamtzahl absolut	1.256	1.512	10.246	3.416	3.023	6.457

*) Handwerksgesellen und Tagelöhner zusammengefaßt

Quellen: vgl. Anhang II.

Wenn auch die modernen Krankenhäuser während des 19. Jahrhunderts typischerweise im Zusammenhang mit der Armenfürsorge administriert wurden, waren sie dennoch keine eigentlichen Einrichtungen der Armenfürsorge. Die traditionelle Klientel der Armenfürsorge bildete nur eine Minderheit in diesen Krankenhäusern. Dagegen stellte die an der Armutsgrenze lebende Arbeiterschaft – wir würden modern sagen – die obere Unterschicht, stets den größten Teil der Krankenhauspatienten. Wie das süddeutsche Beispiel zeigt, konnte diese Gruppe einen etwa notwendig werdenden Krankenhausaufenthalt aus einer Versicherung selbst finanzieren, wenn entsprechende Einrichtungen (möglichst mit Beitritts- und Beitragszwang) geschaffen wurden. Hervorzuheben ist, daß die wichtigsten bisher untersuchten Beispiele für solche Krankenhausversicherungen, in München (seit 1832) und Stuttgart (seit 1828), keineswegs nur Unverheiratete einbezogen, sondern die gesamte Gruppe der »Labouring Poor« am Ort. Die Vorstellung einer Kontinuität von den traditionellen Hospitälern zum modernen Krankenhaus ist deshalb in vieler Hinsicht irreführend, auch dann, wenn es Verbindungslinien geben sollte, die durch Übernahme von entsprechenden Gebäuden oder Umwidmung entsprechender Stiftungen oder schließlich durch bestimmte Verwaltungseinrichtungen repräsentiert wurden.

Das Krankheitsspektrum

Die Erörterung der »inneren Verhältnisse« des Krankenhauses soll abgerundet werden durch einen Blick auf das in ihnen vertretene Krankheitsspektrum. In Tabelle 9 habe ich den Versuch unternommen, durch entsprechende Anordnung von Befunden, die für einzelne Krankenanstalten ermittelt wurden, Veränderungen des Krankheitsspektrums während des 19. Jahrhunderts sichtbar zu machen. Hier treten allerdings extreme Probleme auf, die nicht nur durch die Besonderheiten von Krankheitsdiagnosen aus dem frühen 19. Jahrhundert begründet sind, sondern noch mehr durch den Wechsel der grundlegenden Auffassungen von Krankheiten. Um überhaupt eine gewisse Vergleichbarkeit über diesen Zeitraum herzustellen, habe ich mich möglichst eng an ein Schema gehalten, das Johanna Bleker vor einiger Zeit entwickelt hat.[44] Das Spektrum der in Allgemeinen Krankenhäusern behandelten Krankheiten weist während des 19. Jahrhunderts, jedenfalls gemäß Tabelle 9, gewisse Veränderungstendenzen auf. Einerseits scheint die Bedeutung von akuten Allgemeinkrankheiten (vor allem von akuten Infektionskrankheiten) abgenommen zu haben. Dagegen hat vermutlich die Häufigkeit von Atemwegserkrankungen während des 19. Jahrhunderts ständig zugenommen. Ebenso auffällig ist die Zunahme der Krankheiten des Verdauungssystems. Sie wurde allerdings durch die Krankenhausstatistik zweifellos erheblich unterschätzt. Denn Kinder und Jugendliche wurden einerseits kaum in die Krankenhäuser aufgenommen, litten andererseits aber besonders häufig an Krankheiten des Verdauungssystems. Diese Krankheiten waren bekanntlich noch im späten 19. Jahrhundert die Haupttodesursache von Säuglingen und Kleinkindern. Schließlich sei auf die Entwicklung bei den Hautkrankheiten hingewiesen, die bis zur Mitte des 19. Jahrhunderts im Krankenhaus immer häufiger wurden, ja eine Zeitlang das Morbiditätsspektrum geradezu dominierten, im späten 19. Jahrhundert dann jedoch an Bedeutung wieder abnahmen. Hier ist vor allem an Krätze zu denken, von der während der ersten Hälfte des 19. Jahrhunderts ein Drittel bis die Hälfte aller Patienten im Krankenhaus befallen war – sofern diese Krankheit nicht durch die spezifischen Aufnahmebedingungen des Krankenhauses oder die Bedingungen der Finanzierungsträger ausgeschlossen wurde. Als Beispiel sei ein besonders krasser Fall genannt, das Distrikt-Krankenhaus Plattling, Niederbayern, in dem 1866/67 ganze 57 % der Patienten Krätzkranke waren.[45]

Tabelle 9: Krankheitsspektrum in Allgemeinen Krankenhäusern während des 19. Jahrhunderts; Juliusspital, Würzburg, 1798-1802 und 1821-1829; Katharinenhospital, Stuttgart, 1838/39-1875

Verteilung der Patienten der jeweiligen inneren Abteilung auf die folgenden Krankheitsgruppen (in v.H.)

Krankheitsgruppe*)	1798-1801	1821-1829	1838/39	1847/48	1875
Akute Allgemeinkrankheiten	22	9	7	8	5
Krankheiten des Bewegungsapparats	14	11	13	8	15
Krankheiten des Herz-/Kreislaufsystems		1	1	1	2
Chronische Allgemeinerkrankungen/Endzustände	12	2	1		
Frauenkrankheiten**)	6	10	9	7	5
Krankheiten des Gehirns/Nervenkrankheiten	1	3	4	2	5
Hautkrankheiten	18	19	23	30	16
Krankheiten des Nasen-/Rachen-/Mundraums	4	5	5	3	6
Krankheiten des Respirationssystems	15	17	15	19	22
Syphilis und deren Behandlungsfolgen	1	8			
Krankheiten des Verdauungssystems	5	12	21	21	23
sonstige Erkrankungen	3	4	2		
Summe	101	101	101	99	99
Zahl der Fälle	1256	10608	1523	2094	2191

*) Die Gruppierung der Krankheiten erfolgt hier gemäß dem Schema, das Johanna Bleker für die Diagnosen entwickelt hat, die Johann L. Schönlein auf der Inneren Abteilung des Würzburger Juliusspitals zwischen 1821 und 1829 verwendet hat. Vgl. dazu den Beitrag v. J. Bleker im vorliegenden Band.
**) Eine Besonderheit bildet die Kategorie »Frauenkrankheiten«: Sie bezeichnet neben den Krankheiten der weiblichen Genitalien und Wochenbettstörungen auch psychosomatische Krankheiten, besonders Hysterie, die während des 19. Jahrhunderts fast ausschließlich Frauen zugeordnet wurden.
Quellen, vgl. Anhang II.

Diese Häufigkeit der Krätze erklärt sich nicht zuletzt durch die Lebens- und Arbeitsbedingungen der im vorigen Abschnitt beschriebenen typischen Krankenhauspopulation. Der Dermatologe Ferdinand Hebra hat in seinem klassischen Lehrbuch der Hautkrankheiten zu den Ursachen der Krätze vermerkt: Es besteht kein Zweifel,

»daß das größte Contingent krätzkranker Individuen von jungen, kräftigen, meist dem Arbeiterstande angehörigen Personen geliefert wird, und zwar gerade von jener Sorte derselben, welche zu zweien in einem Bette zu schlafen genötigt sind, oder welche sich auf Herbergen, oder sonstigen von vielen Leuten ärmerer Kathegorie erfüllten Räumlichkeiten aufhalten müssen.«[46]

Die durch starke Mobilität und mangelhafte Wohnbedingungen charakterisierte Lebensweise der »Labouring Poor« bis ins späte 19. Jahrhundert machte sie also für die Krätze ganz besonders anfällig. Eine Fülle von Regierungserlassen versuchte seit den späten 20er Jahren des 19. Jahrhunderts den gesundheitspolizeilichen Umgang mit der Krätze und besonders die Einweisung ins Krankenhaus zu regeln. In Bayern hieß es z.B. in einer einschlägigen Ministerialverfügung aus dem Jahre 1828:

»Keine öffentliche Krankenanstalt im Kreise, ohne Unterschied, ob sie eine locale oder allgemeine Anstalt ist, darf den mit Krätzen behafteten Individuen aus der Klasse der in Arbeit stehenden oder zugewanderten Handwerksgesellen, deren Aufnahme im Wege der bestehenden Einrichtungen nachgesucht oder veranlaßt wird, dieselbe versagen, noch weniger die Kranken von sich weg und an Krankenhäuser anderer Orte oder Städte verweisen.«[47]

Die Polizeibehörden wurden zur genauesten Beobachtung der Vorschriften zur Krätzebekämpfung angewiesen, und gegen saumselige Behörden sollte strengstens eingeschritten werden.[48] Hautkrankheiten, insbesondere Krätze, sind als die Krankheitsgruppe zu bezeichnen, die bis ins späte 19. Jahrhundert hinein im Morbiditätsspektrum der Allgemeinen Krankenhäuser eine wichtige Rolle spielte. Dies hängt wieder eng mit der spezifischen Selektion von Patienten für die modernen Krankenhäuser zusammen: Die Krankenhäuser sind für solche Bevölkerungsgruppen eingerichtet worden, deren spezifische Lebens- und Arbeitsbedingungen sie besonders für die Krätze disponierten.

Daß sich die Verhältnisse im späten 19. und vor allem im 20. Jahrhundert deutlich veränderten, soll Tabelle 10 zum Ausdruck bringen. Um mit der Krätze zu beginnen: Sie spielte während des frühen 20. Jahrhunderts mit einer Inzidenz von 3 % bis 4 % bei Krankenhauspatienten nur noch eine untergeordnete Rolle. Im Krankheitsspektrum dominierten die Infektionskrankheiten, unter denen wiederum die zuvor als Krankheit des Respirationssystems ausgewiesene Lungen-Tuberkulose ein besonderes Gewicht besaß. Das zweithöchste Gewicht hatten zu Beginn des 20. Jahrhunderts die Verletzungen und Unfälle, gefolgt von den Krankheiten der Verdauungsorgane. Die letzteren wurden sogar bis zum Beginn der 20er Jahre dieses Jahrhunderts immer bedeutsamer und rangierten hinter den Infektionskrankheiten auf Platz zwei. Ein Blick auf die letzte Spalte von Tabelle 10 ergibt, daß sich bis in die Gegenwart starke Veränderungen des Krankheitsspektrums in den Allgemeinen Krankenhäusern durchgesetzt haben. Heutzutage dominieren die Verletzungen und Unfälle, gefolgt von den Krankheiten der Kreislauforgane (die noch zu Beginn des Jahrhunderts eine ganz untergeordnete Rolle im Krankenhaus spielten). Auf Platz drei liegen allerdings immer noch die Krankheiten der Verdauungsorgane und auf Platz vier die sonstigen allgemeinen Krankheiten, unter denen jedoch eine Krankheit während des 20. Jahrhunderts ständig an Gewicht gewonnen hat, die Neubildungen. Interessant erscheint darüber hinaus, daß Entwicklungskrankheiten und Krankheiten der Atmungsorgane langfristig bedeutsamer geworden sind. Zu den Entwicklungskrankheiten ist allerdings anzumerken, daß hierunter überwiegend Entbindungen zu verstehen sind, die meist normal verlaufen. Insofern spiegelt der Bedeutungsgewinn der Entwicklungskrankheiten tatsächlich primär die Ablösung der Hausgeburt, die noch zu Beginn des 20. Jahrhunderts die Regel war, durch die Geburt im Krankenhaus wider, die heute üblich geworden ist. Hinter den so gewichtigen Verletzungen bzw. Unfällen verbergen sich vor allen Dingen die Verkehrsunfälle meist jüngerer Menschen. Andererseits sei darauf hingewiesen, daß die äußerst geringe Bedeutung, die heute die Infektionskrankheiten im Krankenhaus haben, Ausdruck für die pharmakologischen Erfolge der letzten 50 Jahre ist.

Faßt man die in Tabelle 10 sichtbar werdenden Tendenzen zusammen, so fügen sie sich in das Konzept des sogenannten *Epidemiologischen Übergangs* ein: Rückgang der akuten und chronischen Infektionskrankheiten, langfristige Zunahme der durch gesellschaftliche Umstände und durch individuelle Lebensführung verursachten oder zumindest stark beeinflußten Krankheiten.[49] Damit ist aber zugleich angedeutet, daß das Krankenhaus während des 20. Jahrhunderts zunehmend weniger eine spezifische Population aus der Gesamtbevölkerung selektierte, vielmehr dürften alle Schichten der Bevölkerung angemessen unter den Patienten repräsentiert sein. Das Allgemeine Krankenhaus ist eben nicht mehr eine Unterschichteninstitution. Deshalb entspricht das Krankheitsspektrum im Krankenhaus annähernd dem Morbiditätsspektrum in der Bevölkerung (was für das 19. Jahrhundert wohl keineswegs angenommen werden darf; allerdings fehlen halbwegs zuverlässige Informationen über die Verteilung von Krankheiten in der Bevölkerung). Daß dennoch zunehmend Differenzen zwischen dem Morbiditätsspektrum der Bevölkerung und dem der Krankenhauspopulation auftreten werden, hat seine Ursache nicht in einer schichtspezifischen Selektion des Krankenhauses, sondern in der wachsenden Überrepräsentation älterer Menschen.[50]

Tabelle 10: Krankheitsspektrum in Allgemeinen Krankenhäusern während des 20. Jahrhunderts, Deutsches Reich 1902/04-1920/22, BRD 1984 (pro 1.000 Krankheitsfälle)

Krankheitsgruppe		Anteile 1902/04	1911/13	1920/22	1984
1.	Entwicklungskrankheiten	18	25	27	91
	u.a. Angeborene Mißbildungen	4	3	4	19
	Entbindungen	7	4	5	72
2.	Infektionskrankheiten	214	203	214	18
	u.a. Lungen-TB	52	61	61	
	Influenza	15	12	29	
	Gonorrhoe/Syphilis	33	42	42	
3.	Sonstige allgemeine Krankheiten	75	71	71	110
	u.a. Bleichsucht	18	14	14	
	Neubildungen	23	23	25	81
4.	Örtliche Krankheiten				
4.1	Krankheiten des Nervensystems	59	57	51	57
4.2	Krankheiten der Atmungsorgane	75	72	64	80
	u.a. Lungenentzündung	12	12	10	
	Brustfellentzündung	10	9	9	
4.3	Krankheiten der Kreislauforgane	35	37	32	136
4.4	Krankheiten der Verdauungsorgane	112	149	156	124
u.a.	Magen-/Darmkatarrh und Athropie der Kinder	31	29	17	
4.5	Krankheiten der Geschlechtsorgane inkl. Krankheiten der Gebärmutter	62	72	111	81
4.6	Krankheiten der Haut	107	98	104	18
	u.a. Krätze	32	35	40	
4.7	Krankheiten der Bewegungsorgane	72	62	42	44
4.8	Krankheiten des Ohrs	10	12	13	
4.9	Krankheiten der Augen	23	16	13	
4.10	Verletzungen/Unfälle	127	115	78	151
	u.a. Quetschungen/Zerreißungen	43	48	20	
5.	Sonstige und unbestimmte Diagnosen	11	13	25	90
Kranke insgesamt		1.000	1.000	1.000	1.000

Quellen, vgl. Anhang II.

Von Interesse mag noch ein Blick auf die Sterblichkeit im Krankenhaus sein. Einerseits ist das Krankenhaus während der letzten 100 Jahre immer mehr zum typischen Ort des Sterbens geworden. Andererseits wird es so stark von Menschen in Anspruch genommen, die nach der Behandlung geheilt entlassen werden können, daß die Sterblichkeit im Krankenhaus relativ niedrig ist. Sie hat sogar seit dem frühen 19. Jahrhundert tendenziell abgenommen. Wenn ich einer etwas zufälligen, aber m.E. stichhaltigen Informationsauswahl folgen darf, lag sie um 1800 bei rund 7 %, während der 20er Jahre des 19. Jahrhunderts bei knapp 6 %, 1911/13 immer noch bei 6 %, 1924 bei 4 % und 1984 bei knapp 2 %.[51] Damit lag die Krankenhausmortalität bis zum Zweiten Weltkrieg unter der durchschnittlichen Sterblichkeit in der Gesamtbevölkerung und seit den 50er Jahren nur wenig darüber.

Zusammenfassung

Im folgenden seien die wichtigsten Ergebnisse der Präsentation und Analyse quantitativer Indikatoren der Krankenhausentwicklung vom frühen 19. Jahrhundert bis zur Gegenwart resümiert. Ausgangspunkt war die Feststellung, daß bis in die 30er Jahre dieses Jahrhunderts die Zahl der Allgemeinen Krankenhäuser ständig zugenommen hatte. Kurz vor dem Zweiten Weltkrieg begann dann allerdings ein Rückgang der Anstalten, der sich seit den 50er Jahren in der Bundesrepublik deutlich im Sinne einer Größenkonzentration verstärkte, denn gleichzeitig hielt die langfristige Zunahme der Bettenzahl, die ebenfalls im frühen 19. Jahrhundert begonnen hatte, noch bis Mitte der 70er Jahre dieses Jahrhunderts an. Seitdem ist ein bemerkenswerter Bettenabbau im Gange. Der gesellschaftliche Durchbruch des Allgemeinen Krankenhauses als zentrale Regelinstitution der medizinischen Versorgung spiegelt sich in diesen Zahlen. Er fand vor allem während der Weimarer Republik statt und war während des späten Kaiserreichs sowie durch den Ersten Weltkrieg in gewisser Weise vorbereitet worden. Während des Untersuchungszeitraums hat die Zahl der in den Allgemeinen Krankenhäusern verpflegten Kranken ständig zugenommen, von kurzen Rückgängen während der Kriegs- bzw. Krisenperioden (Inflation, Weltwirtschaftskrise) abgesehen. Besonders bemerkenswert ist, daß diese Zunahme bis heute ungebrochen ist. Der schon seit den 30er Jahren beobachtbare Rückgang der Zahl der Anstalten und der seit Mitte der 70er Jahre stattfindende Bettenabbau haben also keineswegs das Wachstum der Nachfrage nach Krankenhausbehandlung verändert. Diese Tendenz spiegelt sich auch in der Relation zwischen Krankenhauspatienten und Einwohnerzahl: Kamen 1877 erst neun Krankenhauspatienten auf 1.000 Einwohner, waren es 1910 bereits drei mal so viele, und bis 1938 stieg diese Relation auf fast das Zehnfache. Diese Entwicklung setzte sich in der Bundesrepublik ungebrochen fort. Anfang der 60er Jahre kamen rund 120 stationär behandelte Kranke auf 1.000 Einwohner, Ende der 80er Jahre schon rund 180. Auf die Bettenauslastung bezogen, bedeuten diese Tendenzen: Seit den 70er Jahren des 19. Jahrhunderts wurden in den Allgemeinen Krankenhäusern immer mehr Kranke pro Jahr verpflegt, die sich auf eine demgegenüber zurückbleibende Zahl von Krankenbetten verteilten, so daß der Auslastungsgrad jedes Bettes bis 1960 auf mehr als das Doppelte gesteigert wurde. Danach war der Auslastungsgrad allerdings tendenziell eher rückläufig. Andererseits hielten sich die Patienten seit den 70er Jahren des letzten Jahrhunderts in den Allgemeinen Krankenhäusern immer kürzer auf.

Die Geschlechterrelation war während des 19. Jahrhunderts eindeutig durch ein starkes Übergewicht der Männer im Krankenhaus gekennzeichnet. Während der 20er Jahre dieses Jahrhunderts kehrte sich die Relation allerdings um, so daß Frauen seitdem im Krankenhaus überrepräsentiert sind. Ebenso drastisch änderte sich langfristig die Altersstruktur der Patienten im Krankenhaus. Während des 19. Jahrhunderts waren die Patienten bei weitem überwiegend junge Menschen – allerdings traf man kaum Kinder und Jugendliche im Krankenhaus und ebensowenig ältere Menschen über 50 Jahre. Das Krankenhaus sollte primär junge Erwerbstätige ohne Familienanhang im Krankheitsfall aufnehmen und damit eine Arbeitsmarktfunktion wahrnehmen. Das hat sich bis zur Gegenwart stark geändert, da einerseits schon seit dem frühen 20. Jahrhundert auch Kinder vermehrt ins Krankenhaus kamen und andererseits seit den 50er Jahren vor allem auch ältere Menschen, die inzwischen stark überrepräsentiert sind. Darüber hinaus ist festzuhalten, daß bis ins späte 19. Jahrhundert hinein 90 % bis 95 % aller Krankenhauspatienten der Unterschicht zuzurechnen sind. Das Krankenhaus war also, von seiner Sozialstruktur her gesehen, eine Unterschichteninstitution. Damit ist allerdings keineswegs gesagt, daß es sich um eine repräsentative Armutspopulation handelte. Das Krankenhausangebot richtete sich an Menschen in Not, die aufgrund ihrer Krankheit nicht in der Lage waren, ein Einkommen zu erwirtschaften, und über keine Ersparnisse verfügten, welche die Finanzierung eines Krankenhausaufenthaltes ermöglicht hätten, besonders an Menschen ohne Familienanschluß. Die typische Klientel des Krankenhauses stammte aus der Gruppe der *an der Grenze zur Armut* Lebenden und Arbeitenden, die mit »Labouring Poor« umschrieben wird. Durch die Ausweitung der gesetzlichen Sozialversicherung und die gewachsene Attraktivität des Krankenhauses als medizinische Versorgungsinstitution hat unter dem Gesichtspunkt der sozialen Zusammensetzung der Patienten während des 20. Jahrhunderts ein deutlicher Wandel stattgefunden: Immer mehr spiegelt die Patientenzusammensetzung die Sozialstruktur der Gesellschaft.

Die Analyse des Krankheitsspektrums im Krankenhaus zeigt zudem, daß sich die deutlichen Veränderungen in das Konzept des sogenannten *Epidemiologischen Übergangs* einpassen: Dem starken Rückgang der akuten und chronischen Infektionskrankheiten steht die langfristige Zunahme der durch gesellschaftliche Umstände und durch individuelle Lebensführung verursachten oder zumindest stark beeinflußten Krankheiten (Herz-/Kreislaufkrankheiten, Diabtes, Unfälle, bis zu einem gewissen Grade bösartige Neubildungen) gegenüber. Auch dadurch wird dokumentiert, daß das Krankenhaus während des 20. Jahrhunderts zunehmend weniger eine spezifische Population aus der Gesamtbevölkerung selektierte, vielmehr dürften alle Schichten der Bevölkerung angemessen – gemäß ihrem nicht zuletzt altersspezifischen Morbiditätsrisiko – unter den Patienten repräsentiert sein. Das Allgemeine Krankenhaus ist von einer Unterschichten- zu einer Regelinstitution der Gesundheitsversorgung der Bevölkerung geworden.

Anhang I: Beispiele aus der frühen Krankenhaus-Statistik

In der ersten Hälfte des 19. Jahrhunderts konnte die Entwicklung des Krankenhauswesens sehr sprunghaft erfolgen. Das macht der Bau des Allgemeinen Krankenhauses in München zwischen 1809 und 1813 deutlich. Es ersetzte drei kleinere, ältere Anstalten, die zusammen 146 Betten besessen hatten. Das neue Krankenhaus hatte dagegen 612 Betten. Damit wurde die Bettenkapazität mit einem Schlag nahezu vervierfacht. Da München um 1810 etwa 64.000 Einwohner hatte, bedeutete die Eröffnung des Allgemeinen Krankenhauses, daß von nun an pro 100 Einwohner ein Krankenbett zur Verfügung stand. Diese für die damalige Zeit sehr günstige Relation wirft die Frage auf, für welchen Personenkreis das Krankenhaus gedacht war. Vermutlich mußte es über die Stadtgrenzen hinaus Leistungen erbringen.[52] Das dürfte für viele »Großkrankenhäuser« der damaligen Zeit gelten (und gilt heute noch mehr). Immerhin errechnet sich für das Juliusspital in Würzburg eine ähnliche Relation: Dort standen 180 Betten für rund 20.000 Einwohner zur Verfügung.

Die mangelnde institutionelle Differenzierung der Kranken- und sonstigen Wohlfahrtsanstalten noch um die Jahrhundertmitte macht die badische Statistik von 1855 deutlich.[53] Um die ungefähre Verteilung der Institutionen gemäß ihren Funktionen anzudeuten, greife ich den Mittleren Rheinkreis heraus: 1855 gab es dort 32 Häuser mit 900 Betten in 23 Orten. Vier Häuser waren Bezirksspitäler, 28 Ortsspitäler. Nur vier waren ausschließlich Pfründneranstalten, zehn waren ausschließlich Krankenhäuser, elf gemeinschaftliche Anstalten für Pfründner und Kranke, sieben gemeinschaftliche Anstalten für Arme und Kranke; das heißt, Kranke wurden in 28 (von 32) Häusern aufgenommen, in 17 davon gab es Gesellen- bzw. Dienstboteneinrichtungen. Einzig eine Krätzstube gab es nur in einem Ort. In den übrigen hatten sich die ehemaligen Krätzstuben zu kleinen Spitälern entwickelt, heißt es in der Quelle.

Das Ineinander der verschiedenen Funktionen geht auch aus anderen Berichten hervor, z.B. aus den *Mittheilungen des badischen ärztlichen Vereins* von 1850,[54] in denen sich eine Aufstellung der Spitäler und Versorgungsanstalten im Seekreis findet. Ich zitiere daraus einige Beispiele. In Donaueschingen sind die Funktionen relativ gut getrennt gewesen. Es gab dort das Karls-Krankenhaus, das als Spital mit Raum für 28 und als tatsächliche Einrichtung für 18 Kranke geschildert wird und hauptsächlich für Dienstboten und Gesellen offen war. Daneben existierte das Armenhaus, das ein altes baufälliges Gebäude zur Aufnahme von 16-18 Pfleglingen gewesen sein soll. Dagegen heißt es von Gaisingen, daß das Städtchen das Fürstlich Fürstenbergische Landesspital besitze, »welches sowohl Pründnerhaus ist für Alte, Gebrechliche, arbeitsunfähige Leute, als [auch] Krankenhaus für chronisch Kranke, Epileptische, Blödsinnige«, und zwar für die gesamte Standesherrschaft Fürstenberg. Es hatte Platz für 60 Personen, war aber nur für 36 bis 40 Personen eingerichtet. Interessant ist der Hinweis zur Finanzierung: Sie stammte aus dem mit 378.000 Gulden ausgestatteten Vermögen des Fürstenbergischen Allgemeinen Landeshospitalfonds, von dem es jedoch heißt, daß er auch Kranke und Arme in *Hauspflege* unterstützte.

Ein anderes typisches Beispiel aus der Zeit bot Meersburg: Es habe ein Spital, zugleich Armenanstalt, das für ein Spital wenig geeignet und nicht gut eingerichtet sei. Im Nachbarort Hagnau wiederum gab es ein sogenanntes Spital, das jedoch gar keine Einrichtung besaß und als Wohnung für sechs Arme benutzt wurde. Und als letztes Beispiel sei Überlingen erwähnt das neben einigen kleineren Versorgungshäusern das Bürgerspital besaß; dies war

»ein Komplex alter baufälliger Gebäulichkeiten, unterhält ohngefähr 100 Pfründner und 50 bis 60 Waisenkinder, hat außer deren Zellen noch vier Krankensäle mit 23 Betten und außerdem zwei Zimmer für Gebärende. (...) [Damit verbunden ist] das Leprosorium, ein außerhalb der Stadt gelegenes altes Krankenhaus mit zehn Betten in sechs Zimmern für ansteckende Kranke und Geisteskranke.«

Die Statistik der badischen Krankenanstalten von 1873 läßt eine erste Konkretisierung der funktionalen Spezialisierung zu.[55] Demnach gab es 1873 im Großherzogtum Baden insgesamt 178 Pfründner-, Kranken-, Waisen-, Rettungshäuser und ähnliche Wohltätigkeitsanstalten. Davon waren 22 reine Pfründneranstalten, 39 Waisen- und Rettungshäuser, zwei Heilanstalten für Geisteskranke, zwei Entbindungsanstalten und zwei Beherbergungshäuser. Bleiben 111 Kranken- bzw. gemischte Anstalten. Davon waren 48 (= 43 %) reine Krankenhäuser, mehr als die Hälfte dagegen gemischte Anstalten.

Anhang II

Quelle zu Tabelle 1

Generallandesarchiv Karlsruhe GLA 434/ohne Sign.

Quelle zu Tabelle 2

Statistisches Jahrbuch für das Großherzogthum Baden 6 (1873), S. 187-237.

Quelle zu Tabelle 3

Nach *Jahresbericht des Großherzoglich badischen Ministeriums des Innern für die Jahre 1889 bis 1896* 1 (1897), Karlsruhe, S. 352-359.

Anmerkungen und Quellen zu Tabelle 4, 5 und 6

Anmerkungen:

Ab 1902: Eine exaktere Erfassung der privaten Anstalten mit mehr als zehn Betten wurde vorgenommen. Zugleich sind seitdem die Universitätseinrichtungen ausgewiesen und zu den öffentlichen Anstalten addiert worden.
Ab 1920-1934: Die nunmehr polnischen Gebietsteile und das Saarland wurden nicht berücksichtigt.
Ab 1935: Das Saarland wird bei der Zahlung miteinbezogen.
Die Bettenzahlen für 1890 wurden durch lineare Interpolation geschätzt, ebenso diejenigen für 1935 im mittleren Teil der Tabelle.
Die Zahl der Allgemeinen Krankenhäuser ab 1931 wurde im oberen Teil der Tabelle aufgrund der von Eckert-Hetzel und Labisch in Tabelle 2.1.1 (S. 445) ausgewiesenen Bettenzahlen in Allgemeinen Krankenhäusern geschätzt. Die Werte für die Anstalten ließen sich nicht direkt übernehmen, da sie im Niveau zu keinem Zeitpunkt mit den von mir ermittelten übereinstimmen; sie liegen stets um mehrere Tausend höher. Der Grund dürfte in unterschiedlichen geographischen und sachlichen Abgrenzungen bestehen.

Quellen:

1876: *Statistik des Deutschen Reichs* 25, Teil 2 (1877).
1877-1885: *Arbeiten aus dem Kaiserlichen Gesundheitsamt* 1 und 4 (1886/1888).
1886-1913: *Medizinalstatistische Mitteilungen aus dem Kaiserlichen Gesundheitsamte (Reichsgesundheitsamte)*, (1893-1920).
1914-1919: *Statistik des Deutschen Reichs* 336 (1928).
1920-1922: *Medizinalstatistische Mitteilungen aus dem Reichsgesundheitsamte*, 22 (1925).
1923-1930: *Statistik des Deutschen Reichs* 335-495 (1927-1938).
1935-1938: *Wirtschaft und Statistik* 17-21 (1937-1941).
Betten zusätzlich für 1930-1938 und Verpflegungstage für 1924-1938 aus: K.H. Eckert-Hetzel/A. Labisch: *Gesellschaftliche Bedingungen für Gesundheitsvorsorge...* Materialbd. I, 2.

Hlbbd.: *Quantitative Materialien...* Kassel: Gesamthochschule, FB 4, 1986, Tabelle 2.1.1, S. 445 und Tabelle 2.2.1, S. 456 (unveröffentl. Ms.).
1950-1985: Bundesminister für Jugend, Familie, Frauen und Gesundheit (Hg.): *Daten des Gesundheitswesens*, Bd. 154 (1985) und Bd. 157 (1987).
1876-1938: vgl. die Reihen auf Jahresbasis und mit regionaler Differenzierung in R. Spree (Hg.) (1990), *Historische Statistik des Gesundheitswesens vom frühen 19. Jahrhundert bis 1938. Lange Reihen zum Heilpersonal und zum Krankenhauswesen*, bearb. v. W. Kohler Universität Konstanz (vervielf. MS).
1950-1985 sachlich und regional stark differenziert in: R. Spree (Hg.) (1989), *Informationssystem zur Medizinalstatistik der Bundesrepublik Deutschland, T. 1: Medizinische Versorgung*, bearb. v. R. Kube, Universität Konstanz (vervielf. Ms.).
Bevölkerung 1877-1938: W.G. Hoffmann u.a. (1965), *Das Wachstum der deutschen Wirtschaft seit der Mitte des 19. Jahrhunderts*, Berlin 1965, S. 173 f.;
1960-1985: Bundesministerium für Gesundheit (Hg.) (1991), *Daten des Gesundheitswesens*, Baden-Baden, S. 17.

Quellen zu Tabelle 7

0) I.v. Bueltzingsloewen (1994), Pour une sociologie des populations hospitalisées: Le recours à l'hôpital dans l'Allemagne du premier XIXe siècle, in: *Annales de Démographie Historique*, S. 305.
1) I. Wikström-Haugen (1987), Patienten im Sahlgren'schen Krankenhaus Göteborg 1782-1822, in: A.E. Imhof (Hg.): *Mensch und Gesundheit in der Geschichte*, Husum, S. 331.
2) P. Wisniewski (1992), *Das Würzburger Juliusspital 1798-1801. Ein Beitrag zur Sozialgeschichte des Krankenhauses*, Konstanz, Anhang, Tabelle 1.4 (unveröff. MA-Arbeit).
3) B. Müller (1984), *Das Allgemeine Krankenhaus zu München im Eröffnungsjahr 1813/14*, Diss., München, S. 84.
4) *Die Kranken der Inneren Abteilung des Würzburger Juliusspitals von 1819-1929. Zur Medizin- und Sozialgeschichte des Modernen Krankenhauses*, DFG-Projekt, Leitung: J. Bleker u. R. Spree, Datenbank.
5) A. Brändström (1988), The Silent Sick. Life-Histories of 19th Century Swedish Hospital Patients, in: Ders./L.-G. Tedebrand (Hg.), *Society, Health and Population during the Demographic Transition*, Stockholm, S. 350.
6) *Medicinisches Correspondenz-Blatt des Württembergischen Ärztlichen Vereins* 3 (1834), S. 261.
7) L. Geist (1866), *Das Allgemeine Krankenhaus der Stadt Nürnberg in den ersten zwanzig Jahren seines Bestehens 1845/46 mit 1864/65*, Nürnberg, S. 20.
8) *Medicinisches Correspondenz-Blatt* 21 (1851), S. 322.
9) J. Thorr (1854), *Die Leistungen des allgemeinen Krankenhauses in München von der Eröffnung bis zum Jahre 1854*. München, S. 28.
10) C.F. Mayer (1857): Ärztlicher Jahresbericht für Mittelfranken vom Jahre 1855/56, in: *Ärztliches Intelligenz-Blatt. Organ für Bayerns staatliche und öffentliche Heilkunde* 4, S. 377.
11) B. Wagner (1993), Ein Krankenhaus für arme Kranke. Zur Gründungsgeschichte des Herforder Kreiskrankenhauses, in: *Historisches Jahrbuch für den Kreis Herford 1994*, Bielefeld, S. 112.
12) *Medicinisches Correspondenz-Blatt* 42 (1872), S. 227.
13) *Preußische Statistik* (1883), Bd. 65, Berlin, S. XX.

14) W. Langefeld (1994), *Das Augsburger Städtische Krankenhaus in der 2. Hälfte des 19. Jahrhunderts bis 1914. Eine finanzwirtschaftliche Untersuchung*, München, S. 37 (unveröff. MA-Arbeit).
15) B. Wagner (1994), *Das Bielefelder Krankenhaus im 19. Jahrhundert*, Bielefeld, S. 139 (vervielf. MA-Arbeit).
16) *Verwaltungsbericht des Rathes der Stadt Leipzig für das Jahr 1885* (1887), Leipzig, S. 521.
17) *Preußische Statistik* (1908), Bd. 212, Berlin, S. IX.
18) *Verwaltungs-Bericht der städtischen Krankenhäuser zu Leipzig für das Jahr 1912 (1913)*, Leipzig, S. 5.
19) Langefeld (1994), S. 37.
20) Der Bundesminister für Arbeit und Sozialordnung (Hg.) (1988), *Ursachen und Gründe für den Anstieg der Zahl der Krankenhauspatienten*, Bonn, Tabelle 23.

Quellen zu Tabelle 8

Würzburg 1798-1801: P. Wisniewski (1992), *Das Würzburger Juliusspital 1798-1801. Ein Beitrag zur Sozialgeschichte des Krankenhauses*, Universität Konstanz, Anhang, Tabelle 1.1 (unveröff. MA-Arbeit).
München 1813/14: B. Müller (1984), *Das Allgemeine Krankenhaus zu München im Eröffnungsjahr 1813/14*, Diss., München, S. 90.
Würzburg 1821-1829: *Die Kranken der Inneren Abteilung des Würzburger Juliusspitals von 1819-1829. Zur Medizin- und Sozialgeschichte des Modernen Krankenhauses*, DFG-Projekt, Leitung: J. Bleker u. R. Spree, Datenbank.
Nürnberg 1855/56: C.F. Mayer (1857), Ärztlicher Jahresbericht für Mittelfranken vom Jahre 1855/56, in: *Ärztliches Intelligenz-Blatt. Organ für Bayerns staatliche und öffentliche Heilkunde* 4, S. 378.
Augsburg: W. Langefeld (1994), *Das Augsburger Städtische Krankenhaus in der 2. Hälfte des 19. Jahrhunderts und bis 1914. Eine finanzwirtschaftliche Untersuchung*, Universität München, S. 37 (unveröff. MA-Arbeit).

Quellen zu Tabelle 9

Würzburg 1798-1801: P. Wisniewski (1992), *Das Würzburger Juliusspital 1798-1801. Ein Beitrag zur Sozialgeschichte des Krankenhauses*, Universität Konstanz, Anhang, Tabelle 3.1 (unveröff. MA-Arbeit).
Würzburg 1821-1829: *Die Kranken der Inneren Abteilung des Würzburger Juliusspitals von 1819-1829. Zur Medizin- und Sozialgeschichte des Modernen Krankenhauses*, DFG-Projekt, Leitung: J. Bleker und R. Spree, Datenbank.
Stuttgart: Nach Cless (1839): 12. Jahresbericht über die Abtheilung der innerlichen und chronischen Ausschlagskranken im Katharinenhospitale zu Stuttgart vom 1. Juli 1938 bis 30. Juni 1939, in: *Medicinisches Correspondenz-Blatt des Württembergischen Ärztlichen Vereins* 9, S. 349 ff.; Cless: 21. Jahresbericht über die innerliche Abtheilung des Catharinen Hospitals in Stuttgart vom 1. Juli 1847 bis 30. Juni 1848. Stadtarchiv Stuttgart, Bestand Katharinenhospital, Nr. 1656; Bericht von dem Katharinen-Hospital der Stadt Stuttgart auf das Jahr 1875 (1876), Stuttgart, S. 5-18, Stadtarchiv Stuttgart, Bestand Katharinenhospital, Nr. 1662.

Quellen zu Tabelle 10

Quellen: *Nach Statistik des Deutschen Reichs* 336 (1928), S. 190 f.; J. Müller (1986), Patienten- und Diagnosestrukturen im Jahre 1984, in: *Das Krankenhaus* 78, S. 86, Tabelle 3.

Anmerkungen

1 In Anlehnung an G.M. Lundt (1876), *Das Hamburgische Allgemeine Krankenhaus. Ein Bild innerer und äußerer Verhältnisse*, Hamburg. Dem Bayerischen Sparkassen- und Giroverband, der Deutschen Forschungsgemeinschaft sowie der Fritz Thyssen Stiftung danke ich für die Unterstützung bei den Forschungsarbeiten, die diesem Aufsatz zugrundeliegen. Für hilfreiche Kritik danke ich Flurin Condrau und besonders Alfons Labisch.

2 Vgl. dazu, wenn auch stark vereinfacht und historisch sehr ungenau, R. Mayntz/B. Rosewitz (1988), Ausdifferenzierung und Strukturwandel des deutschen Gesundheitssystems, in: R. Mayntz u.a., *Differenzierung und Verselbständigung. Zur Entwicklung gesellschaftlicher Teilsysteme*, Frankfurt/M./New York, S. 132-140.

3 W.F. Kohler (1991), Quellen zur Statistik des Gesundheitswesens in Deutschland (1815 bis 1939), in: W. Fischer/A. Kunz (Hg.), *Grundlagen der historischen Statistik von Deutschland. Quellen, Methoden, Forschungsziele*, Opladen, S. 278.

4 Vgl. P. vor dem Esche (1954), Die Versorgung der Bevölkerung mit Krankenhäusern in Deutschland von 1876 bis zur Gegenwart, in: *Archiv für Hygiene* 138, S. 387.

5 *Statistik des Deutschen Reichs* 336 (1928), Berlin, S. 179.

6 Min. Bl. für med. Ang. 1901, 97, zit. nach E. Gerfeldt (1953), *Das Krankenhaus und seine Betriebsführung*, Stuttgart, S. 156.

7 Vgl. dazu den Aufsatz von A. Labisch/F. Tennstedt in diesem Band.

8 Der vorliegende Aufsatz will die Probleme nur anreißen. Eine detaillierte Auflistung der Erfassungsprobleme und ihres zeitlichen Wandels sowie der jeweiligen administrativen Grundlagen kann hier nicht geleistet werden.

9 C. Probst (1983), Die Medizinalreform in Bayern am Beginn des 19. Jahrhunderts und der Bestand an Krankenanstalten, in: H. Schadewaldt/J.H. Wolf (Hg.), *Krankenhausmedizin im 19. Jahrhundert*, München, S. 196.

10 Vgl. dazu auch C. Probst (1985), Medizinalwesen, in: R.A. Müller (Hg.), *Aufbruch ins Industriezeitalter*, Bd. 2, München, S. 57.

11 Entsprechende Formularentwürfe für den Regierungsbericht bereits aus den Jahren 1809 und 1833 liegen mir vor.

12 Staatsarchiv Ludwigsburg, E 162 I, Büschel 2223 bis 2532.

13 Vgl. zu den Phasen und Typen von Krankenhausgründungen sowie zu den dafür maßgeblichen Motiven bes. A.H. Murken (1979), *Die bauliche Entwicklung des deutschen Allgemeinen Krankenhauses im 19. Jahrhundert*, Göttingen; ders. (1988), *Vom Armenhospital zum Großklinikum. Die Geschichte des Krankenhauses vom 18. Jahrhundert bis zur Gegenwart*, Köln; Wichtige Aspekte werden ergänzt bzw. präzisiert bei A. Labisch, Stadt und Krankenhaus (in diesem Band) sowie bei A. Labisch/R. Spree (1995), Die Kommunalisierung des Krankenhauswesens in Deutschland während des 19. und 20.

Jahrhunderts, in: J. Wysocki (Hg.), *Kommunalisierung im Spannungsfeld von Regulierung und Deregulierung im 19. und 20. Jahrhundert*, Berlin.

14 Probst (1983), S. 209.

15 Vgl. *Generallandesarchiv Karlsruhe GLA 434*/ohne Sign.

16 *Statistisches Jahrbuch für das Großherzogthum Baden* 6 (1873), S. 187-237. Vgl. im übrigen Anhang 1. Auch unter dem Aspekt der Verpflegungstage waren die Leistungen für Pfründner und sogenannte Spitaliten (Insassen, die aus Anstalts- oder öffentlichen Mitteln unterhalten wurden) hoch: Die Kranken verursachten 765.580 Verpflegungstage, die Pfründner und Spitaliten 740.136. Allerdings war die Verweildauer extrem unterschiedlich: die der Pfründner betrug 312 Tage, die der 2.215 Spitaliten 285 Tage, die der 21.099 Kranken 36 Tage. Pfründner und Spitaliten waren also bei weitem überwiegend ganzjährige, zumindest sehr langfristige Pflegefälle. Andererseits war die durchschnittliche Verweildauer der Kranken im Großherzogtum Baden mit rund sechs Wochen relativ lang, wie später im Text noch verdeutlicht wird.

17 Vgl. R. Spree (1995), Krankenhausentwicklung und Sozialpolitik in Deutschland während des 19. Jahrhunderts, in: *Historische Zeitschrift* 260, S. 75-105; A. Labisch, *Stadt und Krankenhaus* in diesem Band; Labisch/Spree (1995).

18 Vgl. W. Fischer (1982), *Sozialgeschichtliches Arbeitsbuch I: Materialien zur Statistik des Deutschen Bundes 1815-1870*, München, S. 205; R. Spree (Hg.) (1990), *Historische Statistik des Gesundheitswesens vom frühen 19. Jahrhundert bis 1938. Lange Reihen zum Heilpersonal und zum Krankenhauswesen.* bearb. v. W. Kohler, Universität Konstanz 1990, Tabellen, S. 273 und S. 313 (vervielf. Ms.).

19 Vgl. T. Schön, Die Entwickelung des Krankenhauswesens und der Krankenpflege in Württemberg, in: *Medicinisches Correspondenz-Blatt des württembergischen Ärztlichen Landesvereins* 71-73 (1901-1903). Ich danke Georg Vogeler für die hilfreiche Zusammenstellung der Gründungsdaten.

20 Vgl. zu den hier nur angedeuteten Gründen der Entwicklung in den einzelnen Phasen bes. A. Labisch, Stadt und Krankenhaus (in diesem Band).

21 Vgl. Tabelle 5; vgl. auch Bundesministerium für Gesundheit (Hg.) (1991), *Daten des Gesundheitswesens*, Baden-Baden, S. 222.

22 Deshalb wurde auch eine Überprüfung angeordnet, ob diesen neuen Bedürfnissen genügt werden könne. *Jahresbericht des Großherzoglich Badischen Ministeriums des Innern für die Jahre 1889 bis 1896* (1897), I, Karlsruhe, S. 347.

23 Vgl. dazu im übrigen ausführlicher A. Labisch, Stadt und Krankenhaus (in diesem Band).

24 *Statistik des Deutschen Reichs* 336, Berlin 1928, S. 186.

25 Bundesministerium für Gesundheit (Hg.) (1991), *Daten des Gesundheitswesens*, Baden-Baden, S. 217.

26 Vgl. dazu bes. den Beitrag von J. Bleker in diesem Band.

27 Erste Ergebnisse einer entsprechenden Auswertung liegen für das Juliusspital in Würzburg vor, wo zwischen 1821 und 1825 von 5.641 Patienten 36 % mindestens zweimal pro Jahr, einige sogar noch häufiger, im Krankenhaus verpflegt wurden. Vgl. *Die Kranken der Inneren Abteilung des Würzburger Juliusspitals von 1819-1829.* DFG-Projekt, Leitung: J. Bleker u. R. Spree, Datenbank.

28 Vgl. A.E. Imhof (1977), Die Funktion des Krankenhauses in der Stadt des 18. Jahrhunderts, in: *Zeitschrift für Stadtgeschichte, Stadtsoziologie und Denkmalspflege* 4, S. 215-242.

29 Vgl. I. v. Bueltzingsloewen (1992), *Enseignement clinique et médicalisation de la société*

dans l'Allemagne des XVIIIe et XIXe siècles, Diss., Lyon; Dies. (1994), Pour une sociologie des populations hospitalisées: Le recours à l'hôpital dans l'Allemagne du premier XIXe siècle, in: *Annales de Démographie Historique,* S. 303-316.

30 Vgl. B. Müller (1984), *Das Allgemeine Krankenhaus zu München im Eröffnungsjahr 1813/14. Ein Beitrag zu Entstehungsgeschichte und Betrieb anhand einer Analyse des ersten Hauptbuches,* Diss., München, S. 77-118.

31 Vgl. A. Brändström (1988), The Silent Sick. Life-Histories of 19th Century Swedish Hospital Patients, in: Ders./L.-G. Tedebrand (Hg.), *Society, Health and Population during the Demographic Transition.* Stockholm, S. 343-367; Ders. (1989), Life-Histories for Nineteenth-Century Swedish Hospital Patients: Chances of Survival, in: *Journal of Family History* 14, S. 195-209; O. Faure/D. Dessertine (1991), *Populations hospitalisées dans la région lyonnaise aux XIXe et XXe siècles,* Lyon. – Diese Arbeiten bestätigen im großen und ganzen die von Imhof und von Bueltzingsloewen sowie Müller skizzierten Tendenzen. Im Hinblick auf das Material der Region Lyon ist allerdings kritisch anzumerken, daß in größerem Umfang Informationen über Patienten moderner Krankenhäuser gemischt wurden mit Informationen, die eindeutig die Insassen traditioneller Hospitäler betreffen. Das bedingt einige Abweichungen von denjenigen Merkmalen moderner Krankenhauspatienten, die im folgenden darzustellen sind, besonders bei der Geschlechts- und Altersverteilung: Der Frauenanteil sowie der Altersdurchschnitt liegen in der Region Lyon deshalb etwas höher als für moderne Krankenhäuser typisch.

32 Vgl. auch die ergänzenden Fallstudien von E. Berger; E. Brinkschulte u. B. Leidinger sowie, wenn auch in einer etwas anderen Perspektive abgefaßt, den Aufsatz von B. Elkeles in diesem Band.

33 Vgl. z.B. Statistisches Bundesamt (Hg.) (1989), *Datenreport 1989. Zahlen und Fakten über die Bundesrepublik Deutschland,* Bonn, S. 402 f.

34 Vgl. E. Shorter (1982), *A History of Women's Bodies,* New York, S. 156-160, bes. S. 157, Tabelle 7.1; M. Stürzbecher (1972), Anstalts- und Hausentbindungen in Berlin (1903-1970), in: *Bundesgesundheitsblatt* 15, S. 273-280.

35 Vgl. Statistisches Bundesamt (Hg.) (1972), *Bevölkerung und Wirtschaft 1872-1972,* Stuttgart/Mainz, S. 95.

36 Vgl. dazu überblickshaft R. Spree (1995); A. Labisch, Stadt und Krankenhaus (in diesem Band); Labisch/Spree (1995); sowie die Fallstudien von E. Berger, E. Brinkschulte, B. Leidinger u. W. von Hippel im vorliegenden Band.

37 Diese sehr verkürzten Thesen abstrahieren von den vielfältigen Gründen, die die Versorgungsbedürftigkeit der »Labouring Poor« im Krankheitsfall während des frühen 19. Jahrhunderts stark anwachsen ließen; vgl. dazu bes. A. Labisch, *Stadt und Krankenhaus* (in diesem Band); Labisch/Spree (1995); allgemeiner F. Tennstedt (1983), *Vom Proleten zum Industriearbeiter. Arbeiterbewegung und Sozialpolitik in Deutschland 1800 bis 1914,* Köln, S. 19-133; ders. (1981), *Sozialgeschichte der Sozialpolitik in Deutschland. Vom 18. Jahrhundert bis zum Ersten Weltkrieg,* Göttingen, S. 13-77.

38 Murken (1988).

39 Die relative Zunahme des Dienstbotenanteils vom Beginn bis in die 20er Jahre des 19. Jahrhunderts spiegelt weniger etwa einen Rückgang des Handwerks, als vielmehr die Tatsache, daß 1801, dem Vorbild des bereits 1786 gegründeten Instituts für kranke Gesellen folgend, ein Institut für kranke Dienstleute als Krankenhausversicherung eingerichtet wurde. Richtete sich diese Versicherung anfangs an die Dienstherrschaften, die freiwillig ihre Dienstboten versichern konnten, wurde daraus 1817 eine Pflichtversiche-

rung jedes einzelnen Dienstboten in der Stadt. Dadurch erhöhte sich die Frequenz der Dienstboten im Krankenhaus. Vgl. dazu bes. den Aufsatz von E. Brinkschulte im vorliegenden Band.

40 Dieselben Tendenzen hat B. Leidinger für das Allgemeine Krankenhaus zu Bremen während der zweiten Hälfte des 19. Jahrhunderts ermittelt. Vgl. dazu ihren Beitrag im vorliegenden Band.

41 Das ist auch das von Bueltzingsloewen hervorgehobene wichtigste Resultat ihrer *Soziologie von Krankenhaus-Populationen.* Bueltzingsloewen (1994), S. 332 ff.

42 Die bisherige Konzentration der sozialgeschichtlichen Literatur zum Krankenhauswesen und zur Sozialversicherung auf preußische Verhältnisse hat deshalb das Vorurteil entstehen lassen, Krankenhäuser seien bis ins frühe 20. Jahrhundert von der Bevölkerung möglichst gemiedene Armenanstalten gewesen. Vgl. stellvertetend für viele U. Frevert (1984), *Krankheit als politisches Problem 1770-1880. Soziale Unterschichten in Preußen zwischen medizinischer Polizei und staatlicher Sozialversicherung*, Göttingen, S. 75 u. S. 266-293.

43 Vgl. zu diesem wichtigen und bisher in der Literatur völlig unbeachteten Gegensatz zwischen Nord- und Süddeutschland hinsichtlich der Absicherung von Krankenhäusern bzw. der Ausgestaltung früher Krankenversicherungen A. Labisch, Stadt und Krankenhaus (in diesem Band); Labisch/Spree (1995).

44 Vgl. dazu den Aufsatz von J. Bleker in diesem Band.

45 P. Voswinckel (1986/88), Das »Tagebuch« eines Distrikt-Krankenhauses 1866/67 als Quelle der Sozialgeschichte, in: *Historia Hospitalium 17*, S. 121-134, hier: S. 124.

46 Voswinckel (1986/88), S. 125.

47 G. Döllinger (1847), *Das Medicinalwesen in Bayern, die desfalls bestehenden Anstalten und die seit dem Jahre 1616 bis auf die neueste Zeit erlassenen, noch in Kraft bestehenden Anordnungen, gesammelt und in Auszügen alphabetisch zusammengestellt,* 1. Teil, Erlangen, S. 282.

48 Döllinger (1847), S. 285.

49 Vgl. R. Spree (1992), *Der Rückzug des Todes. Der Epidemiologische Übergang in Deutschland während des 19. und 20. Jahrhunderts*, Konstanz.

50 Vgl. dazu den Beitrag von A. Labisch *Das Allgemeine Krankenhaus – heute und morgen. Ein Ausblick*, in diesem Band.

51 Vgl. Wisniewski (1992), Tabelle 5.1; *Die Kranken der Inneren Abteilung des Würzburger Juliusspitals von 1819-1829*, DFG-Projekt, Leitung: J. Bleker u. R. Spree, Datenbank; *Statistik des Deutschen Reichs* 336 (1928), Berlin, S. 189; J. Müller (1986), Patienten- und Diagnosestrukturen im Jahre 1984, in: *Das Krankenhaus* 78, S. 87.

52 Zur Entwicklung der beiden großen Münchner Krankenhäuser im 19. Jahrhundert führt R. Spree derzeit eine Fallstudie durch.

53 Vgl. *Generallandesarchiv Karlsruhe GLA 434*/ohne Sign.

54 *Mittheilungen des badischen ärztlichen Vereins* 4 (1850), S. 73-79.

55 *Statistisches Jahrbuch für das Großherzogthum Baden* 6 (1873), S. 187-237.

Medizinische Kräfte in der Entwicklung des Allgemeinen Krankenhauses

»Zum Zwecke der Verpflegung dürftiger Kranker, Erziehung geschickter Ärzte und Beförderung und Erweiterung der Heilwissenschaft«

Arztinitiativen bei der Gestaltung des Krankenhauses in der Zeit des Aufgeklärten Absolutismus[1]

Norbert Paul

Vom Hospital zum Krankenhaus? Anknüpfung an ein Deutungsproblem

In der traditionellen Medizingeschichtsschreibung nahm die Auseinandersetzung mit dem Arzt als Protagonist begrüßenswerter Entwicklungen im Gesundheitsbereich und als Heros wissenschaftlichen Fortschritts in der Medizin breiten Raum ein. Mit »der Geschichte sozialer Strukturen, Prozesse und Handlungen, mit der Entwicklung der Klassen, Schichten und Gruppen [in einer Gesellschaft, N.P.], ihrer Bewegungen, Konflikte und Kooperationen«,[2] also mit einer sozialhistorischen Perspektive – hier bezogen auf Entwicklungen in der Medizin – hat eine solche, manchmal auch heute noch anzutreffende Herangehensweise wenig zu tun. Bei dem Unterfangen, die Bedeutung von Arztinitiativen bei der beginnenden Ausgestaltung des Krankenhauses, die sich im späten 18. Jahrhundert deutlich abzeichnet, aus einer sozialhistorischen Perspektive zu konturieren, gerät man unwillkürlich zwischen zwei Stühle. Die Wahl des Gegenstandes und die Quellenlage bedingen, daß in erster Linie von »berühmten Ärzten« und somit auch vom Gegenstand traditioneller Medizingeschichte die Rede sein wird. Nur derjenige Mediziner, der – etwa als Leibarzt eines Fürsten[3] – in Verbindung zur politischen Macht stand und/oder der – etwa als Mitglied einer Medizinischen Fakultät – seinen Ideen auf einem breiteren Podium Geltung verschaffen konnte, hatte die Möglichkeit, auf hier zu untersuchende Entwicklungen im öffentlichen Raum maßgeblich Einfluß zu nehmen. Daraus ergibt sich, daß man bei der Erschließung des Themas zunächst den ausgetretenen Pfaden einer personenzentrierten Erfolgsgeschichte der Medizin folgen muß. Die Intention, die Fragestellung unter *sozialhistorischen* Gesichtspunkten anzugehen, führt jedoch gleichzeitig zu der Verpflichtung, diese Pfade soweit wie möglich zu verlassen und im Dickicht bisher unbeantworteter oder auch ungestellter Fragen einen neuen Zugang zu bekannten Quellen zu suchen, sie noch einmal gemäß eines mittlerweile geflügelten Wortes »gegen den Strich« zu lesen.

Das angestrebte Ziel dieses Beitrags besteht in der Eröffnung einer Perspektive auf diejenigen Initiativen von Ärzten des 18. Jahrhunderts, die dazu beigetragen haben bzw. haben mögen, daß das multifunktionale Hospital mit seinen vielschichtigen sozialen Funktionen aus dem Blickfeld der Medizin verschwand und von dem auf medizinische Versorgung und Wiederherstellung Kranker ausgerichteten Krankenhaus abgelöst werden konnte. Besonderes Augenmerk gilt dabei folgender Frage: Kann eine durchgehende Entwicklungslinie vom Hospital zum Krankenhaus gezogen werden, oder erscheint das Krankenhaus als eine Institution, die nicht aus einem kontinuierlichen Wandel des Hospitals hervorgegangen ist?[4] Das Interesse liegt hierbei vornehmlich darin, zu untersuchen, inwieweit durch ärztliche Initiativen auf die – aus historischer Perspektive zu diagnostizierende – Diskontinuität von Hospital und Krankenhaus hingewirkt wurde. Woran diese Intention der Ärzte, mit den Traditionen des Hospitals zu brechen und einen neuen Typ institutioneller Krankenversorgung zu etablieren, festgemacht werden kann, soll in diesem Zusammenhang anhand einiger exemplarischer Quellen beleuchtet werden. Vornehmlich versteht sich die vorliegende Untersuchung als Anstoß zur Entwicklung eines Interpretationskonzepts. Eine empirische Überprüfung des hier entwickelten Zuganges zur Fragestellung kann aufgrund des umfangreichen Quellenmaterials im Rahmen dieser Arbeit nicht geleistet werden.[5] Das Interpretationskonzept wird daher quasi als Entwurf eines problemorientierten Zugangs anhand der Diskussion zumeist bekannter Quellen vorgestellt. Entsprechend theoretisch untermauerte Zugänge und Deutungskonzepte zu dem ausgewählten Untersuchungsmaterial gehen als Voraussetzung in die hier vorgelegten Überlegungen ein. Debatten um die genaue Definition von Begriffen und die potentielle Reichweite von Deutungskonzepten – wie etwa dem der Medikalisierung im 18. Jahrhundert[6] – werden hier nicht aufgegriffen.

Der Untersuchung von Arztinitiativen sollen zunächst einige Vorüberlegungen zur Medizin im Zeitalter der Aufklärung vorangestellt werden. Auf diesem Hintergrund wird in einem nächsten Schritt die Zielrichtung der Untersuchung auf Initiativen zur Einrichtung von Krankenanstalten eingegrenzt, um schließlich eine kritische Einordnung einiger exemplarisch untersuchter ärztlicher Vorstöße, die im späten 18. Jahrhundert auf die Gestaltung eines der medizinischen Versorgung vorbehaltenen Krankenhauses abzielten, vorzunehmen. Im Rahmen dieses letzten Arbeitsschrittes wird auch zu hinterfragen sein, inwieweit die häufig vertretene These, das Krankenhaus sei aus einer Umgestaltung des Hospitals hervorgegangen und es gäbe zwischen beiden Institutionen eine historische Kontinuität, aufrechtzuerhalten ist.

Zur historischen Ausgangssituation

Kennzeichnend für das 18. Jahrhundert ist ein kleinstaatlicher Partikularismus, dessen Auswirkungen bis in das späte 18., ja durchaus auch in das frühe 19. Jahrhundert nachweisbar sind. Die Existenz einer Vielzahl eigenständig agierender Territorialstaaten bescherte den Einwohnern dieser Kleinstaaten nicht nur eine in hohem Maße von der Person des jeweiligen Herrschers abhängige politische Situation; sie führte auch zu einer weitgehenden Schwächung der politischen und legislativen Gewalt auf Reichsebene, da die Politik absolutistischer Herrscher in erster Linie dem Verständnis von Politik als Instrumentarium für die Wahrung territorialstaatlicher Interessen folgte. Dementsprechend kam dem Reichstag als reichsweitem politischem Organ eine nur sehr untergeordnete Rolle zu.

Dieser Umstand spiegelt sich auch in der staatlichen Behandlung von Fragen des Gesundheitswesen. Eine zentrale, reichsweite Regelung selbst essentieller Fragen des Gesundheitswesens – wie etwa der Abwehr von Epidemien – fand, von wenigen Ausnahmen abgesehen, kaum statt.[7] Die Regelung von Medizinalfragen erfolgte meist durch innenpolitische Maßnahmen in den einzelnen Kleinstaaten und Fürstentümern. Im Zeitalter des Absolutismus bedeutete dies, daß die Gesundheitspolitik in hohem Maße vom Interesse und Informationsstand, von Idealvorstellungen und persönlichen Entscheidungen eines Landesherrn abhängig war. Diese Tendenz setzte sich – wenn auch unter etwas veränderten Vorzeichen – in der Zeit des Aufgeklärten Absolutismus fort.

Kennzeichnend für das Verhältnis von Bürger und Staat in dieser Phase des Aufgeklärten Absolutismus ist, daß der Obrigkeitsstaat in der – möglichst zahlreichen und gesunden – Bevölkerung seinen »biologischen Körper« entdeckte.[8] In einer Vielzahl der Territorialstaaten entwickelte sich eine Sichtweise, die Gesundheit zunächst als Gegenstand staatlichen Interesses und bald auch staatlicher Politik und Verwaltung und damit staatlicher Intervention verstand.[9] Ein rationalisierter Gesundheitsbegriff zog in die kameralistisch geprägten staatswissenschaftlichen Gedankengebäude ein. »Das Glück und die Wohlfahrt der Bürger zu fördern«[10] wurde natürlich nicht allein aus idealistischen und humanistischen Beweggründen zur Aufgabe des aufgeklärten und wohleingerichteten Staatswesens erklärt. Ausschlaggebend für die staatliche Sorge um die Wohlfahrt der Bürger mögen auch wirtschaftliche Überlegungen gewesen sein, was nicht verwundert, versteht sich der Kameralismus doch als primär wirtschaftlich orientierte Wissenschaft vom Staatswesen.

Ein bevölkerungsreicher Staat galt zugleich auch als produktiv. Eine große Zahl gesunder Untertanen bedeutete demnach eine Festigung der wirtschaftlichen und, damit einhergehend, durchaus auch militärischen Macht eines Staates. Die obrigkeitsstaatliche »Polizey-Wissenschaft« beschrieb die Strukturen einer bürokratischen Verwaltung, mit deren Hilfe staatliche Maßnahmen zur Wohlfahrt und Mehrung der Bevölkerung durchgesetzt werden sollten. In den Zentralstaaten des 18. Jahrhunderts begannen sich derartige Verwaltungsstrukturen, deren Ziel auch die Durchsetzung medikaler Maßnahmen war, im Anschluß an diese theoretischen Vorüberlegungen immer stärker zu etablieren. Die Verknüpfung von Macht, wirtschaftlicher Stärke und großer Bevölkerungszahl betonte auch der für den aufgeklärten Absolutismus bedeutende Philosoph und Staatsrechtler Christian Wolff.[11] Worin die Wohlfahrt der Gesellschaft liege, sollte seiner Meinung nach durch den aufgeklärten Herrscher bestimmt werden. Als Pflicht der Untertanen sah er es, den Vorschriften der Obrigkeit willig zu entsprechen.[12]

Vor diesem Hintergrund wird deutlich, welche weitreichenden Konsequenzen sich aus der Tatsache, daß Gesundheit staatlicherseits zum Terrain öffentlicher Verantwortung und Intervention erklärt wurde, ableiten lassen. Versucht man, diese Entwicklung, von den wissenschaftlich-kulturellen Rahmenbedingungen ausgehend, zu erklären, so können sicherlich vielfältige Bezüge zu dem Ideenreichtum in der Kulturgeschichte des 18. Jahrhunderts hergestellt werden.[13] Beschränkt man sich jedoch auf die Identifizierung wesentlicher Triebfedern für die Etablierung von staatlichen Medizinalmaßnahmen, so sind die stringent wissenschaftliche Weiterentwicklung der bereits erwähnten Prinzipien kameralistischer Staatswirtschaft und die davon angestoßene Formulierung der (politischen) »Polizeywissenschaften« an erster Stelle zu nennen.

Aber auch die Medizin des 18. Jahrhunderts hatte maßgeblich Anteil an der Verankerung des Gesundheitsbegriffes im öffentlichen Raum. Hier gilt ebenfalls, daß die Geschichte der Medizin in dieser Zeit durch vielfältige kulturelle Strömungen gekennzeichnet ist. *Inner*medizinisch kamen die Ideen der Aufklärung in der zunehmenden Verwissenschaftlichung der Medizin zum Tragen; empirische Medizinkonzepte wurden auf der Basis einer Vielzahl neuer naturwissenschaftlicher Modelle zunehmend theoretisch begründet.[14] Will man die *Außen*wirkung medizinischer Ideen im Rahmen der gekennzeichneten Etablierung des Begriffs der öffentlichen Gesundheit ebenfalls in knappen Worten umreißen, dann müssen vor allem zwei Tendenzen berücksichtigt werden. Die erste Tendenz zeichnet sich in einem neu entstehenden Wechselspiel zwischen der Medizin und verschiedenen Bereichen der Öffentlichkeit ab. Der von der mehr und mehr akademisch ausgebildeten Medizinerschaft im Zeichen der Aufklärung vehement eingeforderte und praktizierte »öffentliche Gebrauch«[15] der medizinischen Vernunft führte dazu, daß universitär gebildete Ärzte erstmals eine gewichtige Rolle in dem nunmehr öffentlich geführten Meinungsaustausch um staatliche Maßnahmen zur Mehrung und Gesunderhaltung der Bevölkerung spielten. Auf diese Weise konnten sie die Diskussion maßgeblich in ihrem Sinne beeinflussen.[16] Zu einer Zeit, in der die Medizin begann, neue wissenschaftliche Möglichkeiten eines systematischen Zugangs zu den Gesundheitsverhältnissen eines Landes anzubieten[17] und theoretisch fundierte Konzepte öffentlicher Gesundheitsfürsorge zu versprechen, erlangte der Mediziner immer mehr die für ihn bisher unerreichbare Rolle des Experten.[18] Sein Urteil war von öffentlichem Interesse und von besonderer Relevanz für die Träger staatlicher Gewalt. Dies wohl nicht zuletzt auch deswegen, weil durch die wissenschaftliche Medizin die obrigkeitsstaatliche Einflußnahme auf Gesundheit und gesundheitsfördernde Lebensweise – provokant formuliert: der Zugriff auf die private Sphäre körperlicher Existenz – der Untertanen durch objektivierbare Argumentationen legitimiert werden konnte. Nicht die Pflicht, der Vorliebe, dem Wunsch oder dem Willen des Landesherren zu entsprechen, sondern die sachliche Notwendigkeit der Einsicht in Erfordernisse, die aus wissenschaftlichen »Wahrheiten« abgeleitet werden konnten, fungierten nun als Legitimation medikaler Maßnahmen. Eine gewisse Instrumentalisierung des Programms der Aufklärung ist hier nicht zu verkennen.[19] Je mehr sich die Medizin in diesem Prozeß die Rolle einer staatlich relevanten Schlüsselwissenschaft aneignete, desto größeren Raum nahm die Regelung von Medizinalfragen im kameralistischen Obrigkeitsstaat ein. Dabei wurde aber auch die Medizin selbst zwangsläufig in immer größerem Maße Objekt staatlicher Kontrolle.[20]

Die zweite Entwicklung, die im Zuge der Außenwirkung der Medizin maßgeblich für die Etablierung eines öffentlichen Gesundheitsbegriffs ist, wird durch das beträchtliche Potential in Gang gebracht, das sich auf der Grundlage der skizzierten Situation für die Entfaltung der Medizin eröffnete. Aus der Akademisierung der Medizin und den damit verbundenen Professionalisierungsbestrebungen der universitär gebildeten Ärzteschaft ergab sich eine nicht zu unterschätzende, beinahe katalytische Außenwirkung der Medizin, die auf gesamtgesellschaftlicher Ebene spürbar werden sollte. Der Bereich der öffentlichen Gesundheitsfürsorge eröffnete dem wissenschaftlich ausgebildeten Mediziner nicht nur einen neuen Tätigkeitsbereich, sondern gleichzeitig ergaben sich in diesem Feld zahlreiche Berührungspunkte zur politischen Macht, die – wenn auch mit wechselndem Erfolg – für die Durchsetzung berufsständischer Interessen nutzbar gemacht werden konnten.[21] Dabei wurde mit der Definition und Besetzung neuer Betätigungsfelder durch die Medizin – zunächst ohne Nachfrage – ein Angebot an medizinischen Dienstleistungen geschaffen, das die »medikale Landschaft« im Übergang vom 18. zum 19. Jahrhundert entscheidend veränderte.[22]

Die von einzelnen Ärzten angestrebte Erneuerung der institutionalisierten Krankenversorgung muß vor diesem Hintergrund betrachtet werden. Ohne Zweifel stellt die *Geburt der Klinik* im 18. Jahrhundert, wie M. Foucault[23] diese Phase in seiner bekannten, auf Frankreich bezogenen ideengeschichtlichen Studie nennt, einen Beitrag zu einer allgemeinen Medikalisierung der Bevölkerung dar.[24] Für die Bewertung der so gekennzeichneten Entwicklungen muß jedoch in Rechnung gestellt werden, daß die politischen, wirtschaftlichen, personellen und örtlichen Gegebenheiten in den einzelnen Territorialstaaten im Deutschen Reich zum Teil stark variierten, so daß eine vereinheitlichende Beschreibung von Arztinitiativen bei der Gestaltung des Krankenhauses ausgehend von einem so abstrakten Interpretationskonzept nicht ohne weiteres möglich ist. An dieser Stelle zeigt sich einmal mehr die wissenschaftstheoretisch interessante Verwerfung zwischen verallgemeinernden historischen Deutungskonzepten und den Befunden empirisch-historischer Forschung.

Im folgenden soll untersucht werden, wie einzelne Arztinitiativen im Hinblick auf die oben skizzierten Entwicklungstendenzen bewertet werden können. Wesentlich ist dabei die Frage, ob diese Initiativen die allgemein angenommenen Entwicklungslinien plausibel erscheinen lassen.

Die historische Ausgangssituation der institutionellen Krankenversorgung

Ein Blick auf die Situation der institutionellen Krankenversorgung zur Zeit des Aufgeklärten Absolutismus macht schnell deutlich, daß die ärztlichen Wünsche und die tatsächliche Beschaffenheit der Krankenversorgung in den Spitälern weit auseinanderklafften. Der Ruf des Hospitals war im 18. Jahrhundert schlecht. Die zumeist städtischen Einrichtungen waren nach wie vor Orte der

Versorgung sozialer Randgruppen.[25] Die Aufnahme in ein Hospital erfolgte auch zu dieser Zeit vorwiegend aus sozialen Indikationen. Entsprechend war ihre Wahrnehmung in der Bevölkerung. Wer ins Hospital aufgenommen wurde war arm, alt, fremd, krank oder hinfällig und hatte keinen anderen Ort außer dem Hospital, an dem er im sozialen Gefüge aufgefangen wurde. Hospitäler – auch mit angegliederten Krankenstationen – waren noch am Ende des 18. Jahrhunderts in erster Linie ein Instrument der Armenfürsorge. Sie erbrachten nur sekundär und in einem sehr beschränkten Rahmen medizinische Leistungen, in deren Genuß – gemäß dem multifunktionalen, auf Bedürftigkeit gerichteten Versorgungskonzept dieser Häuser – »Arme und Elende« kamen.[26] Medizinische Versorgung im Hospital darf aber keineswegs mit der reparativen Krankenhausmedizin verwechselt werden. Ihr Ziel bestand im Gegensatz zur auf Wiederherstellung zielenden Medizin im Krankenhaus neuen Typs nicht so sehr in der Aufnahme von Patienten zu ihrer baldmöglichsten Heilung, sondern vornehmlich in der Grundpflege von bedürftigen Kranken allgemein, und darüber hinaus in der Absonderung ansteckend Kranker sowie in der Grundversorgung und »Verwahrung« chronisch Kranker.[27] Die medizinische Versorgung der breiten Bevölkerung erfolgte nicht durch Hospitäler oder Krankenanstalten, sondern durch eine ganze Reihe unterschiedlicher Heilpersonen, die ambulant konsultiert wurden oder in das Haus der Patienten kamen. Approbierten Heilern oder akademisch ausgebildeten Medizinern kam auf diesem freien, noch nicht gesetzlich reglementierten Markt medizinischer Dienstleistungen eine eher untergeordnete Rolle zu.[28] Auch der allmähliche Einzug der wissenschaftlichen Medizin in das Hospital änderte zunächst wenig an dieser Tatsache.

Mit dem Entstehen der Vorstellung einer öffentlichen Gesundheit und mit der Entwicklung der akademischen Medizin ging jedoch einher, daß der Bedarf an institutioneller Krankenversorgung – insbesondere von seiten der akademischen Ärzteschaft und in Regierungskreisen – höher eingeschätzt wurde als zuvor. Aufgrund dieses ideell formulierten Bedarfs, der nicht mit der tatsächlichen Nachfrage nach medizinischen Leistungen in Hospitälern oder Krankenhäusern verwechselt werden darf, sah man in Mediziner- und Regierungskreisen mehr und mehr die Notwendigkeit, eine Institution zu schaffen, die der Versorgung und Wiederherstellung Kranker vorbehalten war. Für die Ärzteschaft, die im folgenden eingehender zu untersuchen sein wird, mag neben der Schaffung eines neuen Betätigungsfeldes für akademisch ausgebildete Ärzte ein weiterer Gedanke treibend für die Aufforderung zur Errichtung von Krankenhäusern gewesen sein. Nur dadurch, daß im Rahmen institutionalisierter Versorgungsleistungen eine ausreichende Zahl Kranker in einem entsprechenden Umfeld »zur Verfügung« stand, konnte die für den angestrebten Fortschritt der Medizin als essentiell betrachtete klinische Ausbildung und Forschung erfolgversprechend ausgebaut werden. Es wird noch zu zeigen sein, daß gerade die Forderung geeigneter Rahmenbedingungen für klinische Forschung und praxisorientierte Medizinerausbildung ein wesentliches Argument von Ärzten darstellte, wenn es um die Erneuerung bzw. Errichtung einer wohlorganisierten institutionellen Krankenversorgung ging.

Die historische Ausgangssituation wäre nicht hinreichend konturiert, wenn versäumt würde, auf die zum Teil erheblichen Ressentiments gegen die neue wissenschaftliche Medizin,[29] die in der institutionellen Krankenversorgung Schritt für Schritt Einzug hielt, einzugehen. Drastische Berichte über chirurgische Eingriffe und über die häufigen anatomischen Sektionen, die im Rahmen der nun klinisch ausgerichteten Medizinerausbildung und aus wissenschaftlichem Eifer der akademisch gebildeten Ärzte vorgenommen wurden, trugen dazu bei, daß in der öffentlichen Meinung wahre Schreckensbilder über die klinische Realität der wissenschaftlichen Medizin kursierten.[30] Man unterstellte, daß die Hospitalkranken als »Schlachtopfer« angesehen wurden, »an welchen ohne Bedenken Versuche gemacht werden« konnten.[31]

Eindrücklich wird in der – selbst älteren – Forschungsliteratur auch immer wieder das Bild von Geburtshilfe und Gynäkologie gegen Ende des 18. Jahrhunderts beschrieben. Sicherlich trat in den neu gegründeten Gebärhäusern dieser Zeit der philantropisch-humanitäre Aspekt des aufgeklärten Absolutismus, verquickt mit kameralistischen Vorstellungen von einer öffentlichen Gesundheit, ebenso deutlich zutage, wie der Beginn der totalen Umkehrung des Verhältnisses zwischen Arzt und Patient. Die Institution des Gebärhauses, die vorrangig soziale Härten und offene Diskriminierung der zumeist ledigen Mütter auffangen sollte,[32] wurde in erster Linie von Patientinnen der unteren sozialen Schichten, zu denen (ledige) Dienstmägde, Lohnarbeiterinnen und Prostituierte gehörten, frequentiert, wie E. Lesky am Beispiel des Wiener Gebärhauses gezeigt hat.[33] Da diese Patientinnen sich weder in der Lage sahen, eine Hebamme zu finanzieren, noch auf familiäre Unterstützung hoffen konnten, fanden sie in Gebärkliniken oder geburtshilflichen Abteilungen die einzige Möglichkeit vor, während der Geburt Hilfe zu finden. Es kann angenommen werden, daß es nur auf der Basis dieses Abhängigkeitsverhältnisses möglich war, daß Mediziner, deren Verhältnis zu Patienten bis ins 18. Jahrhundert ein Patronageverhältnis war, in dem der Patient Art und Umfang der medizinischen Dienstleistung bestimmte, sich mit ihren Methoden so schnell außerhalb kulturell verankerter Tabus – wie etwa dem schamvollen Vermeiden der direkten Berührung des Patientinnenkörpers bei der Untersuchung – stellen konnten. Aber nur dadurch, daß sich die Medizin in ihrer klinischen Praxis außerhalb gängiger gesellschaftlicher Normen stellte, konnten Ärzte in der medizinischen Praxis – zum Nutzen der medizinischen Ausbildung und Forschung – den ungehinderten Zugang zum Körper ihrer Patientinnen und Patienten erlangen.[34] Die neue Art des Umgangs der Medizin mit dem menschlichen Körper trug ebenfalls sicherlich nicht dazu bei, zeitgenössische Ressentiments gegen die in Hospitälern, Gebär- oder Krankenhäusern betriebene Medizin des 18. Jahrhunderts zu zerstreuen.

War bislang von Vorbehalten gegen die Hospital- und Krankenhausmedizin die Rede, die fast ausschließlich aus der Wahrnehmung von Laien hervorgegangen sind, so soll nun auf die oft beklagte hohe Rate von im Hospital erworbenen Erkrankungen und die mit schlechten Lebensbedingungen der Hospitalinsassen und ihrer mangelhaften medizinischen Versorgung verbundene hohe Krankenhausmortalität eingegangen werden. In einer gern aufgegriffenen Metapher wurden Hospitäler als »Tore zum Tod« apostrophiert, die man, selbst im Krankheitsfalle, besser nicht aufsuchte. In vielen historiographischen Arbeiten zum Hospital und zu frühen Krankenanstalten hält sich hartnäckig das Urteil, daß die Chance für die Patienten, einen Hospitalaufenthalt mit einer schwerwiegenden Erkrankung oder einem chirurgischen Eingriff zu überleben, weitaus geringer war als diejenige, die Krankheit im Kreise der Familie abwartend zu überstehen. Hier wird jedoch zum einen die Mißlichkeit der sozialen Lage unterschätzt, in die der »normale« Kranke – der sich sicherlich keine Konsultation beim niedergelassenen Arzt oder beim Laienheiler leisten konnte – aus dem Hospital oder aus den frühen Krankenanstalten entlassen wurde. Brachte doch seine wirtschaftliche und soziale Lage allein ein erhebliches Lebensrisiko mit sich, das im Hospital oder Krankenhaus bereits durch die Bereitstellung einer Grundversorgung stark reduziert wurde. Zum anderen werden derartige Kennzeichnungen auch der Situation der institutionellen Krankenversorgung bei genauerem Hinsehen nicht gerecht.[35]

Charakterisierungen der bedrohlichen Gefahren von Hospitalaufenthalten sind in dieser scharfen Form aber auch aus anderen Gründen nicht haltbar. Ausgangspunkt von Darstellungen mit diesem Tenor sind häufig zeitgenössische Urteile über den Zustand von Krankenanstalten. Insbesondere in Schriften von Medizinern finden sich immer wieder Hinweise auf die Gefahren der unsachgemäßen Krankenwartung, der dürftigen Unterbringung der Patienten, ihrer unzureichenden Verpflegung, der nicht sachgerechten Medikation, und vor allem auf die Gefahren gegenseitiger Ansteckung und nosokomialer Infektionen, wie dem »Hospitalfieber«.[36] Bei den meisten zeitgenössischen Berichten, die sich mit den Zuständen in Hospitälern und Krankenhäusern auseinandersetzen, handelt es sich in der Regel um Quellen mit stark intentionaler Anlage und regionalem Bezug, in denen sich verschiedene Strategien – beispielsweise zur Durchsetzung von Professionalisierungsinteressen der akademischen Ärzteschaft oder zur Mittelanwerbung für die Verbesserung oder Errichtung von den Autoren anvertrauten Krankenanstalten – nachweisen lassen. Es verwundert daher nicht, daß kontrastreich dargestellte Bedarfs- und Solvensvorstellungen medizinischer Versorgung in diesen Schriften als Stereotyp erscheinen. Quellen dieser Art erlauben also keineswegs einen direkten Rückschluß auf den tatsächlichen Ist-Zustand der institutionellen Krankenversorgung.[37] Sie erscheinen daher wenig geeignet für eine Bewertung der medizinischen Leistungsfähigkeit damaliger Krankeneinrichtungen. Dennoch werden auf der Basis dieser Berichte, die – von wenigen Ausnahmen abgesehen – zudem meist stark auf spezielle regionale Verhältnisse bezogen sind, verallgemeinernde Aussagen über den Zustand der Hospitäler und Krankenhäuser im 18. Jahrhundert getroffen.[38] Je nach Deutungszusammenhang haben solche Darstellungen sicherlich ihre Berechtigung. Sie lassen jedoch einen weiteren möglichen Zugang, der sich durch die Gestalt des eben skizzierten Quellentyps geradezu aufdrängt, weitgehend außer acht.

Im folgenden soll dieser Zugang gewählt werden. Einige Quellen werden als strategische Publikationen zur Plazierung von Arztinitiativen im öffentlichen Raum interpretiert. Der sozialhistorische Aspekt dieses Ansatzes ergibt sich daraus, daß Arztinitiativen bei der Gestaltung des modernen Krankenhauses als Bewegung einer im Entstehen befindlichen Profession in ihrem gesellschaftlichen Umfeld und bei ihrer sozialen Etablierung verstanden werden können. Leitfaden bei der Auseinandersetzung mit dem teils häufig interpretierten – und deshalb nicht ganz unproblematischen – Material ist die Frage, welcher strategische Gehalt und welche Zielrichtungen sich aus den Publikationen ablesen und inwieweit sich die Initiativen einzelner Ärzte allgemeinen Zielrichtungen und/oder Programmen zuordnen lassen. Die Relevanz der Quellen für die in dem vorliegenden Sammelband untersuchte Fragestellung resultiert darüber hinaus daraus, daß viele der ärztlichen Abhandlungen im Auftrage der Regierung – quasi als Fachgutachten – erstellt worden sind.[39] Es kann ferner angenommen werden, daß in einzelnen Fällen die untersuchten Initiativen Ausgangspunkt für die Durchführung konkreter Krankenhausprojekte waren.[40]

»Zum Zwecke der Verpflegung dürftiger Kranker [...]«:[41] Ärztliche Vorstellungen von der Spezifizierung der Klientel in Krankenanstalten

Im Gegensatz zum Hospital im vormodernen Sinne, das eine multifunktionale, auf die Versorgung von Armen und Elenden ausgerichtete Institution war, präsentiert sich das Krankenhaus der Neuzeit *ausschließlich* als Ort der Versorgung und Wiederherstellung *Kranker.*[42] Wie dieser Wechsel des Versorgungskonzepts von Medizinern, die an den mit der Gestaltung des Krankenhauses verbundenen Prozessen der Meinungsbildung und Entscheidungsfindung beteiligt waren, wahrgenommen wurde, soll im folgenden ein näherer Blick auf einige öffentliche Stellungnahmen verdeutlichen. In diesem Zusammenhang wird auch hinterfragt, welche weitergehenden Interessen mit Arztinitiativen für die Schaffung von Institutionen mit dem ausschließlichen Zweck der Krankenbehandlung verbunden sein könnten und mit welchen Strategien diese Interessen verfolgt wurden.

Kranke, die zu ihrer Versorgung und Wiederherstellung öffentliche Mittel in Anspruch nahmen, waren im 18. Jahrhundert – und auch bis weit in das 19. Jahrhundert hinein – sogenannte »arme Kranke«,[43] die in der Regel weder für die Kosten ihrer medizinischen Versorgung durch Ärzte und/oder Laienheiler noch für die Sicherung ihrer Existenz im Krankheitsfalle allein aus eigenen Mitteln aufkommen konnten. Traditioneller Ort ihrer Versorgung war das multifunktionale Hospital,[44] in das sie in erster Linie aus sozialen Indikationen heraus aufgenommen wurden. Die medizinische Versorgung der Hospitaliten übernahm meist ein dem Hospital zugeordneter Arzt, der mit dem Schwergewicht seiner Tätigkeit als Physikus der Stadt oder des Kreises und/oder als niedergelassener Arzt tätig war.[45] Das Amt des Physikus war seit dem ausgehenden 18. Jahrhundert in der Regel auch mit der Wahrnehmung armenärztlicher Aufgaben verbunden.[46] In erster Linie stellte die Bestellung eines oder mehrerer Physici eine öffentliche Antwort der Städte auf die spezifisch städtische Bedürftigkeit dar,[47] jedoch sollte auch ihre Bedeutung als Beitrag zur Etablierung von Ärzten auf dem »platten Land« nicht unterschätzt werden.[48] Die in den jeweiligen Physikatsordnungen festgeschriebene unentgeltliche Behandlung durch den Physikus stellte für arme Kranke eine weitere Möglichkeit dar, ihre Notlage zu lindern. Über die Akzeptanz dieser medizinischen Dienstleistung ist kein einheitliches Urteil zu fällen, und sie dürfte stark abhängig von lokalen Gegebenheiten gewesen sein. Unstrittig ist hingegen die Tatsache, daß durch die Einrichtung von Physikaten Verwaltungsstrukturen angelegt wurden, mit denen maßgebliche Voraussetzungen für die Medikalisierung der Gesellschaft des Aufgeklärten Absolutismus geschaffen wurden.[49] Neben dem Hospital und dem Armenarztwesen existierten in vereinzelten Städten – wie beispielsweise in Bamberg – auch private Stiftungen, die der Finanzierung häuslicher Versorgung bedürftiger Kranker durch Pflegepersonal und/oder niedergelassene Ärzte und/oder andere Heilpersonen dienten.[50]

Als Klientel der neuen Krankenhäuser waren, wie im einzelnen noch zu zeigen ist, ebenfalls die armen Kranken vorgesehen. Doch läßt sich feststellen, daß die Aufnahme in das Krankenhaus neuen Typs eher aus einer medizinischen Indikation heraus erfolgte. Die Schilderung des Aufnahmeverfahrens in der 1730 erschienenen Abhandlung J.Th. Ellers über die medizinische Praxis an der Berliner Charité macht dies deutlich:

»Mit der Aufnehmung der Armen und Krancken wird es folgender Gestalt gehalten: Es wird niemand hieselbst angenomen, er habe sich denn zuvor gehöriges Orts gemeldet, und sattsame Zeugnüße seines Unvermögens, Dürfftigkeit und elenden Zustandes beygebracht; Derer würcklich krancken Beschaffenheit wird von mir, oder von Herrn Senff untersuchet, da man selbige alsdann mit einem Zettel oder Receptions-Schein versiehet, welchen sie beym Eintritt ins Hauß, dem Inspector vorzuzeigen gehalten seyn.«[51]

Der Wandel der Aufnahmepraxis von der sozialen zur medizinischen Indikation vollzog sich subtil, häufig zunächst in Form einer Gratwanderung zwischen Caritas und Zweckrationalismus. Der dirigierende Arzt des neu errichteten Allgemeinen Krankenhauses in Bamberg, A.F. Markus, bezog sich in seiner 1790 publizierten Gedenkschrift zur Eröffnung dieser Krankenanstalt zunächst noch stark auf humanitäre und caritative Gedanken der Armenkrankenpflege, die im Prinzip in gleicher Form auch der Intention des traditionellen Hospitals zugrundeliegen und dessen Aufnahmepraxis entscheidend mitbestimmen. Er schrieb:

»Armut ist für sich eine bedrückende Last; – gesellt sich noch Krankheit hinzu, so sind dieß die schlimmsten Gefährten des menschlichen Elendes. – Der Dürftige, so lange ihm seine Gesundheit noch Kräften giebt, fühlt weder die Last seiner Arbeit, weder das harte Strohlager, auf welches er seine von Arbeit ermattete Glieder hinwirft, noch die schlechte Nahrung, die ihm seine Dürftigkeit zubereitet. – Aber lassen wir nun auch Krankheit in die Hütte des Dürftigen kommen, so fällt, von ihrem Hauche vergiftet, der Elende aufs Krankenbett. – Er liegt auf einem harten Strohlager hingestreckt, und fühlt die Leiden seines Zustandes doppelt. – Er bedarf Nahrung; die Hände, die sie ihm sonst erwarben, sind ohnmächtig gesunken, und seine Krankheit fordert überdieß eine bessere Nahrung als jene, die ihm seine Dürftigkeit noch in seinem gesunden Zustande, zu erwerben in Stand setzte.«[52]

Durch Charakterisierungen wie diese läßt sich die weiter oben formulierte These, das Krankenhaus unterscheide sich zunächst vor allem in seinen Aufnahmekriterien vom Hospital, noch nicht stützen. A.F. Markus ging in seiner Beschreibung der Klientel des Allgemeinen Krankenhauses nicht allzuweit über die eben zitierte Darstellung hinaus. Nur der Hinweis, »einzig und allein zweckmäßig eingerichtete Krankenhäuser«[53] ermöglichten vollkommene Hilfe für die armen Kranken, da nur dort gewährleistet sei, daß der Kranke in angemessener Sauberkeit untergebracht, von reinlicher Luft umgeben, in einem besseren Bett liegend und mit reinlicher und bequemer Kleidung versorgt, ohne Rücksicht auf Kosten ernährt, mit seiner Krankheit angemessener Nahrung und schließlich sachgerecht gepflegt und regelmäßig vom Arzt besucht, *geheilt* werden kann,[54] erlaubt den vorsichtigen Schluß, daß auch für diesen Autor die *Wiederherstellung* Kranker nun den vornehmlichen Grund ihrer Aufnahme in das Krankenhaus darstellt. Jedoch scheint sich hier zwischen Hospital und Krankenhaus in der intendierten Aufnahmepraxis und Klientel noch eine gewisse Kontinuität zu zeigen. Die Vorteile eines Krankenhauses gegenüber dem Hospital siedelte A.F. Markus in einem anderen Bereich an. Es waren dies die Vorzüge, die Krankenhäuser für die medizinische Ausbildung und Forschung boten.[55] Hier vollzog *er* den Bruch zwischen dem Hospital und dem Krankenhaus auf eine für die beobachtete Entwicklung sicherlich nicht untypische Art und Weise. Da Fragen in bezug auf die intendierte Rolle der Krankenhäuser als Ausbildungs- und Forschungsstätten im Rahmen ärztlicher Initiativen von erheblicher Bedeutung waren, wird noch ausführlicher auf sie eingegangen.

Wie sollte aber erreicht werden, daß die zumeist im Hospital befindlichen armen Kranken – und wirklich nur Kranke – in das Krankenhaus gelangen? Zur Beantwortung dieser Frage wurden in Initiativen der an der Meinungsbildung bei der Gestaltung des Krankenhauses beteiligten Mediziner vor allem zwei Argumentationslinien verfolgt. Auf der einen Seite wurden im Sinne kameralistischer Staatsvorstellung bzw. der »Medizinischen Polizey« Beweisführungen vorgebracht,[56] in denen der Nutzen betont wurde, der aus der Wiederherstellung Kranker und dem damit verbundenen Rückgewinn ihrer Arbeitskraft für das Gemeinwesen resultierte.[57] Auf der andereren Seite wurde in detaillierten Ausführungen energisch für die Konzentration von Krankenanstalten auf die medizinische Praxis und für die Verbesserung der notwendigen Rahmenbedingungen argumentiert. Beide Argumentationsstränge treffen sich schließlich in einem Punkt: Aus der vielschichtigen Klientel des Hospitals wurden die wiederherstellbaren »armen Kranken« herausgegriffen und als Patienten des neuen, ausschließlich zum Zweck medizinischer Versorgung eingerichteten Krankenhaustyps definiert. Den nicht heilbaren Kranken wurden diese Mittel entzogen. Ganz auf dieser Argumentationslinie bewegten sich der bekannte Münsteraner Mediziner C.L. Hoffmann in seiner 1788 in Mainz publizierten Schrift *Von der Nothwendigkeit, einem jeden Kranken in einem Hospitale sein eigenes Zimmer und Bett zu geben* und sein Mainzer Kollege K. Strack in seiner im gleichen Jahr erschienenen Publikation *Das allgemeine Krankenhaus in Mainz.*[58] In diesen beiden konkurrierenden Schriften wurde ein Streit über den besten Standort und die sinnvollste Gestaltung eines Krankenhauses für die Stadt Mainz ausgetragen. Über den öffentlichen Nutzen von Krankenanstalten einig, erfolgte die Auseinandersetzung mit den zahlreichen Facetten und Problemen institutioneller Krankenversorgung in beiden Schriften – unter Berücksichtigung von Kosten-Nutzen-Erwägungen[59] – allein vor dem Hintergrund der medizinischen Zweckbestimmung, ausgehend von unterschiedlichen Medizinkonzepten.[60] Dabei stand in beiden Schriften völlig außer Frage, daß in die Krankenhäuser nur Kranke aufzunehmen seien und daß ihrer medizinischen Versorgung jegliche andere Fürsorge unterzuordnen sei. So eindeutig in diesen strategischen Schriften die Funktion und die Klientel des Krankenhauses auch verbunden wurden, so deutlich der Unterschied zum Hospital hier auch hervortritt: eine Zuordnung Bedürftiger zu verschiedenen Versorgungsinstitutionen, die den Anspruch des Krankenhauses auf eine eigene Klientel festschreiben würde, folgt hieraus noch nicht.

Diese findet sich in einer zentralen und häufig zitierten Arbeit Max Stolls, der weniger vorsichtig bei der Formulierung der idealen Klientel des Krankenhauses war. In der ebenfalls 1788 über die Einrichtung der öffentlichen Krankenhäuser in Wien veröffentlichten Abhandlung[61] wurde der Bruch mit bisherigen Traditionen in der Krankenversorgung geradezu gefordert. Der Wiener Krankenhausleiter und Universitätsdozent griff die zeitgenössische Diskussion über Ursachen und Möglichkeiten zur Eindämmung des Hospitalfiebers auf, um daran Überlegungen zur Konzeption und Organisation des Krankenhauses anzuknüpfen, die sich ebenfalls am Kriterium medizinischer Zweckerfüllung orientierten. Damit verband er eine Reihe kameralistisch geprägter Kosten-Nutzen-Erwägungen, in die er auch demographische Argumente einbezog. Ausführlich ging er, wie viele andere Autoren dieser Zeit, auf den Nutzen einer fachgerechten Krankenwartung, auf Maßnahmen zur Luftreinhaltung und auf eine Reihe von Möglichkeiten zur Einsparung unnötiger Kosten ein.[62] Neben diesen Ausführungen enthält der Text eine Passage, die für die hier behandelte Frage, ob sich aus Arztinitiativen ablesen läßt, daß der Wechsel von der institutionellen Versorgung Kranker im Hospital zur kurativen Versorgung im Krankenhaus als Bruch intendiert war, recht aufschlußreich ist. Das Programm, das in diesem Text zur Spezifizierung der Krankenhausklientel vorgeschlagen wurde, kann vor dem Hintergrund der Zeit als rigoros bezeichnet werden. Um die Tragweite des Hauptarguments auszuleuchten, soll hier kurz auf den argumentativen Rahmen eingegangen werden, in den diese Textpassage eingebettet ist. Voraussetzung für die Umsetzung des Stollschen Konzeptes war die zu seiner Zeit durchaus übliche Unterteilung der Patienten in unterschiedliche Gruppen.[63] Die der »geschwindheilbaren Kranken« umfaßte Patienten, die »alle Gattungen der hitzigen und kalten Fieber, Ruhren etc.« aufweisen. In der Gruppe der »langwierigen, nicht ansteckenden« Kranken waren »Wassersüchtige, Lungensüchtige, mit Verstopfung der Eingeweide behaftete, Gelbsüchtige und die meisten nicht fiebrischen Kranken« zusammengefaßt. Die »langwierigen und zugleich ansteckenden« Kranken waren diejenigen, die unter Geschlechtskrankheiten und Scabies litten. Unter »Unheilbaren« wurde eine weniger spezifizierte Gruppe verstanden, die »sehr of Epileptici, Maniaci, etc.« seien. Weitere Gruppen wurden von Schwangeren und Findelkindern gebildet.[64]

Interessant ist, welcher Stellenwert den einzelnen Gruppen im Rahmen institutioneller Versorgungsleistungen zugesprochen wurde. Die »geschwindheilbaren« sowie die »langwierigen, nicht ansteckenden Kranken« stellten die bevorzugt im Krankenhaus zu behandelnden Patienten dar, die allein aus medizinischen Gründen zur Behandlung aufgenommen wurden. Schwangere und Findelkinder wurden – ganz im Sinne kameralistischer Bevölkerungspolitik – ebenfalls zur Klientel des Krankenhauses bzw. des angegliederten Geburtshauses gerechnet,[65] wobei hier soziale *und* medizinische Indikationen für die Aufnahmepraxis geltend gemacht wurden. Die soziale Rolle der Geburtshäuser schilderte Max Stoll ganz im Sinne der Aufklärung, wobei er durchaus nicht ohne Gesellschaftskritik argumentierte:

»Beinahe alle diese [...] Entbindungen ausser dem Spitale geschehen bei Hebammen, wohin sich das geschwängerte Mädchen für sein bischen Geld, sobald es seine Schwangerschaft etwa im 5ten - 6ten Monate nicht mehr verbergen kann, und seines Dienstes entlassen wird, hinbegiebt, oder es irrt hin und her von der Schande, der Reue, der Armut und der Polizey allenthalben verfolgt. Diejenigen, die sich zu Hebammen bei Zeiten flüchten können, sind zwar vor dem Arme der Polizey etwas sicherer, aber nicht vor den Klauen der Harpyren, wohin sie ihre Zuflucht nahmen. Dort werden diese armen Geschöpfe ihres bischen Geldes, ihrer Kleidung, die sie versetzen müssen, und sehr of ihrer Gesundheit, und ihres Lebens beraubt. Sie sind bei ihrer Geburt, und im Wochenbette, dem tollkühnen Eigendünkel einer solchen Hebamme (ich rede von der niedrigsten Gattung dieser Wehemütter und ihrer sind leider viele) ganz überlassen. Ich war manchmal Zeuge dieses Elendes, und wunderte mich weniger über die Mutter, die ihres Kindes vergessen, und im Sturme der Verzweiflung an ihm zur Mörderin werden konnte, als über unsere Gesetzgebung, die eine solche Mutter unter solchen Umständen strafen konnte, ohne zuvor diese so mächtige Veranlassung des Vergehens zu heben.«[66]

Hier ist sicherlich anzunehmen, daß in dieser Darstellung auch bis zu einem gewissen Grad eine Ausgrenzungsstrategie gegen den Beruf der Hebammen als vollwertigen Heilberuf transportiert wurde. Im Rahmen der Argumentation wurde im weiteren die medizinische Indikation zur Aufnahme Schwangerer in erster Linie daraus abgeleitet, daß Schädigungen von Mutter und Kind häufig Folge unsachgemäßer Entbindungen durch Laien und/oder Hebammen seien, die es zu vermeiden gelte.[67] Allein durch die medizinische Versorgung der Mütter und Säuglinge sei es möglich, ihre Gesundheit zu garantieren und sie dem Gemeinwesen als vollwertige Mitglieder zu erhalten. Viele der zeitgenössischen Texte, die sich mit Fragen der Medizin und der öffentlichen Gesundheit im Zusammenhang mit Geburtlichkeit auseinandersetzten, engagierten sich in ähnlicher Weise für die medizinische Betreuung von Mutter und Kind während der Zeit der Entbindung.

Beinahe als klassisch kann die Art und Weise bezeichnet werden, in der Max Stoll dafür argumentierte, Geschlechts- und Krätzekranke außerhalb der normalen Krankenhäuser zu versorgen. Eng korrespondierend mit Ausführungen über die verheerenden Folgen gegenseitiger Ansteckung im Krankenhaus, die im Zusammenhang mit der Diskussion des Hospitalfiebers erfolgten, wurde knapp darauf hingewiesen, diese Kranken gehörten »in ein Haus allein; damit Niemand anderer angesteckt werde«[68] und die Bemühungen der Medizin um die anderen Patienten nicht zunichte gemacht würden. Hier stand die Zweckerfüllung des Krankenhauses ganz im Vordergrund der Argumentation. Zu einer Zeit, in der ansteckende Krankheiten und Hospitalismus kaum beherrschbar waren, war es nur konsequent, die Gruppe der »ansteckenden Kranken« als erhebliches Risiko für andere Patienten zu betrachten und diese Patientengruppen möglichst vollständig voneinander fernzuhalten.

Vollends deutlich wird der intendierte Bruch zwischen beiden Institutionen in einem weiteren Zusammenhang. Die Vorschläge Stolls zum Umgang mit unheilbar Kranken lassen klar hervortreten, daß das Krankenhaus in seinen Augen ausschließlicher Ort einer kurativen, wiederherstellenden Medizin zu sein hatte. Pflegerische Grundversorgung stand in diesem Typ des Krankenhauses nur noch als Dienstleistung zur Verfügung, durch die die Rahmenbedingungen für die klinische Medizin geschaffen wurden. Als Zweck an sich – wie etwa bei der fortdauernden Betreuung Unheilbarer – wurde die pflegerische Grundversorgung, die das Rückgrat medizinischer Fürsorge im Hospital alten Typs darstellte, als eigener Bereich von »Versorgungsanstalten« definiert oder dem Aufgabengebiet der Armenpflege zugeordnet. In pointierter Weise wird die Ausgrenzung Invalider, Armer und besonders auch unheilbar Kranker aus der Klientel des Krankenhauses in folgender Passage der Stollschen Abhandlung deutlich:

»[...] die vierte Klasse [die der unheilbar Kranken, N.P.] gehört meistens in die *Versorgungsanstalt*, oder in die *Armenpflege*. Wie nun aber die Krankenspitäler und Geburtshäuser in die

Stadt gehören, so gehören die Invaliden, die Armen, und mit ihnen auch die Unheilbaren auf das Land, oder in die Provinz, wo es viel wohlfeiler, als in der Hauptstadt zu leben ist. Z.B. in einigen Gegenden Ungarns, oder in dem Bannat, wo sie der Obsorge eines Kreis, – oder Komitats-Medici und Chirurgi anzuvertrauen wären, und wo sie z.B. zum Seidenbau, oder anderen leichten Arbeiten könnten verwendet werden. Es ist zum Erstaunen, dass man so viele in Versorgungshäusern wohnende Menschen, ohne sie, nach dem Maasse ihrer noch übrigen Kräfte zu verwenden, auf öffentliche Kosten im Müssiggange ernährt.«[69]

Lassen die untersuchten Arztinitiativen auch keine allgemeine Kennzeichnung der ärztlichen Vorstellung zur Spezifizierung der Krankenhausklientel im ausgehenden 18. Jahrhundert zu, so kann doch zusammenfassend folgendes festgehalten werden. Offenbar bestand bei einflußreichen Medizinern durchaus die Absicht, den Übergang vom Hospital zum Krankenhaus in Form eines Bruches zu vollziehen. Initiativen für die Gestaltung des Allgemeinen Krankenhauses mußten sich in der Übergangsphase mit der Realität des Hospitalwesens auseinandersetzen – beispielsweise mußten die »armen Kranken«, die zur Klientel des Hospitals gehörten, gewonnen werden. Dies darf aber nicht darüber täuschen, daß das Krankenhaus als Institution neuen Typs gedacht wurde, die dem völlig veränderten Zweckerfüllungsanspruch der medizinischen Betreuung und der Wiederherstellung Kranker verbunden sein sollte.

»Zur Erziehung geschickter Ärzte und Beförderung und Erweiterung der Heilwissenschaft«:[70] Ärztliche Ansätze zur Etablierung des Krankenhauses als Ort medizinischer Ausbildung und Forschung

Zu Beginn des 19. Jahrhunderts entwickelten sich Theorie und Praxis der wissenschaftlichen Medizin an großen, meist universitären Krankenhäusern mit bemerkenswerter Geschwindigkeit. Ausgehend von den wissenschaftlichen Zentren verbreiteten sich naturwissenschaftliche Medizinkonzepte rasch und wurden bald zum dominanten Prinzip medizinischer Praxis überhaupt. Die Krankenhäuser des 19. Jahrhunderts spielten dabei sowohl im medizininternen Prozeß der Verwissenschaftlichung der Medizin als auch bei der Umsetzung der Medizinkonzepte in neue Therapieformen sowie bei der Durchsetzung einer neuen klinischen Praxis eine entscheidende Rolle.[71] Die rasche Entfaltung dieser Entwicklungsprozesse geschah nicht voraussetzungslos. Ihre entscheidende Grundlage bestand in der Etablierung des Krankenhauses als Ort medizinischer Ausbildung und Forschung, die im ausgehenden 18. Jahrhundert im Zuge der

Gestaltung des Krankenhauses als Ort der Krankenversorgung erfolgte. Dabei muß jedoch klinischer Ausbildung und Forschung in der Zeit des ausgehenden 18. Jahrhunderts noch eine andere Bedeutung beigemessen werden als im 19. oder gar im 20. Jahrhundert. Die Erprobung neuer Heilverfahren, die Ausbildung junger Ärzte und die Erforschung drängender medizinischer Probleme – wie etwa des Hospital- bzw. Nosokomialfiebers – waren stark ineinander integriert. Zweck klinischer Ausbildung im Rahmen der universitären Medizinerausbildung war es in erster Linie, Defizite an Praxisbezug, die charakteristisch für die akademische Medizin der Zeit waren, soweit wie möglich auszugleichen. Dies konnte zunächst nur in eingeschränktem Maße erfolgreich sein, denn trotz fortschreitender Erkenntnisse in den medizinischen Grundlagenwissenschaften, Anatomie, Physiologie und Pathologie, waren die akademisch gebildeten »medici puri«, die vorrangig innere Erkrankungen behandelten und im Gegensatz zu den »Handwerkschirurgen«[72] keine chirurgischen Eingriffe vornahmen, therapeutisch oft hilflos.[73] Die Forderung, den systematischen Erwerb ärztlicher Erfahrung zu fördern, stellte eine Antwort auf diesen Umstand dar.

»Die Heilkunde ist eine Erfahrungswissenschaft, sie läßt sich ohne Beispiele weder lernen noch lehren. [...] Die theoretische Schilderung der Krankheiten in Büchern und auf Lehrstühlen, sind für den Lehrling schwache Abdrücke, welche am Krankenbette oft irre führen, und den ganzen Vorrath gesammelter Kenntnisse, nicht selten unbrauchbar machen; – sein Urtheil über die Krankheit wird schwankend, und die darauf gebaute Heilungsmethode unsicher. – Sehr oft nehmen Krankheiten eine tückische und unkenntliche Larve an, welche der geübteste Praktiker nur mit Mühe erkennt. Was muß nun dem Arzte geschehen, welcher vom Buche zum Krankenbette gehet – ? Die Krankheiten müssen im Buche der Natur studieret, und der Gang derselben am Krankenbette mehrmalen genau beobachtet werden. – Wer dieß nicht thut, ist ein mittelmäßiger Arzt; – und der mittelmäßige Arzt, sagt der große Stoll, ist immer ein schlechter Arzt. – Es ist besser, sagt er, keinen Arzt zu haben, als einen schlechten, man ist besser in den Händen der ungestörten Natur, als in den Händen eines solchen Arztes.«[74]

Das Sammeln *systematischer* Erfahrungen in der Behandlung von Krankheiten stellte sich also als Aufgabe dar, die es gleichermaßen in der medizinischen Ausbildung wie in der medizinischen Forschung zu bewältigen galt; hier sind die Übergänge im betrachteten Zeitraum fließend. Von der Überwindung der Kluft zwischen medizinischer Theorie und klinischer Praxis hing der Erfolg der um Anerkennung ringenden, jungen naturwissenschaftlichen Medizin in maßgeblicher Weise ab. Jedoch außer an den Krankenanstalten der medizinischen Universitäten gab es im ausgehenden 18. Jahrhundert keinen eindeutig umschriebenen Raum, an dem wissenschaftliche Erkenntnisse im Umgang mit Krankheiten auf systematische und konzentrierte Weise gewonnen und zusammengetragen werden konnten. Diesen Raum bot in prädestinierter Weise der neue Typus des Allgemeinen Krankenhauses, der gleichzeitig die Funktionen einer Versorgungs-, Lehr- und Forschungsanstalt erfüllen sollte. Im Allgemeinen Krankenhaus bot sich der lehrenden und forschenden Medizin ein einfacher, durch sie selbst reglementierter Zugriff auf Patienten, hier konnte unter kontrollierten Bedingungen die allmähliche Integration der Chirurgie in die wissenschaftliche Medizin vorangetrieben werden. Wie früh diese Aufgaben bereits in programmatischer Form an die neuen Krankenanstalten herangetragen worden sind, macht ein weiteres Zitat aus der bereits erwähnten Abhandlung J.Th. Ellers deutlich:

»Außerdem nun daß denen Nothleidenden armen Krancken durch diese Veranstaltungen [der Charité, N.P.] die allerchristlichste Beyhülffe geschahe, so erwuchsen hiedurch noch andere Vortheile, welch nicht minder nützlich als in gewissen Absichten höchst nöthig waren. Es hatten nemlich *Sr. Königl. Majestät* vor ohngefehr 5. Jahren zu Dero zahlreichen Armee und der sämtlichen Unterthanen Besten, das numehro überall bekannte *Collegium Medico-Chirurgicum* in hiesiger Residenz errichtet, damit sowohl die Medicin, als fürnehmlich die Chirurgie, welche bis anhero wegen Mangel der nöthigen Gelegenheit zur gründlichen Erlernung derselben, niemahlen behörig ausgeübet worden, dadurch möchte in ein helleres Licht gesetzet werden; und daß nach dem löblichen Exempel von Paris, London, Amsterdam [...] diese *Wissenschaft* [Hervorhebung, N.P.] möchte zu einer mehrern Vollkommenheit gedeihen.«[75]

Im weiteren ging J.Th. Eller auf das oben skizzierte problematische Verhältnis zwischen der theoretisch ausgerichteten akademischen Medizin und der klinischen Praxis ein und betonte in diesem Zusammenhang den Wert »bettseitigen« Unterrichts für theoretisch ausgebildete Mediziner. In dieser Passage des Textes wird darüber hinaus deutlich, daß dem klinischen Unterricht auch eine Rolle bei der Integration der Chirurgie in die Medizin zugesprochen wurde. Am Krankenbett solle sowohl die »innerliche« als auch die »eußerliche« Medizin erlernt werden, der Absolvent des klinischen Kurses solle ausdrücklich befähigt werden, *jede* Erkrankung »vernünftig« zu behandeln, wie J.Th. Eller weiterhin ausführt:

»Ob nun wohl der Endzweck [Vervollkommnung der medizinischen Wissenschaften, N.P.] dem *Sr. Königl. Majestät* hierunter allergnädigst abzielten, augenscheinlich erreicht wurde; indem die gewöhnlichen *Examina*, die öffentlich abgelegten Proben auf dem *Theatro Anatomico*, und auch die glückliche *praxis* verschiedener aus diesen Medicinischen und Chirurgischen *Collegio* beforderten jungen Leuten, welche bey der Königl. Armee bereits als Regiments-Feldscheers bestättiget worden, davon sattsame Zeugnisse ablegen: So schiene es doch noch an einer practischen Schule zu fehlen, in welcher die erlernte Theorie könte zur Ausübung gebracht, und durch welche jeder fleißiger und aufmercksame Zuhörer von den Krancken-Bette selbst konte Handleitung haben, die nöthigen Vortheile so wohl zur innerlichen als eußerlichen Cur ihm bekannt zu machen, und den behörigen Entschluß, wie eine jede Kranckheit vernünftig anzugreifen, dadurch zu gewinnen.«[76]

Um die Zielrichtung eines solchen Programms einordnen zu können, ist es erforderlich, sich die Situation vor Augen zu führen, in der der akademisch ausgebildete Arzt üblicherweise nach Verlassen der Universität stand. Auch im Urteil der Zeitgenossen waren die großen akademischen Lehrkrankenhäuser der Universitäten einsame Vorreiter in der Entwicklung des klinischen Unterrichts und der wissenschaftlichen Medizin.[77] Sie spiegelten keineswegs den allgemeinen Zustand der akademischen Medizin wider. Da das Absolvieren einer geregelten klinischen Ausbildung für die Zulassung als Arzt nicht obligatorisch war, ließ sich die Mehrzahl junger Ärzte auch noch gegen Ende des 18. Jahrhunderts ohne systematisch erworbene, praktische Erfahrungen, zumeist fern von Universitäten und Krankenhäusern nieder. Um erste Vertrautheit im Umgang mit Patienten und Krankheiten zu erwerben, hospitierten sie üblicherweise einige Zeit bei einem erfahrenen Kollegen und übernahmen Famulaturen, in denen sie in die ärztliche Praxis eingeführt wurden.[78]

In der Konkurrenzsituation, in der die niedergelassenen »gelehrten Ärzte« am Übergang vom 18. in das 19. Jahrhundert mit anderen Heilberufen standen, hatten die akademisch gebildeten Mediziner nicht unbedingt günstige Ausgangsvoraussetzungen. Therapeutische Ratlosigkeit, vergleichsweise hohe Honorare und vor allem eine fehlende professionelle Autonomie führten dazu, daß andere Heilberufe auf dem medizinischen Markt ihre Dienstleistungen recht erfolgreich anbieten konnten. Häufig praktizierten »Laienheiler« erfolgreicher als die an Hochschulen examinierten Ärzte, die aufgrund der knappen Nachfrage ihrer medizinischen Dienste zudem auch gegenseitig in einem starken Konkurrenzverhältnis standen.[79] Auf dieser Grundlage läßt sich erklären, daß die Ärzte zu ihrer Klientel, von der sie in starkem Maße ökonomisch abhängig waren, in einem Patronageverhältnis standen. In diesem Dienstverhältnis auf Zeit wurden Dauer, Art und Umfang medizinischer Leistung vom Patienten bestimmt, seine Wünsche waren maßgebliche Indikation; die Behandlung war erfolgreich, wenn die Wünsche und Bedürfnisse des Patienten zufriedengestellt werden konnten. Es verwundert daher nicht, daß der Schlüssel zur Verbesserung der Situation der eigenen Berufsgruppe von der akademischen Ärzteschaft in der Stärkung der professionellen Autonomie gesehen wurde. Diese Autonomie bezog sich sowohl auf die Abgrenzung zu »Laienheilern«, die keinen Zugang zu den Wissensbeständen der professionellen Mediziner hatten, als auch auf das Arzt-Patienten-Verhältnis, in dem der akademische Mediziner qua professioneller Expertise zum Entscheidungsträger werden sollte. Erreicht werden sollte diese Veränderung vorrangig durch die oben skizzierte und von J.Th. Eller in so programmatischer Weise eingeforderte praxisorientierte Erweiterung der wissenschaftlichen Medizin, durch eine bedarfsgerechtere, klinisch orientierte

Ärzteausbildung sowie durch die vermehrte Produktion wissenschaftlicher Erkenntnisse.

Aufgrund des offensichtlich wahrgenommenen starken Handlungsbedarfs im Bereich medizinischer Ausbildung und Forschung, schlugen programmatische Forderungen rasch in konkrete Vorschläge zur Errichtung klinischer Schulen und zur Förderung der medizinischen Wissenschaften um. In der Schrift J.Th. Ellers finden sich eine große Menge ausführlicher, »Observationes« genannter Fallbeschreibungen,[80] mit denen der Autor Zeugnis von der medizinischen Praxis und den Möglichkeiten klinischer Beobachtung bei verschiedensten Erkrankungen ablegen wollte. Ganz offensichtlich verfolgte er damit vor allem das Ziel, den Wert der Charité als Ort der Lehre und Forschung eindrücklich und lebendig vor Augen zu stellen.[81] Diese Vermischung von Programmatik und medizinisch-wissenschaftlicher Abhandlung findet sich bei späteren Autoren – insbesondere in einer noch ausführlicher zu besprechenden Schrift J.P. Franks – nicht mehr.

Nachfolgende Initiativen zur Gestaltung des Krankenhauses greifen die Schlagworte von der »Erziehung geschickter Ärzte und Beförderung und Erweiterung der Heilwissenschaft«,[82] also von Forschung und Lehre im Krankenhaus, vielmehr mit solch großer Selbstverständlichkeit auf, als spiegele sich in ihnen ein unverrückbares, nicht zu hinterfragendes Ideal, ein »Gut an sich«. Erklärbar ist diese zeitgenössische Wahrnehmung vor allem auch vor dem kulturhistorischen Hintergrund der Aufklärung, wobei retrospektiv nur schwer zu diagnostizieren ist, inwieweit die einzelnen Traktate und Abhandlungen von Medizinern Wiedergabe einer tatsächlichen Wahrnehmung, einer tatsächlich medizinisch-aufklärerischen Haltung darstellen oder bis zu welchem Grad hier nicht vielmehr eine Instrumentalisierung aufklärerischer Bewegungen in der Gesellschaft an der Wende vom 18. zum 19. Jahrhundert vollzogen wird.

Verborgene Strategien ärztlicher Initiativen treten dann etwas deutlicher hervor, wenn man die Texte daraufhin befragt, welche unmittelbaren und mittelbaren Vorteile zeitgenössische Protagonisten der Krankenhausgestaltung sich von der Verankerung der praktischen Ausbildung und der medizinischen Forschung im Allgemeinen Krankenhaus erhofften und welche Bedeutung für die Durchsetzung professioneller Interessen ihnen beigemessen werden kann. Als Ausgangspunkt dieser Überlegungen soll im folgenden J.P. Franks Entwurf zur Einrichtung einer klinischen Schule dienen, der 1794 in deutscher Sprache publiziert wurde.[83] Mit dieser Schrift wurde die Absicht verfolgt, ein *generelles* Konzept für die Durchführung klinischer Lehre und Forschung vorzustellen. Dieses geschah ausdrücklich unabhängig von besonderen örtlichen Gegebenheiten, losgelöst von Betrachtungen zur Pathologie oder Nosologie sowie unter

Ausklammerung spezieller Fragen der Therapie und Pflege.[84] Als »klinische Metaphysik«[85] sollte die Schrift vielmehr Grundvoraussetzungen für die Errichtung klinischer Lehrinstitute erläutern. Der Autor betonte, daß aus diesem Grunde – und in Unterscheidung zu anderen Abhandlungen – vorrangig »1) der Ort, wo eine klinische Schule anzulegen ist, 2) die Kranken, welche in derselben aufzunehmen sind, 3) die Obliegenheiten des Professors, 4) die Pflichten der Schüler, und endlich 5) die besten Mittel, um von einer solchen Einrichtung, den bestmöglichen Nutzen zu erreichen«,[86] Gegenstand der Untersuchung sein sollten. Obwohl es diese sachbezogene Gliederung auf den ersten Blick nicht vermuten läßt, enthält der Text weite Passagen, aus denen klar abzulesen ist, wie der Autor die Ausgangssituation und Entwicklungsmöglichkeiten der klinischen Ausbildung persönlich einschätzte. In besonders pointierter Weise stellte Frank zu Beginn seiner Abhandlung die Situation der akademischen Medizinerausbildung dar.

»Wir sind noch zu weit von der vollkommenen Erkenntniß der nächsten Ursachen der Krankheiten entfernet, und die Eintheilungen, welche die besten Nosologen angenommen haben, sind noch zu willkührlich und verworren, um einen öffentlichen Unterricht auf eine ähnliche Arbeit, die oft äußerst ins Kleine geht, gründen zu können. Und wenn auch nun der klinische Lehrer ein bereits angenommenes nosologisches System befolgen, und es mit seinen eigenen Beobachtungen bereichern muß; so hat doch dieses Lücken und unbestimmte Sätze genug, welche die aufmerksamsten und entschlossensten seiner Zuhörer aufdecken werden.«[87]

Durch diese Einschätzung wurden gleich zwei Zielvorstellungen in die Argumentation eingeführt. Zunächst einmal wurde unterstrichen, daß die von Nosologen und Pathologen entwickelten Theorien der Krankheiten und ihrer Klassifikation nicht alleinige Grundlage eines angemessenen klinischen Unterrichts sein könnten. Auf der Basis dieser Feststellung ging Frank im weiteren Verlauf der Schrift noch mehrfach auf die große Bedeutung praktischer Erfahrung in der Ärzteausbildung ein. Zusätzlich wurde darauf hingewiesen, daß die Wissensbestände der Medizin noch so unvollkommen seien, daß der klinische Lehrer sie mit seinen eigenen Beobachtungen bereichern müsse. Hier wird deutlich, daß die oben bereits erwähnte enge Verknüpfung von klinischer Forschung und Lehre im ausgehenden 18. Jahrhundert als Notwendigkeit aufgefaßt wurde.

Sowohl für die Bereicherung der Lehre durch klinisch-praktische Erfahrung als auch für die klinische Forschung mußten nach der Auffassung J.P. Franks gewisse Rahmenbedingungen in einer »klinischen Schule« gegeben sein. Vorrangig mußte gewährleistet sein, daß eine genügend große, aber noch überschaubare Menge von Patienten mit unterschiedlichen Erkrankungen zur genauen Patientenbeobachtung und zum »bettseitigen« Unterricht in die »klinische Schule« aufgenommen werden konnten. Dabei sollte die Ausbildungsstätte einem »normalen« Hospital oder Krankenhaus angegliedert werden, um Forschung und Lehre von den Aufgaben der routinemäßigen Krankenversorgung[88] sowie von der Versorgung Genesender[89] weitestgehend zu entlasten.[90] Der von ärztlicher Seite mit den klinischen Schulen verfolgte Zweck konnte nur erreicht werden, wenn ein gewisses Krankheitsspektrum bettseitig zu vermitteln war. Didaktische Anforderungen, gefolgt von wissenschaftlichem Interesse, sollten in dem Entwurf Johann Peter Franks entscheidendes Kriterium für die Überweisung von Patienten aus den Krankenanstalten in das klinische Institut sein. Sowohl Kranke mit seltenen, aber für die Ausbildung wichtigen Leiden, als auch gewöhnliche, etwa an »Wechselfiebern« Erkrankte beiderlei Geschlechts sollten Berücksichtigung finden. Der Modus der Überweisung des Kranken vom Hospital in die klinische Schule folgte ganz und gar zweckrationalen Gesichtspunkten.

»In dieser Hinsicht, und zur bequemen Auswahl der Kranken, wird es nothwendig, daß der klinische Professor von allen Kranken, die täglich ins Hospital aufgenommen werden, benachrichtigt sey. Jeder Arzt ist daher auch gehalten, an jedes Bette, des großen Spitals, auf eine kleine, am Kopfe des Kranken aufgehangene Tafel, den Charakter der Krankheit aufschreiben zu lassen, womit der Kranke dessen Kur er eben unternommen, befallen ist. Wird nun hernachmals einer von diesen Kranken in die Klinik [d.h. die klinische Schule, N.P.] aufgenommen, so ist der Arzt des größeren Hospitals verbunden, schleunige Nachricht von dem, was er bereits vom Zustande des Kranken erfahren hat, und welche Kurart er bis jetzt angewandt habe, zu geben. Auch kann der klinische Lehrer selbst von Zeit zu Zeit sich im Hospitale umsehen, um Kranke auszusuchen, die ihm für seine Absicht die zweckmäßigsten scheinen, ohne daß hier der Hospitalarzt Hinderniße und Schwierigkeiten machen könne.«[91]

Das Hospital oder Krankenhaus, dem die jeweilige klinische Schule angegliedert war, erfüllte in dieser Konstruktion auf den ersten Blick vorrangig die Funktion eines Reservoirs, aus dem die für Forschung und Lehre interessanten Fälle gewonnen werden können. Dabei war vor allem an akut Kranke gedacht, die – wie weiter oben bereits ausgeführt – aus ärztlicher Sicht die ideale Klientel des Krankenhauses darstellten. In bezug auf die routinemäßige Versorgung Kranker wurde das Hospital mit der angegliederten klinischen Schule von Johann Peter Frank idealerweise als reine Zweckerfüllungsanstalt gedacht. Auch in seiner Konzeption handelte es sich bei dem Hospital um eine Institution, die ausschließlich zur medizinischen Versorgung Kranker bestimmt war. Hierin stimmen zeitgenössische ärztliche Autoren überein. Als organisatorische Klammer zwischen dem großen Hospital und der klinischen Schule sollte nach Auffassung Franks ein Dokumentationssystem dienen. Neben Alter, Aufnahmedatum, Krankheitsdauer, Entlassungs- oder Todesdatum sollte damit insbesondere auch der »Character der Krankheit«, die innerliche und/oder äußerliche

»Kurart«, der »Zustand der Krankheit« sowie die »Diät« erfaßt, und die reibungslose Abstimmung der Therapie zwischen den Ärzten beider Anstalten ermöglicht werden.[92] Darüber hinaus stellte die Dokumentation nach der Überzeugung Franks ein hervorragendes Instrument zur Systematisierung der klinischen Beobachtung dar, dem er unmittelbare Relevanz für die Erweiterung medizinischen Wissens in Forschung und Lehre beimaß.[93]

Es wurde bereits darauf hingewiesen, daß klinische Forschung und Lehre weder als Selbstverständlichkeit noch als Zweck aus sich selber verstanden werden dürfen. Vielmehr wurde ihnen von ärztlicher Seite eine zentrale Rolle bei der Etablierung professioneller Autonomie zugesprochen. Vor diesem Horizont drängt sich die Frage auf, welche Kräfte in erster Linie für die Abkehr vom allgemein Bedürftigen und für die Hinwendung zum heilbaren Kranken in der institutionellen Krankenversorgung maßgeblich waren. Zwar kann davon ausgegangen werden, daß die Etablierung eines staatlichen Interesses und einer öffentlichen Vorstellung von Gesundheit dazu beigetragen haben, daß der Bedarf institutioneller Krankenversorgung neu formuliert wurde. Es ist jedoch auch festzuhalten, daß unterhalb dieser gesamtgesellschaftlichen Ebene massive ärztliche Interessen wesentliche Triebfeder bei der Gestaltung des Allgemeinen Krankenhauses waren. Der Wille zur Durchsetzung einer professionellen Autonomie der akademischen Ärzteschaft führte auf ärztlicher Seite dazu, daß Argumente für eine kameralistisch motivierte öffentliche Gesundheitsfürsorge mit Argumenten zur Förderung von medizinischer Forschung und Lehre amalgamiert wurden und so die aufgeklärte Diskussion um den Begriff der öffentlichen Gesundheit – zumindest in Teilen – bei Versuchen zur Durchsetzung professioneller Interessen instrumentalisiert wurde. Dieser Verquickung der Argumentationsebenen scheint auf den ersten Blick eine Verquickung der Kräfte zu entsprechen, die an der Entstehung des Krankenhauses neuen Typs Anteil hatten. Provokant könnte gefragt werden: War es nicht vorrangig die Ärzteschaft, die durch ihr Interesse an klinischer Lehre und Forschung den Bedarf institutioneller Krankenversorgung in Art und Umfang definierte, oder war die Etablierung des allgemeinen Krankenhauses tatsächlich Folge der gesellschaftlichen Veränderungen, die sich im Begriff der öffentlichen Gesundheit spiegeln?

Schlußbemerkungen

Neben einer Umorientierung in der Zwecksetzung, einer Veränderung der Aufnahmepraxis und der Einführung von klinischer Lehre und Forschung in das Krankenhaus wurden auch andere Versorgungsleistungen der alten Hospitäler in Arztinitiativen aufgegriffen und für das moderne Krankenhaus neu bestimmt. Beispielhaft sei an dieser Stelle noch kurz auf die Auseinandersetzung mit der geistlich-religiösen Fürsorge für Kranke eingegangen. Im Hospital alten Typs folgte nicht nur der Tageslauf der Hospitaliten den Regeln christlicher Lebensführung,[94] christliche Vorstellungen bestimmten auch den Umgang mit dem Kranken und seiner Krankheit. Im Krankenhaus neuen Typs sollten die Lebensbedingungen aber primär medizinischen Erfordernissen genügen. Ansatzpunkt der Kritik war vor allem – aber nicht nur – die unter medizinischen Gesichtspunkten nicht sachgemäße Unterbringung, Pflege und Ernährung der in das Hospital aufgenommenen Kranken.[95] J.P. Frank dehnte den Anspruch der Zweckrationalität darüber hinaus auf die geistliche Betreuung im Krankenhaus aus. Er intendierte eine Trennung zwischen Hospital und Krankenhaus auch auf der Ebene der geistlichen Fürsorge, denn nach seinen Vorstellungen sollte der Geistliche nicht mehr die zentrale Rolle der religiösen Deutung, Sinngebung und Verarbeitung von Krankheit und Leid erfüllen, die ihm in den auf »Heilsfürsorge« ausgerichteten alten Hospitälern zukam. Die geistliche Betreuung sollte vielmehr Teilfunktion im Rahmen der Krankenversorgung werden. Dem Geistlichen wurde dabei die Aufgabe des seelischen Beistands und Trösters zugedacht, der – wenn nötig – hinzugerufen werden könne und den Arzt in seinem Bemühen um Heilung unterstützen solle.[96]

Obgleich sich in den untersuchten Quellen unterschiedliche Argumentationsweisen abzeichneten, kann festgehalten werden, daß in erster Linie die Auswahl der Krankenhausklientel aufgrund veränderter Aufnahmeindikationen sowie die veränderte Rolle der Medizin als behandelnde, lehrende und forschende Krankenhausmedizin im Interessenmittelpunkt ärztlicher Initiativen bei der Gestaltung des Krankenhauses zwischen dem 18. und 19. Jahrhundert standen. Sie sind als kennzeichnend für die neue Definition der Zweckbestimmung institutioneller Krankenversorgung anzusehen.

Ferner konnte durch die exemplarische Untersuchung programmatischer Texte zur Krankenhausgestaltung gezeigt werden, daß in diesen Quellen zwischen Krankenhäusern und Hospitälern alten Typs eine klare Trennung intendiert ist. Im Rahmen ärztlicher Initiativen zur Gestaltung des Krankenhauses wird die Diskontinuität zwischen dem allgemeinen Krankenhaus und dem Hospital betont; der Bruch mit alten Formen der institutionellen Krankenversorgung wird geradezu eingefordert. Inwieweit sich aus diesen »Soll-Vorstellungen« auch eine Diskontinuität in der historischen Entwicklung ableiten läßt, ist auf der Basis des hier untersuchten Quellenmaterials nicht zu ermitteln und bedarf breiter angelegter Studien. Es kann aber generell angenommen werden, daß der Übergang von der Mitversorgung Kranker im Hospital zur ausschließlichen Heilbehandlung von Patienten im Krankenhaus nicht in Form eines krassen Bruchs verlaufen ist. Das »ideale Krankenhaus« im Sinne ärztlicher Vorstellungen dürfte es am Übergang zwischen dem 18. und 19. Jahrhundert aufgrund des Zwangs, sich mit der Realität der Armen- und Krankenversorgung zu arrangieren, ja aus dem Reservoir der Armenversorgung erst einmal die Krankenhausklientel zu gewinnen, nicht gegeben haben.[97] Dennoch bildet sich gegen Ende des 18. Jahrhunderts im allgemeinen Krankenhaus ein fest umschriebener, öffentlicher Raum aus, an dem die akademische Medizin – zunächst trotz mangelnder allgemeiner Nachfrage[98] – praktiziert, erprobt und gelehrt werden konnte und von dem aus sie sich zum dominanten Prinzip medizinischer Versorgung ausbreitete.

Anmerkungen

1 Zit. nach J.P. Frank (1969), *Selbstbiographie*, hg. von Erna Lesky, Wien/Bern, S. 145. – Für die Diskussion des hier vorgestellten Beitrags und für wissenschaftliche Schützenhilfe bin ich meinen Düsseldorfer Kollegen verbunden. Dank für viele wertvolle Hinweise und fruchtbare Kritik am Entstehungsprozeß dieser Arbeit schulde ich in besonderer Weise Alfons Labisch (Düsseldorf) und Reinhard Spree (München). Christoph auf der Horst (Düsseldorf) hat – obwohl an einer Dissertation leidend – das Manuskript mit großer Sorgfalt und Geduld korrigiert.

2 J. Kocka (1986), *Sozialgeschichte. Begriff – Entwicklung – Probleme*, 2. Aufl., Göttingen, S. 82.

3 Zur Rolle von Ärzten an den Höfen des 18. Jahrhunderts vgl. u.a. L. Brockliss (1990), The Literary Image of the Médecins du Roi in the Literature of the Grand Siècle, in: V. Nutton (Hg.), *Medicine at the Courts of Europe, 1500-1837*, London, S. 117-154; J. Geyer-Kordesch (1990), Court Physicians and State Regulation in Eighteenth-century Prussia: The Emergence of Medical Science and the Demystification of the Body, in: V. Nutton (Hg.), *Medicine at the Courts of Europe, 1500-1837*, London, S. 155-181; J.T. Alexander (1990), Medicine at the Court of Catherine the Great of Russia, in: V. Nutton (Hg.), *Medicine at the Courts of Europe, 1500-1837*, London, S. 182-208; C. Jones (1990), The Médecins du Roi at the End of the French Revolution, in: V. Nutton (Hg.), *Medicine at the Courts of Europe, 1500-1837*, London, S. 209-261; W.F. Bynum (1990), Medicine at the English Court, 1688-1837, in: V. Nutton (Hg.), *Medicine at the Courts of Europe, 1500-1837*, London, S. 262-289.

4 Hierin knüpft die Fragestellung an den Beitrag R. Jüttes im vorliegenden Sammelband an, in dem dieses Deutungsproblem aus anderer Sichtweise dargestellt wird.

5 Welch umfangreiches und schwieriges Projekt solch ein empirischer Test von Interpretationskonzepten darstellt, wird deutlich beim Studium der Arbeit von F. Loetz (1993), *Vom Kranken zum Patienten. »Medikalisierung« und medizinische Vergesellschaftung am Beispiel Badens 1750-1850*, Stuttgart.

6 Vgl. U. Frevert (1984), *Krankheit als politisches Problem. Soziale Unterschichten in Preußen zwischen medizinischer Polizei und staatlicher Sozialversicherung.* Kritische Studien zur Geschichtswissenschaft 62, Göttingen; A. Labisch (1992), *Homo hygienicus. Gesundheit und Medizin in der Neuzeit*, Frankfurt/M.; B. Wischhöfer (1991), *Krankheit, Gesundheit und Gesellschaft in der Aufklärung. Das Beispiel Lippe 1750-1830*, Frankfurt/M.; Loetz (1993).

7 Vgl. A. Fischer (1933), *Geschichte des Deutschen Gesundheitswesens*, Bd. II: *Von den Anfängen der hygienischen Ortsbeschreibung bis zur Gründung des Reichsgesundheitsamtes. (Das 18. und 19. Jahrhundert)*, Berlin, S. 2.

8 Vgl. hierzu bes. Labisch (1992), S. 80-96, zur hier gewählten Formulierung bes. S. 90.

9 Vgl. Labisch (1992), bes. S. 80-90.

10 Fischer (1933), S. 12.

11 Als zentrales Werk gilt allgemein Chr. Wolff (1721), *Vernünftige Gedanken von dem gesellschaftlichen Leben der Menschen*, Halle. Vgl. u.a. Fischer (1933), S. 12 und Labisch (1992), S. 85-88. Ausführlicher zu Wolff vgl. F.-W. Schwartz (1973), *Idee und Konzeption der frühen territorialstaatlichen Gesundheitspflege in Deutschland. (»Medizinische Polizei«) in der ärztlichen und staatswissenschaftlichen Fachliteratur des 16.-18. Jahrhunderts*, Diss., Frankfurt, S. 105-112.

12 Vgl. Labisch (1992), S. 86; vgl. auch Fischer (1933), S. 12.

13 Vgl. M. Foucault (1988), *Die Geburt der Klinik. Eine Archäologie des ärztlichen Blicks*, Frankfurt/M. Medizinspezifisch ist dieser Horizont erschlossen in K.E. Rothschuh (1978), *Konzepte der Medizin in Vergangenheit und Gegenwart*, Stuttgart, bes. S. 167-176, S. 240-260, S. 285-310, S. 323-336.

14 Ansatzpunkte für weiterreichende Studien hierzu finden sich bei Rothschuh (1978), S. 167-176, S. 240-260, S. 285-310, S. 323-336.

15 Der öffentliche Gebrauch der Vernunft, d.h. die freie (publizistische) Äußerung von Gedanken, das freie Räsonnieren »vor dem ganzen Publikum der Leserwelt« ist nach Kant kennzeichnend für Aufklärung. Vgl. hierzu den bekannten Aufsatz von Immanuel Kant in der Dezember-Nummer der *Berlinischen Monatsschrift* von 1784; I. Kant (1784), Beantwortung der Frage: Was ist Aufklärung? in: *Immanuel Kant. Schriften von 1783-1788. Immanuel Kants Werke*, Bd. IV, hg. von A. Buchenau/E. Cassirer (1973), Hildesheim, S. 169-176, hier bes. S. 172 f. Vgl. auch die kleine Schriftensammlung *Was ist Aufklärung? Thesen und Definitionen* (1992), hg. von E. Bahr, Stuttgart.

16 Vgl. hierzu die Flut von Schriften zu diesem Thema. Gedanken der »Medizinischen Polizey« aus dieser Perspektive werden u.a. explizit erörtert bei W.Th. Rau (1764), *Gedanken von dem Nutzen und der Nothwendigkeit einer medicinischen Policeyordnung in einem Staat*, Ulm; Chr. Rickmann (1771), *Von dem Einfluß der Arzneiwissenschaft auf das Wohl des Staats und dem besten Mittel zur Rettung des Lebens*, Jena. Als zentrales Werk immer wieder hervorgehoben wird J.P. Frank (1779 ff.), *System einer vollständigen medizinischen Polizey*, Bd. 1 ff., Mannheim.

17 Umgesetzt wurde das z.B. in den vielfältigen medizinischen Topographien des 18. Jahr-

hunderts.

18 Vgl. die pointierte Kennzeichnung der Professionalisierung einer akademisch gebildeten Ärzteschaft und Dominanz ärztlichen Expertentums in Frevert (1984), S. 36-44.

19 Aus einer eher körpergeschichtlichen Perspektive setzt sich mit diesem Themenkomplex auseinander: D. Outram (1989), *The Body and the French Revolution. Sex, Class and Political Culture*, New Haven.

20 Zu dieser Wechselwirkung vgl. die differenzierte Darstellung in J. Wimmer (1991), *Gesundheit, Krankheit und Tod im Zeitalter der Aufklärung. Fallstudien aus den habsburgischen Erbländern*, Wien, S. 31-69. Hier wird auch anschaulich diskutiert, inwieweit Verordnungen zur Regelung des Medizinalwesens tatsächlich umgesetzt wurden.

21 Solche Strategien werden exemplarisch u.a. untersucht in Wischhöfer (1991), S. 81-230, bes. S. 205-230.

22 Vgl. hierzu die Arbeit von I.v. Bueltzingsloewen (1992), *Enseignement clinique et médicalisation de la société dans l'Allemagne des XVIIIe et XIXe siècles*, Diss., Lyon.

23 Foucault (1988).

24 Vgl. Frevert (1984), S. 74 f.

25 Vgl. auch A.E. Imhof (1977), The Hospital in the 18th Century: For Whom? The Charite Hospital in Berlin, the Navy Hospital in Copenhagen, the Kongsberg Hospital in Norway, in: *Journal of Social History* 10, S. 448-470; ders. (1977a), Die Funktion des Krankenhauses in der Stadt des 18. Jahrhunderts, in: *Zeitschrift für Stadtgeschichte, Stadtsoziologie und Denkmalpflege* 4, S. 215-242.

26 Für Frankreich zur Zeit der Französischen Revolution wird diese Situation pointiert beschrieben in G. Rosen (1956), Hospitals, Medical Care and Social Policy in the French Revolution, in: *Bulletin of the History of Medicine*, Bd. XXX, S. 124-149.

27 Vgl. hierzu auch D. Jetter (1969), Gemeinschaft und Absonderung der Kranken als antagonistische Faktoren historischer Hospitäler (1500-1900), in: *Medizinhistorisches Journal* 4, S. 121-138. Zu dem offenbar etwas früher einsetzenden Einzug der Medizin in das Hospital in England vgl. hingegen G. Rosen (1974), *From Medical Police to Social Medicine, Essays on the History of Health Care*, New York, S. 288-295.

28 Vgl. hierzu sowie zu einer ausführlichen Darstellung der medizinischen Versorgungssituation aus Sicht der Bevölkerung R. Jütte (1991), *Ärzte, Heiler und Patienten. Medizinischer Alltag in der frühen Neuzeit*, München. Vgl. auch die lebendige, als Sozialgeschichte lesbare Darstellung bei Chr. Probst (1992), *Fahrende Heiler und Heilmittelhändler. Medizin von Marktplatz und Landstraße*, Rosenheim. Zu den unterschiedlichen Heilberufen, insbesondere zu nichtakademischen Heilern und ihrer rechtlichen Stellung im 18. Jahrhundert vgl. aus sozialhistorischer Sicht u.a. S. Sander (1989), *Handwerkschirurgen. Sozialgeschichte einer verdrängten Berufsgruppe*, Göttingen.

29 Zu Wandel und Wahrnehmung der Medizin im Frankreich des 18. Jahrhunderts vgl. die Arbeit von M. Ramsey (1988), *Professional and Popular Medicine in France, 1770-1830. The Social World of Medical Practice*, Cambridge. Für die Situation in England vgl. M.E. Fissel (1991), *Patients, Power and the Poor in Eighteenth-Century Bristol*, Cambridge.

30 Vgl. u.a. die Klage, die über diesen »Wahn« im Volk geführt wird bei K. Strack (1788), *Das allgemeine Krankenhaus in Mainz*, Frankfurt/M. S. 6.

31 Zitiert nach Frevert (1984), S. 77.

32 Für die Situation, die sich gegen Ende des 18. Jahrhunderts in dem 1784 von Joseph II. gegründeten Wiener Gebärhaus findet, existiert eine kurze aber pointierte Darstellung bei

E. Lesky (1965), *Die Wiener Medizinische Schule im 19. Jahrhundert*, Graz, S. 71-79.

33 Lesky (1965), S. 71-79.

34 Zu diesem Problemfeld vgl. auch die kontrovers diskutierte körpergeschichtliche Arbeit von B. Duden (1987), *Geschichte unter der Haut. Ein Eisenacher Arzt und seine Patientinnen um 1730*, Stuttgart, in der sich die Autorin allerdings mit dem Arzt-Patientinnen-Verhältnis zwischen einem niedergelassenen Stadtphysikus und seinen Klientinnen befaßt.

35 Die Gründe hierfür werden bereits hervorragend demonstriert in E.M. Sigsworth (1972), Gateways to Death? Medicine, Hospitals and Mortality, 1700-1850, in: P. Mathias (Hg.), *Science and Society 1600-1900*, Cambridge, S. 97-110. Hier wird auch das Spektrum möglicher Differenzierungen aufgezeigt und die voreilige Aburteilung der Leistungsfähigkeit von Hospitälern und früheren Krankenanstalten energisch angefochten. Vgl. auch den Beitrag von J. Bleker in diesem Band.

36 Vgl. u.a. J.P. Frank (1784), *Ankündigung des Klinischen Instituts zu Göttingen, wie solches bey seiner Wiederherstellung zum Vortheil armer Kranker und zur Bildung praktischer Ärzte eingerichtet werden sollte*, Göttingen; F.X. Häberl (1794), *Entwurf von Erweiterungs- und Verbesserungsanstalten in dem Krankensaale zum heiligen Maximilian bei den barmherzigen Brüdern*, München; C.L. Hoffmann (1788), *Von der Nothwendigkeit, einem jedem Kranken in einem Hospitale sein eigenes Zimmer und Bett zu geben*, Mainz; W. Prahmer (1798), *Einige Worte über die Berlinische Charité, zur Beherzigung aller Menschenfreunde*, Berlin; G. Reyher (1784), *Über die Errichtung kleiner Hospitäler in mittleren und kleinen Städten*, Hamburg; M. Stoll (1788), *Über die Einrichtung der öffentlichen Krankenhäuser*, Wien; Strack (1788).

37 Vgl. hierzu auch Sigsworth (1972), S. 101 f.

38 Vgl. z.B. Frevert (1984), S. 75 f.

39 Vgl. J.P. Frank (1794), *Drey zum Medicinalwesen gehörige Abhandlungen: 1) Entwurf zur Einrichtung einer klinischen Schule; 2) Entwurf zur Errichtung eines medicinischen-chirurgischen Collegiums zu Pavia; 3) Apothekerverordnung für die Oesterreichische Lombardie*, Leipzig, S. 3; A.F. Markus (1790), *Von den Vortheilen der Krankenhäuser für den Staat*, Bamberg/Würzburg, Vorrede, o.S.

40 Vgl. u.a. Strack (1788), S. 9 ff. und Hoffmann (1788). In diesen Schriften wird ein Streit über den bereits begonnen Bau eines Krankenhauses in Mainz ausgetragen.

41 Zit. nach Frank (1969), S. 145.

42 Diese Kennzeichnung findet sich häufig auch bei Kritikern der neuen Krankenhäuser, die diesen Endzweck zwar in der Regel gutheißen, jedoch die dazu angewandten Mittel und Wege anprangern. Vgl. die Definition bei Hoffmann (1788), § 1 sowie Prahmer (1798), S. 1013. Dort heißt es: »Die Charité ist ihrer Bestimmung nach ein solches Institut, das Kranke aufnimmt, sie gründlich heilet und dann wieder entläßt.«

43 Vgl. insbesondere die Charakterisierung des »armen Kranken« bei Markus (1790), S. 4-10.

44 Zur Hospitalgeschichte existieren eine Vielzahl von Arbeiten. Vgl. hierzu die Angaben in der Einleitung zu diesem Sammelband sowie in der kommentierten Auswahlbiographie am Ende des Bandes.

45 Vgl. u.a. A.H. Murken (1990), Das kommunale und konfessionelle Krankenhaus in Deutschland von der Biedermeierzeit bis zur Weimarer Republik, in: H.H. Blotevogel (Hg.), *Kommunale Leistungsverwaltung und Stadtentwicklung vom Vormärz bis zur Weimarer Republik*, Köln, S. 81-116, hier S. 84.

46 Vgl. z.B. Wischhöfer (1991), S. 209 f.

47 Vgl. zum Problem städtischer Armut in der frühen Neuzeit und im 18. Jahrhundert u.a. die anschauliche Studie von M. Dinges (1988), *Stadtarmut in Bordeaux. 1525-1675. Alltag – Politik – Mentalitäten*, Bonn; für eine Region vgl. A. Croix (1981), *La Bretagne aux 16e et 17e siècles. La vie – La mort – La foi*, Paris. Das Verhältnis von öffentlicher und privater Armenfürsorge wird thematisiert in der neuen Studie von Th. Küster (1995), *Alte Armut und neues Bürgertum. Öffentliche und private Fürsorge in Münster von der Ära Fürstenberg bis zum Ersten Weltkrieg (1756-1914)*, Münster.

48 Vgl. speziell hierzu Wischhöfer (1991), S. 214-222. Eine grundlegende Darstellung der Prinzipien der Medikalisierung in bezug auf die hier thematisierten Entwicklungen findet sich in Labisch (1992), S. 51-141. Dort wird, ausgehend von den Frühformen des städtischen Gesundheitswesens in der Renaissance hin zur Verankerung des Begriffs der öffentlichen Gesundheit im Aufgeklärten Absolutismus bis zur Ausformung einer spezifisch städtischen Gesundheitsfürsorge in der Frühindustrialisierung, ein Deutungskonzept für das Entstehen einer öffentlichen Gesundheit und die damit verbundenen Medikalisierungsprozesse entwickelt.

49 Vgl. hierzu die ausführliche Studie von Loetz (1993).

50 Gut belegt ist dies für die sogenannte »Erthalische Stiftung« in Bamberg, die nach einer testamentarischen Verfügung von Christian Ludwig von Erthal nach seinem Tode 1760 aus seinem Nachlaß finanziert wurde und der häuslichen Versorgung bedürftiger Armer gewidmet war. Vgl. Markus (1790), S. 10 sowie bes. Anhang XIII, S. 3.

51 J.Th. Eller (1730), *Nützliche und auserlesene Anmerckungen von innerlichen, als auch äußerlichen Kranckheiten, und bey selbigen zum theil verrichteten Operationen, welche bishero in den von Sr. Königl. Majestät in Preussen gestiffteten grossen Lazareth der Charité zu Berlin vorgefallen; Nebst einer vorangegebenen kurzen Beschreibung der Stiftung, Anwachs und jetzigen Beschaffenheit dieses Hauses*, Berlin, S. 16 f.

52 Markus (1790), S. 4.

53 Markus (1790), S. 10.

54 Vgl. Markus (1790), S. 10 f.

55 Vgl. Markus (1790), S. 12 ff.

56 Vgl. u.a. Reyher (1784), S. 8. Dort heißt es: »Wie wichtig wäre nicht noch ausserdem der Nutze derselben [der Lazarette bzw. Krankenanstalten, N.P.] selbst in Absicht der medicinischen Polizey. Eine Menge Unglücklicher, mit einem krancken Körper auf öffentlichen Wegen herumirrender Bettler, würde oft ihre verlohrne Gesundheit wieder erlangen; sie würden brauchbare und nützliche Mitglieder des Staates werden, dem sie bishero wieder ihr Verschulden, blos darum, weil ihnen das Vermögen fehlte, für die Wiederherstellung ihrer Gesundheit gehörig zu sorgen, zur Last waren.«

57 Vgl. u.a. die elegante Verknüpfung dieses Aspekts mit der Forderung, zweckmäßige Krankenhäuser einzurichten bei Häberl (1794), S. 1-9.

58 Vgl. Hoffmann (1788); Strack (1788).

59 Ein interessantes Detail im Zusammenhang mit solchen Erwägungen findet sich bei Strack (1788), S. 46. Hier wird ausgeführt, daß den Kranken ein gewisser Grad an Belästigung durch andere Kranke und durch Lärm zuzumuten sei. Er gibt zu bedenken, »daß Leute, welche im Hospitale liegen, keine zärtliche, an alle Gemächlichkeit gewöhnte, sondern solche Menschen sind, die in ihren engen, kleinen Wohnungen an weit größeres Getöse gewohnt waren, als sie bey einer guten Ordnung im Krankensaal empfinden.«

60 Während Hoffmann den Kranken mit der Individualität seiner Bedürfnisse im Sinne Sy-

denhams interpretiert und ein in diesem Sinne ideales Krankenhauskonzept für das Kloster Altenmünster in Mainz vorschlägt, versteht sich Strack als Praktiker, der die medizinisch begründete Zweckmäßigkeit der Krankenhauseinrichtung für Krankenversorgung und die medizinische Ausbildung bei der ihm vom Landesherrn übertragenen Gestaltung eines allgemeinen Krankenhauses im Klara-Kloster derselben Stadt in den Vordergrund stellt. Vgl. u.a. Hoffmann (1788), bes. § 10-13; zur eigenen Position bes. Strack (1788), S. 1-12.

61 Stoll (1788).

62 Vgl. Stoll (1788), u.a. S. 8 f. u. S. 11 f.

63 Vgl. hierzu auch Foucault (1988), S. 19-37 und S. 102-120.

64 Zu dieser Gruppeneinteilung und den angeführten Zitaten vgl. Stoll (1788), S. 21 f.

65 Vgl. Stoll (1788), u.a. S. 21 und S. 47 f.

66 Stoll (1788), S. 48 ff.

67 Vgl. Stoll (1788), S. 49 f.

68 Stoll (1788), S. 22.

69 Stoll (1788), S. 22.

70 Zit. nach Frank (1969), S. 145.

71 Vgl. I. Waddington (1973), The Role of the Hospital in the Development of Modern Medicine: A Sociological Analysis, in: *Sociology* 7, S. 211-224.

72 Vgl. Sander (1989).

73 Vgl. C. Huerkamp (1985), *Der Aufstieg der Ärzte im 19. Jahrhundert. Vom gelehrten Stand zum professionellen Experten. Das Beispiel Preußens*, Göttingen, S. 22 ff.

74 Markus (1790), S. 12 f.

75 Eller (1730), S. 5 f.

76 Eller (1730), S. 6.

77 Vgl. eindrucksvoll Frank (1794), Vorrede von S.C. Titius, S. VIII.

78 Frank (1794), S. IX.

79 Vgl. die pointierte Darstellung dieser Verhältnisse am Übergang vom 18. in das 19. Jahrhundert in Huerkamp (1985), S. 22-40.

80 Vgl. Eller (1730), S. 1-254.

81 Bei Eller (1730), S. 5 f. heißt es dazu: »[...] Deren [vormalig geplante Fassung dieser Schrift, N.P.] Publication, wegen anderer unumgänglichen Geschäfte damahlen verhindert, und hernachmahls auch in der Absicht zurückgehalten wurde, damit von denen vielen Observationen, welche man allhier bey solcher starcken Anzahl von Kranken täglich zu machen Gelegenheit hat, die merckwürdigsten mit behörigen Umständen könten aufgezeichnet, und vorgedachter Beschreibung beygefüget werden; Damit eines theils solche aufgesetzte Nachrichten, welche ordinär steril seyn, hiedurch etwas mehr Lebenswürdiger werden möchten; andern theils auch und fürnehmlich dem Publico zu zeigen, was für Vortheile, so wohl denen armen Krancken, als auch zur Aufnahme der Medicinischen und Chirurgischen Wissenschaften, aus unsern hiesigen Anstalten erwüchsen.«

82 Vgl. Frank (1969), S. 145.

83 Frank (1794), S. 1-38.

84 Vgl. Frank (1794), S. 6 f.

85 Frank (1794), S. 7.

86 Frank (1794), S. 7.

87 Frank (1794), S. 8.

88 Vgl. Frank (1794), S. 11.

89 Vgl. Frank (1794), S. 13.
90 Diese Forderung tauchte bereits in früheren ärztlichen Initiativen zur Gestaltung des Krankenhauses auf. Vgl. Stoll (1788), S. 27, wo über eine klinische Lehrschule berichtet wurde, die 12 Betten umfaßte. *Für* eine Integration der klinischen Schule in ein Krankenhaus sprach sich hingegen Strack (1788), S. 62, aus. Er bezog sich auf den Streit den er mit C.L. Hoffmann um den günstigsten Standort eines Krankenhauses in Mainz führte. Strack wies darauf hin, daß in Mainz mit der Aufnahme von ca. 40 bis 60 Kranken gerade auch in bezug auf die klinische Ausbildung gute Erfahrungen gemacht worden seien, da das reiche Krankheitsspektrum dieser Menge an Patienten von Vorteil für eine umfassende Lehre sei.
91 Frank (1794), S. 17.
92 Zu den angeführten Begriffen vgl. Frank (1794), S. 37 f.
93 Vgl. hierzu Frank (1794), S. 32 ff.
94 Vgl. u.a. U. Knefelkamp (1989), *Das Heilig-Geist-Spital in Nürnberg vom 14.-17. Jahrhundert. Geschichte, Struktur, Alltag*, Nürnberg, S. 241 ff. Dort findet sich eine pointierte Darstellung alltäglichen Lebens im Hospital, das in Gebet, Arbeit, Wachen, Schlafen, sowie Ernährung in Abhängigkeit von der Wirtschaftslage des Hauses vorrangig den Lebensregeln und -gewohnheiten christlicher Tradition folgte.
95 Vgl. u.a. Frank (1794), S. 19; Häberl (1794); Hoffmann (1788); Reyher (1784), bes. S. 2-11; Stoll (1788); Strack (1788).
96 Frank (1794), S. 20: »Zum Besten der klinischen Kranken wird ein Geistlicher nothwendig, der mit Herablassung jedem Kranken beystehe, und ihn zur pünctlichen Befolgung der vom Arzte gegebenen Vorschriften veranlasse, auch erforderlichen Falls mit Trostgründen der Religion ermuntere und Beystand leiste.« Eine ähnliche Haltung gegenüber der Geistlichkeit findet sich auch bei Stoll (1788), S. 41 f. Überaus kritisch begegnete der Autor auch der Ordenskrankenpflege durch Elisabethinerinnen und Barmherzige Brüder.
97 Davon abgesehen dürfte es in lokal stark schwankendem Maße Widerstände gegen die Einführung der neuen Art des Umganges mit Kranken gegeben haben. Dies belegen die oben ausgeführten Laienwahrnehmungen, die ein bedrohliches Bild von der klinischen Medizin zeichneten, ebenso wie das Bild, das W. Prahmer – lutherischer Prediger der Berliner Charité – in seiner 1798 in Berlin publizierten, kritischen Schrift *Einige Worte über die Berlinische Charité, zur Beherzigung aller Menschenfreunde* vom bettseitigen Unterricht zeigte: »Es sei mir jedoch erlaubt, über das klinische Institut [d.h. die klinische Schule, N.P.], welches seit einiger Zeit mit dieser Anstalt verbunden ist, etwas zu sagen. Meinem Bedünken nach sollte es nicht mit der Charité verbunden, oder doch wenigstens in der Charité in eigenen dazu ausgewiesenen Zimmern seyn, denn alle Kranke gehören nicht für den klinischen Unterricht (ich weiß mich nicht angemessener auszudrücken), wozu sollen also alle Kranke den stundenlangen Unterricht mit anhören, warum sollen sie sich durch das Getöse, welches mit ihrer Ankunft verbunden ist, aus ihrer Ruhe stöhren lassen! ja warum solle sie die schrecklichen Worte hören: ›an dem können wir nichts mehr kurieren, an jenem wollen wir die Probe machen.‹ Ich bin Augenzeuge der großen Verlegenheit gewesen, in welcher diese unglücklichen Menschen sich befanden, und ich muß ganz freimüthig gestehen, daß viel Standhaftigkeit dazu erfordert wird, so etwas zu ertragen.« Prahmer (1798), S. 1014.
98 Vgl. Huerkamp (1985), S. 27 ff.

Die medizinische Funktion des frühmodernen Krankenhauses

Zur Analyse des Diagnosespektrums der Inneren Abteilung des Würzburger Juliusspitals 1819 – 1829

Johanna Bleker

Am Anfang des 19. Jahrhunderts gehörte das Juliusspital in Würzburg mit seinen rund 200 Betten für sogenannte »heilbare« Kranke zu den größten Allgemeinen Krankenhäusern Deutschlands. Zwischen 1819 und 1832 stand Johann Lukas Schönlein (1793-1864) als ärztlicher Leiter der Inneren Krankenabteilung vor. Er war zugleich Professor für »Allgemeine und Specielle Pathologie und Therapie«, d.h. Innere Medizin, an der Würzburger Universität und führte im Juliusspital den klinischen Unterricht durch. Aus dem Nachlaß Schönleins ist ein Krankenjournal für die Jahre 1819 bis 1829 erhalten.[1] Außerdem existiert im Stadtarchiv Würzburg für die Jahre 1825-1829 ein vom Assistenzarzt der Inneren Abteilung geführtes Krankendiarium.[2] Anhand dieser Quellen lassen sich alle zwischen Mai 1819 und Dezember 1829 auf der Inneren Abteilung aufgenommenen Patienten mit Namen, Geburtsort, Alter, Beruf, Aufnahme- und Entlassungsdatum, Diagnose(n) und Behandlungsresultat nachweisen. Es handelt sich um insgesamt 12.400 Aufnahmen.[3] Die den Patienten zugewiesenen Diagnosen verteilen sich auf mehr als 2.000 verschiedene Krankheitsbezeichnungen.

Für die patientenorientierte Medizingeschichte stellt die Bearbeitung historischer Diagnosen eine besondere Herausforderung dar. Denn zum einen trifft die Interpretation derartiger Krankheitsbezeichnungen auf schwerwiegende und z.T. unüberwindliche Bedenken. Zum anderen aber kann die medizinische Leistungsfähigkeit eines Krankenhauses im frühen 19. Jahrhundert nur im Hinblick auf das Krankheitsspektrum der in dieser Einrichtung behandelten Kranken beurteilt werden. Ich werde im ersten Teil meines Beitrags die Probleme einer Interpretation historischer Diagnosen aus medizintheoretischer

Sicht behandeln und damit das methodologische Vorgehen der von mir vorgenommenen Analyse begründen. Anschließend soll die Bedeutung des diagnostischen Spektrums für die sozial- und medizingeschichtliche Beurteilung des frühmodernen Krankenhauses anhand von zwei Aspekten verdeutlicht werden, nämlich im Hinblick auf die Definition des Hospitals als »Ort des Sterbens« und anhand der im Juliusspital behandelten Frauenkrankheiten, wobei hier das Phänomen der Hysterie im Vordergrund stehen soll.[4]

Die Interpretation historischer Diagnosen

Bei der Interpretation patientenbezogener Quellen stellt die Interpretation der Diagnosen ein besonderes Problem dar. Vordergründig scheint es sich dabei zunächst um ein Sprachproblem zu handeln. Krankheitsbezeichnungen, die es heute nicht mehr gibt (z.B. Schleimfieber, Urodialysis, Leukophlegmatia), geben dem modernen Betrachter Rätsel auf. Aber auch heute noch bekannte Krankheitsnamen erweisen sich als tückisch, wenn sich herausstellt, daß der damalige Autor diese Bezeichnungen (z.B. Nephritis oder Hysterie) in einem ganz anderen Sinn als dem heute üblichen verwendete. Daß dieses Problem nicht allein auf der Ebene sprachlicher Verständigung liegt, sondern auf einer grundsätzlichen Ebene, die mit dem besonderen methodologischen Status von Krankheitsbegriffen und Diagnosen zu tun hat, ist in diesem Zusammenhang kaum beachtet worden. Eine Auseinandersetzung mit diesem prinzipiellen Aspekt hat sich für die Analyse des Krankheitsspektrums der Juliusspitalpatienten als notwendige Voraussetzung erwiesen. Bislang gibt es keine ausführlichen Erörterungen über den Umgang mit historischen Krankheitsbezeichnungen, die über die – allerdings höchst wichtige – Warnung hinausgehen, daß historische Termini nicht in moderne medizinische Fachsprache übersetzt werden dürfen. Diese Warnung findet sich schon Mitte der 70er Jahre bei Arthur Imhof und anderen Vertretern der historischen Demographie.[5] Mit Blick auf historische Patientenakten haben zuletzt Risse und Warner nachdrücklich darauf hingewiesen, daß darin enthaltene Diagnosen nur innerhalb ihres Entstehungskontextes interpretiert werden können.[6] Risse hat in seiner Studie über das Edinburgher Krankenhaus[7] die Möglichkeiten einer derartigen Interpretation überzeugend demonstriert. Die theoretischen und methodologischen Implikationen hat er jedoch nur angedeutet.

Trotz der Warnungen zahlreicher Forscher legen jedoch Medizin- und Sozialhistoriker immer wieder eine verblüffende Naivität bei der Handhabung historischer Krankheitsbezeichnungen an den Tag.[8] Dies beruht einerseits auf dem Bedürfnis, frühere Krankheiten und Todesursachen auf heute verständliche Kategorien zu beziehen, zum anderen auf einer positivistischen Auffassung von Krankheiten, die sich seit der Mitte des 19. Jahrhunderts in der Medizin durchgesetzt hat und die, ungeachtet aller Kritik am Fortschrittsglauben traditioneller Medizingeschichtsschreibung, von Vertretern der Sozial- und Mentalitätsgeschichte ungeprüft übernommen worden ist. Aus der Sicht der naturwissenschaftlichen Medizin sind Krankheiten pathophysiologische Prozesse, die als solche keiner historischen Veränderung unterliegen. Historisch unterschiedliche Beschreibungen und Benennungen von Krankheiten können von diesem Standpunkt aus nur als Folgen unterschiedlicher Wahrnehmung aufgefaßt werden. So wandte sich schon an der Schwelle zur naturwissenschaftlichen Medizin im Jahre 1843 der Autor Adolf Mühry nachdrücklich gegen alle Versuche, Krankheiten selbst zu historisieren: »... der Menschengeist zeigt immer neue Regungen, *die Natur wiederholt sich ewig.*«[9]

Die Auffassung, daß Krankheiten konstante Naturereignisse seien, bestimmt auch das gängige Verständnis von Diagnosen als Benennungen von Prozessen, die in der Natur vorgegeben sind. Entsprechend wird vermutet, die Bedeutung eines Krankheitsnamens sei allein durch den Stand der jeweils möglichen medizinischen Erkenntnis geprägt. So unterscheide sich etwa eine Diagnose aus dem frühen 19. Jahrhundert von der eines modernen Universitätsklinikers dadurch, daß der damalige Arzt entscheidende Faktoren über diese Krankheit noch nicht wußte oder noch nicht erheben konnte. So stellte der alte Arzt die Diagnose »Wassersucht«, weil er noch nicht wußte, daß der Patient »in Wirklichkeit« an einer bestimmten Nierenkrankheit oder Herzkrankheit litt, er diagnostizierte beim Säugling »Krämpfe«, weil er den wirklichen Anlaß des Symptoms nicht kannte. Diese Sichtweise ist legitim, wenn es um die Darstellung des medizinischen Erkenntnisfortschritts geht, z.B. um die »Entdeckung« der Nierenkrankheiten etc. Bei einer Erweiterung der historischen Perspektive, wie sie von der Sozialgeschichte zu Recht gefordert worden ist, führt sie jedoch zu teilweise erheblichen Fehlurteilen. Dabei steht der Sozialgeschichte das Verdienst zu, daß sie den Umgang der Ärzte mit den Patienten historisiert und auf außermedizinische Einflußfaktoren hin untersucht hat. Die Vernachlässigung innermedizinischer Wahrnehmungsveränderungen und die Unkenntnis ihrer Hintergründe mindert jedoch häufig den Wert dieser Untersuchungen.[10]

Von seiten der historischen Epidemiologie hat sich Øivind Larsen mehrfach mit einem Problem befaßt, das er die »Epidemiologie der Krankheitsauffassung« genannt hat.[11] Er meint damit die Unterschiede und Veränderungen im Umgang mit Krankheit im allgemeinen, z.B. die unterschiedliche Auffassung von Ärzten, Laien und Behörden, den Einfluß medizinischer Krankheitskonzepte und deren Beeinflussung durch epidemiologische Ereignisse. Um das von Larsen beschriebene Phänomen zu präzisieren und seine Bedeutung für die Interpretation historischer Krankheitsbezeichnungen zu konkretisieren, kann auf medizintheoretische Überlegungen zum Krankheitsbegriff[12] und zur Diagnose[13] zurückgegriffen werden. Danach beruht bereits der allgemeine Begriff von Krankheit nicht auf bestimmten aus der Natur ableitbaren und damit historisch konstanten Tatbeständen, sondern auf einer gesellschaftlichen oder medizinischen Übereinkunft, die als solche selbstverständlich historisch variabel ist. D.h., historisch weitgehend konstant sind die physiologischen Abläufe im menschlichen Körper und die Tatsache, daß Menschen leiden oder sterben, wenn diese Abläufe gestört oder unterbrochen werden. Ob diese Störungen aber als Krankheit aufgefaßt werden, ist eine andere Sache.

Des weiteren ist es keineswegs festgelegt, welche bei einem Menschen beobachteten Phänomene als Krankheitszeichen Beachtung finden sollen, welche zu einem konkreten Krankheitsbild kombiniert werden sollen und welche Namen endlich dafür gefunden werden. Somit sind Krankheitsnamen nicht einfach Benennungen mehr oder weniger bekannter natürlicher Tatbestände, sondern sie benennen eine gedankliche Konstruktion. Diese ist nicht allein ein Ergebnis des medizinischen Kenntnisstandes, sondern weit mehr Ausdruck des jeweiligen medizinischen Denkmodells, das die Wahrnehmung des Arztes und seine Handlungsziele strukturiert und das zudem Ausdruck seiner persönlichen, gesellschaftlichen, religiösen oder wissenschaftlichen Vorstellungen, Vorurteile, Werthaltungen und Erfahrungen ist. Dies begründet die oft beschworene Kontextabhängigkeit historischer Diagnosen und verbietet Interpretationen, die allein auf den noch nicht hinreichenden Kenntnisstand früherer Ärzte abstellen. Die Tatsache, daß ärztliche Diagnosen etwas anderes sind als die Erkenntnis und Benennung eines objektiven Tatbestandes, wird besonders deutlich bei Krankheitsnamen, die sich von vornherein nicht auf konkrete, biologisch faßbare Veränderungen beziehen lassen, wie z.B. bei der Bezeichnung Hysterie. Hier wechseln die Auffassungen über den Charakter und die Erscheinungsform der Krankheit so stark, daß die Diagnose oft nicht einmal für einen bestimmten Zeitraum verbindlich gedeutet werden kann, sondern nur in bezug auf den jeweiligen Diagnostiker. Bei Diagnosen von besser »faßbaren« Zuständen ist das Problem nur graduell, nicht prinzipiell, ein anderes.[14]

Auf einer analogen Ebene bewegen sich Überlegungen zur Verläßlichkeit historischer Diagnosen. Denn die Frage, ob eine Diagnose richtig ist, kann nur im Hinblick auf das Deutungssystem, in dem sie verwendet wird, beantwortet werden. D.h., es geht nicht an, die historische Diagnose »Wechselfieber« als falsch zu bezeichnen, weil etwa der Befund nicht unserer Definition von Malaria entsprechen würde. Zulässig wäre allenfalls die Frage, ob sie dem Zustandsbild, das von den damaligen Ärzten allgemein als Wechselfieber bezeichnet wurde, gerecht wird. Da aber die Medizin bis zur Mitte des 19. Jahrhunderts solche Verbindlichkeiten nicht kannte, läuft diese Frage ins Leere. Erst die moderne Medizin verfügt über relativ verbindliche Definitionen von Krankheitsbildern, die es erlauben, anhand von objektivierbaren Parametern eine Diagnose als richtig oder falsch zu bezeichnen. Solange sich Krankheitsbezeichnungen vornehmlich an äußeren Zeichen und subjektiven Befindlichkeiten orientierten, konnte von »Fehldiagnosen« im modernen Sinn nicht die Rede sein. Auch wäre es ein Irrtum, wenn man aus der Tatsache, daß für die moderne Innere Medizin eine Fehldiagnosenquote von 50 % angenommen wird,[15] schließen wollte, daß die Quote ärztlicher Fehlurteile früher gewiß noch höher gelegen habe. Denn die Wahrscheinlichkeit, daß ein Arzt innerhalb desselben medizinischen Systems zu einer anderen Diagnose kommt als sein Kollege, wird um so größer, je differenzierter die Unterscheidung von Krankheitsbildern ist und je komplizierter die Befunderhebung. Die moderne Aussage, daß ein Patient an einer Streptokokkenangina leidet, läßt mehr Dissens zu als die alte Aussage, er leide an Halsweh.

Die hier vorgestellten Überlegungen zum Charakter historischer Diagnosen sollen helfen, Fehlurteile und falsche Aktualisierungen zu vermeiden. Für unser Anliegen, nämlich die medizinische Funktion des Juliusspitals zu beschreiben, stellen sie aber auch ein Problem dar. Denn um z.B. beurteilen zu können, ob die Patienten durch die Spitalaufnahme Vorteile hatten oder eher Nachteile erlitten, müssen wir auf unsere heutigen Vorstellungsmuster zurückgreifen. Das reine Beharren auf den Denkkategorien des frühen 19. Jahrhunderts könnte allenfalls wenigen Eingeweihten interessant erscheinen. Als Beitrag zur Krankenhausgeschichte wäre eine derartige Darstellung von geringem Wert. Jean Noel Biraben hat 1980 zwei Verfahren benannt, um historische Patientendaten aus moderner Sicht zu beurteilen.[16] 1. Man könne versuchen, die jeweilige historische Nomenklatur in Kenntnis der geltenden medizinischen Systeme zu entschlüsseln und dann auf heutige Kategorien zu beziehen. 2. Man könne die »Übersetzung« alter Namen umgehen, indem man über objektivere Angaben, wie Klima, Jahreszeit, Alter und Geschlecht der Kranken und die Letalität, das Spektrum der Krankheiten oder besser die »Pathocenose« umreißt. Die historische Demographie hat üblicherweise den zweiten Weg gewählt und damit schwerwiegende Fehlinterpretationen vermieden. Sofern sich Untersuchungen auf kumulierte Daten stützten, wie sie z.B. durch medizinische Topographien und historische Statistiken geliefert werden, ist dieser Weg ohnehin der einzig gangbare. Auch in anderen Fällen, wo die ursprünglichen Krankheitsnamen oder ihre Autoren nicht mehr identifizierbar sind sowie bei Untersuchungen größerer Zeiträume, bietet sich diese Methode an.

Der erstgenannte Weg ist ungleich mühsamer und setzt die Identifikation des Autors und die Kenntnis seines Systems voraus. Auch darf, wie das Beispiel von Peter zeigt,[17] der Weg nicht in eine Übersetzung münden. Statt dessen empfiehlt sich die von Risse angewandte Methode.[18] Dabei geht es nicht darum, Einzeldiagnosen auf moderne Krankheitsbilder zu beziehen, sondern sie nach Klärung ihrer historischen Bedeutung unter Kategorien zu bringen, die dem modernen Verständnis zugänglich sind. Dieser Weg erwies sich auch bei der Bearbeitung der Patientendaten des Juliusspitals als gangbar. Insbesondere machte der eng umgrenzte Zeitraum sowie die Kenntnis der Autorenschaft von Schönlein und Fuchs eine tragfähige Analyse der Diagnosen möglich. Dabei erwies sich die Besonderheit der Schönleinschen Methode und die Differenziertheit seiner Nomenklatur trotz der daraus resultierenden Begriffsvielfalt als besonders hilfreich.

Im Gegensatz zu anderen zeitgenössischen Autoren benutzte Schönlein kein aus der Theorie abgeleitetes medizinisches System. Er versuchte vielmehr auf empirischem Wege, durch die Beobachtung der von ihm im Juliusspital behandelten Fälle, ein solches neu zu begründen.[19] So schuf er einerseits eine Reihe neuer Krankheitsnamen, die sich großenteils in der Medizin nicht erhalten haben. Vor allem aber, und dies zeigt das Patientenjournal, bemühte er sich um eine möglichst differenzierte Charakterisierung der Fälle. Seine »Diagnosen« sind häufig keine endgültigen Krankheitsnamen, sondern eine Beschreibung der vorgefundenen Phänomene und ihrer möglichen Ursachen. Außerdem legte Schönlein besonderen Wert darauf, die Lokalisation des krankhaften Prozesses in die Bezeichnung aufzunehmen. Diese Besonderheiten kommen dem modernen medizinischen Verständnis entgegen, so daß sich trotz der unterschiedlichen Sicht auf die Krankheiten ein Verständnisrahmen finden läßt, anhand dessen die Krankheitsbezeichnungen von Schönlein und Fuchs nach auch heute gültigen Kategorien geordnet werden können.

Kranke und Krankheiten im Überblick

Um einen statistischen Überblick über das Krankheits- und Todesursachenspektrum zu ermöglichen, wurden die Diagnosen in zwölf Gruppen zusammengefaßt: Krankheiten des Bewegungsapparats, Geistes-, Gehirn- und Ner-

Tabelle 1: Die zur Zusammenfassung der Diagnosen gebildeten Krankheitsgruppen mit Fallzahl und Anteil an allen Fällen 1821-1829.
Beispiele für typische Einzeldiagnosen sind bei jeder Gruppe in Klammern angegeben. (n = 10.608. Kein diagnostischer Eintrag bei 83 Fällen)

Krankheitsgruppe	**Fälle**	**%**
Akute Allgemeinerkrankungen (Febris erysipelacea, Wechselfieber, Friesel, Masern, Scharlach, Flecktyphus, Varicellae, Variolois)	914	8,6
Erkrankungen des Bewegungsapparats (Arthritiden, Entzündungen von Muskeln, Bändern und Gelenken, Rheumatismen)	1.123	10,6
Chronische Allgemeinerkrankungen und Endzustände (Anasarca, Ascites, Hydrops, Leukophlegmasie, Marasmus, Diabetes, Peliosis, Scorbutus)	184	1,7
Frauenkrankheiten (Hysterie, Dysmenorrhoe, Chlorose, Blutflüsse, Karzinome und andere Veränderungen von Uterus und Ovarien)	1.013	9,6
Geistes-, Gehirn- und Nervenkrankheiten (Apoplexie und Folgen, Epilepsie, Encephalitis, Hydrocephalus, Neuralgien, Delirium tremens, Manie, Melancholie, Myelitis)	363	3,4
Hautkrankheiten (Scabies, Erysipel, Herpes, Urticaria, Impetigo)	2.021	19,0
Nasen-, Rachen-, Mund-, Ohren- und Augenkrankheiten (Anginen, Erysipelas odontalgicum, Otitis, Parotitis, Stomacace)	537	5,0
Krankheiten des Respirationssystems (Bronchitis, Catarrhus, Hydrothorax, Pneumophthisis, Pneumonia, Pleuritis, Tuberculosis pulmonum)	1.785	16,8
Erkrankungen des Herzens (Aneurisma cordis (activum u. passivum), Hydropericardia, Hypertrophia cordis, Rheumatismus cordis, Stenocardia)	147	1,4
Geschlechtskrankheiten u. deren Behandlungsfolgen (Syphilis, Lues, Chancre, Gonorrhoea, Leukorrhoea syph., Ulcera syph., Bubones, Condylomata, Hydrargyrosis)	865	8,2
Krankheiten des Verdauungssystems (Diarrhoe, Enteritis, Febris gastrica, Gastritis, Gastrodynie, Hepatalgie, Hepatitis, Icterus, Peritonitis, Typhus abdominalis, Würmer)	1.253	11,8
Sonstige Erkrankungen (Adenitis, Scrophulosis, Haemorrhois, Harnwegserkrankungen, körperliche oder geistige Zustände, Morbus simulatus)	403	3,8

venkrankheiten, Hautkrankheiten, Nasen-, Rachen-, Mund- und Ohrenkrankheiten, Krankheiten der Respirationsorgane einschließlich der Krankheiten des Herzens, Krankheiten des Verdauungssystems, Geschlechtskrankheiten, Frauenkrankheiten, akute Allgemeinerkrankungen, chronische Allgemeinerkrankungen und Endzustände sowie sonstige Erkrankungen. In dieser letzten Gruppe wurden Diagnosen erfaßt, die sich trotz Durchsicht der Studentenmitschriften von Schönleins Vorlesungen[20] und anderer zeitgenössischer Quellen[21] nicht interpretieren ließen oder die in keine der aufgestellten Gruppen paßten. Innerhalb dieser Gruppen lassen sich mit Hilfe des von uns benutzten EDV-Programms dBase III+ alle Einzelfälle mit genauer Krankheitsbezeichnung, Behandlungsdauer und -resultat und den personenbezogenen Angaben wiederfinden. Einen Überblick über die Diagnosegruppen mit den wichtigsten darin enthaltenen Einzeldiagnosen gibt Tabelle 1.

Für den statistischen Überblick wurden die Angaben für die Jahre 1821 bis 1829 ausgewertet. In diesem Zeitraum kamen insgesamt 10.691 Patienten zur Aufnahme. Bei 82 % lautete das Behandlungsresultat geheilt, 5,9 % der Patienten starben, die übrigen wurden meist als gebessert bezeichnet. Die Dauer des Krankenhausaufenthaltes betrug bei 45,2 % nicht mehr als 14 Tage. Länger als vier Wochen blieben 32 % in stationärer Behandlung. Bei der Altersverteilung ergab sich, daß 76,7 % aller Aufgenommenen nicht älter als 30 Jahre waren, nur 4,8 % waren über 50 Jahre alt. Bei den Männern, die insgesamt 53 % der Patienten stellten, waren 79 % Gesellen und Lehrlinge aus verschiedenen Handwerksberufen, 8 % Dienstboten, 3,5 % Schüler und Studenten. Bei den restlichen 9,5 % finden sich Berufsbezeichnungen wie Kärrner, Häcker, Tagelöhner, Bauer, vereinzelt auch solche von Stadtbediensteten oder Mitgliedern des Klerus. Von den weiblichen Kranken waren 84 % Dienstboten.[22]

Der Tod im Krankenhaus

Was die medizinische Bedeutung des Spitals angeht, überraschen vor allem die geringe Mortalität und die relativ kurze Verweildauer. Sie entsprechen nicht der in der Medizin- und Sozialgeschichte gängigen Vorstellung, wonach das Krankenhaus des frühen 19. Jahrhunderts eine medizinische Einrichtung von zweifelhaftem Nutzen war. Ausgehend von der Annahme, daß die therapeutischen Möglichkeiten am Anfang des 19. Jahrhunderts noch sehr gering waren, daß schädliche Maßnahmen, wie z.B. exzessives Aderlassen, in den Krankenhäusern an der Tagesordnung waren und daß mangelnde Krankenhaushygiene die Ausbreitung von Infektionen im Hospital begünstigte, ist die These vertreten worden, daß die Aufnahme in ein Krankenhaus die Überlebens- und Genesungschancen der Patienten eher verschlechterte. Diese These, die zuerst von McKeown (1956) formuliert und unter anderem von Risse kritisch kommentiert wurde,[23] ist für Deutschland vor allem von Ute Frevert aufgegriffen worden. Frevert hebt in Anlehnung an Johann Peter Frank hervor, daß das Hospital eher »eine Quelle der Sterblichkeit, als des gesuchten Heils« gewesen sei, ein »Ort des Sterbens«, »gleichbedeutend mit dem Vorzimmer des Todes«.[24] Als Beispiel dient ihr, wie auch anderen Krankenhauskritikern, die Berliner Charité, wo im 18. Jahrhundert ein Drittel aller Patienten starb[25] und wo noch um 1830 die Sterblichkeit erschreckende 16 % erreichte.[26] Die Tatsache, daß die meisten Krankenanstalten im frühen 19. Jahrhundert weit günstigere Mortalitätsraten aufwiesen, ist dagegen übersehen oder als Ergebnis geschönter Krankenhausstatistiken abgewertet worden.[27] Robert Lee fand z.B., daß um 1850 die Sterblichkeit aller bayerischen Krankenhäuser bei 4,64 % lag, wobei nur das Allgemeine Krankenhaus in München mit 8,2 % einen höheren Gestorbenenanteil auswies.[28] Dabei war die Krankenhaussterblichkeit in München offenbar seit der Eröffnung des Allgemeinen Krankenhauses im Jahre 1813/14, als 15 % der Patienten starben, deutlich gesunken.[29] Das Stuttgarter Katharinenhospital hatte nach einer 1842 veröffentlichten Statistik eine Sterblichkeit von 3,2 %.[30] Im Bamberger Krankenhaus lag sie im Jahre 1825 bei 5,6 %.[31]

Insoweit liegt die Sterblichkeit des Würzburger Juliusspitals mit 5,9 % durchaus im Normbereich vergleichbarer stationärer Einrichtungen der Zeit, und es stellt sich die Frage, wodurch die überraschend günstige Statistik bedingt wurde. Der Verdacht einer Datenmanipulation kann im Hinblick auf die von uns ausgewerteten Quellen ausgeschlossen werden, denn zumindest das Krankenjournal Schönleins wurde offenbar zu privaten wissenschaftlichen Zwecken geführt und diente nicht der Rechnungslegung des Krankenhauses. Überdies stimmen die von Fuchs 1833 veröffentlichten Ergebnisse[32] mit unseren Berechnungen weitgehend überein, was auch für die übrigen Krankenhausstatistiken der Zeit den Manipulationsverdacht entkräftet.

Eine andere in der Literatur diskutierte Möglichkeit wäre, daß sterbende Patienten nach Hause geschickt[33] bzw. unheilbar Kranke gar nicht erst aufgenommen wurden. Da das Allgemeine Krankenhaus per definitionem für die Aufnahme »heilbarer« Kranker bestimmt war, ist diese Interpretation naheliegend. Tatsächlich ist die Frage, ob Patienten, bei denen die Wiedererlangung der Gesundheit nicht zu erwarten war, von der stationären Behandlung ausgeschlossen sein sollten, schon in damaliger Zeit diskutiert worden.[34] Auch die Verwaltung des Juliusspitals nahm hierzu Stellung.[35] Danach unterschied man offenbar zwischen chronisch Kranken und unheilbaren, sterbenden Kranken. Die Ausschlußbestimmungen fanden vor allem auf chronisch Kranke Anwendung, für die andere Einrichtungen, z.B. die Pfründneranstalt, das Epileptikerhaus oder die Irrenanstalt, zuständig waren. Anhand der Krankenjournale läßt sich nachweisen, daß insbesondere Debile, Epileptiker und Geisteskranke, die zunächst auf die Krankenabteilung aufgenommen worden waren, an diese Institutionen überwiesen wurden. Die Aufnahme von an unheilbaren Krankheiten Sterbenden wurde dagegen ausdrücklich zugelassen, da damit möglicherweise eine temporäre Besserung, gewiß aber eine Linderung der Leiden erzielt werden konnte und eine jahrelange Blockierung der Bettenkapazität durch diese Kranken nicht zu erwarten war. Daß die für die Krankenhausaufnahme geforderte »Heilbarkeit« eines Kranken eigentlich nur die »Behandelbarkeit«, d.h. die positive Beeinflussung durch Pflege und ärztliche Kunst meinte, belegen neben einzelnen Krankengeschichten auch die in den Krankenjournalen überlieferten Diagnosen. Fortgeschrittene Lungenschwindsucht, Auszehrung und bösartige Geschwülste waren nach dem damaligen Stand der Heilkunst sicher unheilbar. Manche dieser Patienten wurden temporär gebessert entlassen, viele starben, oft nach längerem Krankenhausaufenthalt.

Die Patientenjournale des Juliusspitals erlauben es, zwei triftige Gründe für die günstige Sterblichkeitsstatistik aufzuzeigen. Zum einen war die Mehrzahl der Patienten jung, zum anderen kamen die meisten mit leichten oder ungefährlichen Krankheiten zur Aufnahme (vgl. Tab. 1). Diese unerwartete Zusammensetzung der Krankenhausklientel ist darauf zurückzuführen, daß nicht, wie in der Krankenhausgeschichtsschreibung angenommen, die Ärmsten der Armen die Hauptzielgruppe der stationären Behandlung bildeten, sondern Lehrlinge, Gesellen und Dienstboten, deren Aufnahme durch eigene Versicherungsinstitute sichergestellt wurde.[36] Über diese Versorgungskassen wurden dem Krankenhaus junge und gesundungsfähige Menschen zugeführt, und der relative Anteil von alten, elenden und polymorbiden Kranken, die durch die Armenverwaltung an das Krankenhaus überstellt wurden, ging dementsprechend zurück. Die Bedeutung des Patientenalters für die Gesamtsterblichkeit des Krankenhauses kann anhand der Patientendaten des Juliusspitals eindeutig belegt werden. Insgesamt waren nur 4,8 % aller Patienten des Juliusspitals über 50 Jahre alt, aber 20 % der Gestorbenen kamen aus dieser Gruppe. Von den unter 30jährigen wurden 86,2 % geheilt entlassen und nur 3,9 % starben im Hospital. Bei den über 50jährigen lag der Anteil der Geheilten nur noch bei 48,4 %, der der Gestorbenen aber bei 24,7 % (vgl. Tab. 2).

Es kann angenommen werden, daß auch bei anderen Krankenhäusern der Zeit die Sterblichkeitsstatistik durch die Existenz von Versorgungskassen für

Handwerker und Dienstboten beeinflußt wurde. Daß derartige Kassen existierten, ist inzwischen für mehrere Orte belegt, jedoch nicht weiter beachtet worden.[37] Ihre Bedeutung für die deutsche Krankenhausentwicklung überhaupt ist erst jetzt ins Blickfeld der Forschung gerückt.[38] Die Verurteilung der Krankenhäuser des frühen 19. Jahrhunderts als »Wartezimmer des Todes« dürfte sich in Zukunft nicht mehr aufrechterhalten lassen. Dennoch bleibt die Frage, ob die Aufnahme in ein Krankenhaus in der damaligen Zeit für die Patienten eine

Tabelle 2: Alter und Behandlungsresultat 1821-1829
n = 10.470 (nach Abzug der Fälle ohne Angabe von Alter oder Resultat)

Alter	**geheilt**		**gebessert/sonst.**		**gestorben**	
	absolut	%	absolut	%	absolut	%
0 - 30 Jahre	6.923	86,2	795	9,9	315	3,9
31 - 50 Jahre	1.411	73,7	327	17,1	176	9,2
über 50 Jahre	245	48,4	136	26,6	125	24,7
Summe	8.596	82,0	1.258	12,1	616	5,9

Tabelle 3: Todesursachen im Juliusspital

	Fälle		**Gestorbene**		
	absolut	%	absolut	% der Gestorb.	% Letalität
Gesamt	10.691	100,0	619	100,0	5,9
Atmungsorgane	1.785	16,8	278	45,1	15,8
Verdauungsorgane	1.253	11,8	86	13,9	7,0
Herz	147	1,4	34	5,5	23,1
Chron. Endzustände	184	1,7	61	9,5	34,5
Gehirn/Nerven	363	3,4	64	10,4	18,6
Summe	3.732	35,1	523	84,8	14,0
alle anderen	6.959	64,9	96	15,2	1,4

positive Chance bedeutete oder ob sie eher eine Gefahr für Leib und Leben der Betroffenen darstellte. Die Analyse des Todesursachenspektrums der Patienten des Juliusspitals ist hier aufschlußreich (vgl. Tab. 3).

Von den 619 Gestorbenen fallen 278, d.h. 45 %, in die von uns als Krankheiten der Respirationsorgane bezeichnete Diagnosegruppe, in der vor allem Lungenkrankheiten zusammengefaßt wurden. Insgesamt litten knapp 1.800 Patienten an derartigen Krankheiten, von diesen starben überdurchschnittlich viele, nämlich nahezu 16 %. Die Haupttodesursachen waren hier jeweils etwa zur Hälfte Lungenschwindsucht und akute Pneumonien.

Einen mit 13,9 % hohen Anteil an den Gestorbenen liefern wegen der insgesamt großen Zahl von 1.070 Fällen auch die Patienten mit Krankheiten des Verdauungssystems, von denen 87 starben. Dabei wurden vor allem akute Krankheiten wie Typhus abdominalis und Ruhr, aber auch bösartige Tumoren als Todesursache genannt. Die Gruppen der Herzkrankheiten, der chronischen Endzustände (z.B. Wassersucht, Marasmus) und der Gehirnkrankheiten (mit Diagnosen wie Apoplexie, Gehirnerweichung und Paralyse) liefern wegen ihrer hohen Letalität ebenfalls einen größeren Anteil der Gestorbenen. Insgesamt sind in den genannten diagnostischen Gruppen knapp 85 % aller Todesfälle, aber nur 35 % aller aufgenommenen Fälle enthalten. Auch bei den Todesfällen der restlichen Gruppen finden sich meist Krankheitsbezeichnungen, die auf gravierende Gesundheitsprobleme hinweisen.

Einige Diagnosekategorien trugen nur unwesentlich zur Krankenhausmortalität bei. Von den 2.021 Patienten, die zwischen 1821 und 1829 wegen einer Hautkrankheit behandelt wurden, starben vier, von den 984 Patienten mit Beschwerden des Bewegungsapparats 15, von den 741 wegen Geschlechtskrankheiten Aufgenommenen starben zehn, und von denen mit Katarrhen der oberen Luftwege keiner. Bei den Gestorbenen aus diesen Gruppen finden sich meist noch zusätzliche schwerwiegende Diagnosen. Es können demnach für den großen Teil der Gestorbenen Krankheiten angenommen werden, die bei dem damaligen Stand der Heilkunst nach menschlichem Ermessen zum Tode führen mußten. Nichts weist darauf hin, daß die Krankenhausverhältnisse den Tod verursacht hätten. Die Annahme, daß die Aufnahme in ein Krankenhaus die Lebenschancen der Patienten verringerte, kann demnach zumindest für das Juliusspital widerlegt werden. Es bestand somit auch kein Grund für die Bevölkerung, das Krankenhaus grundsätzlich mit Furcht und Schrecken zu betrachten.

Wir haben allerdings Hinweise darauf gefunden, daß die Einstellung zum Krankenhaus bei den todgeweihten Patienten eine andere war als bei denen, die im Hospital ihre vorübergehenden Beschwerden auskurierten. Bei ihnen sind Einträge wie »auf Verlangen ungeheilt (oder gebessert) entlassen« häufiger zu finden. Ähnliches geht auch aus Krankengeschichten hervor. So bat die an einem Hirntumor erkrankte Dienstmagd Elisabeth H., als sie merkte, daß keine Besserung zu erhoffen war, inständig darum, nach Hause geschickt zu werden. Doch die über ihren Zustand informierte Verwandtschaft war nicht bereit, die Frau aufzunehmen. Daraufhin verfiel Elisabeth H. in Apathie, weigerte sich zu essen, sprach mit niemandem mehr, bis sie starb. Es war vermutlich nicht nur die Angst vor der Sektion,[39] die die Kranken um Entlassung bitten ließ. Der Tod im Krankenhaus war das Schicksal der Vereinsamten, der Bindungslosen und Ausgestoßenen. Die Drohung »Du stirbst noch im Spital«, die man noch Mitte des 19. Jahrhunderts dem Taugenichts hinterherrief,[40] bedeutete weniger eine Krankenhauskritik als eine soziale Prognose.

Versorgungsangebot und Medikalisierung. Das Beispiel Hysterie

Es wurde bereits dargelegt, daß viele Patienten mit Bagatellkrankheiten ins Krankenhaus kamen und bereits nach kurzer Behandlungszeit geheilt entlassen wurden. Dies weist darauf hin, daß die Funktion des Krankenhauses innerhalb des damaligen Gesundheitswesens eine andere war als heute. Offenbar genügte zumindest bei Handwerkern und Dienstboten Arbeitsunfähigkeit oder kurzzeitige Bettlägerigkeit, um die Schwelle zum Krankenhaus zu überschreiten.[41] Besonders auffällig ist dies bei den weiblichen Dienstboten.[42] Die häufigste Einzeldiagnose bei den Frauen war die Hysterie. Im Untersuchungszeitraum kamen 620 Fälle mit Hysterie zur Aufnahme, von denen 61 % bereits nach zwei Wochen das Krankenhaus verließen. Fast alle wurden als geheilt bezeichnet, nur drei Patientinnen starben.[43] 93 % der Hysteriekranken waren Dienstmägde (vgl. Tab. 4).

Dem historischen Phänomen der Hysterie sind in den letzten Jahren zahlreiche Untersuchungen gewidmet worden. Dabei ging man lange Zeit davon aus, daß Hysterie eine Diagnose war, die ausschließlich bei Frauen der gehobenen Schichten gestellt wurde. Außerdem wurde von den meisten Autoren vorausgesetzt, daß es sich bei der Diagnose Hysterie um die von Freud beschriebene Psychoneurose gehandelt habe. Erst in den letzten Jahren hat die Geschichtsschreibung die Hysterie auch als Krankheit der Unterschichten entdeckt. Dabei wurde auch offenbar, daß die Diagnose durchaus nicht immer jene Summe von Verhaltensauffälligkeiten bei Damen der besseren Gesellschaft meinte, von der die meisten historischen Interpretationen des Phänomens ausgehen.[44] So stellte z.B. Guenter Risse fest, daß in den Jahren 1770-1800 eine große Zahl von armen Patientinnen der Edinburgh Royal Infirmary wegen Hysterie behandelt wurden.[45] Die meisten dieser Patientinnen zeigten nicht die nach der Darstellung zeitgenössischer Autoren typischen hysterischen Anfälle (z.B. Lachen, Weinen, Umsichschlagen, Ohnmacht oder Arcus hystericus), sondern klagten über Abgeschlagenheit, Bauchschmerzen, Kopfschmerzen und Menstruationsstörungen. Auch hier handelte es sich fast ausschließlich um Dienstboten.

Tabelle 4: Hysterie und andere Frauenkrankheiten 1819-1829

	Hysterie	**Dysmenorrhoe**	**sonstige Frauenkrankheiten**
aufgenommene Fälle*	620	277	431
% Anteil Frauenkrankheiten	45,9 %	19,6 %	34,6 %
jeweils nicht älter als 25 Jahre	54,0 %	68,0 %	40,0 %
Aufenthalt maximal 14 Tage	61,0 %	51,0 %	46,0 %
geheilt	96,0 %	89,0 %	69,0 %
gestorben	0,5 %	1,0 %	8,0 %

*Gesamtzahl "Frauenkrankheiten" 1328

Zur Erklärung der Hysterie bei Frauen der Unterschicht sind inzwischen verschiedene Modelle entwickelt worden. Shorter hat darauf hingewiesen, daß es sich schlicht um ein Quellenproblem handeln könnte. Da die Unterschichten meist keine ärztliche Hilfe beanspruchten, wurden ihre Leiden im ärztlichen Schrifttum oder in medizinischen Krankengeschichten nicht dokumentiert.[46] Figlio nimmt an, daß Dienstmädchen die Lebensgewohnheiten und Krankheitsäußerungen ihrer gutbürgerlichen Herrschaften kopierten, außerdem dem Hausarzt ihrer Dienstherren vorgestellt und damit medizinhistorisch sichtbar wurden.[47] Barbara Sichermann hat für die Neurasthenie die These aufgestellt, daß die Diagnose für Patienten und Ärzte eine soziale Funktion erfüllte. Die Patienten konnten auf diese Weise Arbeitsunfähigkeit und gestörtes Verhalten legitimieren, und die Ärzte erhielten die Möglichkeit, verschiedene Formen von Stress durch Ruhe und stationäre Pflege zu therapieren.[48] Micale weist schließlich darauf hin, daß Hysterie eine eher primitive Form der Somatisierung emotionaler Probleme darstellt, die er als ein »Phänomen der Protomedikalisierung« bezeichnet. Demnach führte die erste Erfahrung, daß bei emotionalem Stress über die Produktion bestimmter Symptome ärztliche Hilfe gewonnen werden kann, bei bislang kaum medikalisierten Gesellschaftsgruppen zu einem Anstieg von Hysterieerkrankungen. Bei fortschreitender Medikalisierung werde dieser »vergleichsweise primitive Verteidigungsmechanismus« durch die Präsentation weniger transparenter Erkrankungsbilder ersetzt.[49] Die meisten dieser Erklärungsansätze gehen allerdings davon aus, daß die Hysterie selbst ein historisch konstantes Krankheitsbild darstellt. Nur Risse hat darauf aufmerksam gemacht, daß die Begegnung der Krankenhausärzte mit einer neuen, armen Klientel offenbar auch eine Neudefinition von Krankheitsbildern nach sich gezogen hat.[50] Die für das Juliusspital vorhandenen Quellen erlauben es, die verschiedenen Annahmen zu überprüfen und die bisherigen Erklärungsansätze mit Überlegungen zur Funktion des Krankenhauses im frühen 20. Jahrhundert zu verknüpfen.

In der deutschen medizinischen Literatur des frühen 19. Jahrhunderts wird die Hysterie auf traditionelle Weise als eine Krankheit von Frauen der besseren Gesellschaft beschrieben. Als Ursachen der Krankheit werden dementsprechend Müßiggang, stark reizende Getränke und gewürzte Speisen, Abführmittelmißbrauch, die Lektüre schlüpfriger Romane, starkes Schnüren, unerwiderte Liebe genannt. Weniger schichtenspezifische Kausalmomente sind Schwächung durch zu viele Geburten, Blutflüsse, Aborte, schwächende Krankheiten und fehlende eheliche Befriedigung. Die Beschreibung des Krankheitsbildes ist in sich widersprüchlich. Über meist viele Seiten werden alle Arten von Beschwerden und Verhaltensweisen aufgezählt, die unter Umständen als Zeichen der Hysterie gedeutet werden können. Im Prinzip gebe es, so die einhellige Meinung der Autoren, fast keine Krankheit, die nicht durch die Hysterie nachgeahmt werden könnte.[51]

Dagegen liest sich die in Schönleins Vorlesungen mitgeteilte Darstellung ausgesprochen nüchtern. Schönlein nennt vier Kriterien, nach denen die Diagnose Hysterie gefällt werden sollte, nämlich: 1. das eigentümliche Aussehen der Kranken, insbesondere ein »gebrochenes« oder »verlangendes, schmachtendes Auge«, 2. die große Beweglichkeit der Symptome, die kurz nacheinander im Kopf, im Magen, in der Brust auftreten können, 3. der »Widerspruch unter den gleichzeitig vorhandenen Symptomen«, wie z.B. heftige Kolik, aber kein Druckschmerz bei der Palpation des Leibes und 4. die paradoxe Reaktion auf Medikamente, wie z.B. die Linderung von Herzklopfen durch Wein.[52] Der deutliche Hinweis auf eine für die Hysterie charakteristische Diskrepanz zwischen subjektiven Beschwerden und objektiven Befunden findet sich bei den anderen zeitgenössischen Autoren nicht. Die verschiedenen Erscheinungsformen der Hysterie unterscheidet Schönlein in der für ihn typischen Weise nach dem Hauptsitz der Beschwerden und bezeichnet sie dementsprechend als Hysterie des Uterus, der Harnblase, des Darmes, des Magens, der Lunge, des Kehlkopfes, des Herzens, des Kopfes, des Gefäßsystems. Außerdem gebe es eine Muskelhysterie mit Zuckungen und den »Tetanus hystericus« oder die Rückenmarkshysterie, »eine der fürchterlichsten Formen aber zum Glück nicht sehr häufig.«[53] In den Krankenjournalen findet sich nur ein einziger Fall von »Tetanus hystericus«. Die häufigsten Diagnosen weisen auf Kopfschmerzen, Beschwerden im Magen-Darm-Bereich oder Husten und Atemnot hin. Schönlein erklärt die Hysterie in zeitgenössischer Manier mit einer erhöhten Tätigkeit oder Reizbarkeit des Nervensystems, nimmt aber bei der Diskussion der Ursachen eine ungewöhnliche Differenzierung vor. Die Krankheit sei zwar »fast gleichmäßig in den niederen und höheren Schichten verteilt,«[54] doch entstehe sie bei den Reichen durch ungesunde Reizung des Nervensystems, bei den Armen jedoch resultiere die erhöhte Nerventätigkeit aus einer Schwächung des Organismus. Dementsprechend müsse die Therapie bei den Armen darauf gerichtet sein, jede weitere Schwächung, z.B. durch Aderlaß und Abführmittel, zu vermeiden. Statt dessen empfiehlt Schönlein Ruhe, Wärme, nahrhafte aufbauende Diät und Eisenpräparate. Diese für die Zeit ungewöhnliche, speziell für die Hysterie der Armen entwickelte Therapie kann als Hinweis gewertet werden, daß die Krankenhausmedizin in dieser Zeit begann, auf die ärztliche Wahrnehmung von Krankheiten zurückzuwirken.[55]

Ein in allen medizinischen Beschreibungen der Hysterie enthaltenes Symptom findet bei Schönleins Darstellung der Krankheit nur geringe Beachtung, nämlich die Störung oder Unterdrückung der Monatsblutung. Derartige Regelstörungen charakterisieren laut Schönlein eine andere Krankheit, die er als »Dysmenorrhoe« bezeichnete. Während im zeitgenössischen Schrifttum der Begriff Dysmenorrhoe wie heute als Synonym für gestörte, vor allem schmerzhafte Regelblutung Verwendung findet, bemüht Schönlein den Begriff als Namen für ein neues Krankheitsbild. Die Dysmenorrhoe beruht demnach auf einer durch das Ausbleiben der Regel hervorgerufenen Blutstauung, die alle bei der Hysterie genannten Beschwerden hervorrufen kann. Während die Hysterie vor allem bei schwächlichen und zarten Frauen vorkomme, seien Patientinnen mit Dysmenorrhoe eher vollblütig und robust. Die Therapie müsse sich, neben den auch bei der Hysterie angegebenen Maßnahmen, vor allem auf die Wiederherstellung der Regelblutung richten.[56] Die Abgrenzung der Dysmenorrhoe aus dem Hysteriekomplex löste ein Dilemma der zeitgenössischen Autoren, die den

Typus der Hysterikerin immer als sowohl zart, blaß und reizbar als auch robust, vollblütig und schwerfällig beschrieben.[57]

In den Krankenjournalen des Juliusspitals finden sich 277 Aufnahmen mit der Diagnose Dysmenorrhoe. 95 % der Patientinnen waren Dienstmägde, 68 % davon nicht mehr als 25 Jahre alt. Die Dysmenorrhoekranken waren also jünger als die Hysteriekranken. Drei Patientinnen starben.[58] Die Aufenthaltsdauer war länger als bei den Hysteriekranken, vermutlich, da die Patientinnen erst mit dem Wiedereinsetzen der Monatsblutung als geheilt galten. Daß dies nicht immer gelang, zeigt die Heilungsrate von 89 %, während etwa 10 % »gebessert« entlassen wurden (vgl. Tab. 4). Die Hauptklagen waren offenbar Kopfschmerzen (Dysmenorrhoea cephalica) und Atemwegsbeschwerden (Dysmenorrhoea pulmonalis). Nach älterer Lehrmeinung, wie sie z.B. im Krankenhaus von Edinburgh zur Anwendung kam, wären die Patientinnen mit »Dysmenorrhoe« unter den Hysteriebegriff gefallen.[59] Es kann demnach festgestellt werden, daß im Juliusspital insgesamt 897, d.h. über 18 % der Patientinnen, eine Diagnose hatten, bei der die Geschlechtszugehörigkeit und gegebenenfalls Störungen der Monatsblutungen für die Zuordnung ausschlaggebend waren.[60] Die präsentierten Symptome entsprachen einem zeitgenössischen Bild von Hysterie, sind aber mit den am Ende des 19. Jahrhunderts formulierten Beschreibungen der Hysterie nur teilweise in Einklang zu bringen. Ein Teil der Kranken könnte an Organkrankheiten, wie beginnender Schwindsucht oder leichteren Herzfehlern gelitten haben. Insbesondere bei den Patientinnen mit Dysmenorrhoe wäre auch an körperliche Erschöpfungszustände zu denken, die eine Amenorrhoe zur Folge hatten.[61] Eine große Zahl von Hysteriefällen mit Kopfschmerzen, Rückenschmerzen, Magendruck, Übelkeit, Herzklopfen oder Brustbeklemmung können aus heutiger Sicht auch als Belastungsreaktionen interpretiert werden.

Die Mehrzahl der Würzburger Dienstboten arbeiteten nicht in vornehmen Haushalten, sondern bei Handwerkern, in Wirtshäusern und Garküchen, wo sie die grobe Arbeit verrichteten, kaum Freizeit hatten, oft mit anderen Hausbewohnern Raum und Bett teilen mußten.[62] Es wäre daher kaum plausibel, die zahlreichen Hysterieerkrankungen auf die Übernahme gewisser schädlicher Gewohnheiten der Wohlhabenden oder auf die Kopie der Leiden vornehmer Herrschaften zurückzuführen. Vielmehr kann angenommen werden, daß körperliche Überforderung und emotionaler Stress für die körperlichen und psychosomatischen Symptome verantwortlich waren. Wie Pfeufer 1825 ausführte, waren kranke Dienstboten in besonderem Maße auf Krankenhausversorgung angewiesen. Beengte Raumverhältnisse, Zeitmangel der Dienstherren, aber auch Ansteckungsangst und Geiz führten dazu, daß die Kranken entweder sich selbst überlassen blieben oder sogar aus dem Haus gewiesen wurden. Folglich könnten die Arbeitgeber auch Druck auf ihr Gesinde ausgeübt haben, sich bei ernsthaften Krankheiten ins Hospital zu begeben. Bei leichten Gesundheitsbeeinträchtigungen wie Kopfschmerzen, Rückenschmerzen oder Magendrücken könnte aber auch das Eigeninteresse der Dienstmägde den Weg ins Krankenhaus motiviert haben. Durch ihre Versicherung über das Institut für kranke Dienstboten konnten sie sich ohne besonderes Einweisungsverfahren im Krankenhaus einstellen, wo sie ein sauberes Bett, Ruhe, Pflege, gutes Essen und eine maßvolle Therapie erwarteten.

So stellt sich die Frage, ob leichte Übelseinsformen, wie sie unter der Hysteriediagnose und zahlreichen anderen Diagnosen[63] vermutet werden können, ohne die Existenz eines stationären Versorgungsangebots überhaupt eine medizinische Relevanz erlangt hätten. Die von Micale als »Protomedikalisierung« bezeichnete Umsetzung sozialer und emotionaler Belastungen in eine als Hysterie verstandene und damit therapierbare Symptomatik setzt allerdings voraus, daß das medikale Angebot von den Betroffenen positiv erfahren wurde.

Schluß

Zusammenfassend ergibt sich aus der Analyse des diagnostischen Spektrums, daß bisherige Interpretationen der medizinischen Leistungsfähigkeit der Krankenhäuser des frühen 19. Jahrhunderts ein pessimistisches Bild gezeichnet haben, das sicher für das Würzburger Juliusspital, wahrscheinlich aber auch für viele andere Einrichtungen der Zeit, nicht zutrifft. Obwohl die damalige Medizin nicht wie heute durch wirkungsvolle Medikamente gezielt Heilung herbeiführen konnte, bot die Aufnahme in ein Krankenhaus den Betroffenen eine positive Chance. Ruhe, relative Sauberkeit und angemessene Ernährung dürften die meisten Krankheiten positiv beeinflußt haben und von den Betroffenen als Wohltat empfunden worden sein. Die Tatsache, daß viele, die im Alltag diese Bedürfnisse nicht befriedigen konnten, das Angebot der stationären Versorgung ohne Furcht in Anspruch nahmen, zeigt sich an der großen Zahl von Bagatellerkrankungen und insbesondere an den zahlreichen Fällen von »Hysterie«.

Dadurch verschob sich zugleich das Krankheitsspektrum. Alte, moribunde Patienten waren gegenüber jungen Patienten mit leichten Gesundheitsstörungen in der Minderzahl. Daraus erklärt sich die geringe Mortalitätsrate in vielen Krankenhäusern des frühen 19. Jahrhunderts. Hinweise darauf, daß Kranke durch die Krankenhausverhältnisse, speziell durch Infektionen, zu Tode gebracht worden wären, finden sich in den von uns analysierten Quellen nicht.

Anmerkungen

1 Staatsbibliothek Bamberg, Msc.misc. 381.

2 Stadtarchiv Würzburg (Archiv des Juliusspitals), Literalien Nr. 2576-2599.

3 Diese patientenbezogenen Daten wurden im Rahmen eines von der DFG geförderten Projekts analysiert. Das Projekt stand unter der Leitung von Reinhard Spree und Johanna Bleker und wurde unter Mitarbeit von Olaf Gerndt und Petra Wisniewski (Konstanz) sowie Eva Brinkschulte, Pascal Grosse und Nora Sasz (Berlin) in den Jahren 1989-1993 durchgeführt.

4 Es handelt sich hier um eine Zusammenstellung von bereits andernorts publizierten bzw. in Publikation befindlichen Ergebnissen. Vgl. Bleker (1995), Die Krankenjournale des Würzburger Juliusspitals als Quellen der Morbiditäts- und Mortalitätsverhältnisse. Theoretische, historische und bearbeitungstechnische Aspekte, in: J. Bleker/E. Brinkschulte/P. Grosse (Hg.), *Kranke und Krankheiten im Juliusspital zu Würzburg 1819-1829. Zur frühen Geschichte des Allgemeinen Krankenhauses in Deutschland*, Husum, S. 75-91; J. Bleker (1995), Krankenhausmedizin im frühen 19. Jahrhundert. Zusammenfassung und Schlußfolgerungen, in: J. Bleker/E. Brinkschulte/P. Grosse (Hg.), *Kranke und Krankheiten im Juliusspital 1819-1829. Zur frühen Geschichte des Allgemeinen Krankenhauses in Deutschland*, Husum, S. 163-174; J. Bleker (1993), Hysterie, Dysmenorrhoe, Chlorose. Diagnosen bei Frauen der Unterschicht im frühen 19. Jahrhundert, in: *Medizinhistorisches Journal* 28, S. 345-374.

5 Vgl. z.B. A.E. Imhof (1976), Die Erfassung des Quellenmaterials, in: A.E. Imhof/Ø. Larsen (Hg.), *Sozialgeschichte und Medizin. Probleme der quantifizierenden Quellenbearbeitung in der Sozial- und Medizingeschichte*, Oslo/Stuttgart, S. 137-144; R. Spree (1992), *Der Rückzug des Todes. Der Epidemiologische Übergang in Deutschland während des 19. und 20. Jahrhunderts*, Konstanz, S. 24-26.

6 G.B. Risse/J.H. Warner (1992), Reconstructing Clinical Activities: Patient Records in Medical History, in: *Social History of Medicine* 5, S. 183-205; vgl. auch G.B. Risse, Hospital History: New Sources and Methods, in: R. Porter/A. Wear (Hg.), *Problems and Methods in the History of Medicine*, London/New York/Sydney, S. 175-203.

7 G.B. Risse (1986), *Hospital Life in Enlightenment Scotland. Care and Teaching at the Royal Infirmary of Edinburgh*, Cambridge.

8 So kommen z.B. Ruffié und Sournia in ihrer kürzlich auch in Deutschland erschienenen Seuchengeschichte J. Ruffié/J.-Ch. Sournia (1992), *Die Seuchen in der Geschichte der Menschheit*, München, ohne jede quellenkritische Reflexion aus. Die von Peter vorgestellte Methode zur Bearbeitung der von Vic d'Azyr 1774-1794 gesammelten Berichte (J.P. Peter (1978), Kranke und Krankheiten am Ende des 18. Jahrhunderts aufgrund einer Untersuchung der Königlich-Medizinischen Gesellschaft 1774-1794, in: A.E. Imhof (Hg.), *Biologie des Menschen in der Geschichte*, Stuttgart, S. 274-326), die von vielen als »vorbildlich« bezeichnet wird (vgl. z.B. J. Brügelmann (1984), *Der Blick des Arztes auf die Krankheit im Alltag 1779-1850. Medizinische Topographien als Quelle für die Sozialgeschichte des Gesundheitswesens*, Diss., Köln, S. 75), läuft ungeachtet seiner umschweifigen Erörterungen der Schwierigkeiten auf eine Korrektur und Reduktion der Diagnosen im Sinne der modernen Medizin hinaus. Ein weiteres anschauliches Beispiel liefern verschiedene Studien zur Hysterie, die Micale kritisch kommentiert hat. (Vgl. M.S. Micale (1990), Hysteria and its historiography: the future perspective. *History of*

Psychiatry 1, S. 33-124, hier: S. 41-47.

9 A. Mühry (1843), Ueber die historische Pathologie und die geschichtliche Aenderung der Krankheiten, in: *Archiv für physiologische Heilkunde*, hg. von C.A. Wunderlich/W. Roser, S. 544-565, hier: S. 564.

10 Hier sei auf die bereits in Anm. 8 erwähnten Probleme der Hysteriegeschichtsschreibung verwiesen.

11 Ø. Larsen (1980), Die Krankheitsauffassung und ihre historische Interpretation. Ein Auswertungsmodell aufgrund von norwegischen Medizinalberichten aus dem 19. Jahrhundert, in: A.E. Imhof (Hg.), *Mensch und Gesundheit in der Geschichte*, Husum, S. 45-58; ders. (1982), Die Epidemiologie der Krankheitsauffassung in Geschichte und Gegenwart. Vortrag auf der 65. Jahrestagung der Deutschen Gesellschaft für Geschichte der Medizin, Naturwissenschaft und Technik, Trier (Manuskript).

12 K. Sadegh-zadeh (1977), Krankheitsbegriffe und nosologische Systeme, in: *Metamed* 1, S. 4-41.

13 W. Wieland (1975), *Diagnose. Überlegungen zur Medizintheorie*, Berlin/New York; V. Hess (1993), *Von der semiotischen zur diagnostischen Medizin. Die Entstehung der klinischen Methode zwischen 1750 und 1850*, Diss., Husum, S. 10-18.

14 Dies zeigen z.B. die kühnen Versuche von Peter, »faulige Halsbräune, brandiges Halsweh und Krupp« mit Diphterie gleichzusetzen, »faulige, gallige« und andere »Fieber« als Unterleibstyphus zu interpretieren oder seine Behauptung, daß »Pulmonie« und »Phthise« als Synonym aufgefaßt werden können. Vgl. Peter (1978).

15 Vgl. z.B. R. Gross (1983), Fehldiagnosen: Neue Technologien –Klassische Autopsien, in: *Deutsches Ärzteblatt* 80, Heft 36, (Ausg. B) S. 36 f. Gross gibt die Zahl der wegen ihrer Konsequenzen »wesentlichen Fehldiagnosen« mit 10 %, die der »unwesentlichen« mit 37-47 % an.

16 J.N. Biraben (1980), Histoire des classifications des causes de décès et de maladies aux XVIIIe et XIXe siècle, in: A.E. Imhof (Hg.), *Mensch und Gesundheit in der Geschichte*, Husum, S. 25-34.

17 Peter (1978).

18 Risse (1986).

19 Schönleins klinische Methode ist an anderen Stellen ausführlich erörtert worden. Vgl. J. Bleker (1981), *Die Naturhistorische Schule 1825-1845. Ein Beitrag zur Geschichte der klinischen Medizin in Deutschland*, Stuttgart; J. Bleker (1995).

20 *Allgemeine und specielle Pathologie und Therapie nach J.L. Schönlein's Vorlesungen niedergeschrieben von einem seiner Zuhörer* (1834), 4 Bde., 3. Aufl., Herisau. (Die Mitschrift stammt aus den Jahren 1831/32).

21 Neben zeitgenössischen Lexika wurden vor allem die Lehrbücher der Schönleinschüler Canstatt und Fuchs und unter Schönlein angefertigte Dissertationen benutzt.

22 Auf die Berufsverteilung, die die Funktion des Juliusspitals für bestimmte Bevölkerungsgruppen widerspiegelt, soll hier nicht weiter eingegangen werden. Eine detaillierte Darstellung mit Analyse der Hintergründe findet sich bei E. Brinkschulte/P. Grosse: Die Patienten des Juliusspitals. Aufnahmewege und Aufnahmebedingungen, in: J. Bleker/E. Brinkschulte/P. Grosse (Hg.) (1995), S. 43-74, und E. Brinkschulte in diesem Band.

23 Vgl. Risse (1986), S. 3 f. u. S. 386.

24 U. Frevert (1984), *Krankheit als politisches Problem. 1770-1880. Soziale Unterschichten in Preussen zwischen medizinischer Polizei und staatlicher Versicherungsordnung*, Göttingen, S. 77.

25 Vgl. u.a. A.E. Imhof (1977), Die Funktion des Krankenhauses in der Stadt des 18. Jahrhunderts, in: *Zeitschrift für Stadtgeschichte, Stadtsoziologie und Denkmalpflege* 4, S. 215-242, hier: S. 237.

26 Vgl. C.H. Fuchs (1833), Über die Sterblichkeit der Stadt Würzburg vom 1. Juli 1819 bis zum 30. Juni 1829, in: *Zeitschrift für die Staatsarzneikunde* 25, Erlangen, S. 368-403, hier: S. 391.

27 Vgl. z.B. Th. McKeown (1976), *The Modern Rise of Population*, London, S. 13.

28 R. Lee (1980), The Mechanism of Mortality Change in Germany 1750-1850, in: *Medizin-historisches Journal* 15, S. 244-268, hier: S. 252-254.

29 Siehe B. Müller (1984), *Das allgemeine Krankenhaus zu München im Eröffnungsjahr 1813/14. Ein Beitrag zu Entstehungsgeschichte und Betrieb anhand einer Analyse des ersten Hauptbuches*, Diss., München, S. 61.

30 G. Cless (1842), Fünfzehnter Jahresbericht über die innerliche Abteilung des Katharinenhospitals in Stuttgart vom 1. Juli 1841 bis 30. Juni 1842, in: *Medicinisches Correspondenz-Blatt des Würtembergischen ärztlichen Vereins* 12, S. 281-301, hier: S. 282.

31 Ch. Pfeufer (1825), *Geschichte des Allgemeinen Krankenhauses zu Bamberg*, Bamberg, S. 127.

32 Vgl. Fuchs (1833), S. 391 f. Nach Fuchs lag im Zehnjahreszeitraum 1819-1829 die Sterberate der medizinischen Abteilung bei 6,1 %, die des ganzen Hospitals bei 5,6 %.

33 Vgl. Lee (1980), S. 253.

34 Vgl. z.B. J.P. Frank (1817), *System einer vollständigen medicinischen Polizey*, Bd. 6, Theil 1, Wien, S. 30; Pfeufer (1825), S. 8 f.

35 Vgl. E. Brinkschulte/P. Grosse (1995), S. 49-55.

36 Zu den Dienstboten und Geselleninstituten in Würzburg vgl. E. Brinkschulte/P. Grosse (1995) und E. Brinkschulte in diesem Band.

37 Pfeufer (1825), S. 63-100; Cless (1847), S. 282; Müller (1984), S. 64-68; E. Berger (1990), *Wer bürgt für die Kosten. Zur Sozialgeschichte des Krankenhauses. 25 Jahre Stadtkrankenhaus Osnabrück*, Bramsche, S. 17-22.

38 Der erste Hinweis auf die Bedeutung des veränderten Armutsbegriffs, der etwa ab 1800 die »arbeitenden Armen« in die gesundheitspolitischen Erwägungen mit einbezog, für das Hospitalwesen stammt von M. Lindemann (1991), Urban Growth and Medical Charity, Hamburg 1788-1815, in: J. Barry/C. Jones (Hg.), *Medicine and Charity before the Welfare State*, London/New York, S. 113-132. Erste Versuche, die von E. Brinkschulte im Rahmen des DFG-Projekts herausgearbeitete Bedeutung der Dienstboten- und Geselleninstitute für die deutsche Krankenhausentwicklung nachzuzeichnen, finden sich bei R. Spree (1995), Krankenhausentwicklung und Sozialpolitik in Deutschland während des 19. Jahrhunderts, in: *Historische Zeitschrift* 260, S. 75-105 und J. Bleker (1993): To Benefit the Poor and Advance Medical Science. Hospitals and Hospital Care in Germany 1820-1870. Erscheint in: G.C. Cocks/M. Berg (Hg.), *Medicine and Modernity. Public Health and medical care in 19th and 20th Century Germany*, Washington D.C.

39 Vgl. Frevert (1984), S. 78.

40 Ueber die Armenpflege in Köln (Schluß), *Allgemeines Volksblatt*, Köln 1845, Nr. 8, 59-62, hier: S. 60.

41 Die Gründe hierfür und die unterschiedlichen Aufnahmebedingungen für Versicherte und Arme sind an anderer Stelle ausführlich dargelegt und diskutiert. Vgl. Brinkschulte/Grosse (1995); Bleker (1995).

42 Von den männlichen Patienten wurden 41,6 % innerhalb von 14 Tagen (darunter 19,2 %

innerhalb einer Woche) entlassen. Bei den weiblichen Patienten, von denen 84 % Dienstmägde waren, wurden 49,8 % innerhalb von 14 Tagen (darunter 22,4 % innerhalb einer Woche) entlassen.

43 Bei zwei der Gestorbenen finden sich zusätzliche Diagnosen, die vermutlich die Todesursache bezeichnen, nämlich Pneumophthisis und Metrophthisis. Die dritte Tote hatte die Diagnose Hysteria pulmonalis.

44 Einen ausgezeichneten Überblick über die Hysteriegeschichtsschreibung gibt Micale (1990) und M.S. Micale (1995), *Approaching Hysteria. Disease and its Interpretations*, Princeton, New Jersey.

45 G.B. Risse (1988), Hysteria at the Edinburg Infirmary: The Construction and Treatment of a Disease 1770-1800, in: *Medical History* 32, S. 1-22.

46 E. Shorter (1986), Paralysis. The Rise and Fall of a ›Hysterical‹ Syndrom, in: *Journal of Social History* 9, S. 549-582, zit. nach Micale (1990), S. 187.

47 K. Figlio (1978), Chlorosis and chronic disease in nineteenth century Britain: social constitution of somatic illness in a capitalist society, in: *Social History* 3, S. 167-197.

48 B. Sichermann (1977), The Uses of Diagnosis. Doctors, Patients and Neurasthenia, in: *Journal of the History of Medicine and Allied Sciences* 32, S. 33-54.

49 Micale (1995), S. 158.

50 Vgl. Risse (1988), S. 18.

51 Eine ausführliche Darstellung mit Quellenbelegen findet sich bei Bleker (1993).

52 Vgl. *Allgemeine und specielle Pathologie und Therapie nach J.L. Schönleins Vorlesungen* (1834), Bd. 4, S. 142 f.

53 *Allgemeine und specielle Pathologie und Therapie nach J.L. Schönleins Vorlesungen* (1834), Bd. 4, S. 148.

54 *Allgemeine und specielle Pathologie und Therapie nach J.L. Schönleins Vorlesungen* (1834), Bd. 4, S. 153.

55 Vgl. auch Bleker (1995) und Risse (1988), S. 18.

56 *Allgemeine und specielle Pathologie und Therapie nach J.L. Schönleins Vorlesungen* (1834), Bd. 3, S. 326-329.

57 Vgl. Bleker (1993), S. 352-354.

58 Auch hier geben die Zusätze Variolois, Pneumophthisis und Enterophthisis bei zwei der Kranken einen Hinweis auf die Todesursache.

59 Vgl. Risse (1988).

60 Nach Schönleins Vorlesungen ist zwar auch eine Hysterie bei Männern denkbar, doch wurde die Diagnose bei keinem der männlichen Patienten gestellt.

61 Zur Interpretation der Amenorrhoe vgl. auch Risse (1988). Die Diagnose Dysmenorrhoe wurde bevorzugt bei sehr jungen Frauen gestellt, bei denen Überlastung eher zur Amenorrhoe führt als bei älteren.

62 Vgl. etwa die Darstellung der Bamberger Dienstbotenverhältnisse bei Pfeufer (1825), S. 77-79.

63 Z.B. Amenorrhoea, Cephalgia, Hepatalgia, Gastrodynia, Rheumatismus brachii etc.

Die Entwicklung der Chirurgie im 19. Jahrhundert und ihre Auswirkungen auf Organisation und Funktion des Krankenhauses

Klaus-Dieter Thomann

»Vom geschichtlichen Standpunkte aus gibt es kaum ein reizvolleres Kapitel der sozialen Medizin, als die Verfolgung der Entwicklung unseres modernen Krankenhauswesens und dieser Entwicklung zugrunde liegenden Gedanken.«[1]

Das Allgemeine Krankenhaus in der vorantiseptischen Ära

Der Marburger Chirurg Ernst Küster beschrieb rückblickend das Bild einer chirurgischen Abteilung in den 60er und am Anfang der 70er Jahre des 19. Jahrhunderts:

»Dem in einen großen Krankensaal Eintretenden fiel zunächst der fade, süßliche Eitergeruch, nicht selten sogar ausgesprochener Fäulnisgeruch auf, der nur mühsam durch den Duft chemischer oder pflanzlicher Verbandmittel, der Kamille, des Kampfers, später der Karbolsäure und anderer Stoffe gedämpft wurde. Schon die Gesichter der Kranken, an deren Betten man vorüberging, verrieten, daß man sich unter Schwerleidenden befand. Die hektisch geröteten Wangen, die glänzenden Augen und das schweißbedeckte Antlitz der Fiebernden, ihr ängstlicher Gesichtsausdruck, daneben die blassen, gleichgültigen Züge der Septischen, das Stöhnen und Sprechen in abgerissenen, halb unverständlichen Sätzen – das waren die immer wiederkehrenden Bilder, die jedem fühlenden Arzte das Herz zusammenschnürten. Deckte man die Wunde auf, so fand man den Verband von Eiter durchtränkt und übelriechend.«[2]

Die Wundinfektionen und die sich häufig anschließende Sepsis waren noch in den 80er Jahren des 19. Jahrhunderts die Hauptprobleme der chirurgischen Abteilungen in Allgemeinen Krankenhäusern. Noch galt der Grundsatz des Chirurgen Richard Volkmann, »dass jede Operation gefährlich sei und wenn möglich vermieden werden« solle.[3] Dabei hatte die Chirurgie in den ersten sechs Jahrzehnten deutliche Fortschritte gemacht. Durch die Äthernarkose war sie patientenfreundlicher geworden, auch operativ wurden die Grenzen weiter gesteckt, erinnert sei an den Sehnenschnitt (subcutane Tenotomie, Stromeyer 1831), die Knochendurchtrennung bei versteiften Gelenken (Osteotomie, R. Barton, 1826), die Brechung fehlverheilter oder deformer Knochen (Osteoclasie, Oesterlen 1827), die Durchsägung des Schienbeins zur Korrektur des O- und X-Beins (Mayer, Würzburg 1851) und die Gelenkausschneidung, die die Indikation zur Amputation immer weiter zurückdrängten (Gelenkresektion, Langenbeck, Ollier 1842). Während auch komplizierte Eingriffe, solange sie in der Wohnung des Patienten oder in kleinen Privatheilanstalten ausgeführt wurden, ohne größere Komplikationen heilten, waren sie in den Krankenhäusern von einer hohen Mortalität begleitet. Wer es sich vor 1870 leisten konnte, zu Hause operiert zu werden, der mied das Krankenhaus. Noch Anfang der 70er Jahre konnte Johann Merkel, ein in Nürnberg ansässiger praktischer Arzt, über 500, zum Teil große Knochenoperationen berichten, die er in den vorangegangenen zehn Jahren in seiner Praxis ausgeführt hatte. Er stellte fest, »dass der glückliche Erfolg in der Privatpraxis bei vielen schweren Operationen ein häufigerer und vollkommenerer ist, als in den Spitälern«. Die Blutvergiftung (Pyämie) komme vorzugsweise in Krankenhäusern vor, »sie vernichtet die schönsten Resultate der Chirurgen, sie verstimmt den thätigsten Operateur durch die niederschmetternde Gewalt ihrer Heimsuchungen.«[4]

Die soziale Aufgabe des Krankenhauses: Fürsorge für Unbemittelte

Die häufigsten und fast unausbleiblichen Infektionen »verstimmten« nicht nur die Chirurgen, sie beeinträchtigten die Funktion des Krankenhauses auch aus der Sicht der Kommunen. Das Krankenhaus war Teil eines Sozialsystems, das der mittellosen Bevölkerung der rasch wachsenden Städte bei Erkrankungen Zuflucht bot, familiäre Betreuung ersetzte, Kranke isolierte und damit die Gesunden vor ansteckenden Krankheiten schützte. Eine hohe Sterblichkeit mußte das Vertrauen der Bevölkerung in die Krankenhäuser erschüttern. Der in den sechziger und siebziger Jahren eingeleitete Wandel des Krankenhauses hatte unter anderem das Ziel, die Mortalität der chirurgisch Kranken zu verringern. Rudolf Virchow setzte seine Hoffnungen auf eine neue Krankenhausarchitektur und die Verbesserung der hygienischen Verhältnisse:

»Die Sterblichkeits-Statistik hat nur zu häufig gelehrt, daß in ihnen die verdorbene, mit allerlei

Unreinigkeiten erfüllte Luft sich von Zimmer zu Zimmer, zum Theil durch Vermittlung der Corridore, verbreitet, und daß, je länger eine solche Anstalt im Gebrauche ist, die Gefahr, zumal für die chirurgischen Kranken, sich mehr und mehr steigert. Ueberall bestrebt man sich, die *Isolirung* der einzelnen Krankenabtheilungen so weit als thunlich zu sichern, und höchstens einen loseren und mehr äußerlichen Zusammenhang derselben zuzulassen.«[5]

Virchow sprach sich für »Krankenstädte oder Krankendörfer« aus und favorisierte die »Krankenzerstreuung«. Er empfahl das »Barackensystem« anstelle zentraler Krankenhäuser und hielt sogar die Unterbringung in Privathäusern für möglich:

»Die Bewunderung der großen Spitäler, jener Paläste für die Armen, ist plötzlich in das Gegentheil umgeschlagen. Das Barackensystem, die Krankenzerstreuung haben über die bloße Ventilation und Desinfektion plötzlich den Sieg davongetragen, und es fehlt wenig, daß man alle Kranken in Privathäuser schicken möchte, um sie im Schooße der Familien gegen alle Gefahren zu sichern.«[6]

Dieser Gedanke war nicht neu. Bereits 1860 hatte der russische Chirurg Nikolaj I. Pirogoff in Podolien das System der »Krankenzerstreuung« erfolgreich ausprobiert: Er verteilte die Kranken und Verletzten nach der Operation in die Hütten der umliegenden Bauern und überließ die Wundpflege den Kranken oder Feldscheren. In eineinhalb Jahren operierte er auf diese Weise einige hundert Patienten und hatte darunter nur einen Todesfall an Sepsis (Blutvergiftung) zu beklagen.[7]

Sprach 1860 alles für eine möglichst dezentrale Organisation des Krankenhauses, so änderte sich die Sichtweise innerhalb der folgenden drei Jahrzehnte erneut; das zentrale Krankenhaus rückte zunehmend wieder in den Mittelpunkt des Interesses. Axel Hinrich Murken hat diesen Prozeß in der Monographie *Die bauliche Entwicklung des deutschen Allgemeinen Krankenhauses im 19. Jahrhundert*[8] unter Berücksichtigung gesundheits- und sozialpolitischer Aspekte detailliert dargestellt.

Die antiseptische Wundbehandlung – Beginn einer Revolution in der Chirurgie

Mitverantwortlich für den Meinungsumschwung war eine »Revolution« der Chirurgie, die Einführung der Antisepsis durch Joseph Lister. Der englische Chirurg experimentierte ab 1865 mit Karbolsäure und veröffentlichte erstmals 1867 seine Ergebnisse, die dafür sprachen, daß der Gebrauch der Karbolsäure bei Operationen die Infektionsrate herabsetzte.[9] Das Verfahren war sehr kompliziert. Während der Operation berieselte ein feiner Sprühnebel von Karbol die Wunde. Danach wurde ein mehrschichtiger antiseptischer Verband angelegt. Die Listersche Wundbehandlung wurde insbesondere in Deutschland sehr rasch aufgenommen. Richard Volkmann, Adolf Bardeleben und Friedrich Trendelenburg setzten sich für die Verwendung des Karbolsprays ein. Da sich die Chirurgie jedoch bisher vor allem auf Eingriffe zur Behandlung von Infektionskrankheiten und lokalisierten Entzündungen beschränkt hatte, konnten die Ergebnisse nicht immer überzeugen. Ein gutes Beispiel ist Gelenkausschneidung, die als das letzte Mittel galt, um eine Amputation bei der Gelenktuberkulose oder einer Gelenkeiterung (Empyem) zu vermeiden. Bei 47 Kniegelenkresektionen, die unter antiseptischen Bedingungen zwischen 1875 und 1879 in der Göttinger Chiurgischen Klinik durchgeführt wurden, verzeichneten die nachuntersuchenden Ärzte 17 Mißerfolge bei 30 günstigen Resultaten (35 % negative Ergebnisse). Da die Operation jedoch in 45 Fällen wegen Fungus, meist in floridem, selten in abgelaufenem Stadium erfolgte,[10] konnte auch ein antiseptisches Operationsverfahren keine primäre Heilung garantieren. Zählt man nur die septischen Komplikationen der bis 1880 in der Literatur beschriebenen Fälle, dann ergab sich ein anderes Bild. Die Mortalität betrug lediglich 2.8 %.[11]

Bei der Bewertung der Infektions- und Mortalitätsraten muß berücksichtigt werden, daß sich die Patienten des Allgemeinen Krankenhauses überwiegend aus ärmeren Schichten zusammensetzten, aus Handwerkern, Arbeitern, Einkommenslosen und deren Familienangehörigen. Die Abwehrkraft dieser Personengruppe gegenüber Infekten war wesentlich geringer als die der Klientel der Privatpraxen. Die Befürworter des antiseptischen Verfahren wiesen deshalb immer wieder darauf hin, daß die Ergebnisse der Privatpraxis nicht mit denen des Allgemeinen Krankenhaus vergleichbar waren.[12]

Die antiseptische Wundbehandlung – Anlaß zur Überprüfung der hygienischen Verhältnisse im Krankenhaus

Die Entdeckung Listers gab den Anstoß für eine umfassende Überprüfung aller Bedingungen, die zum Erfolg oder Mißerfolg einer Operation beitrugen. Diese veränderte Sichtweise war ebenso wichtig wie das eigentliche Verfahren. Der Züricher Chirurg Rudolf Ulrich Krönlein fragte:

»Heilt eine Wunde überhaupt bei diesem oder jenem Verfahren? und wie oft? Stirbt dann und wann ein Verwundeter bei dem einen oder anderen Verfahren? und wie viele sind ihrer? Ist dann der Tod des Verwundeten dem Heilverfahren zuzuschreiben oder einem andern Factor, der nach bisheriger Erfahrung auch in die Wagschale fällt? heisst dieser Factor Hospital oder Alter oder Geschlecht oder Race u.s.f.?«[13]

Parallel zur Wundbehandlung rückten die hygienischen Verhältnisse der Krankenhäuser in den Mittelpunkt der Diskussion. So wiesen Kritiker der antiseptischen Wundbehandlung darauf hin, daß die von Lister publizierten Zahlen keine exakte Aussage über die Wirksamkeit seiner Wundbehandlung ermöglichten. Lister experimentierte zwar ab Sommer 1865 mit der Karbolsäure. Jedoch erreichte nach Angaben Güterbocks der Hospitalbrand im Glasgow Royal Infirmity Hospital noch 1866 »eine derartige Verbreitung ..., dass besondere Maßnahmen zu seiner Beseitigung ergriffen wurden. Unter der Aufsicht einer Fach-Commission wurden sämtliche Krankensäle gründlich gereinigt und überall noch in demselben Jahr die Zahl der belegbaren Betten vermindert.«[14] Güterbock interpretierte die günstigeren Heilungsergebnisse nach Anwendung der Karbolsäure im Rahmen der allgemeinen Verbesserung der Hospitalhygiene und der baulichen Situation.

Ein Ergebnis der intensiven Diskussion um die Vor- und Nachteile der neuen Wundbehandlung war die Forderung, die Krankenhaushygiene und die bauliche Situation der Hospitäler zu verbessern. Hierzu drängten auch die Erfahrungen aus dem deutsch-französischen Krieg 1870-1871. Richard Volkmann wies nach, daß die Mortalität gleichartiger Kriegsverletzungen geringer als die der Zivilverletzungen war, da in den Lazaretten bessere hygienische Bedingungen herrschten. Die Frischverletzten wurden in Räumen untergebracht, die noch nie zu Hospitalzwecken gedient hatten und »zunächst wenigstens noch frei von Infections-Stoffen« gewesen seien. Er leitete daraus die Aufforderung ab, »die Erforschung und Behandlung der accidentiellen Wundkrankheiten mit allen Waffen der Wissenschaft in Angriff zu nehmen«.[15]

»Die deutschen Hospitalverhältnisse sind ungenügend«

Als in der chirurgischen Abteilung des Krankenhauses Bethanien in Berlin trotz Anwendung des Lister-Verfahrens die Infektionen zunahmen, wurden »bauliche Veränderungen der ausgedehntesten Art für nöthig erachtet« und die Zahl der belegbaren Betten um mehr als 10 % verringert. Während – laut Güterbock – in den beiden Jahren 1869 und 1870 kein Monat vergangen sei, in dem nicht Fälle von Hospitalbrand und Pyämie an der Tagesordnung waren, traten diese Komplikationen nach der Renovierung nicht mehr auf, obwohl weitgehend auf die Anwendung der Karbolsäure verzichtet wurde. Güterbock schloß daraus, daß der Veränderung der baulichen Situation mehr Bedeutung als der antiseptischen Wundbehandlung zukomme.[16] Die Wirksamkeit der antiseptischen Behandlung gelange nur »unter ganz bestimmten Bedingungen zur Geltung«. Diese Aussage bestätigte die allgemein bekannte Tatsache, daß sich die Infektionsraten in privaten und öffentlichen Heilanstalten gravierend unterschieden. Während in der Münchener Chirurgischen Klinik, die von J.N. v. Nussbaum geleitet wurde, der Hospitalbrand 1872 und 1873 jeweils epidemisch auftrat und bis zu 80 % aller operierten Patienten befiel, hatte er in seinem Privatspital nicht eine derartige Infektion zu beklagen.[17] Gustav Neuber, der heute noch wegen seines Beitrags zur aseptischen Wundbehandlung bekannt ist, bemängelte, daß trotz exakter Befolgung der Listerschen Vorschriften immer wieder Hospitalinfektionen aufträten. Er kritisierte vor allem die »deutschen Hospitalverhältnisse«, die »vom Standpunkt des strengen Antiseptikers« ... »im allgemeinen durchaus ungenügend« seien. Die Chirurgen würden gezwungen, septische und aseptische Eingriffe nacheinander in den gleichen Räumen vorzunehmen. Neuber fordere die Einrichtung

»besonders ausgestattete[r] und von einander getrennte[r] Räume, z.B. für Ovariotomieen [Eierstockentfernungen], Tumor-Extirpationen und frische Verletzungen; sodann für Operationen in chronisch entzündeten Geweben, z.B. bei Caries der Gelenke oder Knochen, und schliesslich für acut septisch gewordene Kranke«.[18]

Ende der 70er Jahre wurden zunehmend mehr Zweifel an Nutzen des Karbolsprays und der aufwendigen Verbandtechnik laut. Diese Zweifel wurden durch Lister genährt, der sein Verfahren innerhalb kurzer Zeit mehrfach modifizierte. Allerdings führte die »Listerei« die Chirurgen zu einem Überdenken der Wundbehandlung. Sie wurden durch das umständliche Verfahren gezwungen, sich intensiv um die Wunde zu kümmern und sie vor Verunreinigungen zu schützen. Carl Emmert, Professor in Bern, sprach die Vermutung aus, daß die besten Resultate erzielt würden, wenn »die Methode selbst zu einer sorgfältigen Wundbehandlung« führe.[19]

F. Trendelenburg setzte sich für ihre Vereinfachung ein und empfahl 1879 eine »Antisepsis der scrupulösesten Reinlichkeit«.[20] Dafür boten die bisherigen Krankenhäuser denkbar schlechte Voraussetzungen. Hospitäler, die nur 15 oder 25 Jahre zuvor erbaut worden waren, galten nun als veraltet,[21] die Mängelliste in hygienischer Hinsicht war lang: Keine Trennung von infizierten und nicht infizierten Kranken, unzureichende Lüftung, mangelhafte Entsorgung, enge Nachbarschaft zu offenen Fäkalienkanälen und stehenden Gewässern. Als erkennbar wurde, daß bauliche Veränderungen die Infektionsrate senkten, wurde die Verbesserung der materiellen Bedingungen chirurgischer Arbeit zu einer vorrangigen Aufgabe.

Nachdem in den späten 80er und Anfang der 90er Jahre die Bedeutung der Kontaktinfektion nachgewiesen worden war, setzte sich die physikalische Sterilisation mit trockener und feuchter Hitze durch.[22] An die Stelle der Desinfektion (Keimreduzierung) trat die Sterilisation (Keimabtötung). Das antiseptische Verfahren wurde zurückgedrängt und weitgehend durch die »Asepsis« ersetzt. Da die Bakteriologie die noch bestehenden Schwächen in der Asepsis aufdeckte, stiegen zugleich die Anforderungen an die Ausstattung der operativen Einrichtungen. Auch wenn die neu gebauten Operationssäle nicht an den »hypermodernen« Standard von Gustav Neuber heranreichten,[23] erfüllten sie die Voraussetzungen für aseptische Operationen.

Die Asepsis verändert das Krankenhaus

Wie sah um 1900 »eine moderne chirurgische Arbeitsstätte« aus?

Die von Fritz König verfaßte Beschreibung des neuen Operationshauses zu Altona läßt erahnen, wie groß der Einfluß der Chirurgie auf das Krankenhaus war. Den Chirurgen war es gelungen, »die massgeblichen Behörden davon zu überzeugen, dass die für einen solchen Zweck ausgeworfenen Mittel dem Gemeinwohl reiche Früchte« trügen.[24] Immerhin standen im Krankenhaus nun drei Operationssäle zur Verfügung, der Raum für die aseptischen Operationen war 72 m^2 groß und wies eine Höhe von 5,60 m auf. Die Decke war vollständig aus Glas, der Raum wurde zusätzlich von drei Seiten belichtet. Alle modernen Vorrichtungen für Operationen waren vorhanden, ein Vorbereitungs-, drei Verbandsräume, ein Gipszimmer, ein Röntgenkabinett zusätzlich zur allgemeinen Röntgeneinrichtung, ein Zimmer zum Mikroskopieren, Bereitschaftsräume usw. Der von König beschriebene Operationssaal war das bauliche Pendant zur aseptischen Wundbehandlung. Die medizinische Technik und die neuen operativen Verfahren zwangen die Krankenhausträger zu umfangreichen Neu- und Umbauten. Mit der Asepsis wuchs die Kompetenz und der Einfluß der Ärzte auf die administrative Leitung der Krankenhäuser.[25]

Mit der Durchsetzung der Asepsis vollzog sich ein Funktionswandel der chirurgischen Klinik des Allgemeinen Krankenhauses. Aus einer Pflege- und Aufbewahrungsstätte für mittellose Kranke wurde eine Einrichtung, die allen Schichten der Bevölkerung hochspezialisierte Leistungen anbot. Es sollte nur noch wenige Jahre dauern, bis das Krankenhaus die Konkurrenz der Privatpraxis und der privaten Heilanstalten nicht mehr fürchten mußte. Die Konsequenzen des Funktionswandels deuteten sich wesentlich früher an. Bereits 1880 leitete Nussbaum aus den Ergebnissen der unterschiedlichen Formen der Wundbehandlung die Verpflichtung der Ärzte ab, Wunden nur unter antiseptischen Bedingungen zu versorgen. Behandele ein Arzt beispielsweise »einen Kopfverletzten nach altem Schlendrian«, so mache er sich der »fahrlässige[n] Körperverletzung und Tödtung« schuldig und könne bis zu drei Jahren mit Gefängnis bestraft werden.[26] E. Richter (Breslau) wies auf die schwerwiegenden Folgen dieser Auffassung hin:

»Namentlich für den Arzt auf dem Lande und den, dem kein Krankenhaus zu Gebote steht, fehlen ja nicht selten eine ganze Anzahl der Vorbedingungen, welche dem Hospitalarzt zu Gebote stehen und deren Erfüllung für die normale Wirkung der Antisepsis doch unbestritten von großem Einfluss sind.«[27]

Dieser Einwand war zwar berechtigt, beeinflußte die weitere Entwicklung jedoch nicht. Wurden die Krankenhauschirurgen vor der Antisepsis wegen ihrer aufreibenden und weitgehend erfolglosen Tätigkeit bemitleidet, so traten sie nun als ernsthafte und übermächtige Konkurrenten auf den Plan. Ein besonders scharfer Kritiker der neuen Stellung des Krankenhauses war der Erstbeschreiber der Lokalanästhesie, C.L. Schleich: Das moderne »Schema der chirurgischen Prophylaxe und Therapie« eigne sich »vermöge seiner Kompliziertheit« nicht mehr dazu, Allgemeingut sämtlicher Ärzte zu werden. Die »grosse Chirurgie« befinde sich immer mehr im »klaffenden Kontrast« zu den »täglichen Bedürfnisse[n] allgemeiner ärztlicher Thätigkeit«. Im Gegensatz zu den privaten Praxen stünde den »chirurgischen Centralstellen« »die Munificenz des Staates oder der Stadt stets hülfsbereit zur Seite«.[28] Die Entwicklung des Krankenhauses und der operativen Therapie schränkte das Arbeitsgebiet der praktischen Ärzte mehr und mehr ein und verschlechterte das Ansehen dieser Berufsgruppe. Schleich fuhr fort:

»Der Weg, den die moderne Chirurgie in übrigens durchaus idealem Streben zu nehmen droht, ist der der Monopolisierung für grosse Institute und der allmählichen Abdrängung des Arztes von der gegenüber anderen Zweigen der Medizin doch so dankbaren chirurgischen Thätigkeit.«

Dies sei um so bedauerlicher, als sich bei den Erfolgen der Chirurgie im Gegensatz zur Inneren Medizin nicht die Frage stelle, ob der Patient *trotz* oder *wegen* des Heilmittels gesunde, sondern »auch dem blödesten Auge der meist spontane und plötzliche Umschlag zum Guten nach chirurgischen Eingriffen als ein Erfolg eines zielbewussten, meisterhaften Könnens ohne Weiteres erkennbar« sei.[29] Schleich ergänzte:

»Wenn es einmal wissenschaftliches Erfordernis werden sollte – was nicht so ausser der Welt ist – dass man nur umgeben von Glaswänden im Priestergewand, behandschuht und bekränzt mit Kapuze und Bartbinde sich den Wunden nähern darf, so ist es aus mit der Chirurgie des Arztes als solchen, und nur der von den Verpflichtungen des Gewissens freie Kurpfuscher bleibt der monopolisirten und centralisirten Chirurgie gegenüber konkurrenzfähig.«[30]

Der Versuch Schleichs, dieser Entwicklung durch ein einfacheres Wundbehandlungsverfahren Einhalt zu gebieten, scheiterte. Der Zentralisierungs- und Monopolisierungsprozeß schritt immer weiter fort. Die äußeren Bedingungen für Operationen wurden aufwendiger. Schon 1894 wurde die Benutzung von Zwirn- oder Gummihandschuhen und das Tragen eines Mundschutzes für erforderlich gehalten.[31] Die differenzierte Diagnostik und die Einführung des teuren Röntgenverfahrens stärkten die Position des Krankenhauses. Bereits 1901 vertrat der Leipziger Chirurg Hermann Tillmanns die Ansicht, daß die »Röntgen-Durchleuchtung« in keinem Krankenhause fehlen dürfe.[32]

Die »Fahne der Forschung« weht auf dem Dach des Krankenhauses

Für den wissenschaftlich interessierten Arzt bot das Krankenhaus gegenüber der Praxis eine wesentlich attraktivere berufliche Perspektive.[33] Bis 1900 hatte die Chirurgie einen großen Aufschwung genommen, innerhalb kurzer Zeit waren neue experimentelle Operationen durchgeführt worden, denen noch vielfach eine theoretische Fundierung fehlte. Die weitere Entwicklung der Chirurgie verlangte nach wissenschaftlichen Untersuchungen, die an einer großen Zahl von Patienten erhoben wurden und eine statistische und theoretische Verallgemeinerung ermöglichten. Tillmanns sah den

»Schwerpunkt für die Entwicklung der Chirurgie in der Zukunft weniger nach der technischen Seite hin ..., sondern vielmehr in der wissenschaftlichen Vertiefung der chirurgischen Pathologie und im innigsten Zusammenarbeiten mit den übrigen Zweigen der gesammten Medizin, vor allem mit der inneren Medicin.« Seine Devise lautete: »innigster Anschluß an die Naturwissenschaften«.[34]

Die von ihm angestrebte fachliche Kooperation ließ sich nur in Krankenhäusern verwirklichen. Wenn Tillmanns die Chirurgen aufforderte, die »Fahne wissenschaftlicher Forschung« hochzuhalten, dann wehte diese Fahne weit sichtbar auf dem Dach des Krankenhauses.[35] Drei Jahrzehnte hatten gereicht, um die Chirurgie vollständig umzugestalten. Das Krankenhaus war rehabilitiert, es war nicht mehr die Stätte, in der chirurgische Patienten höchster Lebensgefahr ausgesetzt waren. Während die Chirurgen es Anfang der 70er Jahre vorgezogen hätten, die operativen Abteilungen an Allgemeinen Krankenhäusern aufzulösen und die Patienten nach der Operation in Privathäuser zu verteilen, hatte sich dieses Konzept schon so kurze Zeit später überlebt. In den chirurgischen Lehrbüchern wurden häusliche Operationen zwar noch erwähnt, jedoch nur noch in Ausnahmefällen für angezeigt gehalten. Ein größerer Eingriff war »überdies in der Privatwohnung überhaupt nicht mehr durchführbar«.[36] Konnte der bereits erwähnte praktische Arzt Johann Merkel noch 1873 mit Recht die Meinung vertreten, daß die »Chirurgie und ihre Erfahrungen nicht allein in den Spitälern gemacht« würden, »sondern dass auch Hospitalärzte von beobachtenden praktischen Aerzten lernen« könnten,[37] so galt dies um die Jahrhundertwende zumindest nicht mehr für die großen operativen Eingriffe.

Die Chirurgie, »Markenzeichen« des modernen Krankenhauses

Für die Öffentlichkeit repräsentierte »die operative Therapie den Fortschritt der Heilkunst«.[38] Adolf Gottstein machte den »Aufschwung der Chirurgie« für die »gesteigerte Inanspruchnahme des Krankenhauses durch die Bevölkerung« verantwortlich.[39] Das Krankenhaus holte eine Entwicklung nach, die die Wirtschaft bereits vollzogen hatte. Die Steigerung der Effektivität. Die Industrie galt als Beispiel für den produktivsten Einsatz wirtschaftlicher Ressourcen. Das Krankenhaus war die gesundheitspolitische Antwort auf die industrielle Entwicklung. Nicht zu Unrecht wurde vom »Großbetriebe eines vollkommen eingerichteten modernen Operationssaales«[40] gesprochen. Demgegenüber erschien der Handwerksbetrieb und die Praxis des niedergelassenen Arztes antiquiert. Nicht nur die technische Entwicklung wirkte sich zugunsten des Krankenhauses aus, auch die staatliche Sozialpolitik[41] und die Kranken- und Unfallversicherung favorisierten das Allgemeine Krankenhaus. Die Benachteiligung der bestehenden Privatkliniken und der praktischen Ärzte war sozialpolitisch gewollt. Das Image des Krankenhauses wandelte sich von einer »Armenanstalt« zu einer hochspezialisierten »Heilanstalt«, die »nunmehr den Ansprüchen auch einer verwöhnteren Bevölkerungsschicht durchaus« genügten.[42] Zudem wirkten sich finanzielle Erwägungen für das Krankenhaus aus. Gottstein wies darauf hin, daß »die Kosten einer irgendwie ernsthaften, besonders durch einen operativen Eingriff zu behandelnden Krankheit ... allmählich so erhebliche geworden [seien], daß sie auch die Angehörigen des Mittelstandes schwer« belasteten.[43]

Der qualitative und quantitative Aspekt chirurgischer Tätigkeit im Krankenhaus

Erweiterte Indikationen für operative Eingriffe

Die wachsende Bedeutung der Chirurgie für das Krankenhaus läßt sich an dem erweiterten Indikationsspektrum für operative Eingriffe und der Zunahme der Patientenzahlen nachweisen. Bis 1870 war die Operation nur die ultima ratio. Nach weitgehender Ausschaltung der Wundinfektionen konnten Wahleingriffe ohne vitale Indikation durchgeführt werden. Erwähnt seien die Gelenkeröffnungen, Knochendurchtrennungen, Muskel- und Sehnentransplantationen. Dagegen wurde die Behandlung der infizierten Knochen- und Gelenkerkrankungen, die bisher das Hauptkontingent der Eingriffe stellten, zunehmend konservativer. Die Ruhigstellung, Drainage, Allgemein- und Heliotherapie[44] ersetzten das Messer.[45] Damit verbesserten sich zugleich die statistischen Ergebnisse. Im Gegensatz zu Eingriffen bei infektiöser Grundkrankheit bedurften die Knochenoperationen einer hochaseptischen Behandlung. Wurden die dazu erforderlichen Bedingungen eingehalten, dann war die Operation nahezu risikolos.

Zunahme der Patienten und der operativen Eingriffe

In Berlin entfielen 1895 auf 100 Patienten in Allgemeinen Krankenhäusern 12 Operationen. 1913 waren es bereits 17.[46] Die Tendenz zu immer mehr Eingriffen läßt sich allgemein belegen. Um nur ein Beispiel zu nennen: Im städtischen Krankenhaus zu Altona wurden 1892 575 Operationen ausgeführt, 1903 hatte sich die Zahl mit 1.600 fast verdreifacht.[47] Für Preußen liegen exakte Angaben für den Umfang und die Aufgliederung der operativen Behandlung in Allgemeinen Krankenhäusern vor. 1894 bestanden in Preußen 1.567 allgemeine Heilanstalten mit insgesamt 82.032 Betten. Behandelt wurden 559.576 Patienten, von denen sich 9,9 % (58.988) einer »wichtigeren Operation« unterzogen.[48] Der Anteil der Eingriffe am Bewegungsapparat war erheblich, er betrug 22 % (12.979 Operationen). Ursächlich spielte die Tuberkulose eine wesentliche Rolle. Von insgesamt 6.311 Knochenoperationen wurden 1.932 wegen Tuberkulose ausgeführt. Diese Zahl wurde nur knapp von den Eingriffen wegen Frakturen übertroffen (2.300); der Rest verteilte sich auf andere Erkrankungen, u.a. die Rachitis. Von den insgesamt 10.585 wegen Krankheiten der Knochen stationär aufgenommenen Patienten wurden ca. 40 % konservativ behandelt. Die bedeutendste chirurgische Indikation für eine stationäre Therapie waren die

Verletzungen. Mehr als 10 % aller Patienten des Krankenhauses wurden traumatologisch behandelt.[49] Auch in den Polikliniken stellten Patienten mit Erkrankungen und Verletzungen des Bewegungsapparates einen hohen Anteil. In der chirurgischen Klinik in Bonn waren es 24 %.[50]

Die genannten Zahlen belegen vor allem die qualitative Bedeutung der Chirurgie für das Allgemeine Krankenhaus. Die Chirurgie war die »Visitenkarte« des Krankenhauses. Quantitativ spielte die Chirurgie nicht die entscheidende Rolle für den Ausbau der Krankenhäuser. Angaben Gottsteins ist zu entnehmen, daß die Erkrankungen der »Bewegungsorgane und der äußeren Bedeckungen ... annähernd gleich geblieben« seien. Einen wesentlichen Anstieg verzeichneten die Infektionskrankheiten (33 % der Belegung in Berlin) und die Leiden der inneren Organe.[51]

Außerhalb des Allgemeinen Krankenhauses: Orthopädische Chirurgie und Krüppelfürsorge

Die Wurzeln der orthopädischen Chirurgie liegen außerhalb des Allgemeinen Krankenhauses. Wegen der vielfältigen Berührungspunkte, der Verzahnung von unfallchirurgischer Akutbehandlung und Rehabilitation soll kurz auf ihre Entwicklung und die Herausbildung spezieller unfallchirurgischer Kliniken eingegangen werden. Die Orthopädie entstand Anfang des 19. Jahrhunderts, erste Veröffentlichungen, in denen der Begriff »Orthopädie« verwandt wurde, erschienen Mitte des 18. Jahrhunderts.[52] Die Geschichte der frühen Orthopädie ist eingehend erforscht.[53] Als medizinisches Gebiet mit relativ fest umrissenem Aufgabenbereich besteht sie seit 1830.[54] Die Orthopäden behandelten vorwiegend Kinder und Jugendliche mit konservativen Verfahren. Nur ein Teil von ihnen besaß eine medizinische Ausbildung. Sie waren Messerschmiede, Tanz- und Fechtlehrer; Autodiakten, die sich mit Deformitäten beschäftigten und das Wachstum der Kinder durch mechanische Hilfsmittel (Orthesen, Korsetts) und gymnastische Übungen beeinflussen wollten.[55] Mitte des 19. Jahrhunderts wandten sich zunehmend auch Ärzte orthopädischen Fragestellungen zu, operative Methoden gewannen an Raum, ohne jedoch die mechanische und gymnastische Orthopädie zu verdrängen.

Zwar wurden auch innerhalb der Allgemeinen Krankenhäuser Fehlbildungen des Bewegungsapparates behandelt, für eine längerfristige Therapie fehlte jedoch die Zeit und der Platz. Da die Wuchslenkung mit mechanischen Methoden viele Monate und Jahre beanspruchte und die postoperative Nachbehandlung ebenfalls zeitlich sehr aufwendig war, fand die Orthopädie keinen Anschluß an das Allgemeine Krankenhaus. Sie blieb im wesentlichen auf die privaten Heilanstalten begrenzt, die vor allem den wohlhabenden Bevölkerungsschichten zur Verfügung standen. Ein kleiner Prozentsatz der Betten in orthopädischen Privatheilanstalten war für arme Patienten vorgesehen, die Kosten wurden von den Kommunen oder dem Staat aufgebracht.[56] Um 1888 gab es nach Angaben des Münsteraner Orthopäden Christoph Temmink in Deutschland 23 orthopädische Heilanstalten mit 500 Behandlungsplätzen, eine Zahl, die den Bedarf bei weitem nicht deckte. Temmink schätzte, daß in Deutschland »500.000 Krüppel« unversorgt blieben und damit das »sozialpolitische Leben« und die »Wehrhaftigkeit im Kriege« beeinträchtigt würden. Die nicht behandelten Körperbehinderten seien »ein Krebsschaden für Staat und Gesellschaft ... geeignet, die Macht und den Wohlstand des Volkes tief zu schädigen.«[57]

Auch als sich 1892 mit der Herausgabe der Zeitschrift für orthopädische Chirurgie[58] die Voraussetzungen für eine ärztlich geprägte Institutionalisierung des Fachs verbesserten, blieben die Arbeitsmöglichkeiten der Orthopäden auf die Privatanstalten beschränkt. Als einzige öffentliche Einrichtungen sind lediglich die Paulinenhilfe in Stuttgart und die Hüfferstiftung in Münster zu nennen. Wenn 20 Jahre später trotzdem eine lebensfähige Orthopädie existierte, und das 1920 verabschiedete preußische Krüppelfürsorgegesetz allen behinderten Kindern und Jugendlichen das Recht auf eine orthopädische Behandlung unabhängig vom Einkommen der Eltern einräumte, dann ist dies das Verdienst der »Krüppelfürsorge«.[59]

Die Innere Mission der Evangelischen Kirche wurde in den 80er Jahren auf den Mangel an geeigneten Pflege- und Behandlungseinrichtungen für Körperbehinderte aufmerksam. 1886 nahm Pfarrer Theodor Hoppe die ersten »Krüppel« in das von ihm gegründete Oberlinhaus in Nowawes bei Potsdam auf. Innerhalb kurzer Zeit wies ihm die Stadt Berlin eine große Zahl von Behinderten zu. Im Oberlinhaus wurde jedoch nicht nur für die Pflege der Kinder gesorgt. Die von Hoppe begründete Krüppelfürsorge beinhaltete neben der medizinischen Behandlung die schulische und berufliche Ausbildung. Das ausdrücklich formulierte Ziel der Fürsorge war die Erwerbsbefähigung des Behinderten. Die Krüppelfürsorge ergänzte die bisherige Kranken- und Unfallversicherung, indem sie sich einem Personenkreis zuwandte, der bisher von der Gesetzgebung vernachlässigt worden war. Die Diakonie hatte eine »Marktlücke« im System der sozialen Sicherung entdeckt und begann sie zielstrebig zu erschließen. Bis zum November 1908 entstanden in Deutschland 35 Krüppelheime mit insgesamt 2.722 Plätzen.[60] Dieser Prozeß vollzog sich anfänglich unter Ausschluß der Orthopäden, die weiterhin in ihren Privatheilanstalten wirkten. Erst ab 1903-1904 wurden einzelne Ärzte auf die Krüppelfürsorge aufmerksam, die bereits über eine leistungsfähige Infrastruktur zur Rehabilitation Körperbehinderter verfügte. Allerdings stand in vielen Einrichtungen noch die pädagogische und schulische Betreuung im Vordergrund, während die medizinische Therapie ergänzend angeboten wurde.

Neben der konfessionellen Krüppelfürsorge ist es vor allem der Initiative Konrad Biesalskis und dem sozialpolitischen Weitblick des leitenden preußischen Medizinalbeamten Eduard Dietrich zu verdanken, daß in weniger als zwei Jahrzehnten die Defizite in der orthopädischen Behandlung von Kindern und Jugendlichen in Preußen beseitigt wurden. Sie initiierten eine amtliche »Krüppelzählung«, die im Oktober 1906 durchgeführt wurde. Danach lebten in Preußen 51.781 »Krüppel unter 15 Jahren«, von denen 6.945 den Wunsch äußerten, in ein Heim aufgenommen zu werden.[61] Da die vorhandenen Heimplätze bereits besetzt waren, forderten Biesalski und Dietrich den raschen Ausbau der stationären Krüppelfürsorge. Sie argumentierten vorwiegend ökonomisch. Die intensive Behandlung und Ausbildung der Behinderten sei von erheblichem volkswirtschaftlichen Nutzen:

»Erwerbsfähig soll der Krüppel gemacht werden. *Aus einem Unsozialen soll er ein Sozialer werden*, oder, wenn man das in die Form eines zwar übertriebenen aber immerhin doch sofort einleuchtenden Schlagwortes kleiden will, *er soll aus einem Almosenempfänger ein Steuerzahler werden.*«[62]

Der ökonomische Nutzen wurde detailliert belegt. In den preußischen Provinzen und den anderen deutschen Staaten fiel diese Argumentation auf einen fruchtbaren Boden. Bis Ende 1912 standen 5.239 Betten in 53 Krüppelheimen zur Verfügung.[63]

Die chirurgischen Kliniken strebten die medizinische Heilung des Patienten an; die Krüppelanstalten setzten sich die Integration des Behinderten in Beruf und Gesellschaft, die »soziale Heilung« zum Ziel. Der Aufbau der Heime war darauf abgestimmt. Es handelte sich um geschlossene Anstalten, in denen pädagogische, berufsbildende und medizinische Maßnahmen gleichwertig nebeneinander standen. Diese Organisationsform grenzte die Krüppelheime strikt gegenüber dem Allgemeinen Krankenhaus ab. Weder die konfessionellen Träger der Anstalten, noch die Orthopäden hatten ein Interesse, andere Konzepte zu realisieren. Die kirchlichen Leiter der Einrichtungen und die Orthopäden sperrten sich gegenüber der Forderung, verstärkt ambulant zu behandeln. Die Heimleiter befürchteten eine Schwächung der institutionellen Position, die Orthopäden hatten Angst, einen Teil ihrer Klientel an die Chirurgen in den Allgemeinen Krankenhäusern zu verlieren.[64]

Obwohl die Orthopäden zu Beginn des 20. Jahrhunderts über keine relevanten universitären Vertretungen verfügten, gelang es ihnen, durch die Unterstützung staatlicher Stellen und der Öffentlichkeit universitären Rang zu gewinnen. Die Institutionalisierung des Faches erfolgte mit Hilfe der Krüppelheime. Zugleich verhinderte die Isolation der Heime die Integration der Orthopädie in die Chirurgie und die Herausbildung einer »orthopädischen Chirurgie«, in der sich Kinderorthopädie und Unfallchirurgie vereinigt hätten. Während sich dieser Prozeß in den meisten anderen europäischen Ländern vollzog, blieben die Orthopädie und Unfallchirurgie in Deutschland personell und institutionell getrennt. Neben der strikten Trennung der Einrichtungen für chirurgisch und orthopädisch Kranke spielte das früh entwickelte Versicherungssystem dabei eine wesentliche Rolle.

Die Patienten in Allgemeinen Krankenhäusern wurden von unterschiedlichen Kostenträgern finanziert, während die Berufsgenossenschaften sich ausschließlich um ihre versicherten Unfallverletzten kümmerten. Dagegen kamen die städtischen Armenämter oder die Landarmenverbände für die Behandlung der körperbehinderten Kinder auf. Jeder Kostenträger war daran interessiert, die eigene Klientel in Einrichtungen unterzubringen, in denen der eigene Einfluß möglichst groß war. Die Hoffnung der Orthopäden, daß es ihnen gelingen werde, vom Aufschwung der Unfallversicherung zu profitieren und die Opfer von Arbeitsunfällen zu versorgen, erfüllte sich nur zu einem sehr geringen Teil.[65] Die Krüppelheime lehnten die Aufnahme von Erwachsenen ab, sie befürchteten negative sittliche Einflüsse auf die Kinder.

Unfallversicherung und Unfallkrankenhäuser

Den Berufsgenossenschaften blieben die orthopädischen Privatheilanstalten und Krüppelheime verschlossen. Daher wiesen sie ihre Verletzten den Allgemeinen Krankenhäusern zu. Diese Lösung erwies sich jedoch innerhalb kurzer Zeit als unbefriedigend. Die Berufsgenossenschaften hatten ein hohes Interesse an optimalen Behandlungsergebnissen, um die Rentenzahlungen möglichst gering zu halten. Da die Krankenhäuser keine ausreichende Nachbehandlung durchführten, verblieben funktionelle Beeinträchtigungen, die sich in hohen Rentensätzen niederschlugen.

Um eine bessere Reintegration der Verletzten in den Arbeitsprozeß zu erreichen, gingen die Berufsgenossenschaften zwei unterschiedliche Wege. Zum einen gründeten sie eigenständige Unfallkrankenhäuser, um die Erstversorgung, die Nachbehandlung und die Begutachtung zu zentralisieren, andererseits bauten sie Unfallstationen und Nachbehandlungseinrichtungen oder förderten Institute, die sich in privater Hand befanden.[66] Am 1.3.1890 eröffnete die Sektion II der Knappschaftsberufsgenossenschaft in Bochum die Klinik »Bergmannsheil«. 1892 folgte das »Kranken- und Rekonvaleszentenhaus« der Norddeutschen Holz-Berufsgenossenschaft zu Rahnsdorf bei Berlin und im gleichen Jahr die »Heilanstalt Bergmannstrost« zu Halle an der Saale.[67] Zur medicomechanischen Nachbehandlung dienten vor allem »Zander-Apparate«. Der Schwede Gustav Zander konstituierte Gymnastikgeräte zur maschinellen Heilbehandlung, mit der einzelne Gelenke, Muskelgruppen und die Wirbelsäule beübt werden konnten. Mit der Anwendung der Zander-Geräte ließen sich Unfallfolgen vermindern. Die Muskelkraft der verletzten Extremität nahm zu, die Beweglichkeit der Gelenke besserte sich.[68] Die Versicherten unterzogen sich oft nur widerwillig dieser Therapie, sie befürchteten eine Minderung der zu erwartenden Rentenleistungen.

Mit der Zunahme der berufsgenossenschaftlich Versicherten und der Unfallverletzten wurden die Allgemeinen Krankenhäuser gezwungen, sich den Anforderungen des Versicherungsträgers anzupassen, ihre operativen Einrichtungen zu verbessern und medico-mechanische Abteilungen zu eröffnen. Die Erstversorgung des Patienten und die medizinische Rehabilitation gingen so ineinander über. Obwohl die von Orthopäden geleiteten Krüppelheime für eine Behandlung der Unfallverletzten prädestiniert gewesen wären, beteiligten sie sich nur in Ausnahmefällen an dieser Arbeit.

Zusammenfassende Thesen

- Von 1850 bis 1870 gingen von der Chirurgie keine wesentlichen innermedizinischen Einflüsse auf die Entwicklung des Allgemeinen Krankenhauses aus.
- Die Krankenhausreform der 70er Jahre hatte unter anderem die Senkung der Hospitalinfektionen zum Ziel. Sie diente zugleich sozialpolitischen Zielen und ging sowohl von den Chirurgen als auch den Städten, Gemeinden und anderen Trägern der Krankenhäuser aus.
- Die versuchsweise Dezentralisation bei Unterbringung von Klinikpatienten um 1870 war von einer Abnahme der Wundinfektionen begleitet, ohne daß wesentliche Veränderungen der Wundbehandlung erkennbar waren.
- Joseph Lister wies 1867 nach, daß Wundinfektionen vermeidbar sind. Die

von ihm eingeführte antiseptische Wundbehandlung war von sinkenden Infektions- und Mortalitätsraten begleitet. Im Zusammenhang mit der antiseptischen Wundbehandlung setzten sich die Chirurgen mit der bisherigen operativen Therapie und den operationstechnischen Voraussetzungen auseinander.

- In der frühen Phase der antiseptischen Wundbehandlung stand die Vermeidung der Kontaktinfektionen, d.h. die chirurgische Operations- und Verbandtechnik im Vordergrund.
- Da eine weitere Senkung der Infektionsrate eine Verbesserung der baulichen Substanz zur Voraussetzung hatte, kritisierten die Chirurgen den Zustand der Krankenhäuser in der späten Phase der aseptischen Wundbehandlung zunehmend als mangelhaft.
- Mit der Einführung der *Asepsis* wurde der Erfolg chirurgischen Handelns von der konsequenten Durchführung aseptischer Prinzipien abhängig. Der Um- und Neubau von chirurgischen Operationssälen und die Neugestaltung der chirurgischen Kliniken wurde unverzichtbar.
- Die Asepsis ermöglichte eine Erweiterung der Operationsindikationen. Erstmals wurden Wahleingriffe ohne vitale Indikationen möglich. Das Aufgabengebiet der Chirurgie dehnte sich rasch aus (Knochen-, Gelenk-, Bauchchirurgie).
- Da der hohe technische Aufwand aseptischer Operationen an Spezialeinrichtungen gebunden war, hatte sich die häusliche operative Behandlung überholt. Durch versicherungs- und sozialpolitische Entscheidungen wurde das Krankenhaus gegenüber anderen Formen chirurgischer Therapie bevorzugt. Das Allgemeine Krankenhaus entwickelte sich zum Zentrum des wissenschaftlich-chirurgischen Handelns.
- Nur das Allgemeine Krankenhaus ermöglichte die notwendige Kooperation zwischen Innerer Medizin, Chirurgie, Bakteriologie und Pathologie. Damit wuchs die Anziehungskraft für Chirurgen, die eine Lebensstellung im Krankenhaus fanden.
- Die Erfolge der aseptischen Chirurgie erhöhten die Bereitschaft wohlhabender Bevölkerungskreise, sich im Krankenhaus behandeln zu lassen. Das Krankenhaus verlor seinen Charakter als Armenanstalt und wurde zu einer Heilanstalt für alle Bevölkerungsschichten.
- Die Bedeutung der chirurgischen Behandlung Verletzter wuchs mit der Unfallversicherungsgesetzgebung. Wegen der Kopplung von Behandlungsergebnis und Rentenzahlung entwickelten die Berufsgenossenschaften eigenständige Formen der Verletztenbetreuung. Es entstanden besondere Unfallkrankenhäuser, Unfallstationen und ambulante Nachbehandlungszentren.

Aus der Konkurrenz zwischen Unfallkrankenhäusern und Allgemeinen Krankenhäusern gingen wesentliche Impulse für die Neugestaltung und den Ausbau der chirurgischen Kliniken aus. Mit der Begutachtung verfügten die Berufsgenossenschaften über eine Qualitätskontrolle, der sich alle Kliniken unterziehen mußten, die an der berufsgenossenschaftlichen Heilbehandlung teilnehmen wollten.

– Der orthopädischen Chirurgie gelang der Anschluß an das Allgemeine Krankenhaus nur in Ausnahmefällen. Anfänglich nur auf Privatheilanstalten angewiesen, fanden die Orthopäden in den konfessionellen und freien »Krüppelheimen« Institutionen, die für die chirurgische und konservative Behandlung von behinderten Kindern geeignet waren und ihre Rehabilitation ermöglichten. Bis zum ersten Weltkrieg entstand in Deutschland neben den Allgemeinen Krankenhäusern ein Netz von mehr als 50 Krüppelheimen mit über 5.000 Betten.

Anmerkungen

1 A. Gottstein (1913), Die Krankenhausversorgung der Bevölkerung in den Großstädten, in: *Ergebnisse u. Fortschritte des Krankenhauswesens* 2, S. 177.

2 E. Küster (1915), *Geschichte der neueren deutschen Chirugie*, Stuttgart, S. 15 f.

3 Referat eines Vortrages von Volkmann auf dem Internationalen medicinischen Congress, zit. nach: M. Salomon (1881), Der internationale medicinische Congress, in: *Deutsche Medizinische Wochenschrift* 7, S. 522-523, hier: S. 523.

4 J. Merkel (1873), Ueber Knochenoperationen in der Privatpraxis, in: *Aerztl. Intell. Blatt* 20, S. 721-728, hier: S. 722.

5 A. Virchow (1869), *Ueber Hospitäler und Lazarette. Vortrag gehalten im December 1866 im Saale des Berliner Handwerker-Vereins*, Berlin, S. 26 f. (Hervorhebung im Original).

6 Virchow (1869), S. 25.

7 Küster (1915), S. 8.

8 A.H. Murken (1979), *Die bauliche Entwicklung des Allgemeinen Krankenhauses im 19. Jahrhundert*, Göttingen. – Die Monographie ist auch für andere Zeitabschnitte im 19. Jahrhundert unverzichtbar. Hingewiesen sei ferner auf: A.H. Murken (1976), Die Entwicklung und Bedeutung der Anti- und Asepsis für das deutsche Krankenhauswesen von 1867 bis zum ersten Weltkrieg, in: *Öffentliches Gesundheitswesen*, S. 681-696.

9 Vgl. die deutschsprachige Übersetzung; J. Lister (1912), *Joseph Lister's Erste Veröffentlichung über antiseptische Wundbehandlung (1867-69)*, Leipzig. Sehr materialreich ist: V. Manninger (1904), *Der Entwicklungsgang der Antiseptik und Aseptik*, Breslau.

10 »Fungus«, Sammelbegriff für chronisch-entzündliche, meist infektiöse Erkrankungen. B. Riedel (1880), Die Resultate der in der Göttinger Klinik von Ostern 1875 – Michaelis 1879 unter antiseptischen Kautelen ausgeführten Kniegelenkresektionen, in: *Centralbl.*

Chir. 7, S. 268-272.

11 N. Sack, Beitrag zur Statistik der Kniegelenkresektionen bei aseptischer Behandlung, in: *Centralbl. Chir.* 7, S. 272-274.

12 P. Güterbock (1871), Ueber den Lister'schen Verband, in: *Arch. klin. Chir.* 13, S. 272-308, hier: S. 294. Güterbock war in der Beurteilung des Listerschen Verbandes sehr zurückhaltend und sah in ihm nur ein Mittel, um die hygienischen Verhältnisse im Krankenhaus zu verbessern. Güterbock (1871), S. 294.

13 R.U. Krönlein (1875), Historisch-kritische Bemerkungen zum Thema der Wundbehandlung, in: *Arch. klin. Chir.* 18, S. 74-97, hier: S. 92.

14 P. Güterbock (1871), S. 301.

15 R. Volkmann (1873), Zur vergleichenden Mortalitäts-Statistik analoger Kriegs- und Friedensverletzungen, in: *Arch. Klin. Chir.* 15, S. 1-13, hier: S. 12.

16 P. Güterbock (1871), S. 289-299. C. Reyher aus Dorpat, ein Verfechter des »antiseptic treatment«, ignorierte die administrativen Veränderungen, für ihn spielte nur das technische Verfahren eine Rolle. C. Reyher (1874), Ueber die Lister'sche Wundbehandlung, in: *Arch. klin. Chir.* 17, S. 499-509.

17 C. Reyher (1874), S. 508. Reyher verwies auf die minimalen Infektionsraten in reichen Londoner Kliniken und Privatanstalten; J.N.v. Nussbaum (1875), Eine Mittheilung über den Hospitalbrand, in: *Arch. klin. Chir.* 18, S. 706-710, hier: S. 706.

18 G. Neuber/Gaffky/Prahl (1883), Klinische, experimentelle und botanische Studien über die Bedeutung des Torfmulls als Verbandmaterial, in: *Arch. klin. Chir.* 28, S. 483-510, hier: S. 485 f.

19 C. Emmert (1874), Ueber moderne Methoden der Wundbehandlung, in: *Arch. klin. Chir.* 16, S. 96-114, hier: S. 109.

20 F. Trendelenburg (1879), Ueber die Bedeutung des Spray für die antiseptische Wundbehandlung, in: *Arch. klin. Chir.* 24, S. 779-797, hier: S. 783. J. Miculicz lehnte den Karbol-Spray auch unter den ungünstigen hygienischen Verhältnissen in Krakau ab. Vgl. J. Mikulicz (1884), Ueber einige Modificationen des antiseptischen Verfahrens, in: *Arch. klin. Chir.* 31, S. 435-488.

21 F. Trendelenburg (1880), Nachträgliche Notiz zu dem Aufsatz über die Bedeutung des Spray für die antiseptische Wundbehandlung, in: *Arch. klin. Chir.* 25, S. 483-485. Daneben wurde jedoch auch gelegentlich die Meinung vertreten, daß es reiche, in den bestehenden Kliniken antiseptisch zu operieren: Vgl. J. Sponholz (1881), Ein Hospital vor 70 Jahren, in: *Deutsche Medizinische Wochenschrift* 7, S. 523.

22 Vgl. C. Schimmelbusch (1891), Die Durchführung der Asepsis in der Klinik des Herrn Geheimrath von Bergmann in Berlin, in: *Arch. klin. Chir.* 42, S. 123-171.

23 G.A. Neuber (1886), *Die aseptische Wundbehandlung im meinen chirurgischen Privathospitälern*; Kiel; vgl. A.H. Murken (1979), S. 277 f.

24 F. König (1903), Das neue Operationshaus zu Altona, eine moderne chirurgische Arbeitsstätte, in: *Arch. klin. Chir.* 70, S. 1078-1098, hier: S. 1078. Nach Angaben Königs war es nicht einfach, die Kostenträger für die »richtige Werthschätzung dieser Anschaffungen« zu gewinnen, da die Kosten für den Bau einer chirurgischen Arbeitsstätte auf Grund der Technik sehr hoch seien (König (1903), S. 1078 f.).

25 Bereits 1870 forderte der Berliner Orthopäde und Chirurg H.W. Berend für die leitenden Ärzte »Sitz und Stimme im Curatorium oder Directorium« der Allgemeinen Krankenhäuser, um Fehlentscheidungen zu vermeiden und die gesundheitlichen Interessen der Kranken zu vertreten. H.W. Berend (1870), *14. Bericht über das gymnastisch-*

orthopädische Institut zu Berlin und die damit verbundene Privatheilanstalt für äusserlich Kranke, Berlin, S. 20.

26 E. Richter (1880), [Referat über:] v. Nussbaum, Einfluss der Antiseptik auf die gerichtliche Medicin, (Ärztliches Intelligenzblatt München), in: *Centralbl. Chir.* 7, 1880, S. 377-379, hier: S. 377.

27 Richter (1880). S. 378.

28 C.L. Schleich (1889), *Neue Methoden der Wundheilung. Ihre Bedingungen und Vereinfachung für die Praxis*, Berlin, S. V.

29 Schleich (1889), S. VI.

30 Schleich (1889), S. VII.

31 Vgl. z.B. J. Mikulicz (1887), Das Operiren in sterilisierten Zwirnhandschuhen und mit einer Mullbinde, in: *Centralb. Chir.* 24, S. 713-717; G. Perthes (1887), Operationshandschuhe, in: *Centralb. Chir.* 24, S. 717 ff.

32 H. Tillmanns (1901), *Lehrbuch der Allgemeinen Chirurgie*, Leipzig, S. 13.

33 Vgl. Danzel (1873), Chirurgische Erfahrungen aus dem Marien-Krankenhaus zu Hamburg, in: *Arch. klin. Chir.* 15, S. 63-79: »Die sogenannte Privatpraxis ist der mühsamste und unerquicklichste Theil der ärztlichen Arbeit: die Kräfte aufreibend, das Gemüth über Gebühr aufregend, ist sie meist eine ewige Verzettelung des ernstlichen Denkens und Handelns mit allerlei äusserlichem Beiwerk verbrämt, wenig Befriedigung und auch nicht allzuviel Dank im Gefolge. Wieviel Zeit und Worte müssen oft bei den unbedeutendsten Krankheitsfällen vergeudet werden, und wie wenig Verständnis findet der Arzt im Publicum, wie wenig ruhende Würdigung seiner Arbeit! ... Die ewige rastlose Einzelarbeit des Practikers lässt ihn nicht zu der so nothwendigen Sammlung und Selbstbeschauung kommen, welche das Postulat jeder geistigen und sittlichen Fortbildung ausmachen.« (Danzel (1873), S. 64)

34 Tillmanns (1901), S. 11. – Vgl. die ähnliche Formulierung bei E. von Bergmann (1886), Ueber das Verhältnis der modernen Chirurgie zur inneren Medizin, in: *Berl. Klin. Wschrift* 23, S. 679-683. Wenn Bergmann folgerte, daß die »Theilung und Vertheilung der Arbeit« durch die »Forderungen der Technik« unumgänglich sei, dann bedurften die verschiedenen Disziplinen zugleich der intensiven Kooperation (Bergmann (1886), S. 683).

35 Tillmanns (1901), S. 14.

36 Gottstein (1913), S. 181.

37 Merkel (1873), S. 723.

38 E. Albrecht (1877), *Lehrbuch der Chirurgie und Operationlehre*, Bd. 1, Wien, S. 2. Albrecht war Professor der Chirurgie in Wien und führte eine größere Anzahl neuer Operationen, u.a. die künstliche Gelenkversteifung (Arthrodese) in die Praxis ein.

39 Gottstein (1913), S. 181.

40 G. Gottstein (1901), Aseptik in Verbindung mit Antiseptik bei operativ angelegten Wunden, in: T. Kocher/F. de Quervain (Hg.), *Encyclopädie der gesamten Chirurgie*, Bd. 1, Leipzig, S. 96.

41 Der Medizinhistoriker Julius Pagel wies bereits 1901 auf diesen Aspekt hin. »Die neuere in deutschen und vielen anderen Ländern inaugurierte Socialpolitik hat ebenfalls in vielen Beziehungen die Chirurgie beeinflußt.« J. Pagel (1901), Geschichte der Chirurgie, in: T. Kocher/F. de Quervain (Hg.), *Encyclopädie der gesamten Chirurgie*, Bd. 1, Leipzig, S. 584.

42 Gottstein (1913), S. 181.

43 Gottstein (1913), S. 181.

44 Die Sonnenbestrahlung unterstützte die körpereigenen Abwehr- und Heilungskräfte. Typisch für die Krankenhäuser der Jahrhundertwende sind die großen Balkons, auf die die Patienten mit ihren Betten tagsüber geschoben wurden. Nach 1920 ersetzte die Höhensonne zunehmend aus Kostengründen die natürliche UV-Bestrahlung.

45 F. Sauerbruch (1920), Der Stand der klinischen und operativen Chirurgie, in: *Münch Med. Wschrift* 67, S. 977-980.

46 Gottstein (1913), S. 183.

47 König (1903), S. 1078.

48 Die »kleine Chirurgie« (Abszeßspaltung, Naht von Wunden usw.) ist hierin nicht enthalten.

49 Es handelte sich um 69.146 Personen. G. Heimann (1897), Die im Jahr 1894 in den Heilanstalten Preussens aufgeführten Operationen, in: *Arch. klin. Chir.* 54, S. 223-270, hier: S. 223-235. Heimann schloß den Aufsatz mit dem Hinweis auf die umfangreiche operative Tätigkeit der Krankenhausärzte: »Besonders erfreulich erscheint die Tatsache, dass auch in den kleineren Heilanstalten eine beträchtliche Anzahl der schwierigeren Operationen ausgeführt wurde, was auf die Strebsamkeit, Tüchtigkeit und Geschicklichkeit der Leiter derartiger Anstalten ein sehr günstiges Licht wirft.« (Heimann (1897), S. 270.)

50 C.v. Mosengeil (1873), Jahresbericht der chirurgischen Klinik zu Bonn für das Jahr vom 1. Oktober 1871, in: *Arch. klin. Chir.* 15, S. 133-166.

51 Gottstein (1913), S. 182 f. Von den »mechanischen Verletzungen« und insbesondere von den »tödlichen Unfälle[n]« wurden die meisten stationär behandelt.

52 N. Andry (1744), *Orthopädie, oder die Kunst bey den Kindern die Ungestaltheit des Leibes zu verhüten und zu verbessern*, Berlin.

53 B. Valentin (1961), *Geschichte der Orthopädie*, Stuttgart; D. Le Vay (1990), *The History of Orthopedics*, Casterton Hall/Park Ridge.

54 G. Grosch (1969), Darf die endgültige Begründung der Orthopädie um das Jahr 1830 festgelegt werden? in: *Zeitschrift Orthop.* 106, S. 208 ff.

55 G. Grosch (1967), Über orthopädische Laienbehandlung, in: *Münch. med. Wschr.* 109, S. 2559 ff.

56 K.-D. Thomann (1989), Orthopädie im 19. Jahrhundert. Eine medizinische Spezialdisziplin für die Wohlhabenden? in: *Medizin, Gesellschaft, Geschichte. Jahrbuch des Instituts für Geschichte der Medizin der Robert Bosch Stiftung Stuttgart* 8, S. 27-62.

57 C. Temmink (1888), *Aus meiner orthopädischen Praxis*, Münster, S. IV-V.

58 Die Zeitschrift wurde von Albert Hoffa, damals Privatdocent der Chirurgie an der Universität Würzburg herausgegeben. Hoffa gilt als Begründer der modernen Orthopädie, er wurde 1902 an die Berliner Universität berufen und leitete die Poliklinik für orthopädische Chirurgie. Vgl. U. Paul (1895), 150 Jahre Berliner Orthopädie. Der Weg der Berliner Orthopädie und die gesellschaftliche Bedingtheit ihres Wandels, in: *Wissenschaftliche Schriftenreihe der Humboldt-Universität*, Berlin, S. 9-97.

59 B. Rüttimann (1980), Zur Geschichte der Krüppelfürsorge, in: *Gesnerus* 37, S. 199-214. K.-D. Thomann (1995), Das behinderte Kind. Krüppelfürsorge und Orthopädie in Deutschland 1886-1920, in: *Forschungen zur neueren Medizin- und Biologiegeschichte*, hrsg. von J. Benedum, Werner F. Kümmel, Akademie der Wissenschaften und Literatur, Stuttgart/New York 1995.

60 T. Schäfer (1907), Statistik der Krüppelfürsorge im Deutschen Reich im November 1908, in: *Jahrbuch Krüppelfürsorge* 9, S. 48-49.

61 K. Biesalski (1908), Praktische Ergebnisse der Krüppelstatistik, in: *Zschrift orth. Chir.* 19, S. 64.

62 [K.] Biesalski (1908), Was ist ein Krüppel, in: *Zschrift. Krüppelfürsorge* 1, S. 12. (Hervorhebung im Original)

63 [K.] Biesalski (1912), Statistische Tabellen zum Vortrag von Prof. Biesalski über Fortschritte der deutschen Krüppelfürsorge in den letzten 10 Jahren, in: *Zschrift. Krüppelfürsorge* 5, S. 273.

64 Vgl. Thomann (1995), S. 190-206.

65 Temmink schrieb 1892: »Es unterliegt schliesslich keinem Zweifel, dass das Unfallversicherungsgesetz dazu bestimmt ist, auf die Entwicklung der Orthopädie, dieses in unverantwortlicher Weise vernachlässigten Zweiges der ärztlichen Wissenschaft und Kunst einen mächtigen Einfluss auszuüben; das künftige Unfallkrankenhaus wird die Pflanzschule für orthopädische Ärzte werden.« C. Temmink (1892), *Unfallversicherung und Orthopädie in ihrer Beziehung zur Berufsgenossenschaft*, Münster, S. 15. Zu den Ausnahmen zählte die von Heinrich Hoeftmann geleitete Orthopädische Klinik in Königsberg. Vgl.: H. Hoeftmann (1910), Beziehungen der orthopädischen Chirurgie zur Arbeiterschutzgesetzgebung, in: *Zschrift Orth. Chir.* 25, S. 268-291.

66 H.C. Kreck (1987), *Die medico-mechanische Therapie Gustav Zanders in Deutschland – Ein Beitrag zur Geschichte der Krankengymnastik im Wilhelminischen Deutschland*, Diss., Frankfurt, bes. S. 104-107.

67 E. Grunwald (1983), Die Anfänge der klinischen und ambulanten Heilverfahren der Berufsgenossenschaften in der 2. Hälfte des 19. Jahrhunderts. In: H. Schadewaldt/J.H. Wolf (Hg.) (1983), *Krankenhausmedizin im 19. Jahrhundert. Verhandlungen des Medizinhistorischen Symposiums aus Anlaß des 65. Geburtstages von Prof. Dr. med. Dr. h.c. mult. Heinz Goerke*, München, S. 225-236.

68 Kreck (1987), S. 108-111.

Die Entwicklung der Inneren Medizin im 19. Jahrhundert und ihre Auswirkungen auf Organisation und Funktion des Krankenhauses

Am Beispiel der Kinderkrankenhäuser in Paris, London und Berlin

Paul Weindling

Kinderwelten und Kinderkrankenhäuser im frühen und im ausgehenden 19. Jahrhundert – eine Einführung

Während des 19. Jahrhunderts verlagerte sich die Lebenswelt der Kinder von Feldern und Werkstätten in Schulen und das häusliche Milieu. Ein Merkmal dieses Wandels waren Hospitäler für Kinder, die jetzt eingerichtet wurden. Dieser Vorgang war ungleichmäßig und mehrschichtig. Die Kinderspitäler änderten sich allmählich von karitativ-bewahrenden Einrichtungen für arme, verunfallte, verhungernde Kinder, die an den Krankheiten litten, die mit Armut und schlechten Wohnbedingungen einhergingen, zu Krankenhäusern für Kinder, die aus allen sozialen Schichten kamen. Gleichzeitig gab es einen Trend von einem zentral gelegenen zu mehreren Kinderkrankenhäusern, die an der Peripherie der wachsenden Städte zu finden waren. Ein wesentlicher Grund für diese Entwicklung war die Möglichkeit, Kinderkrankheiten behandeln zu können. Dies war seit der Einführung der Serumtherapie der Diphtherie in den 90er Jahren des 19. Jahrhunderts gegeben – eine Therapie, die die Angst vor einer der gefährlichsten Kinderkrankheiten jener Zeit besänftigen half.

Die meisten Allgemeinen Krankenhäuser nahmen trotz der Forderungen Florence Nightingales, daß Kinder durch erwachsene Patienten versorgt werden sollten und könnten, keine Kinder auf. Obwohl das erste große Kinderkrankenhaus 1802 in Paris gegründet wurde, dauerte es bis in die 40er und 50er Jahre, bis es in den meisten europäischen Städten zu einem Schub von Neugründungen kam. Dickens' Tagebuch *Household Words* entnehmen wir zum 3. April 1852: »In Paris, Berlin, Turin, Frankfurt, Brüssel und München; in Hamburg,

St. Petersburg, Moskau, Wien, Prag, Pest, Kopenhagen, Stuttgart, Graz, Brunn, Lemberg und Konstantinopel gibt es Krankenhäuser für kranke Kinder. In ganz England gab es bis jüngst kein einziges.«

Die Erwartungen blieben jedoch begrenzt. Der Zwiespalt zwischen der ansteigenden Flut gefühlsmäßiger Besorgnis um Kinder einerseits und die armselige Ausstattung von Kinderkrankenhäusern andererseits kann anhand von Romanen aufgezeigt werden, einer Literaturgattung, die für die familiär-häusliche Lektüre produziert wurde. Während Flaubert an seinem Roman *L'Education sentimentale* (1864-1869) schrieb, besuchte er ein Kinderkrankenhaus. Dort beobachtete er eine Tracheotomie bei einer Diphterie. Die Erfolgsrate dieser Operation, die die Atemwege wieder öffnen sollte, lag nicht hoch. In seinem Roman verlegte Flaubert die Szene ins häusliche Milieu, passend zu der Bürgerin, deren Liebeswirren und Sehnsüchte er beschrieb. Die Ärzte wurden als unfähig dargestellt. Die Heilung trat durch die spontane Lösung der diphtherischen Membran ein. Die Krämpfe des Kindes und die rasche Besserung wurden als literarisches Mittel eingesetzt, um eine Art von Wunder zu erzeugen und die Genesung als eine göttliche Warnung erscheinen zu lassen.

In Charles Dickens' *Our Mutual Friend*, 1864-65 veröffentlicht, starb das Kind – und zwar in einem Krankenhaus. Der eigentliche Grund der Tragödie lag in der weitverbreiteten Unwissenheit und in der Angst begründet, im Arbeitshaus zu enden. Die Feststellung des Arztes, daß das Kind zu spät eingeliefert worden sei, bestätigte sich. Doch wollte Dickens das Krankenhaus nicht mit Entwürdigungen und Leiden verbunden wissen, die durch die Armenverwaltungen entstanden. Vielmehr erschien das Kinderkrankenhaus als ein Hafen zärtlich liebender Fürsorge – ein wahres Paradies mit Spielsachen und anderen Kleinigkeiten, in dem ein armes Waisenkind endlich den Segen des Familienlebens finden konnte. Denn alle Patienten waren wie Geschwister. Tatsächlich hatte Dickens 1852 das Kinderkrankenhaus als ein familiäres Herrenhaus geschildert. Der Arzt in *Our Mutual Friend* unterscheidet sich von dem Flauberts durch seine Einsicht in die Gefühle von Kindern. So war er in der Lage, den letzten, herzergreifenden Wunsch des Kindes zu erfüllen. In Dickens' Werken finden sich selbstverständlich auch andere Kindstode – von Little Nell, Tiny Tim oder Jo. Sie waren alle Opfer häuslicher Grausamkeiten, der Lebensbedingungen im Slum, der Unmenschlichkeit des Armenrechts und des Arbeitshauses – Übel, die aus der Korruption durch den Mammon folgten. Dickens wurde zum überzeugten Förderer des Great Ormond Street Hospital for Sick Children. Dabei stellte er das Kinderkrankenhaus als ein Mittel dar, moralische und soziale Mißstände zu lösen. Doch verbanden weder Flaubert noch Dickens das Kinderkrankenhaus mit medizinischer Wissenschaft und Therapie.[1] Im Folgenden möchte ich skizzieren, wie die medizinische Entdeckung der Serumtherapie diese Einstellungen bis zur Jahrhundertwende veränderte. Die Serumtherapie führte zu einem neuen Bild, in dem das Kinderkrankenhaus sich zu einem Behandlungsort für ein breites soziales Spektrum kleiner Patienten wandelte.[2]

Die Kinderhospitäler in der Zeit des Pauperismus

In dem Maße, in dem die Besonderheiten des Kindesalters anerkannt wurden, wurden Kinder in besonderen Einrichtungen isoliert und professionell überwacht.[3] Dickens beschrieb das Krankenhaus als

»einen Ort, wo es niemanden außer Kindern gibt; einen Ort, der absichtlich für kranke Kinder errichtet wurde; wo die guten Ärzte und guten Schwestern ihr Leben mit Kindern verbringen, mit niemandem als mit Kindern sprechen, niemanden trösten und heilen als Kinder.«

Kinderkrankenhäuser verstärkten das Bild, in dem die Welt der Kinder eine von der Welt der Erwachsenen abgetrennte Sphäre war. Diese bedurfte besonderer institutioneller Gegebenheiten und fürsorgerischer Befugnisse. Die Gesundheit des Kindes galt als eine Frage des Gefühls. Im Zusammenhang mit der Viktorianischen Idealisierung der Familie und des häuslichen Umfeldes für Frauen und Kinder wurden die Menschen durch dieses Gesundheitsideal stark angesprochen. Das Kinderhospital war symptomatisch für die zunehmende Sorge um den häuslichen Kreis. Denn wo die Lebensverhältnisse moralisch und körperlich zerstörerisch wirkten, sollten Kinder ins Kinderhospital gebracht werden, das seinerseits als Ersatz für mangelnde Häuslichkeit idealisiert wurde. Die erste Welle von Krankenhausgründungen in den 40er und 50er Jahren erreichte aber verhältnismäßig wenig. Wie Dickens beobachtete, verabscheuten die Armen aller Barmherzigkeit zum Trotz die Gaben, die zu ihrem Wohle aufgehäuft wurden.

In der Therapie waren die Kinderkrankenhäuser sehr eingeschränkt.[4] Die gegenseitige Ansteckung grassierte. Die Mehrzahl der Patienten wurde ambulant behandelt. Der Arzt am Great Ormond Street, Charles West, hatte aufgrund seiner Ausbildung in Paris und Berlin eher eine kontinentale als eine britische Sichtweise. Er nahm daher die Kinderkrankenhäuser in Paris und Wien als Vorbilder. West war Autor eines klassischen Lehrbuchs über *Krankheiten des Kindesalters*. Es ist bemerkenswert zu sehen, wie sich seine Anschauungen über die Diphtherie änderten. In der ersten Auflage von 1848 wurde die Diphtherie als lokalisierte Erkrankung zugunsten des Krupp übersehen. Erst während der 60er Jahre erkannte er die Diphtherie als eine eigenständige ansteckende und epidemische Krankheit an. 1879 kam er zu dem Schluß, daß Krupp als membranöse Rachenentzündung die Folge der Diphtherie als einer bakteriellen Infektion sei. West erarbeitete Methoden, wie eine Krankheit, die zunächst mit einer einfachen Halsentzündung begann und gegebenenfalls in Erstickungsanfällen und Lähmungen mit einer hohen Sterblichkeitsquote enden konnte, rechtzeitig prognostiziert werden konnte.

Obwohl West an den Fortschritten der kontinentalen Pathologie interessiert war, blieb sein therapeutisches Repertoire anfangs auf traditionelle Behandlungen mit Aderlaß, Abführmitteln und Brechmitteln beschränkt. Diese Mittel wurden bei Kindern allerdings in abgemilderter Form eingesetzt. Abgesehen von diesen allgemeinen Maßnahmen gab es eine neue, aber im Grunde heroische Therapie, die Tracheotomie, also die chirurgische Eröffnung der Luftröhre, um den Erstickungstod zu vermeiden. Die Tracheotomie war anfangs eine verzweifelte Operation für weit fortgeschrittene Fälle mit infauster Prognose. Sie wies zunächst eine hohe Sterblichkeitsrate auf. Das ärztliche Wissen war seinerzeit in der Diagnose und der genau beobachteten Prognose am sichersten. Ansonsten wirkte ein Krankenhausaufenthalt durch die Vorzüge der Bettruhe und einer guten Ernährung. Therapien gegen die Diphtherie blieben trotz zunehmender diagnostischer und pathologischer Fortschritte umstritten. Die lokale Behandlung umfaßte die Dampfinhalation während des Anfangsstadiums, um die Atmung zu erleichtern, ätzende Adstringentien, die auf den Rachen aufgebracht wurden, ferner allgemeine Aderlaßbehandlungen, um die schwere Entzündung zu mildern, und schließlich Quecksilber und Brechmittel, um die Pseudomembran der Luftröhre zu lösen und die Luftwege frei zu machen.

Die Tracheotomie wurde vornehmlich in Krankenhäusern durchgeführt. Trotz einer Erfolgsquote von nur einem Viertel war die Tracheotomie als letzter Versuch bis zu den 80er Jahren durchaus akzeptiert. Hier halfen die Listersche Antisepsis und das Chloroform. Beide machten die Tracheotomie in allen schweren Fällen zu einer Routinetherapie. Bis zu den 90er Jahren begann die Intubation, d.h. die Einführung einer Röhre oder eines Schlauchs in den Kehlkopf, die Tracheotomie zu verdrängen. Auch diese war eine vornehmlich im Krankenhaus vorgenommene Maßnahme.

Von der Isolation zur Therapie

Während der 60er Jahre wuchs die Überzeugung, daß es nötig sei, verschiedene Altersgruppen zu trennen und darüber hinaus Patienten mit ansteckenden

Krankheiten zu isolieren. Das Pavillonkonzept, das in den 40er Jahren in Frankreich in die Krankenhausplanung eingeführt worden war, erhielt durch die Keimtheorie ansteckender Krankheiten neue Bedeutung. So ließen sowohl die Erfolge der Listerschen Antisepsis als auch die bakteriologische Keimtheorie die Isolation zu einer Priorität werden. Die alte Funktion der Hospitäler als Orte der Isolation bekam so vordergründig ihr überkommenes, in der Konzeption gleichwohl völlig gewandeltes Gewicht. Der Aufstieg der Bakteriologie in den 70er und 80er Jahren unterstützte den Trend zur Isolation. Viele Kinderkrankenhäuser waren ursprünglich als Isolationskrankenhäuser konzipiert worden, von denen viele vorwiegend von Kindern bevölkert wurden.

Die überkommenen Strukturen wurden durch Pavillons für bestimmte Krankheiten sowie durch Isolationskammern innerhalb der Pavillons zunehmend dezentralisiert. So wurden die Krankenhäuser Enfants-Malades und Sainte Eugénie in Paris 1879-82 mit Isolationspavillons für Diphtheriekranke ausgestattet. 1888 führten Mißerfolge dazu, daß am Hôpital Trousseau Isolationspavillons gebaut wurden. 1892 wurden die chirurgische und die medizinische Abteilung getrennt. Pläne, verschiedene Krankenhäuser für spezielle Krankheiten außerhalb von Paris zu bauen, um eine vollständige Isolation zu erreichen, wurden nicht verwirklicht. Deshalb wurde das Isolationssystem in den bestehenden Krankenhäusern noch rigoroser durchgeführt. Der aus der Pasteur-Schule stammende Arzt Jacques Joseph Grancher führte das »box grillage isolant«-System ein, das die Stationen in Isolationsabteilungen aufteilte. Auch die Antisepsis wurde noch strenger gehandhabt. Die Konstruktion der Betten wurde verbessert, um ihre Desinfektion zu erlauben. Diese Maßnahmen wurden, unmittelbar bevor die Serumtherapie eingeführt wurde, ergriffen. Es wurde daher angenommen, daß sie die Diphtheriesterblichkeit günstig beeinflußt hatten. Emile Roux, einer der bedeutendsten Schüler Pasteurs, gehörte zu denen, die 1894 Isolationszellen für Diphtheriekranke forderten.[5]

Parallel zur Spezialisierung innerhalb der Krankenhäuser wurde das Kind jetzt nach den Begriffen der Physiologie, der klinischen Chemie und der neuen Wissenschaft Immunologie zergliedert. In Berlin und Paris sollte die Kinderheilkunde als Spezialfach vorwiegend an Krankenhäusern mit akademischen Lehrstühlen hervortreten. So wurde 1894 in Berlin für Otto Heubner ein Lehrstuhl geschaffen, der sich auf experimentelle Studien der Diphtherie spezialisiert und das von Emil Behring entwickelte Diphtherieserum in Leipzig erprobt hatte.[6] Die medizinische Forschung wurde auf nationaler und internationaler Ebene zu einem Brennpunkt öffentlicher Aufmerksamkeit und Anerkennung.

Es wird häufig übersehen, daß während der 80er und 90er Jahre die Kindersterblichkeit allgemein anstieg. Wesentliche Ursache waren Diphtherieepidemien. Achtzig Prozent aller Diphtherietoten waren Kinder unter zehn Jahren. Hinzu kam, daß Kinder in den rasch wachsenden Stadtbevölkerungen die am schnellsten zunehmende Altersgruppe darstellten.[7] 1890 wies Paris eine Gesamtsterblichkeit von 49 auf 1.000 Einwohner im Vergleich zu 27,9 in Berlin und 19,7 in London auf.[8] Paris hatte so zwar die schlechtesten Gesundheitsdaten, konnte Mitte des neunzehnten Jahrhunderts aber das beste medizinische Ausbildungs- und Krankenhauswesen vorweisen.

Die Serumtherapie der Diphtherie spielte eine entscheidende Rolle, die Einstellung der Öffentlichkeit gegenüber dem Krankenhaus zu ändern – von der Angst vor einer kustodialen Einrichtung des Armenrechts hin zur Bewunderung für einen Ort, in dem Kinder eines breiten Bevölkerungsspektrums Heilung fanden. Die Einführung sicherer chirurgischer Techniken bei kleineren pädiatrischen Eingriffen – wie etwa die Entfernung der Mandeln – mag durchaus auch eine Rolle gespielt haben. Dagegen trug die Serumtherapie entscheidend dazu bei, die Strategien im Kampf gegen Infektionskrankheiten neu zu orientieren.

Bemühungen, wissenschaftliche Therapien und vorbeugende Maßnahmen zu fördern, bedeuteten für die Behörden, daß die Armut von der Liste medizinischer Tatbestände und damit von der Tagesordnung der Gesundheitspolitik gestrichen werden konnte. Statt Krankheiten sozialen Mängeln anzulasten – wie etwa der Überbevölkerung der Städte, der Mangelernährung und den Gefahren industrieller Arbeit –, waren Krankheiten jetzt durch Antitoxinseren wirksam zu verhüten und zu heilen. »Rettet die Kinder« war ein Schlachtruf aller politischen Richtungen. Die naturwissenschaftliche Medizin erschien hier als ein Mittel sozialer Integration und wurde daher von einer Reihe gesellschaftlicher Interessenträger unterstützt. Sie verband sich ebenfalls mit dem ärztlichen Professionalisierungsinteresse und dem Auftreten selbständiger städtischer Wohlfahrtsprogramme.

Unterschiede in der Gesundheitsverwaltung in Berlin, Paris und London

Die Einführung des Antitoxinserums führte zu Problemen des wirtschaftlichen und räumlichen Zugangs zur Therapie. Auch gab es Hindernisse, die aus den zersplitterten Kompetenzen im Gesundheitswesen folgten. Keine Großstadt hatte zu dieser Zeit eine einheitliche Verwaltung für öffentliches Gesundheitswesen und Krankenhäuser. Paris kam dem noch am nächsten. Tatsächlich wurde die Krankenhausverwaltung von Paris zum internationalen Vorbild bei der Einrichtung öffentlicher Krankenhäuser. Die Bevölkerungszunahme und damit das Wachstum der Vororte führte zu einer Vielzahl von Zuständigkeiten.[9] Das Hôpital des Enfants Malades, auch als L'Enfant-Jesus bekannt, hatte bis 1893 629 Betten für Patienten zwischen zwei und fünfzehn Jahren. Es galt als Zentrum kinderheilkundlicher Forschung. Zu den weiteren Kinderkrankenhäusern in Paris gehörten die Enfants-Assistés und das Hôpital Trousseau, das bis zu den 90er Jahren über 500 Betten hatte. Es gab auch Erholungsheime wie das in Forges-les-Bains, 1859 eingerichtet, und das 1864 im Kurort Berck-sur-Mer gegründete Heim für tuberkulöse Kinder.

Seit 1848 gab es für die Pariser Krankenhäuser eine einheitliche Verwaltung, die Assistance Publique, die die Reformen koordinierte. Diese vorbildliche Verwaltung unterstand dem Seine-Präfekten und schließlich dem Innenminister. Die Assistance Publique war verantwortlich für die Verwaltung der Krankenhäuser, Irrenhäuser, Waisenhäuser und der Büros für Hauspflege. Sie besaß auch unabhängige Einkommensquellen aus Investitionen in städtische und ländliche Immobilien. Der Wertzuwachs dieser Grundstücke während des Jahrhunderts erlaubte, die Modernisierung des Krankenhaussystems zu finanzieren.[10] Während der Amtszeit des Seine-Präfekten Haussmann wurde der Krankenhausreform kein hoher Stellenwert beigemessen. Unter dem Armengesetz galt es als wichtiger, Modelle für die häusliche Pflege zu entwickeln.[11] Darüber entstand in den 90er Jahren große Unzufriedenheit. Die wissenschaftliche Hygiene baute moralische Vorurteile über die angebliche Verkommenheit der Arbeiterklasse ab. Zwischen den Krankenhäusern und den Armenämtern bestanden jedoch keine hinreichenden Verbindungen.[12] Der Höhepunkt dieser Reformen wurde mit dem Gesetz vom Dezember 1892 erreicht, das besagte, »jeder Franzose ohne finanzielle Mittel soll kostenlos (...) medizinische Hilfe in seinem Haus, und sollte er dort nicht behandelt werden können, in einem Krankenhaus erhalten«. Dieses Gesetz trat erst 1897 in Kraft. Die Entwicklung der Serumtherapie spielte sich also in der entscheidenden Zwischenzeit ab.

Obwohl deutsche Städte verpflichtet waren, für kranke Arme zu sorgen,[13] brachten die Krankenversicherung und die sozialistische Forderung nach einem staatlichen Krankenhaussystem einen weiteren Anstoß, städtische Krankenhäuser zu bauen. Die Stadt Berlin gründete 1874 ein Krankenhaus im Pavillon-Stil, der nach dem Krieg von 1866 in Deutschland eingeführt worden war. Bis 1890 besaß Berlin städtische Krankenhäuser in Moabit und Am Urban, sowie ein Irrenhaus und ein Spezialkrankenhaus für Tuberkulöse. 1900 hatten die sechs städtischen Krankenhäuser 3.108 Betten. Das entspricht einem Verhältnis von einem Bett auf 630 Einwohner. Zum Vergleich: London erreichte 1903 ein Bett auf 1.000 Einwohner. In Berlin wurde 1893 eine Kommission zur Leitung aller städtischen Krankenhäuser eingerichtet, welche die verschiedenen Krankenhausleitungen ablöste. Diese Kommission vereinigte 1896 die Aufsicht über die Krankenhäuser und das öffentliche Gesundheitswesen.[14] Seit 1886 gab es eine Desinfektionszentrale. Sie nahm ab 1890 Desinfektionen in Häusern vor, in denen Infektionskrankheiten aufgetreten waren. Dies ist ein Zeichen einer zunehmend interventionistischen Gesundheitspolitik.

Berlin besaß auch eine blühende Tradition ehrenamtlicher Hilfe, die durch führende Reformer des öffentlichen Gesundheitswesens wie dem liberalen Politiker und Pathologen Rudolf Virchow gefördert wurde. Die Notwendigkeit ehrenamtlicher Hilfe erwuchs aus den Grenzen der gesetzlichen Krankenversicherung. Diese erfaßte nur die versicherten Arbeiter, nicht aber ihre Familien. In den späten 80er Jahren wurden die freiwilligen Initiativen bei der Einrichtung von Kinderkrankenhäusern intensiviert. 1887 wurde das Elisabeth-Krankenhaus neugebaut.[15] Ein Bürgerkomitee unter Virchows Vorsitz sammelte Gelder für ein Kinderkrankenhaus für Infektionskrankheiten: das Kaiser-und-Kaiserin-Friedrich-Kinderkrankenhaus, das im Mai 1890 eröffnet wurde.[16] Doch blieb die Finanzierung ein solches Problem, daß das Krankenhaus 1900 als städtisches übernommen werden mußte. Die Anlage dieses Krankenhauses beruhte auf dem Prinzip, Kranke zu isolieren. Es gab getrennte Pavillons für Diphtherie, Scharlach, Masern, Keuchhusten, Chirurgie und Medizin. Die einzelnen Pavillons waren nochmals in einzelne Zellen für die Patienten unterteilt. Der Diphtherie-Pavillon hatte getrennte Operationszimmer. Der Leiter des Krankenhauses, Adolf Baginsky, setzte sich für umfassende Isolationsmaßnahmen auf der Grundlage von einstöckigen Pavillons ein. Jeder Pavillon sollte mit eigenem ärztlichem und Pflegepersonal ausgestattet sein, um Infektionen innerhalb des Krankenhauses zu vermeiden.[17]

Die Trennung zwischen dem öffentlichen und dem ehrenamtlichen Krankenhauswesen in Berlin fand in London eine Parallele in der Trennung zwischen ehrenamtlich geführten Krankenhäusern und solchen, die nach dem Armenrecht geführt wurden. Das Hospital for Sick Children in Great Ormond Street lehnte sich an das Pariser Kinderkrankenhaus an. Dabei wurde entschieden versucht, bessere hygienische Standards einzuhalten.[18] Seine Gründung 1852 ist der Anfang einer Reihe ehrenamtlicher Neugründungen von Kinderkrankenhäusern. Dazu zählen das Victoria Hospital for Children in Chelsea (1866), das Alexandra Hospital für Hüfterkrankungen (1867), das Evelina in Southwark (1869) und schließlich das Cheyne Hospital für unheilbar kranke Kinder (1875).

Die Kommentatoren des ausgehenden 19. Jahrhunderts wie Edmund Hake stellten die Zärtlichkeit und Fürsorge in den Krankenhäusern der freien Wohlfahrt den öffentlich verwalteten Einrichtungen gegenüber. In diesen konnten Patienten »Gegenstand wissenschaftlicher Versuche« werden.[19] Die gedämpfte Reaktion auf die Serumtherapie in den ehrenamtlich verwalteten Krankenhäusern legt indes die Vermutung nahe, daß zu diesem Zeitpunkt das System ehrenamtlicher Hilfe einiges an Dynamik eingebüßt hatte. 1892 versuchte die Charity Organisation Society, eine zentrale Vermittlungseinrichtung für die ehrenamtlich verwalteten Krankenhäuser in London einzurichten. Sie trug den Vorschlag einem Ausschuß des Oberhauses vor. Wiederum diente die Pariser Assistance Publique als Vorbild. Ein zentraler Krankenhausrat, der im November 1897 gegründet wurde, erwies sich als wirkungslos.[20] Es war ausgerechnet die Poor Law Authority des Metropolitan Asylums Board, die mehrfach rechtzeitig die Initiative ergriff.

Das Metropolitan Asylums Board folgte aus dem Metropolitan Poor Act von 1867. Ziel war es – in administrativer Anlehnung an die Assistance Publique in Paris –, Krankenhäuser für kranke Arme bereitzustellen. Es sollten Krankenhausbetten für Patienten mit ansteckenden Krankheiten, die häufig von den ehrenamtlichen Krankenhäusern ausgeschlossen wurden, geschaffen werden. Insbesondere sollten Patienten mit Pocken oder Diphtherie isoliert behandelt werden können. Der Public Health (London) Act von 1891 erweiterte die Kompetenz des Metropolitan Asylums Board auch auf infektiöse Patienten, die nicht arm waren. Bis 1900 waren 84 Prozent der Patienten des Metropolitan Asylums Board unter 15 Jahren, so daß seine Krankenhäuser faktisch Kinderkrankenhäuser waren.[21] Das Metropolitan Asylums Board reagierte auf die Ausbreitung der Londoner Bevölkerung in die äußeren Bezirke der Großstadt. So entstand in London wie in Berlin eine zentrale Krankenhausverwaltung nach Pariser Vorbild. Innerhalb der Einrichtungen, die für Arme allgemein gedacht waren, zeigten sich die Kinder als eine Gruppe, die besondere medizinische Hilfen benötigte.

Kinderkrankenhäuser als Forschungsstätten

Während der 90er Jahre hoffte man, daß großzügig ausgestattete Forschungseinrichtungen bedeutende Auswirkungen auf die öffentliche Gesundheit haben würden. Paris und Berlin konkurrierten als internationale Zentren medizinischer Forschung. Das Institut Pasteur lag nahe dem Pariser Kinderkrankenhaus. Kochs Institut lag nahe der Charité, wo es eine Kinderabteilung gab. London blieb dagegen zurück: Die Naturwissenschaften spielten in der Ärzteschaft nicht die gleiche Rolle wie in Frankreich und Deutschland. Es herrschte daher auch weniger Druck, Forschungseinrichtungen und Lehrstühle in neuen medizinischen Spezialfächern wie der Pädiatrie zu schaffen.

1889 wurde der Bürgermeister von London Vorsitzender eines Spendenvereins, um Tollwutfälle an das Institut Pasteur zu schicken – dies zum großen Schrecken der Vivisektionsgegner, die Pasteur und seine Methoden verurteilten. Zu dieser Zeit war das einzige spezialisierte Forschungsinstitut in London das Brown Animal Welfare Institute, das sowohl als Tierklinik als auch als physiologisches Forschungsinstitut der Universität London diente. Das Brown Institute war jedoch ebenso wie das Laboratorium des Royal College of Surgeons ein bevorzugtes Angriffsziel der Anti-Vivisektionisten.[22] Pläne für ein privat zu finanzierendes Britisches Institut für Präventive Medizin scheiterten 1893 ebenfalls an Protesten der Vivisektionsgegner.[23] Diese veranstalteten Massendemonstrationen, als das Institut eine Spende von 25.000 Pfund für ein bakteriologisches Labor und für die Produktion von Diphtherie-Antitoxin erhielt. Die Tatsache, daß das Institut in Chelsea errichtet werden sollte, wirkte sich kaum günstig aus. Denn dort war eine erhöhte Sterblichkeit aufgrund der experimentell ausgerichteten Chirurgie an der Frauenklinik, des Chelsea Hospital for Women, bekannt. Demonstranten äußerten, das Institut würde wahrscheinlich an armen Krankenhauspatienten experimentieren und dabei »die Barbareien des Institut Pasteur« wiederholen.[24] Initiativen von ehrenamtlichen Helfern und Vivisektionsgegnern, beides charakteristisch für das viktorianische London, behinderten also die Initiativen der medizinischen Wissenschaft.[25]

Emile Roux nahm 1892/93 mit der Immunisierung von Pferden eine Vorreiterrolle ein: Dadurch wurde die Großherstellung des Diphtherieserums möglich. Der Conseil d'Hygiene in Paris richtete ein städtisches Hygienelabor ein und überwachte die Verteilung des Serums, das vom Institut Pasteur kostenlos verteilt wurde. Die klinische Erprobung fand in den Pariser Krankenhäusern statt. Es war ein Glücksfall, daß das Institut Pasteur nur fünf Minuten zu Fuß vom Kinderkrankenhaus entfernt war. Alexandre Yersin, damals als junger Arzt an diesem Krankenhaus, hatte Roux auf das Problem der Diphtherieprävention aufmerksam gemacht. Die ersten klinischen Versuche fanden dort seit Januar 1894 statt. Die Assistance Publique unterstützte dies. Sogar der Präsident der Republik wohnte einer experimentellen Immunisierung bei.[26] Die Assistance Publique verbesserte 1895 den öffentlichen Zugang zur Therapie, indem neue »Diphtherie-Baracken« am Vorortskrankenhaus von Aubervilliers eröffnet wurden. Diese Baracken hatten immerhin eine halbe Million Francs verschlungen.[27] 1896 gab es einen ehrgeizigen Plan, das Trousseau-Krankenhaus durch drei andere zu ersetzen. Dieser Plan umfaßte den Verkauf des Trousseau-Grundstücks an die Stadt für fünf Millionen Francs, die Umwandlung eines anderen Krankenhauses, das Hôpital Herold für Kinder, und die Schaffung neuer Krankenhäuser am Montmartre im 18. Arondissement und im 12. Arondissement.[28] Jedes dieser Krankenhäuser sollte die besten modernen Einrichtungen haben einschließlich solcher für Chirurgie, Hydrotherapie, Gymnastik und zahnärztliche Behandlung. Außerdem waren Stationen für ansteckende Krankheiten und die Diphtherietherapie vorgesehen. Es sollte auch Polikliniken zur ambulanten Behandlung geben. Ihre Lage sollte so gewählt sein, daß die Mütter nicht zu weite Wege zurückzulegen hatten. Diese Krankenhäuser sollten insgesamt 684 Betten haben.[29] Obwohl das Vorhaben insgesamt etwas zurückgeschraubt werden mußte, konnten 1901 drei neue Kinderkrankenhäuser eröffnet werden.[30]

Im Herbst 1892 wurden die ersten Versuchsimmunisierungen auf Kochs Infektionsstationen und an der Kinderklinik der Charité durchgeführt.[31] Im Mai 1894 wurde nach Versuchen in fünf Berliner Krankenhäusern festgestellt, daß die Kinder, die am ersten Krankheitstag behandelt wurden, die besten Heilungsraten aufwiesen.[32] Seit März 1894 führte der Kinderarzt Baginsky am Kaiser-und-Kaiserin-Friedrich-Kinderkrankenhaus zehn Monate lang klinische Versuche mit der neuen Therapie durch.[33] Die Stadt trug die Kosten für die Behandlung kranker Kinder an diesem Krankenhaus. Baginsky betonte die Notwendigkeit einer Reihe anderer Vorsorge- und Therapiemaßnahmen, um Komplikationen der Erkrankung zu verhindern. Diese Maßnahmen erforderten intensive medizinische Überwachung, so daß das Krankenhaus der ideale Ort für diese Therapie war.[34]

Die Serumtherapie setzte erst 1894 in Großbritannien ein. Während in Berlin und Paris Hunderte von Pferden Serum produzierten, wurde am Brown Institute ein einziges Pferd immunisiert.[35] Die verantwortliche staatliche Behörde, das Local Government Board, betrieb eine im Grunde voluntaristisch-ehrenamtliche Politik. Es beschloß 1894 – durchaus gewappnet, die Ausbreitung der Diphtherie zu überwachen – »an der Bereitstellung von Material zur Behandlung oder Verhütung der Krankheit nicht teilzunehmen«.[36] Doch im Jahr 1894 vermehrte das Metropolitan Asylums Board die Zahl der Betten für Diphtheriepatienten und erwog im Oktober 1894 erstmals, Einrichtungen für die Antitoxinbehandlung zur Verfügung zu stellen. Im Dezember 1894 begann eine Probezeit. Die ärztlichen Vorsitzenden des Metropolitan Asylums Board hatten jedoch entdeckt, daß sie nicht genügend Antitoxinserum besorgen konnten.[37] Im Dezember 1894 nahm das Metropolitan Asylums Board daher das Angebot der Royal Colleges of Physicians and Surgeons an, Antitoxin zu liefern. Dabei sollten drei Pferde eingesetzt werden.[38] Die Serumtherapie kam für das Metropolitan Asylums Board zu einer entscheidenden Zeit. Es hatte angefangen, die Einrichtungen für Infektionskrankheiten zu erweitern. Die aus Hamburg erwartete Choleraepidemie trat zwar nicht ein, dafür stiegen aber die Infektionen an Diphtherie. Die Krankenhäuser des Metropolitan Asylums Board hatten 1888 die ersten Diphtheriepatienten aufgenommen. Mit der Eröffnung des North Eastern Hospital in Tottenham, des Fountain Hospital in Lower Tooting (1893), des Brook Hospital in Woolwich (1896), des Park Hospital in Hither Green (1897) und des Krankenhauses in Tooting Grove (1899) hatten sich die Bettenzahlen für Fieber- und Diphtheriekranke von 2.070 auf 4.544 erhöht.[39] Das soziale Spektrum der Aufgenommenen verbreiterte sich. Wie der Medical Officer of Health für Woolwich bemerkte, »nutzen alle Klassen des Bezirks die Fieberkrankenhäuser, die Mittelklasse weniger als die Arbeiterklasse. Aber es ist keinesfalls ungewöhnlich für die Akademiker und die Wohlsituierten, ihre Kinder diesen Krankenhäusern anzuvertrauen.«[40] Eine Reihe von Berichten des Metropolitan Asylums Board bestätigte, daß das Antitoxinserum wirkte, wenn es zügig verabreicht wurde. Während 1890 nur 17,9 Prozent der gemeldeten Fälle in Krankenhäuser des Metropolitan Asylums Board eingeliefert wurden, waren dies bis 1900 72,5 Prozent der Fälle.[41] Es ist aber durchaus wahrscheinlich, daß viele sogenannte Behandlungserfolge einfache Racheninfekte und nicht die Diphtherie betrafen. Dies führte – wie so häufig bei medizinischen Neuerungen – zu übertriebenen Annahmen über den Erfolg der neuen Therapie.

Kontroverse Reaktionen der Öffentlichkeit auf die Serumtherapie

Gleichzeitig gab es eine weitverbreitete Opposition gegen medizinische Versuche mit Armen. Vivisektionsgegner protestierten dagegen, daß Arme als »human guinea pigs«, als menschliche Versuchskaninchen also, behandelt würden. Die medizinische Fachliteratur wurde systematisch auf Fälle von Menschenversuchen überwacht. Der aufsehenerregendste Fall war der Versuch Albert Neissers, eines Universitätsprofessors in Breslau, eine Serumtherapie der Syphilis zu entwickeln.[42] Dabei hatte er eine Gruppe von Kindern experimentell infiziert. Die Bewegung der Vivisektionsgegner, die übrigens enge Verbindungen zu antisemitischen Parteien unterhielt, versuchte ihren Einfluß auszudehnen, indem sie ihre Argumente auch auf den Schutz von Kindern ausdehnte. Die medizinischen Forscher und die Vivisektionsgegner konkurrierten also um die Rolle als Retter der Kinder. Zugleich hob der Erfolg der Serumtherapie das Ansehen der medizinischen Forschung und legitimierte Tierversuche.

Im Gegensatz zu Paris oder Berlin fehlte in London in auffallender Weise die öffentliche Begeisterung für die Serumtherapie. »Die neue Behandlung der Diphtherie« erhielt lediglich einen einzigen Hauptartikel in der *Times*, und zwar am 26. Oktober 1894.[43] Dennoch übergab die Firma Goldsmiths dem Labor des Royal College of Physicians 1.000 Pfund.[44] Solche Schenkungen – von einer alteingesessenen Londoner Institution an eine andere – waren typisch für die traditionelleren Strukturen Londons. Die Entdeckung des Antitoxins nützte dem ums Überleben kämpfenden British Institute of Preventive Medicine sicherlich wenig. Lister schrieb an die *Times* mit der Bitte, für einen besonderen Antitoxin-Fonds zu spenden. Es kam nur wenig Geld zusammen, und das Ziel des Instituts, eine Therapie anzubieten, wurde nie erreicht.

Die Finanzierung des Metropolitan Asylums Board durch örtliche Steuereinnahmen bedeutete, daß es keine Aufrufe an die Öffentlichkeit machen mußte. Vielmehr konnte es große Summen zum Bau von Kinderkrankenhäusern zur Verfügung stellen. Wichtiger war, die Ärzteschaft und die Medizinalverwaltung, die sich nach wie vor gegen die naturwissenschaftliche Medizin sträubten, zu einer offeneren Haltung zu bewegen. Hier spielte *The Lancet* eine entscheidende Rolle. *The Lancet* hatte beobachtet, daß »praktizierende Ärzte insgesamt in diesem Land das neue Heilmittel nicht in der allgemeinen und ausgedehnten Weise angewendet haben, wie es im Ausland zur Verwendung gekommen ist.« Dies wurde, nachdem Kochs Tuberkulintherapie so enttäuschend verlaufen war, dem Mißtrauen gegenüber der Bakteriologie und zugleich »den konservativen Instinkten unserer Landsleute« zugeschrieben. In jeder der hier geschilderten Städte gab es kulturell verschiedene Wege, die Berufsstände und die Öffentlichkeit zu mobilisieren, den Staat zu unterstützen. Die französische und die deutsche Öffentlichkeit wurden durch die Sorge um die Kinder überzeugt, ihren Beitrag zur naturwissenschaftlichen Medizin zu leisten. Demgegenüber war in London die öffentliche Einstellung gegenüber den Naturwissenschaften deutlich abwartend. Die Skepsis der Briten gegenüber den Naturwissenschaften als ihrer Natur nach zwangsausübend äußerte sich sogar in einer Opposition gegen die sich ausbreitenden Aktivitäten des Metropolitan Asylums Board. Im März und April 1895 legten die Boards of Guardians von Hackney, Mile End, Islington und Stepney beim Metropolitan Asylums Board Beschwerde ein »dagegen, daß Diphtherie-Patienten gegen ihren Willen sich einer Antitoxin-Behandlung unterziehen müßten, und im Falle einiger Kinder ohne Zustimmung ihrer Eltern«, und äußerten, daß sie mit diesen Ansichten vollkommen übereinstimmten.[45] Am 27. April gab es eine Petition von

480 Steuerzahlern »mit der Aufforderung an die Verwaltung, die Antitoxin-Behandlung in ihren Krankenhäusern zu beenden«.[46] Weitere acht Boards protestierten auf ähnliche Weise im Mai desselben Jahres. Die Proteste unterstreichen die Feindseligkeit vieler Londoner gegenüber der medizinischen Forschung, obwohl sie das Metropolitan Asylums Board nicht davon abhielten, Kinderkrankenhäuser zu errichten.

Da es in London keine nennenswerte Anzahl bekannter Kinderärzte oder Mikrobiologen gab, war die Kapazität der Hauptstadt für naturwissenschaftlich-medizinische Innovationen auf dem Gebiet der Kinderheilkunde nicht sonderlich günstig. Schaut man auf die Ebene der Gemeinden und einzelner Medizinalräte, ergibt sich für innovative Maßnahmen gegen die Diphtherie ebenfalls kein einheitliches Bild. Einige Bezirke sträubten sich sehr. Auch waren die Fähigkeiten der Medizinalräte sehr unterschiedlich. Gleichzeitig ließen die pluralistischen Strukturen der Gemeindeverwaltung ein gewisses Maß an Neuerungen durchaus zu. Eine neue Generation von Beamten des öffentlichen Gesundheitswesens und medizinischen Wissenschaftlern machte gemeinsame Sache. Sie wurden vom Metropolitan Asylums Board unterstützt, so daß sich eine reformerische Dynamik entwickelte. Trotz der zersplitterten Struktur viktorianischer Aufsichtsbehörden und Gemeindeverwaltungen lassen sich die Aktivitäten des Metropolitan Asylums Board daher durchaus mit Paris und Berlin vergleichen.

Kinderkrankenhäuser in Paris, Berlin und London – Zusammenfassung

Alle drei Großstädte besaßen gemischt staatlich-ehrenamtliche Systeme, die den Zugang zur Gesundheit der Kinder formten. Obwohl Paris das am stärksten zentralisierte System der öffentlichen Gesundheitssicherung und Krankenhausverwaltung besaß, waren massive private Spenden notwendig, um die Serumtherapie zu unterstützen. Während wohltätige Spenden in London augenfällig fehlten, zeigte sich im staatlichen Bereich eine große Dynamik. Berlin verfügte über ein gemischt staatlich-städtisches System; hier förderte der Staat sowohl ehrenamtliche als auch städtische Initiativen. Diese Entwicklungen zeigen, daß Wohlfahrtsstrukturen eine gewisse Komplexität innewohnt. Die Serumtherapie zeigt auf, daß Strukturen des Armenrechts modernisiert werden konnten, um moderne Kinderkrankenhäuser und Therapieformen bereitzustellen. Die bestehenden Strukturen lokaler Verwaltungen hatten mit Schwierigkeiten zu kämpfen, die aus den Interessen Besitzender folgten, die Reformen im öffentlichen Gesundheitswesen entgegenstanden. Dennoch konnten alle drei Städte die administrativen und finanziellen Hürden überwinden und therapeutische Einrichtungen bereitstellen.

Die Serumtherapie war ein entscheidender Schritt, Staat und medizinische Forschung zusammenzubringen, sie war ein bedeutender Schritt, vom Stigma der Armut wegzukommen, das der Behandlung in öffentlichen Krankenhäusern anhaftete. Kinderheilkunde als medizinisches Spezialfach sollte hauptsächlich in Krankenhäusern angesiedelt sein. Kinderheilkunde sollte sich auf eine Kombination ehrenamtlicher und staatlicher Ressourcen im finanziellen und im Verwaltungsbereich stützen. Bei der Beschreibung dieses Übergangs bin ich vom literarischen Melodram auf den eher naturalistischen Stil wissenschaftlicher Prosa übergegangen. Dies deckt sich damit, daß sich die Kinderspitäler aus dem karitativen Umfeld zu Kinderkrankenhäusern wandelten, die als städtische Einrichtung allgemein und öffentlich zugänglich waren.

Untersucht man Literatur der Wende zum 20. Jahrhundert, findet man sie von biologischen und medizinischen Begrifflichkeiten durchdrungen. Das Buch *Nether World* (1889) des britischen Romanciers George Gissing nahm auf der Grundlage der Naturwissenschaft einen eher pessimistischen Standpunkt ein – vergleichbar etwa mit den naturalistischen Schriften Gerhart Hauptmanns und Emile Zolas, die einer ähnlichen Richtung angehörten: Rohe Naturkräfte beherrschen die Großstadt. Der Aufstand gegen die Suppenküche zeigt, daß karitative Arbeit sinnlos ist. Gewiß war die Lobby der naturwissenschaftlichen Medizin in der Lage, während der 1890er Jahre öffentliche Geldquellen aufzutun. Die Serumtherapie erhöhte auch das öffentliche Ansehen des Krankenhauses. Ob die Serumtherapie aber nicht eigentlich eine wissenschaftliche Fiktion war, steht auf einem anderen Blatt.[47]

Anmerkungen

1 Zufälligerweise kommt die einzige deutsche literarische Darstellung des Kinderarztes, die ich kenne, im schreckenerregenden Struwwelpeter vor, vom Frankfurter Arzt Heinrich Hoffmann geschrieben und 1843 veröffentlicht, in dem Jahr, in dem das Frankfurter Kinderkrankenhaus eröffnet wurde.

2 Vgl. zum Folgenden auch P.J. Wendling (1991), The Modernization of Charity in Nineteenth-century France and Germany, in: J. Barry/C. Jones (Hg.); *Medicine and Charity Before the Welfare State*, London, S. 190-206; ders. (1992), Scientific elites and laboratory organisation in fin de siècle Paris and Berlin: the Pasteur Institute and Robert Koch's Institute for Infectious Diseases compared, in: A. Cunningham/P. Williams (Hg.), *The*

Laboratory Revolution in Medicine, Cambridge, S. 170-188; ders. (1992a), From Isolation to Therapy: Children's Hospitals and Diphtheria in fin de siècle Paris, London and Berlin, in: R. Cooter (Hg.), *In the Name of the Child. Health and Welfare 1880-1940*, London, S. 124-145.

3 C. Heywood (1988), *Childhood in Nineteenth-century France. Work, health and education among the ›classes populaires‹*, Cambridge; M.F. Morel (1989), Reflections on some recent French literature on the history of childhood, in: *Continuity and Change* 4, S. 323-337.

4 R.H. Semple (Hg.) (1856), Memoirs on Diphtherie, London.

5 G.-R. Siguret (1907), *Histoire de l'hospitalisation des enfants malades à Paris*, Paris, S. 68-87; A. Herbert/W.D. Hogg (1984), Isolation Wards and Hospitals for Contagious Diseases in Paris, in: J.S. Billings/H.M. Hurd (Hg.), *Hospitals, Dispensaries and Nursing*, Baltimore/London, S. 162-170; als Übersicht vgl. E. Seidler (1989), An Historical Survey of Children's Hospitals, in: L. Granshaw/R. Porter (Hg.): *The Hospital in History*, London, S. 181-197.

6 H.-H. Eulner (1970), *Die Entwicklung der medizinischen Spezialfächer an den Universitäten des deutschen Sprachgebietes*, Stuttgart, S. 202-221.

7 G.K. Behlmer (1982), *Child Abuse and Moral Reform in England 1870-1908*, Stanford, S. 46.

8 B.R. Mitchell (1980), *European Historical Statistics 1750-1975*, London, S. 86-136.

9 L.R. Berlanstein (1984), *The Working People of Paris, 1871-1914*, Baltimore/London, S. 56-65.

10 J. Imbert, L'Assistance publique à Paris de la Révolution française à 1977, in: *L'administration de Paris* (als Sonderdruck zitiert).

11 L.C. Groopman (1986), The ›Internat des Hopitaux de Paris‹: the Shaping and Transformation of the French Medical Elite, 1802-1914, Ph.D. Harvard University, S. 94 ff.

12 Bompard (o.J.), *Conseil municipal de Paris. Rapport au nom de la 5e commission sur le projet pour réorganisation du service de secours à la domicile*, Paris, S. 23 f.

13 Vgl. hierzu den Beitrag von A. Labisch in diesem Band.

14 *Bericht über die Gemeinde-Verwaltung der Stadt Berlin 1889 bis 1895 (1900)*, Berlin, S. 162.

15 *Berlin Stadtarchiv Rep 00/1964* Elisabeth Kinder Spital.

16 *Berlin Stadtarchiv Rep 00/1936.*

17 Vgl. A. Baginsky (1984), Über den Bau von Kinderkrankenhäusern, Isolirung und Verhütung der Übertragung von Infektionskrankheiten, Verpflegung der Kranken, in: J.S. Billings/H.M. Hurd (Hg.): *Hospitals, Dispensaries and Nursing*, Baltimore/London, S. 353-362.

18 J. Klosky (1989), *Mutual Friends. Charles Dickens and Great Ormond Street Children's Hospital*, London, S. 49.

19 A.E. Hake (1892), *Suffering London*, London, S. 48.

20 G. Rivett (1986), *The Development of the London Hospital System 1823-1982*, London, S. 152.

21 G. Ayers (1970), *England's First State Hospitals and the Metropolitan Asylums Board, 1867-1930*, London, S. 110.

22 Vgl. R.D. French (1975), *Anti-vivisection and Medical Science in Victorian Society*, Princeton und M.A. Elston (1987), Women and Anti-vivisection in Victorian England, in: N.A. Rupke (Hg.), *Vivisection in Historical Perspective*, London, S. 259-294.

23 *The Times*, 6. Juni 1891, S. 11; *The Times*, 28. April 1894, S. 12.
24 *The Times*, 20. August 1894, S. 8.
25 A. Miles (1966), The Lister Institute of Preventive Medicine 1891-1966, in: *Nature* 212, S. 559-562.
26 *Assistance Publique, Conseil de surveillance* (1894 f.), S. 9 f.
27 *Conseil de Surveillance* (21. März 1895).
28 *Conseil de Surveillance*, S. 291 und S. 241.
29 *Conseil de Surveillance* (1895 f.), S. 606 und S. 610; *Archives de Paris, Cote V. 36. M 1: Programme pour la Construction de deux hôpitaux d'enfants. Concours d'avant project* (1896), Montévrain; *Concours d'avant-projet pour la construction des deux hôpitaux d'enfants. Opérations du jury* (1896), Montévrain.
30 *Conseil de Surveillance* (1896 f.), S. 716-721.
31 H. Zeiss/R. Bieling (1941), *Behring, Gestalt und Werk*, Berlin, S. 102.
32 Zeiss/Bieling (1941), S. 111.
33 A. Baginsky (1897), *Serumtherapie der Diphtherie*, Berlin.
34 A. Baginsky (1898), *Diphtherie und Diphtheritischer Croup*, Wien.
35 T. Tansey (1986), Charles Sherrington and the Brown Animal Sanatory Institution, in: *St. Thomas' Hospital Gazette* (zitiert nach dem Sonderdruck); G. Wilson (1979), The Brown Animal Sanatory Institution, in: *Journal of Hygiene* 82 (1979), S. 155-176, S. 337-352, S. 501-521; 83 (1979), S. 171-197.
36 *The Times*, 2. Nov. 1894.
37 *Metropolitan Asylums Board Minutes* 28 (1894/95), S. 543.
38 *Metropolitan Asylums Board Minutes* 28 (1894/95), S. 542, 610; zur Diphtherie in London vgl. A. Hardy (1993), *The Epidemic Streets. Infectious Disease and the Rise of Preventive Medicine*, 1856-1900, Oxford.
39 Ayers/Webb (1971), S. 125.
40 B. Webb/S. Webb (1910), *The State and the Doctor*, London, S. 158.
41 Ayers (1971), S. 119.
42 B. Elkeles (1985), Medizinische Menschenversuche gegen Ende des 19. Jahrhunderts und der Fall Neisser, in: *Medizinhistorisches Journal* 20, S. 135-148.
43 *The Times*, 26. Okt. 1894, S. 3.
44 *The Times*, 26. Nov. 1894.
45 *Metropolitan Asylums Board Minutes* 29 (1895/96), S. 6, S. 38, S. 109.
46 *Metropolitan Asylums Board Minutes* 29 (1895/96), S. 38.
47 Vgl. hier bereits die Auseinandersetzung zwischen Emil Behring und Adolf Gottstein, der die Abnahme der Diphtherie nur für scheinbar hielt, weil durch die Serumtherapie mehr Diphtheriefälle, darunter auch mehr leichte Fälle, in die Krankenhäuser kämen: vgl. zusammenfassend A. Gottstein (1895), *Epidemiologische Studien über Diphtherie und Scharlach*, Berlin; Ders. (1903), *Die Periodizität der Diphtherie und ihre Ursachen. Epidemiologische Untersuchungen*, Berlin. Über den weithin unterschätzten und vergessenen praktischen Arzt, Epidemiologen, Stadtarzt, Sozialhygieniker und leitenden Gesundheitsbeamten Preußens Gottstein vgl. demnächst: Adolf Gottstein: *Erlebnisse und Erkenntnisse. Autobiographische und biographische Materialien*, hg. von Koppitz und A. Labisch (in Vorbereitung). Zur fraglichen Wirksamkeit der Serumtherapie vgl. ausführlich P. Weindling (1992), From Medical Research to Clinical Practice: Serum Therapy for Diphtheria in the 1890s, in: J. Pickstone (Hg.), *Medical Innovations in Historical Perspective*, London, S. 72-83.

Sozialpolitische Kräfte in der Entwicklung des Allgemeinen Krankenhauses

Die Institutionalisierung des modernen Krankenhauses im Rahmen aufgeklärter Sozialpolitik

Die Beispiele Würzburg und Bamberg

Eva Brinkschulte

Die beiden letzten Jahrzehnte des 18. Jahrhunderts markieren in der Geschichte des Krankenhauswesens eine deutliche Zäsur. In dieser Zeitspanne entstanden eine Reihe von bedeutenden Krankenhaus Neubauten,[1] die sich in ihrer Zweckbestimmung, ihrer Organisation und ihrer Größe von allen früheren Spitaleinrichtungen unterschieden. Es handelte sich um Großbauten mit mehr als 100 Betten, die ausdrücklich für die Behandlung heilbarer Kranker bestimmt waren, und in denen die Kranken je nach Art ihrer Krankheit in gesonderten Abteilungen untergebracht waren. Zeitlich fällt diese Wende in der Entwicklungsgeschichte des Krankenhauses zusammen mit einer grundlegenden Neubestimmung der Sozialpolitik in dieser Zeit. Die etablierte öffentlich-administrative Armenfürsorge und ein institutionalisiertes Sozialversicherungssystem nahmen gleichermaßen Einfluß auf den Konstitutionsprozeß des Krankenhauses. Gemeinsamer Ausgangspunkt dabei waren Bemühungen um eine Bewältigung von Armut und Krankheit unter ganz utilitaristischen Vorzeichen. Der Etablierungsprozeß des modernen Krankenhauses unter dem Einfluß der Sozialpolitik in der Zeit der Aufklärung soll im folgenden am Beispiel der Krankenhausprojekte in Würzburg und Bamberg beschrieben werden.

Die Reform des Armenwesens am Ende des 18. Jahrhunderts

In den 80er Jahren leiteten eine ganze Reihe mittlerer und größerer Städte eine Reorganisation des Armenwesens ein. Zeitgleich und zum Teil mit reger wechselseitiger Beeinflussung wurden in nord- ebenso wie in süddeutschen Städten erste Maßnahmen durchgeführt, die in der Etablierung sogenannter *Armeninstitute* ihre institutionelle Umsetzung fanden.[2] Bekanntestes Beispiel ist hier wohl die von der »Patriotischen Gesellschaft« in Hamburg initiierte Armenordnung, die weithin zum Leitbild ähnlicher Reformen wurde.[3] Die, wie im Hamburger Beispiel von privater Seite angestoßenen Reformmaßnahmen ließen das Armenwesen zu einer Art »Gradmesser für lokale Aufklärung«[4] und patriotischen Bürgersinn werden. Aber auch in den südlichen Territorialstaaten und den kirchlichen Fürstentümern setzten beinahe parallel ähnliche Bestrebungen ein. Diese »Aufklärung im katholischen Deutschland« hatte jedoch nicht nur hinsichtlich ihrer Trägerschaft, sondern insbesondere in der institutionellen Ausformung und der administrativen Durchsetzung gravierende Abweichungen vorzuweisen.

Die im letzten Drittel des 18. Jahrhunderts in der Regierungszeit Franz Ludwig von Erthals durchgeführte Reform des Armenwesens skizziert beispielhaft die Zielsetzung staatlicher Fürsorgepolitik in der Zeit der Aufklärung. Mit utilitaristischen Ergänzungen wurde hier für den Bereich der öffentlichen Fürsorge erstmals eine »Wohlfahrtsbürokratie« etabliert. Dies bedeutete zunächst die Ablösung von einer primär in kirchlicher und privater Hand liegenden Fürsorge und die Garantie einer staatlich zugestandenen Fürsorgepflicht. Rein ökonomische Gesichtspunkte im Sinne einer Kosten-Nutzen-Abwägung beförderten diese Bestrebungen, die immer darauf abzielten, den Kreis der Unterstützungsempfänger möglichst klein zu halten. Die etablierte »Verwaltung der Armut« sollte zudem garantieren, daß die Vergabe der Leistungen überprüfbar und angemessen war. Obgleich die in dieser Zeit eingeleitete Bürokratisierung des Armenwesens noch Unzulänglichkeiten und Mängel vorzuweisen hatte, so bildeten die hier geschaffenen Strukturen bis weit in das 19. Jahrhundert hinein die Grundlage des Armenwesens. Franz Ludwig von Erthal (1730-1795) war Fürstbischof von Würzburg und Bamberg und zeigte sich gleich für zwei Krankenhausprojekte der 80er Jahre verantwortlich: für die Erweiterung des Juliusspitals (1787-91) und für den Neubau des Allgemeinen Krankenhauses in Bamberg (1787-1789). Als eine seiner ersten Amtshandlungen verfügte er 1779, bereits wenige Wochen nach Regierungsantritt, ein erstes Reskript bezüglich des »Abstellens des Bettelns und der Einführung der Armenpolizei«. Kurze Zeit später folgte eine Überprüfung der Stiftungen, sowohl derjenigen zur Aufnahme in die Pfründe als auch der Almosenstiftungen. 1780 leitete er eine erste Erhebung der armen Bevölkerung ein – eine der ersten Armenstatistiken in Deutschland überhaupt. Einige Jahre später folgte auf dieser Grundlage die verwaltungstechnische Neuorganisation des gesamten Armenwesens. 1785 wurde in Würzburg und ein Jahr später in Bamberg eine Oberarmenkommission geschaffen, der wiederum die etablierten städtischen Armeninstitute, später auch die Landarmeninstitute unterstellt wurden. Das gesamte Stadtgebiet wurde in verschiedene Armenviertel eingeteilt und die hier registrierten Armen der Aufsicht einer Viertel –, später sogenannten Distriktkommission unterstellt. Daneben wurde eine zentrale städtische Armenkasse eingerichtet, in die die mildtätigen Stiftungen (Spitäler) der Stadt, die Universität und die Hofkammer regelmäßige Abgaben zu leisten hatten. Damit war erstmals zumindest ein Teil der Einnahmen als festgesetzte, kalkulierbare Beträge vorhanden. Darüber hinaus wurden einige Armenstiftungen zusammengelegt, und der so geschaffene Fond wurde über wöchentliche Almosensammlungen, außerordentliche Kollekten, Spenden und Hinterlassenschaften ergänzt.[5] Aufgabe der auf kommunaler Ebene etablierten Wohlfahrtsbürokratie war die Erfassung und Registrierung der Armen. Aber auch die Vergabe der Unterstützungsleistungen und die Zuweisung zu bestimmten Versorgungseinrichtungen wurden nun durch die neu geschaffenen Instanzen der Armenbürokratie[6] geregelt.

In traditioneller Weise formulierte auch die neue Armenordnung eine Fürsorgepflicht der Kommunen, die sich ausschließlich auf ortsansässige (heimatberechtigte) Arme bezog. Erneut wurde bestimmt, daß den arbeitsfähigen Armen Beschäftigungsmöglichkeiten verschafft werden sollten und die Gemeinden die Bedürftigen selbst zu unterhalten hatten. 1791 wurde dieses hochstiftische Mandat in der fränkischen Kreisordnung festgeschrieben: »Jedes Land und jeder Ort in demselben hat seine Armen zu versorgen. Durchaus kein Bettler darf geduldet werden – Jeder arbeitsfähige ist zur Arbeit anzuhalten.«[7] Eine staatlich garantierte kommunale Fürsorgepflicht bildete somit in den katholischen Territorialstaaten die Grundlage der Armenpflege.[8] Als begleitende Maßnahmen, um den Zuzug und die Ansässigmachung Mittelloser zu verhindern, wurde bereits in dieser Zeit in Würzburg eine neue Quartierordnung erlassen, und ab 1791 regelten neue Grundsätze die Niederlassung im Hochstift.[9]

Die Armut sollte nun differenziert und klassifiziert werden, wobei dieArbeitsunfähigkeit das wichtigste Unterscheidungskriterium der »Prioritätenskala« darstellte. Zudem wurde von einem subsidiären Prinzip der Unterstützungsleistungen ausgegangen. Nur wenn der Arme ganz oder teilweise arbeitsunfähig war und eine Unterstützung Dritter nicht erwarten konnte, erhielt er eine Armenzuwendung. Letztlich bedeutete diese Einteilung lediglich eine Klassifizierung des Almosens. Nur die »erste Klasse der Armen« erhielt das ganze Almosen, der »zweiten Klasse« standen nur noch bestimmte Anteile zu. Die »dritte Klasse der Armen« gehörte bereits nicht mehr zu den regelmäßigen

Unterstützungsempfängern, da diese in der Lage waren, sich ihren Lebensunterhalt durch Arbeitsverdienste selbst zu verschaffen. Nur in Krankheits- und anderen Notfällen, wo ihr Erwerb nicht ausreichte, erhielten sie eine zeitliche Unterstützung.[10] Der Krankheit kam somit im Rahmen der standardisierten Armenklassen in gewisser Hinsicht ein Sonderstatus zu. Diejenigen, die trotz angestrengtester Arbeit gerade nur ihre Subsistenz bestreiten konnten, denen es aber nicht möglich war, für den Fall der Krankheit Vorsorge zu treffen, wurden ebenfalls in das System der Fürsorgeleistungen eingebunden. Über die Krankheit wurden sie gewissermaßen zu »Armen der ersten Klasse«. Damit wurde eine Differenzierung hinsichtlich der Bedingungen, die zur Arbeitsunfähigkeit führen konnten, vorgenommen und man trug der Erkenntnis Rechnung, daß neben Alter und Gebrechlichkeit eine Reihe von Ursachen die Arbeitsfähigkeit einschränken oder die »Reproduktion der Arbeitskraft« behindern konnten. Um einem Abgleiten in einen permanenten Versorgungsstatus entgegenzuwirken, wurde bereits im Vorfeld eine periodische Versorgungsleistung verankert. Da Krankheit in ihrer historischen Erscheinungsform häufig Armut nach sich zog, kam der Heilung unter dem Aspekt, daß dadurch auch die Armut bewältigt wurde, ein besonderes Interesse zu. Auf der institutionellen Ebene erforderte dies in der Konsequenz wiederum ein differenziertes System verschiedener Versorgungsanstalten. Neben den traditionellen Einrichtungen, den Spitälern und Pflegen, die zuvor »allerhand Sorten Armer, Kranker (...) auch schadhafte Leute, (...) (und) Waisen«[11] beherbergt hatten, entstanden nun getrennte Waisen- und Findelhäuser, Wöchnerinnenheime, Epileptiker-, Taubstummen- und Irrenanstalten. Arbeitslose sollten in Arbeitshäusern beschäftigt und Kriminelle in Zuchthäuser gebracht werden. In diesem Prozeß der Differenzierung entstanden in Deutschland erstmals Krankenhäuser, die der Behandlung *heilbarer armer* Kranker dienen sollten. Die Etablierung erster Großkrankenhäuser stand damit ganz im Zeichen der *Nützlichkeit* des einzelnen für den Staat.[12] Im Sinne dieser Menschenökonomie, die die Arbeit verabsolutierte, konnten aus den vielen *nutzlosen* Armen *nützliche* und *wertvolle* Menschen werden – unter der Voraussetzung, daß sie arbeiteten.[13]

Die in der Armenordnung fixierten Grundsätze der Armenfürsorge hatten über Erthals Zeit hinaus auch in die bayerische Zeit Bestand. Zwar gab es nach der Säkularisation (1803) in der Ära Montgelas Bestrebungen, die mildtätigen Stiftungen staatlicher Kontrolle zu unterstellen und Stiftungen unterschiedlichster Widmung zusammenzufassen, letztlich jedoch scheiterten diese Versuche, das Armenwesen zu zentralisieren. Die königliche Anordnung vom 17. November 1816 schrieb den Anspruch auf öffentliche Armenunterstützung erneut gegenüber der Heimatgemeinde fest.[14] Im Heimatgesetz von 1825 wurde dieser

Grundsatz nochmals bestätigt[15] und blieb mit geringfügigen Abänderungen bis in die zweite Hälfte des 19. Jahrhunderts wirksam.

Medizinische Armenpraxis

Die Tatsache, daß in der Armenordnung nun ein Versorgungsanspruch auch für temporär begrenzte Notlagen, insbesondere für die Zeit einer Erkrankung formuliert wurde, stellte die wohl signifikanteste Abkehr von der traditionellen Armenfürsorge dar.[16] Die bis dahin im Zentrum der Fürsorge stehende Gruppe von alten und gebrechlichen Menschen wurde marginalisiert. Ein Teil der fürsorgerischen Maßnahmen konzentrierte sich darauf, ein Absinken in die dauernde Armut zu verhindern und bereits dadurch die Lasten für die Gemeindefonds zu begrenzen. Allerorts wurde der Armenkrankenpflege nun eine zentrale Bedeutung beigemessen, sie wurde im Kontext dieser Reformen als ein eigenständiger Bereich der Armenfürsorge etabliert und erfuhr eine institutionelle Ausformung. Neben der Einteilung der Städte in Armenbezirke und der Einsetzung der Distriktkommissionen, die vorrangig auf eine bessere Kontrolle und mithin auf eine soziale Disziplinierung abzielten, wurden überall auch armenärztliche Stadtdistrikte eingerichtet. In Würzburg beispielsweise wurden sieben Armenärzte[17] angestellt, in Bamberg waren zwei Ärzte und ein Wundchirurg[18] für die Versorgung der Armen zuständig. Die Kompetenzen der Armenärzte waren keineswegs auf medizinische Belange beschränkt. Im Rahmen der ärztlichen Verordnungen konnte auch die wirtschaftliche und soziale Lage der anvertrauten kranken Armen mit berücksichtigt werden. Therapiebegleitend konnten die ärztlichen Anordnungen nicht nur Arzneimittel, sondern auch Holzzuteilungen und Zuwendungen von Nahrungsmitteln bzw. Krankenkostgeld umfassen.[19] Die im Rahmen der »Medikalisierung der Armen« ergriffenen Initiativen blieb vielerorts nicht auf der Ebene der organisierten Hausarmenpflege stehen. Das Modell der »Armenkrankenpflege« umfaßte oft auch eine ambulante Behandlung mit dem Angebot einer Armensprechstunde oder der Errichtung sogenannter »Krankenbesuchsanstalten«.[20] Die sich hier einfindenen Armen erhielten gleichfalls kostenlose Arzneimittel und wenn nötig weitere Unterstützungen. Die medizinisch-ambulante Armenversorgung entwickelte sich zu einer der kostenintensivsten Bereiche des Armenwesens. In der Folge versuchte man die Ausgaben für Medikamente zu begrenzen und erstellte eine sogenannte Armenpharmakopoe, auf die die Armenärzte verpflichtet wurden. Nur die hier aufgeführten Arzneimittel waren für die medizinische Armenpraxis zulässig. Die Durchlässigkeit der medizinischen Armenkrankenversorgung war ein weiterer Grund, der eine verstärkte Kontrolle der medizinischen Leistungen verlangte, denn die Armenärzte waren in dieser Zeit nicht in der Armenkommission vertreten und besaßen auch keinen Einblick in die sogenannten Konskriptionslisten, in denen die »anerkannten Armen« registriert wurden. So mußten sie sich auf die Aussage der betreffenden Kranken verlassen, daß ihnen eine Versorgung nach der Armenordnung zustünde.[21] Auch aus medizinischer Sicht erfüllte die ambulante Armenkrankenpflege ihren Zweck nicht ganz, denn mangelnde Kontrollmöglichkeiten für die Einhaltung der therapeutischen Maßnahmen sowie unzureichende Pflege behinderten oder trugen zumindest zur Verlängerung des Heilprozesses bei.[22]

Insbesondere die in der medizinischen Armenpraxis gemachten Erfahrungen ließen deutlich werden, daß unter den gegebenen sozialen Verhältnissen, die Heilung und Besserung von ansonsten durchaus heilbaren Krankheiten, vielfach unmöglich wurde. Angesichts der katastrophalen Wohnverhältnisse, sei es »schlechterdings unmöglich die Elenden zu heilen«, schrieb der Distriktphysikus Dr. Georg Adelmann 1817 in einem Gutachten über angeblich am Aussatz erkrankte Kinder. Und er erläuterte weiter: an »Räumlichkeit, nämlich, (fehle es) gänzlich, ... ein kleines, enges, dunkles, dumpfes mit den Ausdünstungen aller Art geschwängertes Loch (...), das niemand Zimmer nennen würde, wenn es nicht von Menschen bewohnt wäre«, diene der Familie als Behausung. Eine Bettstätte mit »hundertjährigen auf den Straßen gefundenen Lumpen angefüllt, (diene) ... der ganzen Familie zur Ruhe und tausenden Insekten zur Wohnung ...«. Adelmann kam zu dem Schluß: »In ihren Behausungen können diese Kranken nicht geheilt werden. Kein ... Mensch wird sich entschließen können ... sie aufzunehmen. Es bleibe also nichts übrig als die Aufnahme in ein Spital.«[23] Diese drastische Darstellung des Zusammenhangs von Krankheit und Elend war weit mehr eine *soziale Diagnose* als ein medizinisches Gutachten.[24] Die Armut selbst verhinderte die Heilaussichten. Derartige Schilderungen waren am Ende des 18. Jahrhunderts keine Seltenheit, und den ärztlichen Ansichten dieser Zeit ist gemeinsam, daß sie angesichts der sozialen Verhältnisse, und hier standen die Wohnverhältnisse im Vordergrund, für eine stationäre Behandlung der armen Kranken plädierten. Die Planung einer stationären Behandlungs- und Pflegeeinrichtung war naheliegend.

Die Finanzierung des Modells Krankenhaus

Die Realisierung eines Krankenhauses bedurfte jedoch erheblicher finanzieller Mittel, die oft nur durch obrigkeitsstaatliche Initiative mobilisiert werden konnten, und dies galt nicht erst ab einer Größenordnung wie beim Wiener Allgemeinen Krankenhaus mit 2.000 Betten. Ein neues Finanzierungskonzept mußte entwickelt werden, um die Kosten für die geplanten Gebäudekomplexe und auch die laufenden Kosten (Kost, Wartung, Arzneimittel, Ausstattung etc.) des Krankenhauses decken zu können. Als eines der größten Probleme erwies sich hierbei die Umstrukturierung der Grundlagen der Armenfürsorge, die auf dem Stiftungswesen und dem Almosenprinzip beruhte. Die traditionelle Basis bildeten eine Vielzahl von kleineren Stiftungen. Das so zersplitterte und verstreute Kapital war zum Teil in Grundstücken und Gebäuden festgelegt, und nur die jährliche Zinsausschüttung stand zur Versorgung der Armen zu Verfügung. Würzburg beispielsweise zählte zu einer der »stiftungsreichsten« Städte in Franken, ja vielleicht sogar in ganz Deutschland.[25] Neben verschiedenen Almosenstiftungen existierten hier eine ganze Reihe von Spitälern, Pflegehäusern und Siechenheimen, die teils dem Fürstbischof als Landes- und obersten Kirchenherrn, teils der Stadt unterstellt waren. Es waren jedoch durchgängig kleinere Einrichtungen mit nicht mehr als 15 Plätzen, die nur einer begrenzten Anzahl von Menschen – vornehmlich Bürgern und Dienstboten – eine Versorgung im Alter boten.[26] Das Juliusspital mit nahezu 200 Versorgungsplätzen war weithin eine Ausnahme.

Durch die testamentarisch fixierten Vorgaben waren die Stiftungen zweckgebunden und besaßen einen Rechtscharakter als Körperschaften. Ein nicht unbedeutender Teil der mildtätigen Stiftungen unterstand zudem kirchlicher Autorität und Verwaltung. Die Zusammenfassung dieser Stiftungen bzw. deren Zusammenschluß gestaltete sich bereits auf der rechtlichen Ebene schwierig. Ludwig von Erthal ging längst nicht so radikal ans Werk wie Joseph II., der kurzerhand sämtliche Stiftungen säkularisierte und zentralisierte.[27] Dennoch kam die von Erthal angeordnete Überprüfung der kirchlichen Stiftungen nicht nur einer Revision gleich, um »Mißwirtschaft«, »Unterschleif« und »Schlendrian« abzustellen. Im Falle des Juliusspitals wurden etwa ein Drittel des Personals entlassen, unökonomische, weit entfernt liegende Güter veräußert, die Verwaltung überschaubarer organisert und die aus diesen Maßnahmen gewonnenen Gelder für die Umbauarbeiten des vorderen Gebäudetrakts zum Krankenhaus verwandt.[28] Dies war möglich, da in der Stiftungsurkunde des Juliusspitals ausdrücklich die Versorgung und Verpflegung Kranker vorgesehen war. So bedeutete der Umbau zunächst eine Modifizierung des Stiftungsauftrages.

Zugleich erfuhr das Juliusspital aber eine erhebliche Funktionserweiterung, denn mit dem Umbau vollzog sich eine Einbindung in das städtische Armenwesen. In das integrierte Armenkrankenhaus konnten nun auch arme Kranke gegen einen von der Armenkommission zu leistenden Kostensatz aufgenommen werden.[29] Die Gewichtung innerhalb des Ensembles des alten Spitals verschob sich dadurch eindeutig zugunsten des Krankenhauses. Zwischen 1786 und 1791 wurde der vordere Gebäudetrakt an der Juliuspromenade umgebaut. Er diente nun ausschließlich der Aufnahme von Kranken, die Kapazität umfaßte insgesamt 200 Betten, in verschiedenen Sälen mit je acht oder zwölf Betten. Insgesamt waren 52 Krankensäle oder -zimmer vorhanden.[30]

In Bamberg hingegen existierte keine kirchliche Einrichtung dieser Größenordnung, die man hätte umbauen oder erweitern können. So sollten hier zunächst nur diejenigen Stiftungen und Vermächtnisse für das Projekt Krankenhaus zusammengefaßt werden, die »vorzüglich auf Kranke gingen«[31] und in deren Urkunden diese Verwendung ausdrücklich vorgesehen war. Nach Feststellung Erthals gaben diese »einen schönen Fundus ab, zumalen wenn sie blos von Kranken verwendet werden«.[32] Eine geplante »Einverleibung« weiterer Stiftungen in das Krankenhaus[33] und die Unterstellung unter eine Krankenhauskommission wurden jedoch erst im Jahre 1803[34] unter bayerischer Regierung realisiert.

Das duale Finanzierungsmodell

Eine Veränderung von entscheidender Tragweite war in diesem Zusammenhang die Einführung eines im modernen Sprachgebrauch »dualen Finanzierungsmodells«. Mit der Bestimmung, daß neben den armen Kranken auch andere Patienten gegen Bezahlung aufgenommen werden konnten, wurde hierzu die wichtigste Voraussetzung geschaffen. Bei diesen zahlenden Patienten war natürlich nicht an wohlhabende Privatpatienten gedacht, sondern an die Gruppe von »potentiellen« Armen mit regelmäßiger Einzahlung in Kassen, die man als »Institute« bezeichnete, welche im Krankheitsfall die Kosten für den Krankenhausaufenthalt übernahmen. Modellhaft waren hier die Geselleninstitute, die später durch die Dienstboteninstitute ergänzt wurden. Damit wurde eine weitere andere Patientenklientel, die *labouring poor*, in das Konzept Krankenhaus eingebunden.

In Würzburg wurde 1786 das Kranke-Gesellen-Institut und 1801 Kranke-Dienstboten-Institut etabliert. Diese Einrichtungen waren nicht durch die Fürsorgepflicht der Obrigkeit motiviert, sondern bildeten im Kontext aufgeklärter Sozialpolitik ein institutionalisiertes System der sozialen Absicherung und der Prävention für den Fall der Erkrankung. Vom Zeitpunkt der Etablierung an und in der Art ihrer Einbindung in das frühmoderne Krankenhaus tragen die Würzburger Versicherungsinstitute im Juliusspital noch einen Modellcharakter. Nach anfänglicher Bewährungsprobe wurde dieses Modell aber zu einer der tragenden Säulen des modernen Krankenhauses. Erste Anregungen zur Unterbringung des Kranke-Gesellen-Instituts im Juliusspital kamen von einem Hofkammerrat, der maßgeblich mit den Ausführungen der Umbauarbeiten der Krankenanstalt betraut war.[35] Er setzte sich dafür ein, daß ein großes Zimmer mit zehn bis zwölf Betten zur Unterbringung der kranken Handwerksgesellen eingerichtet wurde. Binnen kürzester Zeit wurden die notwendigen Voraussetzungen, der Zusammenschluß der Handwerksmeister vollzogen und die Statuten des Versicherungsinstituts fixiert. Die Verwaltung und Organisation des Instituts für kranke Gesellen lag in den Händen der Meisterschaft. Jedes beigetretene Gewerbe wählte einen Deputierten, der für die »Zusammenbringung« der wöchentlichen Beiträge verantwortlich war. Darüber hinaus führte er ein Verzeichnis über die ab- bzw. neuzugegangenen Gesellen und Lehrjungen. Sämtliche Handwerksdeputierten wählten aus ihrem Kreis einen Vorstand, der die Kasse verwaltete und die »Aufsicht im Spital« und andere für das Institut anfallende Aufgaben zu besorgen hatte. Der Beitritt der einzelnen Gewerbe war anfangs zwar freiwillig, jedoch wurde bestimmt, daß »wer einmal beigetreten war nicht mehr austreten durfte«.[36] Der »Bleibezwang« führte dazu, daß bereits kurz nach der Jahrhundertwende alle in Würzburg ausgeübten Gewerbe dem Krankenversicherungsinstitut angehörten, allerdings waren bis 1845 nur ehemals zünftige Gewerbe vertreten. Tagelöhner, Fabrikarbeiter und Dienstleistungsberufe wie Lohnkutscher waren von der Mitgliedschaft ausgeschlossen.[37] Regelmäßige Beitragszahlungen garantierten den in Würzburg tätigen Handwerksgesellen und Lehrjungen – Meister waren ausgeschlossen – im Falle der Erkrankung eine unentgeltliche ärztliche Behandlung und kostenlose Verpflegung im Juliusspital.[38]

Für das Dienstboten-Institut existierten etwas abweichende Regelungen. Hier wurde zunächst von einer Beitragspflicht der Arbeitgeber ausgegangen, allerdings auf ganz freiwilliger Basis. Man appellierte an die »Menschenfreundlichkeit« der Dienstherrschaften und forderte sie auf, der Einrichtung beizutreten und für jeden beschäftigten Dienstboten vierteljährlich Beiträge zu zahlen.[39] Sie mußten sich auf drei Jahre zum Beitritt verpflichten. Es handelte sich also um eine Arbeitgeberbeteiligung, die es in dieser Form beim Gesellen-Institut nicht gab. Ab 1817 wurden jedoch von den Dienstmägden und Knechten selbst regelmäßige Beitragszahlungen verlangt.[40] Eine Weigerung konnte den Ausschluß von Beihilfe durch die Armenkommission oder andere öffentliche Verpflegungsanstalten zur Folge haben. Auch hier begründete Beitragspflicht das Recht auf den Unterstützungsanspruch im Krankheitsfall. Eine Selbstverwaltung wie beim Kranken-Gesellen-Institut gab es nicht, das Institut für kranke Dienstboten hatte vielmehr den Charakter einer städtischen Zwangskasse, die direkt der Polizeibehörde unterstellt war.[41]

In einem privatrechtlichen Vertrag zwischen Spital und Krankeninstituten wurde vereinbart, daß für jeden Kranken täglich ein festgesetzter Kostensatz gezahlt werden mußte. Bereits im Januar des Jahres 1786, noch vor Beginn der eigentlichen Umbaumaßnahmen, waren die ersten erkrankten Handwerksgesellen im Juliusspital aufgenommen worden. In der Folgezeit expandierte diese Einrichtung gewaltig. Nach der Jahrhundertwende waren für die Kranken der beiden Institute schon insgesamt zehn Zimmer mit jeweils zehn bis zwölf Betten vorhanden. Zu dieser Zeit stellten sie fast zwei Drittel der Gesamtpopulation der Krankenanstalt. Dem Stiftungsauftrag widersprach die Versorgung der Handwerksgesellen und Dienstboten nicht, hoben sie sich in ihren sozialen Merkmalen doch nur unwesentlich von den Armen ab, zudem waren sie auch in früheren Zeiten in Notsituationen mit Medikamenten der Spitalapotheke versorgt worden. Insofern machte die Stiftung, da nun ein täglicher Kostensatz gezahlt wurde, sogar noch Gewinn.[42] Die auf städtischer Ebene eingeführten Kriterien des Versicherungszwanges, der Beitragspflicht und die Abkehr von einem nach Zünften oder Berufssparten gegliederten Organisationsprinzip kennzeichnen diese Institute als frühmoderne Krankenversicherungen. Die Mitglieder wiederum besaßen einen (Rechts-)Anspruch auf Leistungen, in diesem Fall auf kostenlose ärztliche Behandlung und Versorgung im Juliusspital.

Dieses Modell, das in einer ersten Phase im Juliusspital gewissermaßen erprobt worden war, wurde in das Planungskonzept des Bamberger Krankenhauses von Anbeginn integriert.[43] Die kapazitäre Konzeption des Bamberger Krankenhauses macht dies deutlich. Zunächst orientierte man sich auch hier natürlich an den Bedürfnissen der armen Bevölkerung.[44] Die durchgeführte »Armenstatistik«[45] war Grundlage für die Bestimmung der Bettenkapazität des Krankenhauses. Bamberg hatte zu diesem Zeitpunkt 21.000 Einwohner und 600 »konscribierte Arme«.[46] Konzipiert und realisiert wurde das Bamberger Krankenhaus 1789 mit einer Kapazität von 125 Betten. Aber lediglich 64 Betten, so erläuterte Adalbert Friedrich Marcus, Leibarzt des Fürstbischofs, Planer und erster dirigierender Arzt des Allgemeinen Krankenhauses in Bamberg, in seiner Schrift »Von den Vortheilen der Krankenhäuser für den Staat« (1790) wurden »stets für ganz Arme, ... in Bereitschaft gehalten«.[47] Anspruch auf eine stationäre Behandlung hatten neben den konskribierten Stadtarmen Bambergs darüber hinaus auch Kranke vom Lande. Sofern Platz und Armenfonds ausreichten, sollten »solche medizinischen armen Patienten, deren Umstände nicht gemein, sondern äußerst verwickelt seyn, und solche chirurgische arme Patienten, deren Umstände offenbar den Kenntnißkreis des Landchirurgen«[48] überstiegen, aufgenommen werden. Insgesamt stand die Hälfte der Betten für ca. 5.000[49] Personen bereit. Neben den etwa 4.000 »konscribierten Stadt- und Landarmen« geht Marcus von etwa 1.000 weiteren potentiellen Patienten aus, die nach der Klassifikation der Armut zwar als arbeitsfähig eingestuft worden waren, die aber dennoch im Falle der Krankheit einen Anspruch auf Unterstützung durch die Armenkommission hatten.[50] Die andere Hälfte der vorhandenen Betten wurde aber von Anbeginn für das Kranke-Gesellen-Institut und das Kranke-Dienstboten-Institut reserviert.

Im Juliusspital standen 1827/28 für fast 5.000[51] in Würzburg beschäftigte Gesellen und Dienstboten insgesamt 100 Betten zur Verfügung. Da für die krankenversicherten Gesellen und Dienstboten kein mehrgliedriges Krankenversorgungssystem existierte, das nach häuslicher, ambulanter und stationärer Versorgung differenzierte, führte ihr Weg im Falle der Erkrankung direkt ins Krankenhaus. Die Aufnahmekriterien, die für die beiden Patientengruppen der »armen Kranken« und der »versicherten Kranken« ganz unterschiedlich definiert waren, verdeutlichen dies. Das gemeinsame Merkmal aller armen Kranken war ihre soziale Notlage. Das Armutszeugnis war eine notwendige Voraussetzung für ihre Aufnahme, zudem wurde das subsidiäre Prinzip der Armenunterstützung auch für eine Krankenhauseinweisung geltend gemacht. Neben diesen eher institutionellen Merkmalen, die die Patienten zu erfüllen hatten, besaß für die Aufnahme ins Krankenhaus die ärztliche Kompetenz eine entscheidende Bedeutung. Ein ärztliches Attest mußte für die armen Kranken die Heilbarkeit der Krankheit bestätigen und die stationäre Behandlung unter sozialen ebenso wie medizinischen Gesichtspunkten begründen. Das Prozedere von Antragsstellung bis zur Aufnahme ins Krankenhaus betrug durchschnittlich 10-14 Tage.[52] Das Leitmotiv der Einweisungspraxis bei den armen Kranken läßt sich treffend unter dem modernen Motto »so viel ambulant als möglich, so viel stationär als nötig« zusammenfassen.[53]

Für Gesellen und Dienstboten hingegen waren die entscheidenden Vorleistungen, die sie für die Aufnahme ins Krankenhaus zu erbringen hatten, der Nachweis ihrer Mitgliedschaft und die regelmäßig geleisteten Beiträge. Mit einer »gedruckten Bescheinigung«, die diese bestätigte, begaben sie sich direkt ins Krankenhaus. Die Anstaltsärzte selbst stellten fest, »ob die Krankheit zum Spital qualifiziert sey«.[54] Diese Gruppe der versicherten Patienten wurde damit im Hinblick auf eine ärztliche Behandlung und medizinische Versorgung gänzlich an die neue Institution Krankenhaus gebunden. Möglicherweise umfaßte das Aufsuchen der Ärzte im Krankenhaus auch eine ambulante Behandlungspraxis. Die in den Krankenjournalen vielfältig belegten Bagatellerkrankungen sprechen jedoch dafür, daß die Aufnahme der Handwerksburschen und Dienstboten schnell und bereitwillig akzeptiert wurde.[55] Allerdings regelten hier sogenannte »Ausschlußbestimmungen« bereits im Vorfeld der Krankenhausaufnahme die Übernahme der Behandlungskosten durch die Institute. Beim Vorliegen bestimmter Erkrankungen, hierzu zählten unheilbare Krankheiten ebenso wie venerische Erkrankungen (Syphilis)[56] und bis 1827 auch Scabies (Krätze), stellten die kostentragenden Institute die Zahlungen ein.[57] Diese Regelung zielte darauf ab, die Versicherungseinrichtungen vor hohen Kosten durch lange Krankenhausaufenthalte zu schützen, zudem wird deutlich, daß die Versicherung ausschließlich für die Wiederherstellung im Falle der Krankheit eintrat, während hingegen Invalidität in den Zuständigkeitsbereich des Fürsorgewesens gehörte.

Für die zahlenden Patienten hatte die stationäre Behandlung absolute Priorität. Die Vorzüge waren offensichtlich. Die traditionelle Zugehörigkeit von Dienstboten, Lehrjungen und Gesellen zum »Ganzen Haus«, die ihre Versorgung auch im Krankheitsfall durch die Familie des Meisters, der Dienstherrschaft bzw. Zunft geregelt hatte, war in Auflösung begriffen. Die geforderte Mobilität der Arbeitskräfte hatte überdies dazu geführt, daß diese Personen am Ort ihrer Berufsausübung keine Bindung besaßen. Dieser Entwicklung wurde mit der Etablierung der Krankenversicherungsinstitute entgegengewirkt. Zum Teil wurde eine schnelle Einweisung auch durch eine befürchtete Ansteckung der Familie des Meisters oder der Mitgesellen motiviert. Noch gewichtiger aber war für die im Arbeitsprozeß stehenden Handwerker und Dienstboten die Garantie einer zügigen Wiederherstellung ihrer Gesundheit. Hierfür bot die neue Institution Krankenhaus eine entsprechende Gewähr. Die medizinische Behandlung lag in den Händen der akademischen Ärzte, zudem bot die stationäre Behandlung hinlängliche Kontrollmöglichkeiten der angeordneten Therapien. Ohne daß eine genaue Größenordnung angegebenen werden könnte,[58] trugen die versicherten Kranken damit zu einer Konsolidierung der Institution Krankenhaus bei, da über die von ihnen geleisteten Tagessätze ein beträchtlicher Teil der Kosten dieser Einrichtung abgedeckt wurde.

Die Patienten des Würzburger Juliusspitals

Vor diesem Hintergrund soll nun zum Schluß eine quantitative Charakterisierung der Patientenschaft des Würzburger Juliusspitals für das Jahr 1827/28 vorgenommen werden.[59] Im angegebenen Zeitraum wurden insgesamt 1.351 Männer und 1.045 Frauen in die Innere Abteilung des Juliusspitals aufgenommen. Rund zwei Drittel aller Patienten kamen aufgrund ihrer Mitgliedschaft in einem Versicherungsinstitut ins Krankenhaus. 57,3 Prozent aller männlichen Patienten und 73,1 Prozent aller weiblichen Patienten waren Mitglied in einer der Würzburger Krankenkassen. Die beiden Patientengruppen der versicherten und der armen Kranken unterscheiden sich hinsichtlich ihrer Altersverteilung, der Verweildauer, des Krankheitsspektrums und der Mortalität. Es handelt sich zwar insgesamt um eine junge Patientenschaft, dennoch waren die Patienten der Institute durchgängig jünger. Über 90 Prozent aller Kranken des Gesellen-Instituts waren nicht älter als 30 Jahre, lediglich 7,8 Prozent gehörten der Altersklasse der über 30jährigen an. Bei den männlichen armen Kranken, sie werden im Krankenjournal als »allgemeine männliche Curisten« bezeichnet, gehörten jedoch ein Drittel aller Patienten zu dieser Altersgruppe (Graphik 1). Ganz ähnlich gestaltete sich auch das unterschiedliche Altersspektrum bei den weiblichen Patienten. Nur 20 Prozent aller aufgenommenen Dienstmägde waren über 30 Jahre alt. Hingegen gehörten doppelt soviele Frauen der »allgemeinen weiblichen Curisten« dieser Altersgruppe an (Graphik 2).

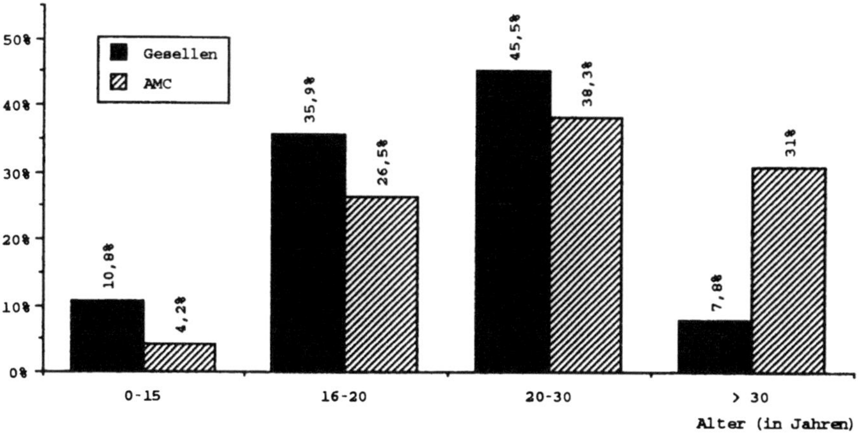

Graphik 1: Altersverteilung der männlichen Patienten 1827/28 differenziert nach Institutsangehörigen und Allgemeinen männlichen Curisten (in %)

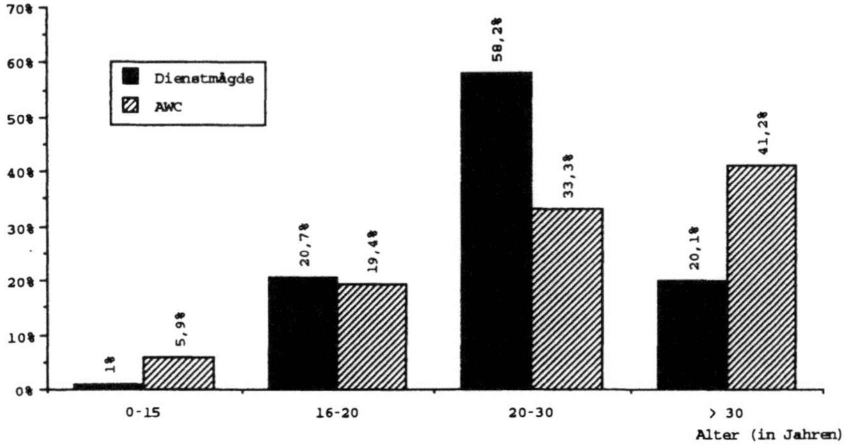

Graphik 2: Altersverteilung der weiblichen Patienten 1827/28 differenziert nach Institutsangehörigen und Allgemeinen weiblichen Curisten (in %)

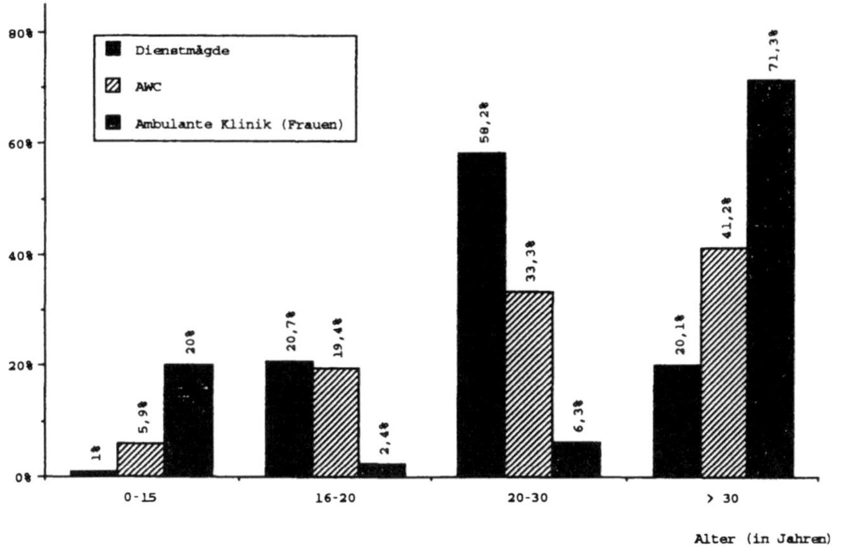

Graphik 3: Verteilung der weiblichen Patienten (Dienstmägde, Allgemeine weibliche Curisten, Ambulante Klinik) auf Altersklassen

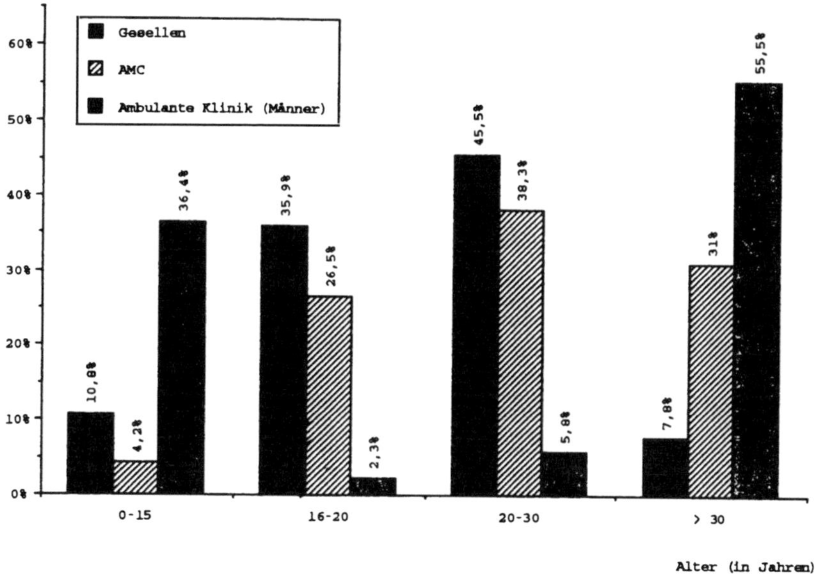

Graphik 4: Verteilung der männlichen Patienten (Gesellen, Allgemeine Curisten, Ambulante Klinik) auf Altersklassen (in %)

Die Institutspatienten waren zu drei Viertel bereits nach einem Monat entlassen, bei den allgemeinen Patienten konnte nur die Hälfte das Krankenhaus nach dieser Zeit verlassen. 25 Prozent der allgemeinen Patienten blieben sogar länger als zwei Monate. Dies erklärt das numerische Übergewicht der Institutspatienten, da deren Fluktuation wegen der kürzeren Liegezeit deutlich höher war. Die längere Verweildauer der allgemeinen Patienten ist ein erster Hinweis auf die Vermutung, daß diese Patienten an schwerwiegenderen Erkrankungen litten. Die Behandlungsergebnisse stützen diese Vermutung. Es ist hier vor allem die unterschiedliche Mortalität, die auffällt, auch wenn sie angesichts einer an 100 Prozent angenäherten Heilungsquote als insgesamt gering einzustufen ist. Immerhin starben 8,7 Prozent aller »allgemeinen Curisten«, dem stand eine Mortalitätsrate von 3,2 Prozent bei den Institutspatienten gegenüber.

Ein Vergleich mit der Altersverteilung der Patienten der Ambulanten Klinik in Würzburg belegt, wie unterschiedlich die Patientenschaft der einzelnen Einrichtungen der Krankenversorgung zusammengesetzt war.[60] Die Verkehrung der Altersgruppen ist augenfällig. Die im Juliusspital breit vertretene Gruppe der 16-30jährigen ist in der Ambulanten Klinik praktisch nicht vorhanden, und umgekehrt dominieren die Altersgruppen zwischen 0-15 Jahren und die der über 30jährigen in der Patientenschaft der Ambulanten Klinik (Graphik 3 und 4). Die Patienten der Ambulanten Klinik waren ausschließlich arme Patienten, die über die Armenkommission bzw. die Armenärzte kamen.[61]

Zusammenfassung

Überall dort, wo in dieser Phase Krankenhausbauten entstanden, waren sie als Ort der stationären Behandlung in das System der *medizinischen Armenpraxis* eingebunden bzw. Teil der Reorganisation des Armenwesens. So war das neu konzipierte Krankenhaus zunächst eine Einrichtung des Armenwesens – und dies in jeder Hinsicht. Seine Finanzierung und Verwaltung basierte auf einer Neuordnung der Armenfonds. In seiner Bestimmung war es auf die stationäre Behandlung armer Kranker ausgerichtet. Ursache waren die katastrophalen Lebensverhältnisse, die die Heilaussichten einschränkten. Das subsidiäre Prinzip der Armenunterstützung wurde auch auf das Krankenhaus übertragen. Das vornehmlich für die Armenpflegepraxis entwickelte Modell beinhaltete in seinen strukturellen Merkmalen bereits die wesentlichen »Bausteine« eines mehrgliedrigen Systems medizinischer Versorgung, das nach ambulanter und stationärer Behandlung differenziert war. Es wurde jedoch nur für einen bestimmten Teil der Bevölkerung konzipiert, für die Armen. Doch von Anbeginn wirkte im modernen Krankenhaus neben der Armenfürsorge das Prinzip der *Versicherung*. Die Klientel des frühen Krankenhauses – dies belegt die Analyse der Patienten des Würzburger Juliusspitals – setzte sich zusammen aus zwei unterschiedlichen Gruppen, den armen Kranken und den Patienten, die über eine Versicherungsanstalt oder ein sogenanntes *Krankeninstitut* Aufnahme im Krankenhaus fanden. Hatten die Würzburger Einrichtungen zunächst Modellcharakter, so wurden sie in allen späteren Einrichtungen übernommen, da die Gruppe der versicherten Patienten im Kern die zweite ökonomische Grundlage des Krankenhauses darstellten.

Anmerkungen

1 Murken listet für das 18. Jahrhundert insgesamt 17 verschiedene Einrichtungen auf. Mehr als die Hälfte dieser Anstalten wurden aber allein in der Zeitspanne zwischen 1782 und 1789 realisiert. Vgl. Chronologische Übersicht über wesentliche Krankenhausbauten in Deutschland, 18. Jahrhundert, in: A.H. Murken (1988), *Vom Armenhospital zum Großklinikum. Die Geschichte des Krankenhauses vom 18. Jahrhundert bis zur Gegenwart*, Köln, S. 268.

2 Frevert benennt die Städte Bremen, Göttingen, Lübeck, Braunschweig, Oldenburg, Mainz, Fulda, Ansbach, Augsburg. Vgl. U. Frevert (1984), *Krankheit als politisches Problem 1770-1880*, Göttingen, S. 87. Vgl. ebenso A. Emminghaus (Hg.) (1870), *Das Armenwesen und die Armengesetzgebung in europäischen Staaten*, Berlin.

3 Bereits 1768 war in Hamburg als Vorstufe der Armenanstalt von 1788 durch den Ökonomen Johann Georg Büsch eine Armenarzneikasse eingerichtet worden, aus der 10 Jahre später, initiiert wiederum von Büsch und dem Pastor Sturm das Institut für Hausarme hervorging. Vgl. J.A. Günther (1791), *Argumente und Erfahrungen über Kranken-Besuchs-Anstalten für Arme, aus dem zweijährigen Rechnungsabschlüssen des Medicinal-Departments der Hamburgischen Armenanstalt*, Hamburg; ebenso A. Weidemann (1982), *Die Arzneiversorgung der Armen zu Beginn der Industrialisierung im deutschen Sprachgebiet, besonders in Hamburg*, Braunschweig; F. Kopitzsch (1982), *Grundzüge einer Sozialgeschichte der Aufklärung in Hamburg und Altona*, Hamburg, S. 550 f.

4 Vgl. W. Sachse (1984), Über Armenfürsorge und Arme in Göttingen im 18. und frühen 19. Jahrhundert, in: *Theorie und Empirie in Wirtschaftspolitik und Wirtschaftsgeschichte. Festschrift für Wilhelm Abel zum 80. Geburtstag*, Göttingen, S. 224.

5 Vgl. H. Flurschütz (1965), *Die Verwaltung des Hochstifts Würzburg unter Franz Ludwig von Erthal (1779-1795)*, Würzburg, S. 171 f.; zum Aufbau des Armeninstituts vgl. S. 180, ebenso S. 198.

6 Flurschütz (1965), S. 194 f. Die eigentliche Weisungsbefugnis und Oberaufsicht über das Armenwesen, sowohl in der Residenzstadt als auch auf dem Lande, besaß die Oberarmenkommission, die dem Landesherrn direkt unterstellt war. Die Oberarmenkommission überwachte die Armenpolizei, entschied sämtliche Unterstützungsgesuche, auch die aus den Landgemeinden, und genehmigte die Anweisungen aus der Armenkasse. Die Viertelkommissionen waren das ausführende Organ der angeordneten armenpolizeilichen Maßnahmen. Hier mußten die Armen ihre Unterstützungsgesuche anmelden.

7 Verordnung der Fürsten und der Stände des fränkischen Kreises vom 24.3.1791, zit. n. K. Geyer (1909), *Die öffentliche Armenpflege im kaiserlichen Hochstift Bamberg*, Bamberg, S. 66.

8 In ganz ähnlicher Weise bestimmte in Preußen das Allgemeine Landrecht (1794) eine »Staatsunmittelbarkeit der Armut«, die sich praktisch jedoch weiterhin auf die ständische Selbsthilfe stützte, nur daß diese in staatliche Verpflichtung genommen wurde. Vgl. R. Koselleck (1981), *Preußen zwischen Reformation und Revolution. Allgemeines Landrecht, Verwaltung und soziale Bewegung, 1791-1848*, Stuttgart, S. 129 f.

9 Die Aufnahme eines Bürgers, Ortsnachbarn oder Beisassen erfolgte durch die zuständigen Stadtmagistrate und Dorfgerichte. Ab 1791 mußte auch die Armenkommission ein Gutachten abgeben. Nachzuweisen waren ein moralisch einwandfreier Lebenswandel, Vermögen oder Besitz von 200 fl. frk. und die Ausübung eines Berufes, mit dem der

Antragssteller sich und seine Familie ernähren konnte. Vgl. Flurschütz (1965), S. 175.

10 Vgl. Gegenwärtige Verfassung des Armeninstituts zu Würzburg (1790), in: *Journal von und für Deutschland* 8/7, S. 593.

11 Stiftungsurkunde des Juliusspitals, zit. n. Ph. Stöhr (1908), *Die Beziehung zwischen Universität und Julius-Spital*, Würzburg, S. 52.

12 Vgl. V. Hunecke (1983), Überlegungen zur Geschichte der Armut im vorindustriellen Europa, in: *Geschichte und Gesellschaft* 9, S. 511.

13 Vgl. Hunecke (1983), S. 511.

14 Vgl. H. Hesse (1971), *Die sogenannte Sozialgesetzgebung Bayerns Ende der sechziger Jahre des 19. Jahrhunderts*, München, S. 29.

15 Vgl. K.-J. Matz (1980), *Pauperismus und Bevölkerung. Die gesetzlichen Ehebeschränkungen in den süddeutschen Staaten während des 19. Jahrhunderts*, Stuttgart, S. 46.

16 Für die Hamburger Krankenbesuchsanstalt hat Frevert bereits auf diese Regelung hingewiesen. Vgl. U. Frevert (1984), S. 111 f.

17 Vgl. Ph.J. Horsch (1805), *Versuch einer Topographie der Stadt Würzburg in Beziehung auf den allgemeinen Gesundheitszustand und die dahin abzielenden Anstalten*, Arnstadt/Rudolstadt, S. 255.

18 Vgl. A.F. Marcus (1790), *Von den Vortheilen der Krankenhäuser für den Staat*, Bamberg/Würzburg, Beilage Nr. X, S. 87.

19 Vgl. Marcus (1790), S. 87. Marcus erläutert hier, daß in Bamberg den Armen die Arzneien auf Vorschrift des Arztes aus der nächsten Apotheke unentgeltlich verabreicht wurden. Für die zusätzlich gewährte Nahrung hatten die einzelnen Pfarreien besondere Geldbeiträge zu leisten. In jedem Stadtteil wurde ein sogenannter Kostgeber für die armen Kranken bestimmt, der die vom Arzt vorgeschriebene Nahrung ausgab. Unterschieden wurden vier unterschiedliche Speiseportionen, für die die Kranken sogenannte Billets erhielten. In Ausnahmefällen konnte auch eine häusliche Krankenpflege zugestanden werden. Insgesamt wurden von Nov. 1786 bis Nov. 1787 (noch vor Eröffnung des Krankenhauses) 579 Personen behandelt, von denen 208 Nahrungspflege genossen. 1787-1788 waren es sogar 849 Personen, von denen 306 Nahrungspflege erhielten.

20 Die Würzburger Armenbesuchsanstalt befand sich 1795 im Hauger Stadtviertel. Ab 1807 wurde dieses »Ambulatorium« zur Poliklinischen Ausbildungsanstalt der Universität Würzburg. Vgl. H. Franke/J. Schröder (1957), *Die Würzburger medizinische Universitäts-Poliklinik 1807-1957*, Stuttgart, S. 6.

21 Vgl. Ph.J. Horsch (1805), S. 255.

22 Für die Hamburger Krankenbesuchsanstalt weist der Arzt Rambach darauf hin, daß diejenigen, die sich binnen vierzehn Tagen nicht erneut in der Armensprechstunde einfanden, als genesen angesehen wurden. Vgl. J.J. Rambach (1801), *Versuch einer physisch-medizinischen Beschreibung von Hamburg*, Hamburg, S. 388.

23 *Archiv des Juliusspital, Nr. 4227* (1817), Aufnahme von Juden ins Juliusspital, Bericht des Distriktphysikus zu Gerolzhofen, die aussätzige Familie des Pfeuffel Wolf zu Traunstadt betr., Gerolzhofen 1.4.1817.

24 E. Brinkschulte/P. Grosse (1995), Die Patienten des Juliusspitals – Aufnahmewege und Aufnahmebedingungen, in: J. Bleker/E. Brinkschulte/P. Grosse (Hg.), *Kranke und Krankheiten im Juliusspital zu Würzburg 1819-1829. Zur frühen Geschichte des Allgemeinen Krankenhauses in Deutschland*, Husum 1995, S. 43-74.

25 Vgl. Wendehorst (1976), *Das Juliusspital in Würzburg*, Bd. I, Kulturgeschichte, Würzburg, S. 5 f.

26 Ph.J. Horsch (1805), S. 235-239.

27 Vgl. E. Lesky (1967), Das Wiener Allgemeine Krankenhaus. Seine Gründung und Wirkung auf deutsche Spitäler, in: *Clio Medica* 2, S. 23-37; H. Leitner (1994), Sozialpolitik im aufgeklärten Absolutismus: Kaiser Joseph II. und das Spitalwesen in Wien, in: *Medizingeschichte und Gesellschaftskritik. Festschrift zum 65. Geburtstag von Gerhard Baader*, Frankfurt/M., S. 95-106 (im Druck).

28 Vgl. G.J. Krünitz (1789), *Oekonomisch-technologische Encyclopädie oder allgemeines System der Staats-, Stadt-, Haus- und Landwirtschaft und der Kunstgeschichte*, Teil 47, Berlin, S. 475-78.

29 Vgl. *Archiv des Juliusspitals*, Nr. 4001 (1791), Aufnahme von Kranken in das Juliusspital – Generalia, Das wechselseitige Verhältnis zwischen Julius-Hospital und Oberarmenkommission betr., Schreiben vom 17. Mai 1791.

30 Vgl. C. Lutz (1876), *Rückblick auf die Entstehung und Entwicklung des Julius-Hospitals in Würzburg*, Würzburg, S. 60.

31 *Stadtarchiv Bamberg, C 26 Nr. 49* (1787), Eigenhändige Notiz des Fürstbischofs Franz Ludwig von Erthal zur Resolution über Erbauung des Krankenhauses. Erthal erläutert hier, daß eigentlich »alle Stiftungen, die von Armen insgemein seyen« schon deshalb geeignet seien, »da die Gesundheit das einzige reelste Gut ist, welches diese Menschen auf der Welt haben« und derjenige, »der krank ist unter die erste Klasse der Armen gehört.«

32 *Stadtarchiv Bamberg, C 26, Nr. 49* (1787).

33 Vgl. *Stadtarchiv Bamberg C 26, Nr. 567* (1787).

34 *Stadtarchiv Bamberg C 26, Nr. 569* (1803). Das Innere Kurhaus, das Sebastiani Kurhaus, das Martha Seelenhaus, die Osteinische Stiftung und das Dienstbotenhaus wurden mit dem Krankenhaus vereinigt.

35 Vgl. *Archiv des Juliusspitals, Nr. 4034* (1785), Errichtung eines Kranken- und Geselleninstituts in Würzburg 1785-1872, Schreiben vom 14. Okt. 1785.

36 *Archiv des Juliusspitals, Nr. 4034* (1786), Schreiben der Handwerksdeputierten vom 9. März 1786.

37 Vgl. C.H. Fuchs (1835), Ueber den Einfluß der verschiedenen Gewerbe auf den Gesundheitszustand und die Mortalität der Künstler und Handwerker in den Blüthejahren, in: *Heckers Annalen der Heilkunde »Neue wissenschaftliche Annalen der gesammten Heilkunde«*, 32, Bd. 2, S. 387.

38 Brinkschulte/Grosse (1995).

39 *Archiv des Juliusspital, Nr. 4035*, Errichtung des Instituts für kranke Dienstboten und die Statuten desselben.

40 Vgl. *Königlich Bayerisches Intelligenzblatt Würzburg*, Nr. 109 vom 9.10.1817, Sp. 2970.

41 Vgl. *Königlich Bayerisches Intelligenzblatt Würzburg* (1817), Sp. 2970.

42 *Archiv des Juliusspital, Nr. 4034*, Schreiben vom 14. Okt. 1785.

43 *Stadtarchiv Bamberg C 26, Nr. 49* (1787).

44 Vgl. A.F. Marcus (1797), Kurze Beschreibung des allgemeinen Krankenhauses zu Bamberg, Weimar 1797, zit. n. Chr. Pfeufer (1825), *Geschichte des Allgemeinen Krankenhauses in Bamberg*, Bamberg, S. 22.

45 Bereits 1780 war eine erste Erhebung mit Vorlage einer gedruckten Tabelle durchgeführt worden. K. Geyer (1909), S. 60.

46 Marcus (1797), zit. n. Pfeufer (1825), S. 22. In der Ankündigung des Münchner Krankenhauses 1813 war das planerische Kalkül bereits erweitert, es wurde darauf verwiesen,

daß das öffentliche Krankenhaus, »nicht allein dem vollen Bedarf der Gegenwart, sondern auch jenem der Zukunft, bei einer steigenden Population der Hauptstadt« in der Herstellung genügen solle. Vgl. *Das öffentliche Krankenhaus zu München. Die Bedingungen zur Aufnahme der Kranken in dasselbe, die Eröffnung einer Versicherungsanstalt für Nichtarme, und die Festsetzung der Verpflegungsgebühren für bezahlende Gäste* (1813), München, S. 4.

47 Marcus (1790), S. 108 f.

48 *Stadtarchiv Bamberg C 26, Nr. 49* (1787).

49 Marcus (1790), S. 22.

50 Marcus (1790), S. 108 f.

51 *Statistische Sammlung des Bayerischen Staatsarchivs Würzburg* 9. O. Gerndt hat im Rahmen des von J. Bleker u. R. Spree geleiteten DFG-Projekts *Die Kranken der Inneren Abteilung des Würzburger Juliusspitals 1819-1829* aus dieser Sammlung eine Tabelle zur Sozialstruktur Würzburgs von 1817/18-1828/29 zusammengestellt. Er benennt für 1827/28 1.357 Gesellen, 733 Knechte und 2.733 Mägde. Vgl. O. Gerndt (1992), *Die demographischen Prozesse in Würzburg von den 1790er bis zu den 1860er Jahren und die Bevölkerungsentwicklung und Sozialstruktur im Untermainkreis und 5 ausgewählten Regionen (einschließlich Würzburgs) während der 1820er Jahre*, Konstanz, Tabelle 33 (unveröffentl. Manuskript).

52 Vgl. Brinkschulte/Grosse (1995).

53 Definitiv enthalten ist diese Auffassung in den Aufnahmebestimmungen für das Münchner Krankenhaus 1813. In der Ankündigung heißt es dort, daß diejenigen »armen Kranken aus dem Lokal Armen-Institut in München« einen Anspruch zur Aufnahme haben, sofern für sie »die medizinische Besuchsanstalt nicht hinreicht, und ihre besonderen Umstände eine Übersetzung in das Krankenhaus notwendig machen.« *Das öffentliche Krankenhaus in München* (1813), S. 8.

54 Die leitenden Ärzte des Juliusspitals hatten sich von Anbeginn zur kostenlosen Behandlung der Gesellen und Lehrjungen bereit erklärt. In späteren Quellen sind diese Ärzte bereits zu sogenannten Institutsärzten avanciert. Sie waren jedoch immer in erster Linie Ärzte des Juliusspitals; so zum Beispiel G. Adelmann (1803), *Über die Künstler und Handwerker in Würzburg von den Jahren 1786 bis 1802, nebst allgemeinen Bemerkungen*, Würzburg, S. 107 f.

55 Vgl. hierzu den Beitrag von J. Bleker: *Die medizinische Funktion des frühmodernen Krankenhauses. Zur Analyse des Diagnosespektrums der Inneren Abteilung des Würzburger Juliusspitals* in diesem Band; vgl. auch J. Bleker (1995), Die Krankenjournale des Würzburger Juliusspitals als Quellen der Morbiditäts- und Mortalitätsverhältnisse. Theoretische, historische und bearbeitungstechnische Aspekte, in: Bleker/Brinkschulte/Grosse (Hg.) (1995), S. 75-91.

56 P. Grosse: Krankenjournale als Quelle der sexualhistorischen Forschung. Die Patienten mit venerischen Erkrankungen im Würzburger Juliusspital 1819-1829, in: Bleker/Brinkschulte/Grosse (Hg.) (1995).

57 Vgl. Brinkschulte/Grosse (1995).

58 Die Tagessätze, die die Armenkommission für die armen Kranken zahlte, sind nicht durchgängig überliefert, sie lagen aber wohl eindeutig unter dem Tagessatz von 25 Kreuzern, der anfangs für die Patienten des Geselleninstituts gezahlt wurde. In der Regel kann man davon ausgehen, daß die Tagessätze den Betrag der wöchentlich gezahlten Almosen nicht überschritten. Schubert gibt als ganzes wöchentliches Almosen einen Betrag von 36

Kreuzern an. Vgl. E. Schubert (1983), *Arme Leute, Bettler und Gauner in Franken des 18. Jahrhunderts*, Neustadt a.d. Aisch, S. 87. Auch im Münchner Allgemeinen Krankenhaus mußten die armen Kranken das ihnen zustehende Almosen an die Krankenhauskasse abführen. Vgl. *Das öffentliche Krankenhaus zu München* (1813), S. 8.

59 Die Auswertung basiert auf den Angaben des *Diarium Medicum*, einem Patientenjournal, das die Patienten der Inneren Abteilung des Würzburger Juliusspitals nach verschiedenen Behandlungszimmern unterscheidet. Diese räumliche Separierung dokumentiert die unterschiedlichen Institutionen, die als Kostenträger der Heilbehandlung auftraten; vgl. Diarium Medicum 1825-1831, *Archiv des Juliusspitals Literalien 2576-2599*, hier: Jahrgang 1827.

60 Conrad Heinrich Fuchs, Schreiber des *Diarium medicum*, war seit 1833 Leiter der Ambulanten Klinik und a.o. Professor an der Medizinischen Fakultät Würzburg. Fuchs publizierte Berichte über das Würzburger Geselleninstitut aber auch über seine Tätigkeit in der Ambulanten Klinik. Der vorgenommene Vergleich basiert auf den Angaben in: C.H. Fuchs (1835), Bericht über die Vorgänge an der Poliklinik zu Würzburg im Jahre 1834 mit einigen Bemerkungen über die Krankheitskonstitution dieses Jahres, in: *Schmidts Jahrbücher der in- und ausländischen gesammten Medicin* 6, S. 327-333.

61 »Aus den Fonds der Universität nimmt die Poliklinik nur die Unterhaltung eines Hörsaales im Bürgerspital, in welchem sich zugleich die ambulanten Kranken stellen, in Anspruch. Die Verpflegungskosten der Patienten werden von dem Armen-Institut und den betreffenden Stiftungen getragen.« A.F. Ringelmann (1835), Beyträge zur Geschichte der Universität Würzburg in den letzten zehn Jahren, in: *Zum Jubel-Feste der treuen Bayern am 12. Okt. 1835 bringt die königliche Universität ihre Huldigung dar*, Würzburg, S. 65.

Frühmodernes Krankenhaus und »Pflegeversicherung« in der ersten Hälfte des 19. Jahrhunderts

Instrumente städtischer Armenfürsorge?

Eva Berger

Anläßlich ihres 125jährigen Jubiläums 1990 gaben die Städtischen Kliniken Osnabrück eine Jubiläumsschrift zur Geschichte des Osnabrückers Krankenhauses in Auftrag.[1] Eines der Ergebnisse dieser Arbeit war, daß die Städtischen Kliniken bereits auf eine fast 180jährige Tradition zurückblicken konnten: Das Krankenhaus war 1811 eingerichtet worden. Indem die Leitung der Städtischen Kliniken ihre Geschichte erst mit dem Neubau des Krankenhauses 1865 ›begründete‹, als das Krankenhaus – auch schon im damaligen öffentlichen Bewußtsein – als eigenständige Institution medizinischer Versorgung in der Stadt wahrgenommen wurde, verdrängte sie die ›vorwissenschaftliche‹ Periode ihrer Geschichte, in der das Krankenhaus noch als Institution der ›Armenfürsorge‹ im Bewußtsein war und ihm der ›Geruch der niederen Klassen‹ anhaftete (er löste sich übrigens erst zum Ende des Jahrhunderts ab). In diesen Anfangsjahren war das Krankenhaus eine Einrichtung der städtischen Armenfürsorge, in der ›arme‹ Kranke versorgt wurden, damit sie so schnell wie möglich wieder ›ihr Brot selbst verdienen‹ konnten. Dies wurde weniger durch medizinische Intervention als durch (fürsorgliche) Pflege erreicht.[2]

Als Einrichtung der Armenfürsorge am Anfang des 19. Jahrhunderts war das Krankenhaus bereits eng mit dem ein Jahr später ins Leben gerufenen »Gesellen-Verpflegungs-Institut« verbunden, der ersten städtischen Krankenkasse für eine sozial schwach gestellte Gruppe. Diese Beziehung des Krankenhauses zur städtischen Armenfürsorge und den frühen Kranken(haus)kassen hat jüngst R. Spree in seinem Aufsatz »Krankenhausentwicklung und Sozialpolitik in Deutschland während des 19. Jahrhunderts« als wichtige Triebkraft für die Entwicklung des frühen Krankenhauswesens beschrieben.[3] Im folgenden soll dieser Zusammenhang am Beispiel des Osnabrücker Krankenhauses skizziert werden.[4]

Städtische Armenfürsorge in Osnabrück und ihre Reform von 1810

Die städtische Armenfürsorge in Osnabrück wurde bis zu ihrer Reorganisation 1810 aus privaten Stiftungen finanziert. 17 dieser Stiftungen standen unter städtischer Verwaltung und kamen – bis auf eine – nur einheimischen Personen evangelisch-lutherischer Konfession zugute, 27 standen unter Verwaltung der katholischen Kirche und 13 Stiftungen wurden von Privatleuten bzw. einzelnen Gilden oder Ämtern fundiert. Eine Übersicht von 1807 über den Etat aller Hospitäler, Waisenhäuser und sonstigen Fürsorgeeinrichtungen zeigt, daß diese Stiftungen – einige, wie das Hof- und Siechenhaus zur Süntelbeke sind bereits für das 13. Jahrhundert nachgewiesen – bis Anfang des 19. Jahrhunderts den finanziellen Grundstock der Armenfürsorge darstellten. Mit der Neuordnung des Armenwesens von 1810 – wobei die politischen Autoritäten der Stadt Osnabrück bewußt die Zeit der »französischen Fremdherrschaft« für diese bis dahin nicht durchsetzbare Reform nutzten – unterstanden die unterschiedlichen Stiftungen nun einer zentralen Verwaltung.[5]

»Der Zweck unserer neu errichteten Armenanstalt geht dahin, die Noth jedes wahrhaft Hülfsbedürftigen zu lindern, der Bettelei und den daraus entspringenden Uebeln zu steuern, die Quellen der Armuth möglichst zu verstopfen, und durch Verbreitung wahrer Sittlichkeit und Wohlfarth in den untern Volksclassen das gemeine Beste überhaupt auf eine wirksame Art zu befördern.«[6]

Die Neuordnung des Armenwesens 1810 führte – neben der zentralen Verwaltung der Armenfonds und der Beteiligung der beiden Konfessionen an der Direktion – eine Konzentration auf die individuelle Kontrolle der Stadtarmen durch die Armenpfleger ein. Eine weitere Neuerung war die Überprüfung der Klientel der Armenanstalt durch den Arzt. Der damals erkannte Bedeutungszusammenhang zwischen Gesundheit und Arbeitsfähigkeit (mit der Vorstellung, Arbeit könne vor Armut schützen) lenkte das Augenmerk verstärkt auf den Gesundheitszustand der Armutspopulation. Der Arzt wurde nun sowohl an der Armenkommission (als Mitglied der politischen Entscheidungsträger) als auch an der Direktion (als Mitglied im Verwaltungsbereich) beteiligt.[7] Verarmte Kranke wurden vom Stadtphysikus bzw. Armenarzt unentgeltlich behandelt, mit Arznei versorgt, teilweise sogar mit Speisen, Bettwäsche, Bett und Kleidung. Ziel dieser Versorgung war, den von der Armenkasse so unterstützten

Kranken arbeitsfähig zu machen, daß er sich und seine Familie selbst ernähren konnte.

Schon 1801 hatte die Osnabrücker »Gesellschaft der Armenfreunde«, die sich zum Zwecke einer Neuorganisation des Armenwesens gegründet hatte, festgestellt, daß von den 679 Armen[8] der in diesem Jahr 8.564 Einwohner zählenden Stadt nur 159 Personen als gesund und arbeitsfähig eingestuft werden konnten. Die ärztliche Versorgung der Armen reichte aber, so die Gesellschaft, in vielen Fällen nicht aus:

»Dennoch fand die Heilung jener Kranken oft, in der äußern Lage derselben begründete, unübersteigliche Hindernisse und ließ auch hier den lebhaften Wunsch entstehen, eine öffentliche Heilanstalt zu besitzen, in welche man solche Leidende unterbringen und, unter günstigen äußern Verhältnissen, ärztlich behandeln könne.«[9]

In den Statuten der neu errichteten Armenanstalt legte man u.a. fest, daß für arbeitslose Arme eine eigene Spinnanstalt eingerichtet werden sollte, die »dem Armen zu jeder Zeit Gelegenheit zur Arbeit«[10] verschaffen konnte. Für arbeitslose Arme, die aufgrund einer Krankheit ihren Unterhalt nicht selbst verdienen konnten, sollte im »Hauptgebäude des evangelischen Waisenhauses«[11] ein Krankenhaus eingerichtet werden. Beide Einrichtungen, das Arbeitshaus und das Krankenhaus, befanden sich im Gebäudekomplex des ehemaligen Tecklenburger Hofes, der bereits seit 1634 von der Stadt als Armen- und Waisenhaus genutzt wurde. Daß das Krankenhaus tatsächlich vorerst ausschließlich als Instrument der städtischen Armenfürsorge angesehen wurde, zeigt die vom Armenvorsteher gegebene Auskunft über das Krankenhaus als »einzelner Zweig der gesammten Armenpflege« anläßlich der Aufstellung der Etats aller Wohlfahrtseinrichtungen der Stadt für das Jahr 1810:

»Hospitäler, wie diejenigen, über welche in dem mir zugeschickten Tableau Nachricht verlangt wird, befinden sich in hiesiger Stadt gar nicht. Mit der im vorigen Jahre hier eingeführten allgemeinen Armenanstalt soll zwar, dem Plane gemäß, ein Krankenhaus für Arme verbunden werden: Der Bau und die Einrichtung derselben hat indeß bis jetzt noch nicht vollendet werden können, und die Kranken haben daher bis dahin noch in ihren Wohnungen verpflegt werden müssen. Selbst aber auch nach vollendeter Einrichtung, die hoffentlich in einigen Wochen zu Stande gebracht seyn wird, werden dem Krankenhause doch keine besonderen Einkünfte zugewiesen, sondern die Unterhaltung der darin aufgenommenen Kranken wird immer nur als ein einzelner Zweig der gesammten Armenpflege angesehen, und mithin aus den Einnahmen der allgemeinen Armenanstalt bestritten werden.«[12]

»Zweige der Armenpflege«: Das Krankenhaus »für Arme« und die Einrichtung des städtischen Gesellen-Verpflegungs-Instituts

Das neue Krankenhaus der Stadt Osnabrück, im ehemaligen Waisenhaus in der Gildewart Nr. 6 eingerichtet, hatte für ca. sieben Patienten und Patientinnen Raum. Versorgt wurden sie von einem Oberwärter und einem Hilfswärter, die ärztliche Betreuung erfolgte durch den Armenarzt und Stadtphysikus. Die Unterhaltskosten der neuen Einrichtung wurden aus den »Einnahmen der allgemeinen Armenanstalt« bestritten. Zu diesen Einnahmen zählte auch eine Stiftung, die ausschließlich zur Pflege der »in der Stadt Osnabrück wohnenden Armen, die wirklich krank sind« eingesetzt werden sollte. Sie war 1803 vom Landphysikus Dr. med. J.J. Semmelmann und seiner Ehefrau Wilhelmine, geb. Hartman, eingerichtet worden. Ab 1821 stand dem Krankenhaus daraus die beträchtliche Summe von 8.791,5/6 Talern zur Verfügung. Die »Semmelmann'sche Stiftung« war auch in späteren Jahrzehnten, als das Krankenhaus sich bereits als eigenständige Institution medizinischer Versorgung etabliert hatte, fester Bestandteil seiner Einnahmen und übertraf phasenweise sogar die städtischen Zuschüsse.[13] Bereits nach einem Jahr konnten die Unterhaltskosten des Krankenhauses auch durch ein neu eingerichtetes, städtisches Gesellen-Verpflegungs-Institut mitgetragen werden. Man hatte in Osnabrück nicht, wie in anderen (größeren) Städten üblich, den Gilden und Ämtern die Krankenversicherung der Handwerksgesellen überlassen, sondern selbst ein Institut eingerichtet, das unter Aufsicht des Magistrats stand. Als offizielle Erklärung für die enge Anbindung des 1812 eingerichteten Instituts an das Krankenhaus wurde der Wunsch der Handwerksgesellen angegeben, bei Krankheit im Stadt-Krankenhaus versorgt zu werden:

> »In einer den armen Kranken in manchen Fällen ähnlichen Lage befanden sich häufig hier erkrankende, oder krank hier ankommende Handwerksgesellen. Kranke der Art wurden meist auf den Herbergen verpflegt, und mußten die hier in Arbeit stehenden Gesellen der Zunft, zu welcher der Kranke gehörte, nicht nur die oft bedeutenden Kosten tragen, welche aus der Verpflegung und ärztlichen Behandlung ihrer Mitgesellen erwuchs, sondern sie mußten auch persönlich die Wartung derselben übernehmen und dadurch nicht selten sich längere Zeit ihrem Gewerbe entziehen, ohne daß es, bei allen diesen Opfern, immer möglich gewesen wäre, den Kranken auf der Herberge in eine der Genesung günstige äußere Lage zu versetzen.«[14]

Da Handwerksgesellen in Arbeit und Lohn standen, waren sie nicht Klientel der städtischen Armenpflege und konnten nicht kostenlos im Krankenhaus behandelt werden. Die Armenkommission forderte deshalb die Meister der einzelnen Gewerbe der Stadt auf, für ihre Gesellen wöchentlich einen Beitrag in die Armenkasse zu entrichten, um die freie Aufnahme in das Krankenhaus zu rechtfertigen. »Dieser Vorschlag fand so vielen Beifall, daß bald die größere Zahl der Zünfte, so wie auch einzelne Meister, zu einem bestimmten Beitrage sich verpflichteten und das jetzige Gesellen-Institut gebildet ward.«[15]

Einer Niederschrift des Buchhalters der Armenkommission über die Gründung des Geselleninstituts läßt sich entnehmen, daß die Entscheidung, eine städtische, d.h. eine unter Aufsicht des Magistrats stehende Krankenkasse einzurichten, durchaus auch die Armenkasse entlasten sollte. Schon seit jeher hatten die Zünfte ihre Mitglieder aus ihrem Vermögen oder durch Stiftungen in Fällen von Krankheit, Arbeitsunfähigkeit und Tod (finanziell) unterstützt; analog führten auch die Gesellenvereinigungen der Zünfte eigene »Gesellenladen«. Nach Auflösung der Zünfte 1809 und der Einziehung ihrer Vermögen[16] flossen dem Fonds des neuen »Gesellen-Verpflegungs-Instituts« neben den wöchentlichen Beiträgen der Versicherten auch die Zinsen aus den »ehemals den sogenannten Gesellenladen gehörig gewesenen Capitalien« zu.[17] Der Beitritt der Meister und »Gewerke« zum Gesellen-Verpflegungs-Institut war freiwillig. Mit der Versicherung ihrer Gesellen verpflichteten sie sich, einen Betrag des Wochenlohns (in den Anfangsjahren 1½ Mariengroschen) an das Geselleninstitut abzuführen. Neben freier ärztlicher Versorgung durch den Armenarzt (der bis 1833 identisch mit dem Krankenhausarzt war) und kostenloser Abgabe von Medikamenten erhielten die Versicherten das Recht der freien Aufnahme und Behandlung im Krankenhaus. Das Gesellen-Verpflegungs-Institut zahlte für jedes im Krankenhaus behandelte Mitglied 9 Mariengroschen pro Tag an die Armenkasse (bis 1832 wurden die im Krankenhaus verwendeten Medikamente dem Institut nicht extra in Rechnung gestellt). Der für das Geselleninstitut tätige Armenarzt erhielt eine jährliche Vergütung von 100 Reichstaler (der »Wundarzt« 35 Reichstaler).[18]

Daß das Gesellen-Verpflegungs-Institut anfangs nicht nur als Krankenkasse fungierte, sondern durchaus noch in der Tradition der »Gesellenladen« stand (aus deren Vermögen es sich ja auch teilweise speiste), zeigen die weiteren Verfügungen über den Fonds. So wurde wandernden Handwerksgesellen unter bestimmten Umständen daraus eine Unterstützung bezahlt: wer in der Stadt übernachten mußte, erhielt 4 Gutegroschen [Ggr.], wer die Stadt nur passierte erhielt 2 Ggr.[19] Solche Unterstützungen wurden nach Auflösung der Zünfte andernorts von der Armenkasse geleistet.

Entsprechend der Zugehörigkeit des Krankenhauses zur Armenfürsorge und der engen Bindung des Geselleninstituts an das Krankenhaus wurde das Rechnungswesen beider Einrichtungen vom Buchhalter der städtischen Armenkasse geführt. In seiner Niederschrift über das Geselleninstitut machte er denn auch darauf aufmerksam, daß in der Zusammenführung aller Institutionen unter einer verantwortlichen Leitung die effektivste Form sozialer Fürsorge ermöglicht werde.

»Uebrigens würde es gewiß sehr zweckmäßig seyn, wenn sämmtliche Gewerke dazu vermacht werden könnten, dem Institute beizutreten, und die einzelnen kleinen für sich bestehenden Kassen aufzugeben, denn solche vereinzelte Institute leisten doch für das Ganze nie etwas Genügendes, weil sie als zusammenhangslose Fragmente für die Befriedigung des Gesammtbedürfnisses eben so wenig Garantie geben können, als ehedem vor Errichtung eines allgemeinen Armen-Instituts, die vielen und reichlich dotirten, aber einzelnen dispensirenden Armen-Institutionen, den Bedarf der Allmosen-Armen sicher zu stellen vermögend waren.«[20]

In anderen Städten hatte man die Gründung und Verwaltung von Gesellen-Verpflegungs-Instituten meist den Zünften überlassen, auch wenn es engere Verbindungen zu den örtlichen Krankenhäusern gab. In der Niederschrift des Buchhalters wurde als Beispiel Hamburg angegeben und herausgestellt, »daß Hamburg, berühmt wegen seines Krankenhauses, damit auch ein Gesellen-Institut verbunden hat, welches jedoch auf freiwillige Contrackte mit den Gilden beruht und auf dessen Verwaltung die Gilden und Zünfte mehr Einfluß haben, wie bei dem hiesigen Institut.«[21]

Tabelle 1: Patientenzahl im Stadtkrankenhaus Osnabrück von 1811 bis 1832

Jahr	Patientenzahl	
1811	33	
1812	42	
1813	96	(63 Nervenfieberkranke)
1814	35	
1815	17	
1816	15	
1817	15	
1818	21	
1819	23	
1820	31	
1821	54	
1822	36	
1823	33	
1824	29	
1825	48	
1826	59	
1827	61	
1828	62	
1829	71	
1830	98	
1831	107	
1832	113	

Von 1811 bis 1832 wurde das Krankenhaus von der Armenkommission verwaltet, die ärztliche Betreuung erfolgte durch den Armenarzt Dr. Eduard Droop. In den ersten vier Jahren des Bestehens war das Krankenhaus mit durchschnittlich 35 Patienten jährlich belegt, in den Jahren 1815-1817 sank die Patientenzahl um die Hälfte, 1818-1824 stieg die Frequentierung geringfügig, seit 1825 stark an.

Die steigende Inanspruchnahme des Krankenhauses wurde vom städtischen Träger als erfolgreiche Bekämpfung von Not und Armut angesehen. Dagegen wurde die steigende Zahl der im Krankenhaus versorgten Krätzekranken für die städtische Armenkasse ein unliebsamer Kostenfaktor. 1829 versuchte deshalb der Magistrat durch eine Vorsorgemaßnahme, durch den Erlaß von »Gesundheits-Vorschriften«, die sowohl für Herbergsväter, Meister und Gesellen galten, die Krankheit einzudämmen. In den Vorschriften wurde unter anderem von jedem zugereisten Gesellen verlangt, sich »auf seine Kosten von dem hiesigen Krankenhaus-Arzte untersuchen zu lassen«.[22] Diese ärztliche Untersuchung war immer dann zu wiederholen, wenn er Werkstatt oder Schlafstelle (!) wechselte. Das Gesundheitszeugnis war im Krankenhaus, morgens zwischen 11 und 12 Uhr beim Krankenhaus-Arzt erhältlich. Um die ärztliche Kontrolle durchzusetzen, sollten die Herbergsväter sich das ärztliche Gesundheitszeugnis vor Aufnahme des Gesellen zeigen lassen, andernfalls, so die Drohung des Magistrats, würde man »außer der ihn treffenden Bestrafung, den kranken oder angesteckten Gesellen auf seine, des Herbergsvaters Kosten verpflegen und heilen«.[23] Auch die Meister wurden auf die ärztliche Untersuchung im Krankenhaus aufmerksam gemacht, ohne die sie ihre neu einzustellenden Gesellen nicht auf dem Polizeibüro anmelden konnten. Man ermahnte Meister und Herbergsväter, auf saubere Betten, Bettzeug und Handtücher zu achten. Den Meistern drohte bei Nichteinhaltung der Vorschriften im Krankheitsfall des Gesellen die Übernahme der Kur- und Verpflegungskosten – selbst dann, »wenn er auch sein Krankengeld bezahlt haben sollte«.[24] Eine Erkrankung an Ausschlag sollte sofort im Polizeibüro gemeldet werden. Den Gesellen wurde empfohlen, eine unreinliche Unterbringung (durch Meister oder Herbergsvater) sofort zur Anzeige im Polizeibüro zu bringen.

Ein Rückgang der Hauterkrankung war dennoch vorerst nicht zu verzeichnen; das Krankenhaus blieb über Jahrzehnte wichtigste Anlaufstelle, um den juckenden Ausschlag loszuwerden – und dies, obwohl ein höherer Verpflegungssatz zu zahlen war. Aus den Vorschriften wird sehr deutlich, wie eng das Krankenhaus eingebunden war in die Kontrollfunktion obrigkeitlicher Gesundheitsmaßnahmen.

Die Ausgliederung des Krankenhauses aus der Armenfürsorge

1833 wurde die Verwaltung des Krankenhauses von der Armenanstalt getrennt, eine eigenständige Krankenhauskommission sollte nun für die Belange des Krankenhauses verantwortlich zeichnen. Die Kommission setzte sich zusammen aus einem Mitglied des Magistrats (Stadtsyndikus Dr. Albrecht Pagenstecher), einem der Armenvorsteher (Senator Dr. Franz Matthias Wiemann) und dem Krankenhausarzt (dem Medizinalrat Dr. Hermann Vezin), der gleichzeitig auch das »Gesellen-Institut« betreute.[25] Die Aufnahme in das Krankenhaus sollte nun jeder Person, außer »absolut unheilbaren Kranken«[26] gestattet sein. Damit fielen endgültig die Beschränkungen durch die Armenfürsorge weg. Dafür rückte die Zahlungsfähigkeit des Patienten stärker in den Vordergrund. Die Aufnahme des Patienten erfolgte durch den Krankenhausarzt; um aber den Aufnahmeschein zu erhalten, mußte der Patient neben einer stationär zu behandelnden Krankheit auch seine Zahlungsfähigkeit nachweisen. Wenn der Arzt den Aufnahmesuchenden nicht persönlich kannte, mußte der Erkrankte bei einem Mitglied der Krankenhauskommission »ein Zeugniß seiner Zahlungsfähigkeit erbitten«. War er oder sie auch bei den Mitgliedern der Kommission unbekannt, so mußte der Patient von »einer hier ansässigen bekannten Person einen Schein mitbringen, worin sich diese für die Zahlung verbürgt«.[27] Bei lebensgefährlich Erkrankten machte man eine Ausnahme, für 24 Stunden konnten sie auch ohne Aufnahmeschein im Krankenhaus aufgenommen werden. Danach mußte jedoch geklärt sein, wer die Verpflegungskosten trug.

Die Verpflegungsgelder waren neben den Spenden[28] wichtigste Einnahmequelle des Krankenhauses, wobei die Mitglieder des Geselleninstituts die größte Gruppe der Patienten darstellten. Die »Selbstzahler« waren keine »homogene« Gruppe. Unter dem Begriff verbargen sich sowohl Mitglieder von Krankenkassenvereinen, als auch auswärtige (arme) Patienten, die auf Kosten von Behörden oder Landgemeinden aufgenommen wurden.[29]

Der zugrundegelegte Selbstkostensatz des Krankenhauses lag 1833 bei 12 Gutegroschen $2^1/3$ Pfennige. Von Patienten, die selbst für ihren Krankenhausaufenthalt zahlten, verlangte man 8 Ggr. Das Geselleninstitut führte ab 1833 nur mehr 6 Ggr. pro Versicherten und Verpflegungstag ab (vorher 9 Ggr.), und auch die Armenkasse erstattete nur noch 6 Ggr. an die Krankenhauskasse pro Patient und Tag. Medikamente wurden nun gesondert berechnet, ebenso Sonderdienste der Pfleger. 1838 erfolgte eine weitere Senkung der Verpflegungskosten: Die »Selbstzahler« mußten ebenfalls nur noch 6 Ggr. zahlen, die städtische Armenkasse nur noch 4 Ggr. Allerdings hatte die Armenkasse für

Krätzekranke »oder extraordinaire Bewachungskosten« den gleichen Satz, »welche auch von Andern zu zahlen sind«[30] zu entrichten.

Tabelle 2: Patientenzahlen im Stadtkrankenhaus Osnabrück von 1833 bis 1889

Jahr	Gesamtzahl	Männer	Frauen	Kinder*	/davon Krätzekranke
1833	179	155	18	6	/76
1834	232	167	60	5	/102
1835	163	132	23	8	/71
1836	243	180	50	13	/129
1837	289	235	46	8	/132
1838	307	268	33	6	/158
1839	339	262	58	19	/191
1840	338	269	62	7	/?
1841	396	318	65	13	/181
1842	280	196	74	10	/129
1843	338	265	60	13	/166
1844	273	220	46	7	/142
1845	304	253	46	5	/147
1846	306	252	49	5	/137
1847	383	332	49	2	/191
1848	473	404	66	3	/236
1849	510	426	72	12	/296
1850	413	336	73	4	234
1851	441	370	67	4	/210
1852	525	424	97	4	/260
1853	482	398	78	6	/236
1854	586	499	76	11	/286
1855	768	675	88	5	/**
1856	667	551	197	9	/**
1857	640	534	97	9	/**
1858	629	498	115	16	/**
1859	596	439	134	23	/**
1860	671	528	134	9	/**
1861	706	513	172	21	/?
1862	626	504	116	6	/?
1863	589	445	134	10	/?
1864	579	452	119	8	/?
1865	635	480	145	10	/?
1866***	816	654	143	19	/346
1867	1123	918	167	38	/608
1868	[fehlen statist. Angaben]				
1869	[fehlen statist. Angaben]				
1870	[fehlen statist. Angaben]				
1871	[fehlen statist. Angaben]				
1872	[fehlen statist. Angaben]				
1873	[fehlen statist. Angaben]				
1874	[fehlen statist. Angaben]				
1875	830	?	?		/203
1876	1133	?	?		/404
1877	655	519	136		/432
1878	1296	1080	216		/594
1879	1579	1358	221	[33]	/715
1880	1433	1194	239	[14]	/527
1881	[fehlen statist. Angaben]				
1882	[fehlen statist. Angaben]				

1883	[fehlen statist. Angaben]				
1884	783	589	194	[9]	/134
1885	[fehlen statist. Angaben]				
1886	760	563	197	[6]	/80
1887	828	595	233	[18]	/115
1888	863	625	211	[13]	/82
1889	1006	714	292	[22]	/130

* Mädchen und Jungen unter 10 Jahren
** 1855-1860 insgesamt 2.001 Krätzekranke
*** der Krankenhausneubau ist in Betrieb

Für die Krätzekranken hatte sich keine Kostensenkung durchgesetzt, sie bezahlten von 1833 bis in die 70er Jahre einen erhöhten Pflegesatz von 12 Ggr. Doch trotz der höheren Sätze suchten Krätzekranke das Krankenhaus weiterhin auf. Die Patienten kamen meist aus dem Handwerk: Von 859 Patienten, die in einem Zeitraum von sieben Jahren von der Krätze befreit wurden, waren 603 Meister, Handwerksgesellen und Lehrlinge, aus Osnabrück kamen 278 Erkrankte, 325 waren von auswärts, darunter eine große Zahl von Schuhmachern und Schneidern.[31] Offenbar wurden die erhöhten Beiträge von den Krankenkassen getragen, denn in den Statuten sowohl des Geselleninstituts als auch des Dienstboteninstituts findet sich kein Hinweis, daß Kosten zur Behandlung der Krätze nicht übernommen wurden. Dagegen erstatteten sie z.B. grundsätzlich keine Behandlungskosten bei venerischen Krankheiten oder Verletzungen durch Schlägereien.

Das Stadtkrankenhaus kalkulierte seine Verpflegungssätze auch nach 1833 nicht nach den Selbstkosten, die von 12 Ggr. auf 9 Ggr. 7 13/34 Pf. im Jahre 1836 gesunken waren. Inzwischen konnte durch die Initiative des Bürgermeisters Johann Carl Bertram Stüve das Kapital des Krankenhauses aufgestockt werden: 1835 hatte er die Bürgerschaft ersucht, die Entschädigungen der Grundsteuer für grundsteuerfreies Land für den Unterhalt des Krankenhauses zur Verfügung zu stellen.[32] Diese Kapitalausstattung sollte den Krankenhausfonds aufstocken, nachdem »die täglich von den Kranken bezahlten Verpflegungsgelder die Kosten nicht decken, sondern aus den Fonds zugeschossen werden mußte«. Das Ergebnis der Aktion war die beträchtliche Summe von 9.500 Talern, dem die Landdrostei 1837 einen Betrag von 3.000 Talern hinzufügte, um sich »nicht dem Vorwurfe auszusetzen, daß man die Landleute [die ebenso im Krankenhaus aufgenommen wurden] das von den Städtern zusammengetragene Vermögen mit verzehren lasse.«[33]

Tabelle 3: Patientenzahlen 1833-1867 aufgeschlüsselt nach Kostenträgern

Jahr	Verpflegungen gesamt	Armenkommission	Gesellen-Verpflegungs-Institut	Polizei-Kasse	Königliches Amt	Ämter und Kommunen	Selbstzahler	Dienstboten Institut	Lohnkasse	Verschiedene
1833	179	24	101	7	1		46			
1834	232	29	83	8	[1]		83*	29		
1835	163	20	71	4	[6]		58*	4		
1836	243	36	95	7	[-]		100*	5		
1837	289	34	128	11	4		104	8		
1838	307	35	130	10	5**		118	7	5	
1839	339	41	138	9	7		132	11	1	
1840	338	50	109	23	8		135	12	1	
1841	396	37	150	30	6		166	7		
1842	280	38	74	9	9		134	16		
1843	338	22	125	13	13		153	12		
1844	273	18	94	15	10		126	10		
1845	304	17	110	16	10		141	10		
1846	306	23	115	29	8		125	6		
1847	383	28	133	27	11		177	7		
1848	473	43	154	54	15		200	7		
1849	510	36	174	37	18		225	20		
1850	413	20	111	37	12		225	8		
1851	441	34	160	34	15		195	3		
1852	525	45	199	38	17		217	9		
1853	482	34	165	50	10		218	5		
1854	586	42	172	75	5		238	5		49****
1855	768	44***	221	63	6	33	283	5		123
1856	667	60	194	57	3	22	283	10		38
1857	640	59	117	34	5	9	328	16		7
1858	629	72	163	25		21	305	23		1
1859	596	80	167	28		17	257	18		1
1860	671	58	215	32			308	28		
1861	706	55	208	41			303	26		73*****
1862	626	55	190	34			257	31		59
1863	589	60	156	53			220	42		58
1864	579	57	160	40			226	36		60
1865	635	39	196	43			239	59		65
1866	816	66	211	95			282	42		120
1867	1123	50	294	239			371	52		117

* Unter den »Selbstzahlern« sind auch Patienten erfaßt, die auf Kosten von Behörden, Ämtern bzw. Landgemeinden aufgenommen wurden. 1834-1836 ist diese Zahl in einer Fußnote genauer spezifiziert; die darin enthaltene Zahl der auf Kosten des »Königlichen Amtes« versorgten Kranken ist in [] gesetzt.

** Ab Bericht 1838 »Königliche Landdrostei«.

*** Ab Bericht 1855 »Armenkasse«.

**** Spezifiziert in Tabelle 3a.

***** Ab 1861 werden andere Kassen und Kostenträger unter »Verschiedene« zusammengefaßt, darunter Ämter und Kommunen, die Königl. Eisenbahn-Betriebs-Direktion, Piesberger Knappschaftscasse, Cigarren-Arbeiter- und Cigarrenarbeiter-Lehrlings-Kranken-Casse, Zimmergesellen-Krankencasse.

Tabelle 3a: Weitere Kostenträger in der Abrechnung des Stadtkrankenhauses

Jahr	1854	1855	1856	1857	1858	1859	1860
Hannoversche Eisenbahn-Kranken-Casse	13	22	14	7			
Preußische Eisenbahn-Kranken-Casse	36	91	24				
Piesberger Knappschafts-casse				1	2	2	6
Piesberger Eisenbahn-Kranken-Casse				15			
Georgs-Marien-Bergwerks- und Hüttenverein				43	7	1	
Cigarren-Arbeiter- und Cigarrenarbeiter-Lehrlings-Kranken-Casse				4	14	17	
Kranken-Casse der Zimmergesellen					5		5
Bäckergesellen						1	
Böttchergesellen						1	
Staatsanwaltschaft des Königl. Obergerichts					1	1	
Haselaischaft						1	

Neben den Zinseinnahmen für belegte Kapitalien, die ab 1838 einen Betrag von durchschnittlich 560 Talern ausmachten (1845-1853 auf durchschnittlich ca. 766 Taler ansteigend), waren Verpflegungsgelder sowie Spenden und Schenkungen die Haupteinnahmequelle des Stadtkrankenhauses. Ab 1851 verloren die Schenkungen jedoch an Bedeutung (sie flossen erst wieder reichlicher ab ca. 1860 für den Krankenhausneubau), so daß die Semmelmann'sche Stiftung die einzige kontinuierliche Einnahmequelle mit durchschnittlich 260 Talern jährlich darstellte.[34] Um hier jedoch, gemäß dem Wunsch der Stifter, ausschließlich die »kranken Armen« zu unterstützen, mußte 1846 ein neuer Zahlungsmodus festgelegt werden. Der Semmelmann'sche Fonds sollte nur noch zur Deckung solcher Verpflegungsgelder zur Verfügung stehen, die von der städtischen Armenkasse zu begleichen waren. Nach dem neuen Modus konnte nun »die Armenkommission fortwährend 5 Kranke zum ermäßigten Preise auf dem Krankenhause unterhalten«. Es wurde außerdem festgelegt, daß die Überschüsse des Semmelmann'schen Fonds wie bisher in die Krankenhauskasse abgeliefert werden sollten, wofür die Armenversorgungskommission 1827 Krankentage zum Satz von 2 Ggr. 8 Pf. pro Tag für »hiesige arme Kranke« beanspruchen konnte.[35]

Tabelle 4: Kosten für Verpflegungstage in Gutegroschen/Pfennige (unvollständig)

Jahr	Patient	Selbstkosten	Selbstzahler	Armenkommission	Gesellen-Institut	Polizei-Kasse	Königliches Amt	Dienstboten Institut	Sonstige
1832				9*					
1833		12/2 1/3**							
1834	Erwachsene***		8****	6	6*****		[8?]		
	Krätzekranke		12						
1836		9/7 13/34							
1838	Erwachsene		6	4	6	6	6	6	
	Krätzekranke		12						
1839/54	Erwachsene		6	4	6	6			
	Krätzekranke		12						
1854									10**
1855			7½		[7½]				
1856	Erwachsene		10		[10?]			10	
	Krätzekranke		12						
	»Irre«		10						
1860	Erwachsene		7½						
1870									12½***
1871	Krätzekranke	7½							
1872	Erwachsene	10			7½	10	7½		
	»Privatkranke«	20							

* Bis 1833 werden die Verpflegungsgelder mit der Armenkasse abgerechnet.

** Im Krankenhausbericht veröffentlichte Zahl, tatsächlich betrugen die Selbstkosten weniger, nämlich 10 Ggr. 5 Pf.

*** Kinder zahlen nicht den vollen Verpflegungssatz, er wird gesondert verhandelt (keine weiteren Angaben); bei der Aufnahme von Mutter und Kind zahlt nur die Mutter 8 Ggr.

**** Es wird kein Unterschied zwischen städtischen Einwohnern und Kranken vom Land gemacht; Arzneimittel waren einbegriffen, nicht aber evtl. Transportkosten mit »Portechaise« oder Tragekorb.

***** Arzneien wurden bis 1836 vom Gesellen-Institut gesondert bezahlt.

Die Entwicklung der städtischen Verpflegungsinstitute

Das Gesellen-Verpflegungs-Institut

Seit Ende der 20er Jahre waren die Meister verpflichtet, zusammen mit der polizeilichen Anmeldung ihrer neu einzustellenden Gesellen auf dem städtischen Polizei-Büro im Rathaus die Mitgliedschaft ihrer Gesellen im Verpflegungsinstitut zu beantragen. Neben dem Arbeitsbuch mußten der Einstellungsvertrag und die vom Arzt des Instituts im Stadtkrankenhaus ausgestellte Gesundheitsbescheinigung vorgezeigt werden. Eine Aufnahme in das Institut ohne diese Nachweise war nicht möglich. Im Klartext bedeutete dies: Kein Arbeitsbuch ohne Gesundheitsnachweis, keine Krankenversicherung ohne Arbeit. Man wollte bewußt verhindern, daß »fremde Kranke« das städtische Versorgungsinstitut oder die städtische Armenfürsorge in Anspruch nahmen. 1832 rechtfertigte der Buchhalter der Armenkasse in seiner Niederschrift zum Geselleninstitut die Erhebung der Mitgliedsbeiträge durch einen Polizeibeamten, »weil dieser, vermöge seiner Stellung am Besten verhindern kann, daß keine Defrauden [Unterschlagungen] vorfallen.«[36] Doch war dies sicher nicht der einzige Grund. Vielmehr wollte man eine Pflichtversicherung der in der Stadt tätigen Handwerksgesellen forcieren. Waren es doch gerade die Gesellen, die bei Verlust ihrer Arbeit durch Krankheit sofort zu den von der Stadt zu Unterstützenden gehörten.

Für die Jahre 1833 bis 1836 ist eine tabellarische Haushaltsübersicht des Geselleninstituts erhalten. Dabei ist eine Steigerung der Einnahmen zu erkennen, die auf einen Mitgliederzuwachs hinweist, da die Beiträge in dieser Zeit nicht erhöht wurden.

Tabelle 5: Zunahme der Einnahmen des Gesellen-Verpflegungs-Instituts 1833-1836

Jahr	Einnahmen in Reichsthalern	Zahlungen an das Krankenhaus	Zahl der versorgten Patienten
1833	557	284*	101
1834	774	308	83
1835	607	160	71
1836	741	255	95

* In der summarischen Übersicht im *Bericht über das Stadt-Krankenhaus* (1855), vgl. Tabelle 3, sind dagegen 1833 nur 161 Taler an Zahlungen angegeben, die anderen Angaben stimmen überein.

1841 erhält das »Institut zur Verpflegung der hieselbst arbeitenden erkrankten Gesellen« neue Statuten. Die Gewerbe waren aufgefordert, die Einrichtung des städtischen Verpflegungsinstituts zu nutzen und nicht etwa eigene Unterstützungskassen zu gründen. Wer in einem solchen Gewerbe arbeitete, mußte sich nun – auch wenn er nicht zur Kategorie der »wandernden Gesellen« gehörte – im Gesellen-Verpflegungs-Institut versichern. In § 13 der Statuten, »Fremde Gesellen«, wird ausdrücklich darauf hingewiesen, daß »Gesellen, welche krank ankommen, oder welche, ohne hier in Arbeit getreten zu sein, hieselbst erkranken« nicht auf Kosten des Instituts verpflegt werden, sondern »lediglich nach den Vorschriften des Gesetzes vom 9. August 1838« behandelt werden, d.h., daß die Heimatgemeinde für den erkrankten Gesellen aufkommen muß.[37]

Die Verwaltung des Gesellen-Verpflegungsinstituts oblag der Krankenhaus-Kommission. Der Magistrat war – auch aus politischen Gründen – daran interessiert, die Aufsicht über die Unterstützungskassen in der Stadt zu übernehmen. Denn die Vereine, vor allem wenn sie ihre Gründung nicht bürgerlich-philanthropischen Motiven, sondern der Selbsthilfe der Betroffenen verdankten, förderten auch das politische Bewußtsein ihrer Mitglieder.[38] Dies bekam 1850 das Geselleninstitut als Einrichtung des Magistrats zu spüren, als sich die Gesellen mit dem Vorsitzenden des Arbeiterbildungsvereins, Johann Heinrich Schucht, als Wortführer kritisch über das Institut und das Krankenhaus äußerten. Besonders die schlechte Verpflegung im Krankenhaus wurde zum Angriffsziel, wobei die eigentliche Stoßrichtung der Magistrat war: Daß die Arbeiter »der Hülfe der Obrigkeit und der Polizei bei ihren eigenen Angelegenheiten nicht mehr bedürfen, daß vielmehr die Zeit gekommen sei, wo sie die Leitung ihrer Sachen selbst wieder in die Hand nehmen müßten und somit auch die Verpflegung ihrer Kranken, die sie selbst auch meißt wohlfeiler beschaffen könnten, als dies jetzt geschehe.«[39] Diese Kritik gehört zu verschiedenen Versuchen, das Geselleninstitut in eine unabhängige Einrichtung der Gesellen umzufunktionieren, wie sie mit den Pflegekassen der vier großen Tabak- und Zigarrenfabriken und der Unterstützungskasse der Zigarrenarbeiter in Osnabrück existierten.[40] Doch solche »aufrührerischen« Bemühungen fanden keine Unterstützung bei den Meistern der Osnabrücker Gewerbe, die 1848 dem Magistrat bestätigten, »daß keine Stadt Deutschlands eine bessere Einrichtung für die Pflege und Behandlung kranker Gesellen habe als Osnabrück«.[41]

Das Dienstboten-Verpflegungs-Institut

Seit Frühjahr 1834 existierte eine weitere Verpflegungskasse, um dem »erkrankten oder verunglückten, zur dienenen Classe gehörigen Theile der hiesigen Einwohner ärztliche Hülfe, Wartung und Pflege, auch unentgeltliche Aufnahme in das hiesige Krankenhaus zu sichern.«[42] Der private, aus Mitgliedern des Magistrats gegründete Verein, sollte »Haus-, Kammer- und Ladenjungfern, Haushälterinnen, Köchinnen, Dienstmägde aller Art, Hausofficianten, Kammerdiener, Kutscher, Jäger, Reit- und Hausknechte«[43] im Krankheitsfalle absichern. Durch ihre »Herrschaft« mit einem jährlichen Beitrag von 16 Ggr. versichert, der vom Lohn des Personals einbehalten wurde, waren freie ärztliche und medizinische Versorgung sowie kostenloser Aufenthalt im Krankenhaus garantiert. Ein Jahr später gehörten 258 Haushalte (von 1.390 gezählten Haushalten der Stadt) mit 388 Dienstboten dem neuen Verpflegungsinstitut an. Doch bei dieser Klientel war die Inanspruchnahme des Krankenhauses im Krankheitsfall nicht sonderlich aktuell. Im ersten Jahr der Gründung wurden zwar 29 Personen im Krankenhaus verpflegt, aber in späteren Jahren waren es selten mehr als zehn Kranke. Dagegen wurde die ärztliche und medizinische Versorgung der Erkrankten im Hause der Dienstherrschaft genutzt. So zahlte die Kasse z.B. im Jahre 1835 161 Taler 9 Ggr. und 4 Pf. für die Hauspflege, dagegen nur 7 Taler 8 Ggr. für die Krankenhauspflege.[44]

1856 wurde das Dienstboten-Verpflegungs-Institut städtisch. Begründet wurde die Übernahme zum einen mit dem Tod des Institutsgründers Dr. Wiemann, zum anderen mit dem bereits vom Gesellen-Verpflegungs-Institut bekannten Argument, daß »ohne eine nähere Verbindung mit der Polizeiverwaltung eine derartige Einrichtung mit Zweckmäßigkeit kaum durchgeführt werden« kann.[45] Ein dritter, nicht erwähnter Grund lag in dem beträchtlichen Kapitalvermögen des Instituts von fast 1.000 Talern, dessen Verwendung damit unter obrigkeitliche Aufsicht gestellt werden konnte. Das Dienstboteninstitut ließ sich allerdings aus den erwähnten Gründen nie so eng wie das Gesellen-Verpflegungs-Institut an die Einrichtung Krankenhaus anbinden: Für das Geselleninstitut führte z.B. die Krankenhauskommission das Gesellenregister und hatte sowohl die Erhebung der Beiträge als auch die Kontrolle des Rechnungswesens übernommen. Die Mitglieder des Dienstboten-Verpflegungs-Instituts hatten das Recht auf freie Arztwahl, meist war es der Hausarzt der »Herrschaft«. Auch ein Pflichteintritt, wie dies seit 1841 für die in bestimmten Gewerben arbeitenden Gesellen üblich war, konnte im Verpflegungsinstitut für Dienstboten nicht durchgesetzt werden. Nur die Anmeldung wurde auch für das städtische Dienstboten-Verpflegungs-Institut über das Polizeibüro geregelt.

Zusammenfassend läßt sich feststellen, daß es dem Osnabrücker Magistrat Mitte der 50er Jahre gelungen ist, seine ehemaligen »Verpflegungs-Institute« zu Krankenkassen auszubauen, die seine »geschlossene Armenfürsorge« mitfinanzierten. In diesem Sinne übernahm der Magistrat 1854 die Verwaltung der Vereinskasse der »Cigarrenarbeiter-Assoziation«[46], 1856 die des Dienstboten-Verpflegungs-Instituts und damit die Aufsicht über diese Einrichtungen. Mit dem »Revidierten Statut« des nunmehr in »Pflege-Casse der hieselbst arbeitenden Gesellen und Arbeiter« umbenannten Geselleninstituts wurde 1865 der Beitritt endgültig für alle Gesellen und Arbeiter zur Pflicht.[47]

Neue Ansprüche an das Stadtkrankenhaus

Seit den 40er Jahren hatte das Krankenhaus Raum- und Versorgungsprobleme mit der wachsenden Zahl von Patienten. Es läßt sich nicht entscheiden, ob das steigende Bedürfnis, sich im Stadtkrankenhaus behandeln zu lassen, auf die Zunahme der Bevölkerung,[48] auf ein verstärktes Bewußtsein von den Behandlungsmöglichkeiten im Krankenhaus oder auf die steigende Mitgliederzahl in den Pflege-Instituten zurückzuführen ist. Die Kapazität des Krankenhauses war jedenfalls längst überschritten, die Lösung der Probleme nur durch einen Neubau zu erreichen. 1848 liefen Verhandlungen zwischen Stadt und Land, ein neues Krankenhaus zu finanzieren. Der Krankenhausarzt Dr. Hermann Vezin wollte mit dem Neubau auch eine Neuorientierung in der Krankenhausorganisation erreichen und veröffentlichte darüber 1852 seine »modernen«, vom medizinischen Standpunkt geprägten Vorschläge. Die Bereiche Krankenpflege und »Ökonomie« sollten in einer Hand liegen; konkret sollten die Barmherzigen Schwestern beide Bereiche übernehmen und dem Einfluß bzw. der Verantwortung des Arztes unterstellt werden.[49] Doch weder Neubau noch Neuorganisation des Krankenhauses wurden vorerst realisiert; der Magistrat investierte 1853 nochmals in das alte Gebäude, um den gestiegenen Anforderungen wenigstens teilweise gerecht zu werden, ohne jedoch die notwendigen Neuerungen im Pflege- und Verwaltungsbereich zu berücksichtigen.[50] Ein Jahr später richteten die Vorsteher der Gesellen sämtlicher Gewerbe eine gemeinsame Beschwerdeschrift an die Krankenhaus-Kommission, in der sie die »Behandlung im Osnabrücker Krankenhaus« anprangerten:[51] 1. die »mangelhafte Wartung der Kranken obseiten des Oberkrankenwärters«, der außer bei Visite durch den Arzt nie zu sehen ist und die Arbeit dem überforderten Hilfswärter überläßt; 2. »die große Unreinlichkeit auf dem Krankenhause«; 3. »die schlechte, unzureichende und unangemessene Kost.« Sie schlugen die Bildung einer Kommission von Gesellen vor, die den Verwalter kontrollieren sollte. Als zahlende Mitglieder des Geselleninstituts und wichtigste Klientel des Krankenhauses wehrten sie sich offensichtlich gegen eine Behandlung, die den Mitgliedern noch immer die Rolle von Almosenempfängern zuweisen wollte. Vorerst hatte die Beschwerde jedoch keinerlei Auswirkungen auf die Verhältnisse im Krankenhaus.

Am 26. August 1854 kündigte der Krankenhausarzt Dr. Vezin – der inzwischen auch zum Obergerichtsphysikus und Mitglied der Landdrostei in Medizinalangelegenheiten ernannt worden war – seine Stelle im Stadtkrankenhaus. Anlaß war ein eher belangloser und »alltäglicher« Vorfall, der aber für die Verhältnisse im Krankenhaus dieser ersten Phase typisch ist. Selbstherrlich hatte der Buchhalter des Krankenhauses (vorher hatte er dieses Amt bei der Armenkasse inne) zwei syphilitische Patientinnen, die im Krankenhaus ihre Übersiedlung nach Amerika erwarteten, aus ihrem gemeinsamen Zimmer verlegt, weil »sie dort wahrscheinlich unsittliche Gespräche führten etc.« und eine der Frauen, die gegenüber Dr. Vezin den Hausverwalter des Unterschleifs von Materialien bezichtigt hatte, arrestiert, »da sie als Kranke nicht mehr anzusehen« sei, dies, nachdem er sie im Beisein des städtischen Polizeikommissars und der Frau des beschuldigten Verwalters verhört hatte.[52] Dr. Vezin, der bereits eine frühere Anfrage des Buchhalters an Bürgermeister Stüve abgelehnt hatte, Syphiliskranke in Einzelzimmer zu »setzen und sie gewissermaßen auch durch die Einzelnheit für ihre Sünden zu strafen« (so Hermann Vezin in seiner Antwort an Bürgermeister Stüve), bemerkte dazu, daß es besser wäre, wenn Buchhalter Sell »die Speisung der Kranken, die Erhaltung des Inventars u.A. übernehme, dagegen eine Bestimmung darüber, wie die Krankenzimmer benutzt [...] werden sollen, allein dem Arzt zustehe.« Die Tatsache, daß sich der Buchhalter trotz der gegenteiligen Auffassung des Arztes durchsetzen konnte, veranlaßte den Hofmedikus und Medizinalrat Dr. Vezin schließlich zu seiner Demission: »Durch dieses bisher nicht dagewesene Verfahren erleidet die Verwaltung des Krankenhauses eine solche Veränderung, daß ich es ferner nicht möglich halte, dieser Anstalt noch irgend nützlich sein zu können.«[53]

Der Vorgang zeigt, daß sich die Verhältnisse im Krankenhaus noch nicht sonderlich geändert hatten. Dem Arzt war es nicht gelungen, die Organisation der Einrichtung Krankenhaus von den alten Strukturen des Armenwesens zu lösen: In traditioneller Weise verhält sich das Personal »mittelalterlich«, betrachtet die Arbeit als Pfründe, die man delegieren kann; bewertet die Krankheit nach religiösen Kategorien von Sünde; sieht das Haus nicht als Ort der Heilung, sondern der moralischen Besserung an und orientiert sich obrigkeitlich am Magistrat und nicht an der wissenschaftlichen Sachkompetenz des leitenden Arztes. Die bereits zitierte Beschwerdeschrift der Gesellen zeigt den kritischen Punkt: Die aus der Armenpflege übernommene und immer noch in deren Vorstellungen von Almosen denkende Krankenhausökonomie ist nicht in der Lage, sich auf die Veränderung einzustellen, daß sich der »Insasse« aufgrund seiner Zahlung ins Verpflegungsinstitut oder an das Krankenhaus ein Recht auf angemessene Behandlung erwirbt.

Dr. Vezin verwirklichte seine Vorstellungen von einem »modern« geführten Krankenhaus einige Jahre später im neu eingerichteten Marienhospital. 1859, anläßlich einer Choleraepidemie, hatte man kurzfristig und provisorisch in der Dechanei von St. Johann ein bischöfliches Krankenhaus eingerichtet.[54] Die Existenz des Marienhospitals als konkurrierende Einrichtung beschleunigte dann auch die Entwicklung in der medizinischen Versorgung des städtischen Krankenhauses, die bis dahin weder durch den Protest der Vorsteher der Gesellen noch durch den Krankenhausarzt hatte auf den Weg gebracht werden können. Eine erste Reaktion auf die Existenz des Marienhospitals war die Herabsetzung des Verpflegungssatzes im Stadtkrankenhaus von 10 auf 7½ Ggr. Begründet wurde sie mit reichlich eingegangenen Spendengeldern; die Konkurrenz mit dem Marienhospital läßt sich allerdings zwischen den Zeilen der Begründung herauslesen:

»Ob dies aber ferner und bei gesteigerten Anforderungen wird geschehen können, das hängt davon ab, daß die Frequenz unserer Anstalt gesichert bleibt, daß die Grundlagen derselben nicht erschüttert werden, und daß insbesondere alle die von unserer Obrigkeit nach den Landesgesetzen ins Leben gerufenen und von derselben dependirenden Krankencassen, namentlich die des Gesellen-Instituts, mit unserm Krankenhause vereinigt bleiben, denn gerade für die durch die Theilnehmer dieser Cassen gegebenen Frequenz haben wir nicht ohne bedeutende Opfer unsere gegenwärtigen Einrichtungen treffen müssen.«[55]

Hintergrund dieser Sorge sind Vereinbarungen von Krankenvereinen mit dem Marienhospital, Mitgliedsbeiträge direkt an die Hospitalkasse zu entrichten. Für die Mitglieder bedeutete dies freien Krankenhausaufenthalt, für das Krankenhaus eine feste, kalkulierbare Einnahmequelle. Ein Dienstbotenverein, ein Fabrikarbeiter-Krankenverein und ein Verpflegungsverein, dem jedermann beitreten konnte, hatten mit dem Marienhospital solche Abmachungen abgeschlossen. Die Mitglieder des (nicht städtischen) Dienstbotenvereins zahlten z.B. jährlich 1 Taler an das Marienhospital und erhielten dafür freie Verpflegung für maximal drei Monate, bei freier Arztwahl auch während ihres Aufenthalts im Krankenhaus.[56] Die Mitglieder des Vereins der Fabrikarbeiter zahlten im halben Jahr 26 Ggr. an die Hospitalkasse, von einem Recht zur freien Arztwahl ist allerdings nichts bekannt. Das städtische Gesellen-Verpflegungs-Institut kämpfte denn auch um die freie Krankenhauswahl, die ihm mit ministeriellem Erlaß vom 26. April 1865 schließlich zugebilligt wurde.

Die Furcht um Einnahmeverluste läßt sich ebenfalls in der Anfrage des Magistrats an die königliche Landdrostei erkennen, warum keine »erkrankten Landarme« mehr in das Stadtkrankenhaus geschickt würden. Die Landdrostei gab an, daß sie

»von Vergleichungen gehört habe, welche hinsichtlich der Vorzüge und Mängel der Einrichtungen beider Krankenhäuser in hiesiger Stadt im Publicum angestellt werden und in einzelnen Fällen [...] zu dem Entschlusse geführt haben sollen, die betreffenden Kranken dem Marien-Hospitale zuzuführen.«[57]

Auch wenn Mitglieder des städtischen Gesellen-Verpflegungs-Instituts ab 1865 zwischen den beiden Krankenhäusern wählen konnten, läßt sich eine Abnahme dieser Klientel als Patienten des Stadtkrankenhauses aus dem vorhandenen Zahlenmaterial nicht ableiten. Es scheint eher, daß trotz aller Andeutungen das Marienhospital dem Stadtkrankenhaus keine Patientengruppen entzogen hat. Die Konkurrenzsituation mit dem Marienhospital, die auch in der bekannten Arbeiterautobiographie von Carl Fischer Erwähnung findet, der berichtet, daß die Stahlwerksarbeiter normalerweise ins Marienhospital eingewiesen würden,[58] suchte das Stadtkrankenhaus in Verhandlungen mit dem Marienhospital abzubauen. 1871 wurden in diesem Zusammenhang z.B. die Verpflegungskosten für die Mitglieder des Geselleninstituts an die des Marienhospitals angeglichen.[59]

Das neue Krankenhaus und seine Klientel

Mit der Einweihung des Neubaus des städtischen Krankenhauses 1865 wurde das Kapital des Krankenhauses aufgestockt und ein Freibettfonds eingerichtet. Außerdem konnten nun »Lohnherren« (wie vorher mit dem Marienhospital) direkt mit dem Stadtkrankenhaus jährlich Zahlungen und Aufnahmemodi für den Krankenhausaufenthalt ihrer Arbeiter vereinbaren. Die Firma Weymann war eine der ersten, die einen solchen »Freibettfonds« im Stadtkrankenhaus einrichtete.[60] Gleichzeitig erhielt die Verwaltung des Krankenhauses eine neue Ordnung. Die Krankenhauskommission bestand nun aus zwei Mitgliedern des Magistrats, zwei Mitgliedern aus dem Bürgervorsteher-Kollegium, einem Mitglied aus der Armenversorgungskommission und den beiden Mitgliedern der Krankenhausdirektion. Die Krankenhauskommission stellte eine Neueinrichtung dar, die unter Vorsitz eines der beiden Magistratsmitglieder verantwortlich über den Haushaltsplan des Krankenhauses entschied und ihn dem Magistrat zur verfassungsgemäßen Genehmigung vorlegte. Ihr oblag außerdem »die Oberaufsicht der Krankenhaus-Direction«, bestehend aus dem Arzt und einem vom Magistrat ernannten Mitglied der Krankenhauskommission. Dem leitenden Arzt, dem sogenannten »Oberarzt«, war eine größere Entscheidungsbefugnis eingeräumt worden, so lag nun auch die »Krankenhaus-Ökonomie« in seinem Verantwortungsbereich.[61]

Obwohl sich die medizinische Versorgung im neuen Stadtkrankenhaus kontinuierlich verbesserte, verstärkte sich die Kritik: Der Magistrat monierte die zu hohen Kosten des Krankenhauses, die Krankenkassen wehrten sich gegen eine zu lange Aufenthaltsdauer ihrer Patienten. Der Magistrat als Träger des Stadtkrankenhauses konnte sich vorerst nicht durchsetzen. Die zum Betrieb des Krankenhauses notwendigen Zuschüsse aus der Kämmereikasse stiegen stetig an.

Tabelle 6: Einnahmen des Stadtkrankenhauses einschließlich der städtischen Zuschüsse aus der Kämmereikasse und der Tenge'schen Stiftung im Vergleich zu den eingenommenen Verpflegungsgeldern für die Jahre 1875-1889 (in 1.000 Mark und % der Einnahmen)

Jahr	Einnahmen gesamt*	Verpflegungs-gelder		Tengesche Stiftung		Kämmerei-kasse		Spenden und Schenkungen		Ausgaben
1875	69,7	26,2	37,6 %	2,5	3,6 %	4,5	6,5 %	21,8	31,3 %	69,5
1876	61,3	32,6	53,2 %	2,5	4,1 %	5,6	9,1 %	1,3	2,1 %	61,3
1877	52,3	28,9	55,3 %	2,6	5,0 %	10,0	19,1 %	0,5	1,0 %	51,0
1878	100,2	31,4	31,3 %	2,7	2,7 %	10,0	10,0 %	0,8	0,8 %	98,5
1879	51,7	32,8	63,4 %	2,7	5,2 %	9,0	17,4 %	0,8	1,5 %	49,0
1880	114,6	35,3	30,8 %	2,8	2,4 %	9,0	7,9 %	0,7	0,6 %	112,9
1881	[Angaben fehlen]									
1882	[Angaben fehlen]									
1883	[Angaben fehlen]									
1884	45,5	27,0	59,3 %	3,1	6,8 %	8,0	17,6 %	0,8	1,8 %	45,5
1885	[Angaben fehlen]									
1886	45,5	26,0	57,1 %	3,0	6,6 %	7,5	16,5 %	0,7	1,5 %	43,0
1887	53,6	27,6	51,5 %	–		6,8	12,7 %	0,7	1,3 %	53,2
1888	67,7	31,0	45,8 %	3,0	4,4 %	6,7	9,9 %	0,7	1,0 %	67,7
1889	65,0	34,9	53,7 %	3,1	4,8 %	18,2	28,0 %	0,7	1,1 %	65,0

* Die Einnahmen ergeben sich aus neun Titeln: 1. Überschuß aus vorigjähriger Rechnung, 2. Erinnerung zur Vorrechnung, 3. Einnahmerückstand Vorjahre, 4. Verpflegungsgelder, 5. Zinsen, 6. Kapitalien, 7. Spenden und Schenkungen, 8. Zuschüsse, 9. Außerordentliche Einnahmen

Zugleich sank der Anteil des bis dahin das Krankenhaus tragenden städtischen Gesellenverpflegungsinstituts an der Zahl der Pflegetage und stieg der Anteil der übrigen Krankenkassen; die Zahl der Pflegetage, die durch die Ortsarmenverbände getragen wurden, überstieg Ende der 70er Jahre erstmals die der Gesellen-Verpflegungsinstitute.

Mit den Krankenkassen vereinbarte die Krankenhausdirektion 1879, daß die Ärzte der Krankenvereine zusammen mit dem Krankenhausarzt die »für Rechnung der Institute daselbst befindlichen Kranken besuchen« und mitentscheiden könnten, »wann deren Entlassung in Frage kommen kann.«[62] Hierzu sollten sich jeden Mittwoch Morgen, um 10½ Uhr, Dr. Schirmeyer als Arzt des Piesberger Knappschaftsvereins, Dr. Droop jun. als Arzt der Armenanstalt, Dr. Isermeyer als Arzt des Dienstboten-Verpflegungs-Instituts, Dr. Pelz als Arzt der Gesellen-Pflege-Kasse und Sanitätsrat Dr. Thöle als Oberarzt des Stadtkrankenhauses treffen. Inwieweit diese »Kontrollen« wirklich stattgefunden haben, ist nicht mehr zu klären; 1883 wurde diese Vereinbarung, möglicherweise im Zusammenhang mit der Einführung der gesetzlichen Krankenversicherung, den betreffenden Ärzten nochmals zur Kenntnis gegeben.

Tabelle 7: Kostenträger, aufgeschlüsselt nach Verpflegungstagen/Mark für die Jahre 1871-1889

Jahr	Verpflegungs-tage gesamt	Armen-anstalt	Gesellen-Verpflegungs-Institut*	Dienst-boten-Verpflegungs-Institut	Ortsarmen-Verband	Selbst-zahler	Verschiedene**
1871	28903	3689	8213	1983	3260	6013	5745
1872	23091	3342	5148	1711	2795	4160	5935
1873	19397	2751	3434	1379	2128	4031	5674
1874	17150	1824	4690	2029	1815	2544	4248
1875	20836	1645/1988	5107/6267	3002/3626	2031/2506	2707/4242	6344/7589
1876	24369	2479/3010	6186/7684	2378/2881	4533/5820	3731/6894	5062/6265
1877	21249	3511/4290	4265/5342	1530/1839	5926/7871	2525/5089	3492/4435
1878	24138	5156/6237	2685/3438	1889/2271	8114/10945	1846/3003	4448/5507
1879	24628	2218/2816	2661/3441	2054/2498	12460/16520	1861/3359	3374/4164
1880	26545	2978/3812	2522/3207	1480/1797	13276/17111	2408/4639	3881/4708
1881	[Angaben fehlen]						
1882	[Angaben fehlen]						
1883	[Angaben fehlen]						
1884	20443	4380/5549	2527/3086*	1098/1318	6573/8278	1895/3710	3970/5081
1885	[Angaben fehlen]						
1886	20557	3100/3729	1956/2481	1730/2078	6583/8160	1585/2630	5603/6906
1887	20500	2664/3276	1475/1818	1530/1851	5607/6873	1915/4744	7309/9045
1888	23166	2439/2944	2144/2622	1462/1808	4930/6072	3448/6976	8743/10591
1889	25481	2559/3112	2749/3359	1882/2293	5368/6632	4010/8648	8913/10881

* Seit 1884 Ortskrankenkasse

** Darunter befinden sich die gewerblichen Unterstützungs- bzw. Krankenkassen, die im Verwaltungsbericht der Stadt Osnabrück aufgeführt sind:

Krankenkasse des Eisen- und Stahlwerks
Krankenkasse der Fabrik von Witte und Kämper
Krankenkasse der Flachspinnerei
Krankenkasse Firma F.H. Hammersen
Krankenkasse Firma C.H. Hammersen
Krankenkasse Westerkamp u. Eggemann
Krankenkasse Carl Gosling
Krankenkasse Carl Weymann
Kranken-Unterstützungskasse der Tischlergesellen
Osnabrücks Hilfskassen – Schneider etc., Zimmergesellen
Unterstützungsverein der Cigarrenarbeiter
St. Josephs-Krankenkasse

Die anfangs enge Anbindung der Pflegekassen an das Krankenhaus (des Geselleninstituts an das Stadtkrankenhaus, die der Krankenhauskassen an das Marienhospital) bescherte dem Krankenhaus eine kontinuierliche Einnahmequelle.

Dafür mußte es allerdings eine Kontrollfunktion über seine Patienten übernehmen.

Mit der Entwicklung der Verpflegungsinstitute zu den von städtischer Kontrolle freien, oft firmeneigenen Krankenkassen, zeichnet sich der immer stärker werdende Konflikt zwischen Krankenkassen und Krankenhaus ab. Dabei versteht sich das Krankenhaus nicht mehr als »Zweig der Armenfürsorge«, sondern als eine der medizinischen Wissenschaft verpflichtete Einrichtung. Den Status der Unabhängigkeit »im Interesse der Medizin« konnte das Krankenhaus auch in das öffentliche Bewußtsein transportieren, als mit der Einführung der Krankenversicherungspflicht die Diskussion um das Kostensparen der ärztlichen Versorgung verschärft wurde, während die »Kassen-Ärzte« diesen Status verloren. In den Augen der Versicherten wurden sie zu den personifizierten Interessenvertretern der auf Sparen bedachten Krankenkassen. Insofern wurde das Krankenhaus Ende des 19. Jahrhunderts für die Mitglieder der Kassen zum Vertreter ihrer Interessen im Krankheitsfall – dagegen übernahmen die Krankenkassen und die für sie tätigen Ärzte die Kontrollfunktion über die versicherte Arbeiterschaft.

Zusammenfassung

Sowohl die Gründung des »Krankenhauses für Arme« in Osnabrück 1811 als auch die Einrichtung von Verpflegungs-Instituten für arbeitsunfähige Einwohner und wandernde Handwerksgesellen unter kommunaler Aufsicht oder in städtischer Trägerschaft sind Maßnahmen der städtischen Armenfürsorge. Ebenso wie das Arbeitshaus wird das Krankenhaus »gegen das Betteln« bestimmter Problemgruppen in der Stadt eingesetzt. Die medizinische Versorgung wird in dieser ersten Phase des modernen Krankenhauswesens als Pflege und zugleich Instrument der Kontrolle des erkrankten »Armen« bzw. des »fremden Arbeiters« eingesetzt. »Medizinische« Forderungen (Instrumentarium, bessere Unterbringung der Patienten, professionalisierte Krankenpflege etc.) lassen sich in diesem Stadium noch nicht durchsetzen.

1833 wird das Krankenhaus als eigenständige Institution aus der städtischen Armenfürsorge ausgegliedert. Daß es schon in den 40er Jahren als Ort medizinischer Versorgung akzeptiert wird, drückt sich nicht nur in erhöhten Patientenzahlen aus, sondern auch in dem von den Bürgern der Stadt getragenen Willen, ein neues Krankenhaus zu errichten. Gleichzeitig erhöhen sich die Mitgliederzahlen der städtischen Verpflegungskassen. Für das Krankenhaus sind die Verpflegungsgelder wichtigste Einnahmequelle, zumal Spenden und Stiftungen der Bürgerschaft langfristig zurückgehen (auch wenn sie kurzzeitig für die Neubauplanung wieder aktiviert werden können).

Anfang der 50er Jahre läßt sich ein verändertes Bewußtsein von den Aufgaben eines Krankenhauses feststellen: Der im Krankenhaus tätige Arzt stellt medizinisch motivierte Forderungen an dessen Organisation, und die im Krankenhaus versorgten Gesellen, die durch ihre Pflichtbeiträge an die Verpflegungskasse weitgehend das Stadtkrankenhaus tragen, fordern angemessene Pflegebedingungen. Die Krankenversorgung wird endgültig, nicht mehr als (freiwilliger) Akt der Barmherzigkeit im mittelalterlichen Sinne empfunden, sondern zunehmend als Leistungsverpflichtung gegen entsprechende Zahlung. Mit der 1859 auftretenden Cholera erkennt auch der Magistrat die Bedeutung des Krankenhauses als Instrument städtischer Gesundheitspflege an (ein Prozeß, der durch die Einrichtung eines konkurrierenden kirchlichen Krankenhauses beschleunigt wird). Mit dem Bau des neuen Stadt-Krankenhauses (1862-64) beginnt dann eine neue Phase innerhalb der modernen Krankenhausentwicklung, in der der Arzt zum wichtigsten Entscheidungsträger für die Belange des Krankenhauses wird.

Anmerkungen

1 E. Berger (1990), *Wer bürgt für die Kosten? 125 Jahre Stadt-Krankenhaus Osnabrück, 180 Jahre städtische Gesundheitspolitik*, Bramsche.

2 In der Jubiläumsschrift Berger (1990) wird an der Geschichte des Osnabrücker Krankenhauses erstmals eine Periodisierung der Entwicklung des modernen Krankenhauses strukturgeschichtlich in fünf Phasen begründet: das Krankenhaus als (1) Ort der Pflege, (2) Ort der Heilung, (3) Ort der Wiederherstellung, (4) als ökonomischer Betrieb und (5) als Dienstleistungsbetrieb.

3 R. Spree (1994), Krankenhausentwicklung und Sozialpolitik in Deutschland während des 19. Jahrhunderts, in: *Historische Zeitschrift* 258, S. 1-31.

4 Die betreffenden Ergebnisse meiner Arbeit Berger (1990) sind hier durch Statistiken verdeutlicht. Sie sind zusammengestellt aus den verschiedenen amtlichen Publikationen der Stadt Osnabrück, vor allem *Berichten über das Stadt-Krankenhaus zu Osnabrück* (1834 ff.) sowie den *Berichten über die Verwaltung und den Stand der Gemeinde-Angelegenheiten 1874* (1875 ff.). Soweit möglich wurden die Lücken durch andere Quellen geschlossen.

5 Die städtische Armenfürsorge war bis 1868 von Stiftungen und Spenden abhängig; erst dann wurde, nachdem die freiwilligen Spenden immer mehr zurückgegangen waren, über die Gemeindesteuer ein regelmäßiger und obligatorischer Beitrag zur Armenfürsorge erhoben.

6 *Nachricht von der Einrichtung der im Jahr 1810 hier errichteten Armenanstalt* (1811), Osnabrück, S. 5.

7 Zur städtischen Armenfürsorge in Osnabrück vgl. E. Berger (1994), Arbeit erlöst aus Armut. Die städtische Armenfürsorge zu Beginn des 19. Jahrhunderts, in: *Verzögerter Aufbruch. Frühindustrialisierung in Osnabrück*, hg. von B. Panke-Kochinke/R. Spilker, Bramsche, S. 167-186. Zum Zusammenhang Armut und städtische Gesundheitsfürsorge vgl. A. Labisch (1992), *Homo hygenicus. Gesundheit und Medizin in der Neuzeit*, Frankfurt/M./New York, hier insbesondere S. 105-132. Zum Thema Armut und Krankheit vgl. U. Frevert (1984), *Krankheit als politisches Problem 1770-1880. Soziale Unterschichten in Preußen zwischen medizinischer Polizei und staatlicher Sozialversicherung*, Göttingen.

8 Von den 679 Armen waren 464 Erwachsene, davon 122 männlichen, 342 weiblichen Geschlechts; 215 Kinder, davon 103 zwischen 7 und 15 Jahren, 96 zwischen 1 und 7 Jahren und 16 unter 1 Jahr. *Erster Bericht über das Stadt-Krankenhaus zu Osnabrück* (1834), S. 1.

9 *Erster Bericht über das Stadt-Krankenhaus* (1834), S. 1.

10 *Nachricht von der Einrichtung der im Jahr 1810 hier errichteten Armenanstalt* (1811), § 15, S. 17.

11 *Nachricht von der Einrichtung der im Jahr 1810 hier errichteten Armenanstalt* (1811), § 17, S. 19.

12 *Bericht wegen der Krankenhäuser* (8. Februar 1811), Niedersächsisches Staatsarchiv Osnabrück [NStAO]: Dep. 3b V, Nr. 1425.

13 Ab 1833 unterschied man den Posten *Einnahmen* in: a) Verpflegungsgelder, b) Zinsen von belegten Capitalien, c) Capitalien aus dem Vermögensstand, d) Spenden, Schenkungen u.a. Überweisungen, e) Semmelmann'sche Stiftung und f) Außerordentliche Einnahmen. *Bericht über das Stadt-Krankenhaus zu Osnabrück, die Jahre 1842 bis einschließlich 1854 umfassend* (1855), Niedersächsisches Staatsarchiv Osnabrück [NStAO]: Dep. 3b IV, Nr. 1920.

14 *Erster Bericht über das Stadt-Krankenhaus* (1834), S. 1.

15 *Erster Bericht über das Stadt-Krankenhaus* (1834), S. 2.

16 Mit Erlaß vom 5. August 1808 wurden die Zünfte im Königreich Westphalen aufgelöst und mit Dekret vom 22. Januar 1809 waren deren Vermögen eingezogen worden. Nach Auflösung der französischen Verwaltungsbereiche wurde im Königreich Hannover 1814 die alte Gewerbeverfassung wieder eingeführt. Auch in Osnabrück wurden den restituierten Zünften ihre Vermögen erstattet, nur die Gesellenladen blieben unter Aufsicht des Magistrats für das städtische Gesellen-Verpflegungs-Institut.

17 *Promemoria in Betreff des Gesellen-Instituts* (20. Februar 1832), Niedersächsisches Staatsarchiv Osnabrück [NStAO]: Dep. 3b IV, Nr. 1964.

18 *Promemoria in Betreff des Gesellen-Instituts* (1832).

19 Unterstützt wurden nur Gesellen, die nicht zu Zünften gehörten, die »Geschenke« verabreichten. *Promemoria in Betreff des Gesellen-Instituts* (1832).

20 *Promemoria in Betreff des Gesellen-Instituts* (1832).

21 *Promemoria in Betreff des Gesellen-Instituts* (1832). U. Frevert berichtet in *Krankheit als politisches Problem 1770-1880*, im Kapitel »Medizinische Versorgung zwischen Herberge und Krankenhaus«, daß das 1840 in Bielefeld eingerichtete Krankenhaus von den Gesellen nicht akzeptiert worden sei, obschon sich die Gesellenkassen darum bemühten, mit ihm Behandlungsverträge abzuschließen. Als Beispiel für die geringe Nutzung der Kran-

kenhäuser durch Gesellen führt Frevert Berlin an, wo zwischen 1856 und 1863 nur 4,5 % der Mitglieder von Gewerkvereinen in Krankenhäusern behandelt wurden. (Frevert (1984), S. 266)

22 *Vorschriften, Den Gesundheitszustand der zugereisten, so wie der hier in Arbeit stehenden und gestandenen Gesellen betreffend* (10. Dezember 1829), Niedersächsisches Staatsarchiv Osnabrück [NStAO]: Dep. 3b IV, Nr. 1964.

23 *Vorschriften, Den Gesundheitszustand der zugereisten, so wie der hier in Arbeit stehenden und gestandenen Gesellen betreffend* (1829).

24 *Vorschriften, Den Gesundheitszustand der zugereisten, so wie der hier in Arbeit stehenden und gestandenen Gesellen betreffend* (1829).

25 Damit endete auch die Personalunion des Armenarztes mit dem Krankenhausarzt und dem Arzt des Gesellen-Instituts. Als im Juni 1833 Dr. Droop jun. seinen Vater im Amt des Stadtphysikus ablöste, oblag ihm nur noch die ärztliche Betreuung der ›Armen‹. Als Krankenhausarzt und zuständig für die ärztliche Versorgung der Mitglieder des Gesellen-Verpflegungs-Instituts wurde ab 1. Juni 1833 Dr. Vezin eingestellt. *Erster Bericht über das Stadt-Krankenhaus* (1834), S. 4.

26 *Erster Bericht über das Stadt-Krankenhaus* (1834), S. 3.

27 *Erster Bericht über das Stadt-Krankenhaus* (1834), S. 5.

28 Im Jahr 1834 gingen Geldspenden von insgesamt 960 Reichstaler 1 Mgr. 6 Pf. sowie zahlreiche Sachspenden ein: z.B. vier Stück neues Leinen, einige gebrauchte Betten, Kleidungsstücke, alte Leinwand für chirurgische Kranke, vgl. *Zweiter Bericht über das Stadt-Krankenhaus zu Osnabrück* (1835), Niedersächsisches Staatsarchiv Osnabrück [NStAO]: Dep. 3b IV, Nr. 1925. Ende der 30er Jahre gehen die Geldspenden zurück, 1839 gingen nur Sachspenden ein, 1841 dagegen wieder 65 Taler in Gold und 48 Taler 2 Ggr. 5 Pf. Courant, davon 20 Taler als regelmäßige jährliche Spende; reichlich fließen weiter die Sachspenden: 1 Fuder Tannenholz, gebrauchtes Leinen, gute Betten, ein Paar Krücken, 1 Fuder Torf usw. *Achter und neunter Bericht über das Stadt-Krankenhaus zu Osnabrück* (1842), NStAO: Dep. 3b IV, Nr. 1925.

29 1834 sind z.B. die Königliche Landdrostei, die Armenkommission Iburg und Neuenkirchen und die Gemeinden und Bauernschaften Linne, Rieste, Rulle und Holte genannt. Ab 1836 werden in den Jahresberichten des Krankenhauses die unterschiedlichen Kostenträger bei den Selbstzahlern nicht mehr spezifiziert.

30 *Bestimmungen von Bürgermeister und Rat der Stadt Osnabrück über den Semmelmann'schen Fonds*, (15. August 1846), Niedersächsisches Staatsarchiv Osnabrück [NStAO]: Dep. 3b IV, Nr. 1964.

31 *Sechster und Siebter Bericht über das Stadt-Krankenhaus zu Osnabrück* (1840), S. 6, Niedersächsisches Staatsarchiv Osnabrück [NStAO]: Dep. 3b IV, Nr. 1925.

32 Mit Einführung der neuen Grundsteuer 1826 sollten für Grund und Boden, auf dem »ein wohlerworbenes Recht der Grundsteuerfreiheit« haftete, Landesobligationen ausgegeben werden, »deren Zinsen zu vier Procent dem vierten Theil der von ihnen zu bezahlenden Grundsteuer gleichkämen«. *Bekanntmachung von Bürgermeister und Rat der Stadt Osnabrück* (1. Dezember 1835), Niedersächsisches Staatsarchiv Osnabrück [NStAO]: Erw. A 8 Osthoff, Nr. 20.

33 *Fünfter Bericht über das Stadt-Krankenhaus zu Osnabrück* (1838), S. 7 f., NStAO: Dep. 3b IV, Nr. 1920.

34 Die Werte wurden aus der summarischen Zusammenfassung ermittelt, die dem *Bericht über das Stadt-Krankenhaus* (1855) anhängen.

35 *Bestimmungen von Bürgermeister und Rat der Stadt Osnabrück über den Semmelmann'schen Fonds*, (15. August 1846), Niedersächsisches Staatsarchiv Osnabrück [NStAO]: Dep. 3b IV, Nr. 1964.

36 *Promemoria in Betreff des Gesellen-Instituts* (20. Februar 1832), NStAO: Dep. 3b IV, Nr. 1964. Zu den Aufnahmemodalitäten in das Institut vgl. die *Verordnung von Bürgermeister und Rat der Stadt Osnabrück für das Gesellen-Verpflegungs-Institut* (10. Dezember 1841), Niedersächsisches Staatsarchiv Osnabrück [NStAO]: Dep. 3b IV, Nr. 1910.

37 *Statuten des Instituts zur Verpflegung der hieselbst arbeitenden erkrankten Gesellen* (10. Dezember 1841), NStAO: Dep. 3b IV, Nr. 1964.

38 Zu den Osnabrücker Verhältnissen vgl. B. Panke-Kochinke (1994), Die »Cigarrenmacher-Vereinigung« von 1848 und die »Cigarrenarbeiter-Assoziation« von 1849, in: B. Panke-Kochinke/R. Spilker (Hg.) (1994), *Verzögerter Aufbruch*, S. 231-240.

39 *Vertraulicher Bericht des Magistrats der Stadt Osnabrück an die Königliche Landdrostei, betr. die gegen den hiesigen Arbeiter Bildungsverein zu ergreifenden polizeilichen Maßnahmen* (28. August 1851), NStAO: Dep. 3b I, Nr. 395 fol. 61.

40 H. Pelger vermutet, daß sich bereits 1848 Schuhmacher, Schneider und Tischler zeitweise vom städtischen Institut getrennt hätten, um eigene Verpflegungskassen einzurichten. H. Pelger (1970), Der Osnabrücker Arbeiter-Bildungsverein 1849-1851, in: *Osnabrücker Mitteilungen* 77, S. 175.

41 Mitteilungen aus der Statistik und der Geschichte der Stadt Osnabrück (1853), in: *Adreßbuch für die Stadt Osnabrück*, Osnabrück, S. 188.

42 *Vorschläge zur Errichtung eines Instituts zur Verpflegung kranker Dienstboten* (1834), Osnabrück, S. 5, NStAO: Dep. 3b IV, Nr. 1925.

43 *Rechnungs-Bericht über die Verwaltung des Dienstboten-Verpflegungs-Institut vom zweiten Semester des Jahres von Ostern 1835/36* (23. Juni 1836), Niedersächsisches Staatsarchiv Osnabrück [NStAO]: Erw. A8 Osthoff, Nr. 79. Zu den Zahlen der Haushalte vgl. *Vorschläge zur Errichtung eines Instituts zur Verpflegung kranker Dienstboten* (1834), S. 8-11.

44 *Rechnungs-Bericht über die Verwaltung des Dienstboten-Verpflegungs-Institut (23. Juni 1836).*

45 *An die Einwohner der Stadt Osnabrück* (9. Mai 1856), NStAO: 2918/76 Nr. 3.

46 B. Panke-Kochinke (1994), S. 233 f.

47 *Revidiertes Statut für die Pflege-Casse der hieselbst arbeitenden Gesellen und Arbeiter* (15. September 1865), Der Magistrat der Stadt Osnabrück (Publiciert mittels Beilage zu den Osnabr. Anzeigen vom 19. September 1865), Niedersächsisches Staatsarchiv Osnabrück [NStAO]: Erw. A8 Osthoff, Nr. 20.

48 Die Zahl der Bevölkerung stieg im 19. Jahrhundert von 9.000 Einwohnern (im Jahr 1816), 11.496 (1833), 12.146 (1848), 16.180 (1861) auf 39.929 (1890). *Deutsches Städtebuch III Nordwestdeutschland 1. Niedersachsen und Bremen* (1952), hg. von E. Kayser, Stuttgart, S. 280.

49 Vgl. H. Vezin (1852), *Über Krankenhäuser und Krankenpflege*, Osnabrück, S. 59, NStAO: Rep. 335, Nr. 8776.

50 Vgl. *Bericht über das Stadt-Krankenhaus* (1855), S. 1.

51 *Beschwerdebrief der Vorsteher der Gesellen sämtlicher Osnabrücker Gewerbe an die Krankenhauskommission* (14. Mai 1854), NStAO: Dep. 3b IV, Nr. 1910, teilweise abgedruckt bei E. Berger (1990), S. 27.

52 *Gehorsamstes Pro Memoria des Buchhalters Sell* (26. August 1854), Niedersächsisches

Staatsarchiv Osnabrück [NStAO]: Dep. 3b IV, Nr. 1910.

53 Beide Zitate aus: *Kündigungsschreiben des Dr. Vezin* (26. August 1854), Niedersächsisches Staatsarchiv Osnabrück [NStAO]: Dep. 3b IV, Nr. 1910.

54 H. Penners/T. Penners (1984), Geschichte des Marienhospitals 1859 bis 1945, in: *125 Jahre Marienhospital Osnabrück. Ein Fest- und Erinnerungsbuch*, Osnabrück, S. 36.

55 *Bericht über das Stadt-Krankenhaus zu Osnabrück, die Jahre 1855 bis 1860 umfassend*, (1861), S. 4, NStAO: Dep. 3b IV, Nr. 1920.

56 *Protokoll der Verhandlung zwischen Marienhospital und Stadtkrankenhaus betr. Anpassung der Verpflegungssätze* (28. März 1871), Niedersächsisches Staatsarchiv Osnabrück [NStAO]: Dep. 3b IV, Nr. 1930.

57 *Schreiben der Königlich-Hannoverschen Landdrostei an den Magistrat der Stadt Osnabrück* (23. Februar 1863), Niedersächsisches Staatsarchiv Osnabrück [NStAO]: Dep. 3b IV, Nr. 1920.

58 C. Fischer (1904), *Denkwürdigkeiten und Erinnerungen eines Arbeiters*, Leipzig, S. 321 ff.

59 *Sitzungsprotokoll der Krankenhauskommission* (13. Juni 1871). Niedersächsisches Staatsarchiv Osnabrück [NStAO]: Dep. 3b IV, Nr. 1930.

60 *Zwölfter Bericht über das Stadt-Krankenhaus zu Osnabrück, die Jahre 1861 bis 1866 einschließlich umfassend* (1868), NStAO: Dep. 3b IV, Nr. 1926. Eine Übersicht über die Entwicklung der Freibettfonds des Stadtkrankenhauses bei E. Berger (1990), S. 82.

61 *Krankenhausordnung* (11. Juli 1865), S. 6, NStAO: Dep. 3b IV, Nr. 1940; vgl. E. Berger (1990), S. 59.

62 *Sitzungsprotokoll der Krankenhauskommission* (7. Juni 1879), NStAO: Dep. 3b IV, Nr. 1940; zit. nach E. Berger (1990), S. 79.

Auf dem Weg vom Armenhospital zum modernen Krankenhaus

Das Städtische Krankenhaus Ludwigshafen am Rhein

Wolfgang v. Hippel

Fallstudien bieten Vor- und Nachteile zugleich: die Chance, in der Detailanalyse Strukturen, Zusammenhänge und Entwicklungen offenzulegen, wie dies bei globalem Zugriff nicht möglich wäre, und den Nachteil, daß über das Repräsentative des Einzelfalls keine verbindlichen Aussagen getroffen werden können. Der vorliegende Beitrag kann daher nur einen kleinen Baustein zu einem Desiderat, einer stärker sozialgeschichtlich ausgerichteten Geschichte des Krankenhauses liefern; der Verfasser hofft gleichwohl, daß der behandelte Einzelfall in den spezifischen Brechungen einer jungen Industriestadt auch wesentliche Probleme des Krankenhauswesens während einer wichtigen Durchbruchphase zur medizinischen »Moderne« sichtbar macht.

Die Fürsorge für vorübergehend oder dauerhaft Kranke, die nicht auf den Rückhalt von Familie, Verwandtschaft oder Freundschaft und Nachbarschaft zurückgreifen konnten, war im christlichen Abendland traditionell eine meist mehr schlecht als recht wahrgenommene Pflicht der Nächstenliebe.* Aus der älteren Institution des Hospitals als einer Universalanstalt zur Aufnahme eines breiten Spektrums sozialer Problemfälle begann sich im 18. Jahrhundert allmählich das moderne Krankenhaus herauszulösen; doch trotz seiner Konzentration auf die Funktion, als vorübergehender Aufenthaltsort für heilbar Kranke zu dienen, blieb es noch zumindest bis tief in die zweite Hälfte des 19. Jahr-

* Der vorliegende Beitrag stützt sich teilweise bis in Formulierungen hinein auf die folgende Untersuchung des Verfassers: Wolfgang v. Hippel (1992), *Zum Wohle der Kranken. Vom Hospital zum Klinikum der Stadt Ludwigshafen am Rhein. 100 Jahre Städtisches Krankenhaus 1892-1992*, Ubstadt-Weiher. Auf diese Arbeit sei für alle Einzelheiten verwiesen.

hunderts eine soziale Einrichtung, die ausschließlich oder ganz überwiegend Angehörigen der ärmeren Bevölkerungsschichten auf Zeit stationäre ärztliche Betreuung sicherte: unbemittelten Bürgern, vor allem aber Handwerksburschen und Arbeitern, Dienstboten und (sonstigen) Ortsfremden. Die Anforderungen der einzelstaatlichen Armengesetzgebung an die Gemeinden, für Kranke ohne sonstige Unterstützung auf Kosten der Armenpflege einzuspringen, legte es nahe, derartigen Aufwand in erster Linie denjenigen Bürgern anzulasten, die zuvor die betroffenen Arbeitskräfte für ihre Zwecke genutzt hatten, soweit nicht ohnehin Gesindeordnungen oder ein Mindestmaß an Verantwortungsgefühl die Dienstherrschaften zu entsprechender Hilfe in der Not verpflichteten.

Der bescheidene Anfang: die »Dienstboten-Heilanstalt«

Nicht ohne Grund wurde die Vorläuferin des Städtischen Krankenhauses in Ludwigshafen am Rhein zunächst als »Dienstboten-Heilanstalt« bezeichnet. Bereits 1851, zwei Jahre vor der rechtskräftigen Gründung der Gemeinde Ludwigshafen am Rhein, tat sich »eine Anzahl wohldenkender Einwohner« zusammen, um ein Hospital für »Handels- und Gewerbsgehilfen«, »Arbeiter und Gesinde« beiderlei Geschlechts zu gründen – durchaus im eigenen Interesse, denn die Finanzen sollten nicht zuletzt durch Zwangsbeiträge von den solchermaßen Versicherten selbst aufgebracht werden, während Arbeitgeber und Gemeinde sich auf freiwillige Spenden zurückziehen konnten. Die Trägerschaft übernahm ein »Kranken-Pflegeverein«, während die Gemeinde bei der Verwaltung und bei der Eintreibung der Pflichtbeiträge Amtshilfe leistete. In einem rasch wachsenden Handelsplatz erschien eine solche Zwitterstellung zwischen privatem und öffentlichem Bereich für eine derartige Einrichtung freilich nach wenigen Jahren ungeeignet, und so war es nur konsequent, daß die Gemeinde bereits wenige Wochen nach ihrer Erhebung zur Stadt (8.11.1859) das Hospital als wichtigen Teil der Armen- und Wohlfahrtspflege in die eigene Regie übernahm. Ein tragfähiges Mindestmaß an Absicherung für die »arbeitenden Klassen« im Krankheitsfall zu schaffen, lag im ureigenen Interesse einer zukunftsorientierten Stadtpolitik: Das vorgesehene Umlageverfahren entlastete die städtischen Finanzen, garantierte das Funktionieren der Einrichtung und erhöhte die Attraktivität des jungen Gemeinwesens für Arbeitnehmer wie Arbeitgeber und damit auch für die Ansiedlung neuer Gewerbe- und Industriebetriebe. Dabei blieben das Hospital und sein Betrieb einstweilen noch sehr überschaubar: Der durchschnittliche Krankenstand überschritt erst in den 1870er Jahren die Zehn-Patienten-Grenze und stieg bis 1890 offensichtlich nur bis auf 15 Patienten. Er lag damit weit unter der maximal verfügbaren Bettenzahl (48 im Jahr 1874). Ein hauptamtlicher Hospitalarzt war noch nicht erforderlich, als Hospitalverwalter wählte man nach schlechten Erfahrungen mit einem Polizeidiener regelmäßig einen Bader, der mit Frau und Dienstboten die Kranken versorgte. Die Ausstattung einschließlich des eingesetzten medizinischen Instrumentariums war außerordentlich dürftig, und das finanzielle Volumen der Ein- und Ausgaben hielt sich in entsprechend bescheidenen Grenzen. Vergleicht man die mäßige Zunahme des Krankenstandes mit dem Wachstum der Stadt – von 2.300 Einwohnern im Jahr 1855 über 7.900 im Jahr 1871 und 28.700 im Jahr 1890 –, so liegt der Rückschluß auf der Hand, daß das städtische Hospital trotz Umzugs in ein größeres Gebäude 1865 seinen Aufgaben inzwischen kaum mehr gewachsen sein konnte und, wie die anschwellende Kritik zeigte, ihnen auch nicht mehr gewachsen war.

Krisenhafte Situation in den 1880er Jahren

Die offensichtliche Krise der Einrichtung in den 1880er Jahren hatte vor allem strukturelle Gründe, die durch persönliche Faktoren verstärkt, nicht aber eigentlich verursacht wurden. Die Führung als Regiebetrieb durch einen Hospitalverwalter erwies sich trotz intensiverer städtischer Kontrolle als eine nicht mehr tragfähige Lösung, und die Baulichkeiten, ein umgerüsteter Gasthof, genügten immer weniger den wachsenden Ansprüchen an zeitgemäßem medizinischen Standard. Die schlechte Qualität der Unterbringung und Verpflegung erklärt in erster Linie »die Antipathie gegen das städtische Krankenhaus [...] bei der niedern Volksklasse« – so der Hospitalarzt Dr. Ney 1886 (ebd., S. 94). Daher stagnierte die Zahl der Hospitalbenutzer trotz der starken Zunahme der Einwohnerschaft. Die Pflegebedürftigen suchten offensichtlich so weit wie möglich auf die Hauspflege als Alternative zum Hospitalaufenthalt auszuweichen; wenigstens die Arzneien erhielten sie in diesem Fall kostenfrei.

Gleichzeitig aber verstärkten staatliche Vorgaben den Modernisierungsdruck auf den kommunalen Träger: Das Bismarcksche Krankengesetz vom 5.6.1884 ließ eine grundlegende Reorganisation des Spitals sehr bald als »absolut notwendig« erscheinen. Ende 1884 wies Bürgermeister Kutterer auf diese Tatsache hin:

»Die Zahl der Aufnahmeberechtigten der Gemeinde selbst sei deshalb mindestens um das Dreifache gestiegen. Hinzu komme ferner, daß sämtliche Etablissements, welche eigene Betriebs- resp. Fabrikkrankenkassen errichtet hätten, um Aufnahme ihrer Arbeiter in das städtische Spital im Bedarfsfalle Antrag gestellt hätten, welchen Anträgen auch nicht entgegengetreten zu werden vermöge.« (Ebd., S. 107)

Die mobilisierende Wirkung der neuen Sozialgesetzgebung spiegelt sich in dieser Äußerung ebenso wie die enge Wechselwirkung zwischen der Entwicklung des städtischen Krankenhauses und der Entfaltung des betrieblichen Krankenkassenwesens. Zwar hatten auch zuvor schon größere Unternehmen in der Stadt, allen voran die BASF, mit der Stadt vertragliche Vereinbarungen wegen der Aufnahme von Belegschaftsmitgliedern in das Hospital getroffen, doch nahm derartige Kooperation nun neue Dimension an und bewirkte eine bisher unbekannte Bürokratisierung im Kassen- und Rechnungswesen. Gleichzeitig galt es, angemessene Pflegesätze zu ermitteln und gegenüber den Aufsichtsbehörden durchzusetzen. Streitigkeiten um den Krankenhaustarif in den Jahren 1884/88 entsprangen einem unvermeidlichen Interessenkonflikt, wie ihn die neue Situation fast zwangsläufig nach sich zog: Die Stadt kämpfte um kostendeckende Tagessätze, wobei sie auch die anfallenden Gemeinkosten gebührend berücksichtigt wissen wollte; die Aufsichtsbehörden dagegen suchten im Interesse der versicherten Arbeitnehmer wie der Arbeitgeber einer drohenden Kostenexplosion durch niedrigere Anschläge entgegenzuwirken. Der Kompromiß von 1888 (2,20 M Tagessatz statt der geforderten 2,50 M) bescherte dem Krankenhaus in der folgenden Zeit ein Defizit in steigender Höhe und nötigte die Gemeinde dazu, das Loch in der Kasse durch entsprechende Zuschüsse zu schließen, während das alte Hospital sich im wesentlichen selbst getragen hatte.

Ein Modernisierungsschub: das neue Krankenhaus in Pavillonbauweise

Die höheren Kosten und damit einhergehend die höheren Zuschüsse ergaben sich nicht zuletzt aus dem unumgänglich werdenden Neubau eines Städtischen Krankenhauses. Die Art der Planung und ihre Durchführung zeigen einen ausgesprochenen – und wohl durchaus typischen – Quantensprung in der Entwicklung des Krankenhausbaues: Waren die früheren Hospital-»Planungen« in Ludwigshafen mehr oder weniger von den jeweils zufällig vorgefundenen Gegebenheiten bestimmt gewesen, so wurden sie nun von neuartigem systematischem Vorgehen geprägt. Der amtierende Hospitalarzt entwickelte ein erstes, vergleichsweise konservatives Konzept in Gestalt eines Krankenhauses nach dem älteren sogenannten Korridorsystem, dessen Dreiflügelanlage im Endstadium des Ausbaues Platz für 300-350 Betten bieten sollte. Die zuständigen Gremien entschieden sich jedoch 1886 für das damals bereits außerordentlich beliebte, aber auch entsprechend mehr Platz erfordernde und kostspieligere Pavillonsystem, gaben als Zielgröße für den Endausbau eine Größe der Stadt von »etwa 50.000 Seelen« vor (bei einer Einwohnerschaft von damals rund 22.000 Personen) und betrauten eine vierköpfige Sachverständigen-Delegation damit, sich auf einer Rundreise über den neuesten Stand der Krankenhaustechnik zu informieren. Die Delegation prüfte bei ihrem Besuch von Frankfurt/Main, Wiesbaden, Magdeburg, Leipzig, Dresden und Berlin insgesamt acht Krankenhäuser in der Größenordnung zwischen 180 und 900 Betten auf ihre Lage zur jeweiligen Stadt, auf die Art der Gebäude, auf Heizung und Ventilation und auf die Wasserver- und -entsorgung. Die Schlußfolgerungen der vier Sachverständigen für den künftigen Neubau in Ludwigshafen spiegeln vorzüglich die modernsten zeitgenössischen Trends im damaligen Krankenhauswesen: die Absonderung der Verwaltungs- und Ökonomiegebäude vom eigentlichen Krankenbereich, die Vorliebe für die Pavillonbauweise, die besondere Aufmerksamkeit, die man der ruhigen Lage, der Hygiene und nicht zuletzt der reichlichen Versorgung mit Luft und Licht schenkte, wobei man den Rekonvaleszenten durch die Einrichtung von »Tagräumen« bisher unbekannte Bewegungsfreiheit und ein Stück Wohnlichkeit zu verschaffen suchte.

Die Entscheidung für die eingeschossige Pavillonbauweise stand für die städtischen Entscheidungsträger in Ludwigshafen von Anfang an außer Frage. Sie waren bereit, dafür tiefer in den Stadtsäckel zu greifen, da »gerade hier in einem Industriezentrum, wo eine große Zahl der Einwohnerschaft im Erkrankungsfalle auf Krankenhausbehandlung angewiesen ist, eine Anstalt geschaffen werden müsse, welche den heutigen Anforderungen der Hygiene in jeder Weise entsprechen könne« – so der leitende Arzt in einem Schreiben an die Krankenhauskommission (ebd., S. 115). Dies aber schien nach der »herrschenden Lehre« jener Zeit nur das Pavillon-System zu gewährleisten. Ludwigshafen nahm die unbestrittenen höheren Bau- und Betriebskosten in Kauf; sie beliefen sich allein beim Bau auf ein Mehr von 10-15 %, ungerechnet die höheren Anschaffungskosten für Grund und Boden. Das Krankenhaus erwies sich als ein kommunalpolitisches Prestigeobjekt, das fortschrittliche Haltung und soziale Gesinnung der Stadtväter gleichermaßen verkörperte und außerdem ihrer vorausschauenden Umsicht ein gutes Zeugnis ausstellen konnte: Beim zeitgenössischen Schlüssel von vier Krankenhausbetten auf 1.000 Einwohner genügte der anvisierte Endausbau von 284 Betten für immerhin 71.000 Einwohner und reichte damit nach Einschätzung der Kommissionsmitglieder für etwa 25 Jahre. Die Entwicklungsdynamik überrollte freilich derartige Annahmen auch infolge der Eingemeindung der beiden nächstgelegenen Dörfer schon in der halben Zeitspanne.

Immerhin bot das Pavillonsystem die besten Möglichkeiten, den jeweiligen Bedarf nach dem Baukastenprinzip stets »nach den neuesten Prinzipien und nach den reiflichsten Erfahrungen« zu befriedigen. Tatsächlich schufen die steigende Einwohnerzahl und das verbesserte Versorgungsangebot sehr rasch eine verstärkte Nachfrage und machten zwischen 1901 und 1912 den Ausbau der Anlage in mehreren Schüben zu einem unabweisbaren Erfordernis, um die erwünschte Flexibilität im Krankenhausbetrieb zu gewährleisten, und nicht zuletzt, um die verschiedenen Kategorien der zu betreuenden Patienten »nach dem jetzigen Stande der Wissenschaft« besser voneinander abzusondern: So mußten zunächst in einem Männerpavillon, wenn auch in zwei verschiedenen Sälen, Schwindsüchtige und Geschlechtskranke untergebracht werden, während in einem Frauenpavillon »alle inneren Kranken, alle ansteckenden Geschlechts-, Lungen- und allgemeinen Kranken«, in einem zweiten die »chirurgischen Kranken«, die gynäkologischen Fälle und sämtliche Kinder lagen, soweit sie nicht mit ansteckenden Krankheiten behaftet waren.

Die Bettenzahl stieg von 70 im Jahr 1892 auf immerhin 306 im Jahr 1913. Solch beachtlicher quantitativer Ausbau war von charakteristischen Verbesserungen begleitet, die den raschen medizinischen und technischen Entwicklungen jener Jahre folgten. Kaum verwundert es, daß im Spannungsfeld von Wünschenswertem und haushälterischer Sparsamkeit nicht alle Blütenträume reiften. Das großzügige Erweiterungsprogramm, das eines der renommiertesten Architektenbüros für Krankenhausbauten in der damaligen Zeit, die Berliner Firma Schmieden & Boethke, 1905 gegen ein Honorar von 3.200 Mark erstellte, fiel erst einmal zu einem beträchtlichen Teil dem Rotstift zum Opfer. Die Grundlinien der anvisierten »Radikalkur« aber wurden auch während der folgenden Jahre weiterverfolgt: Man hielt am Pavillonsystem grundsätzlich fest, ging jedoch mit Blick auf verfügbare Fläche und Wirtschaftlichkeit bei einigen Neubauten zur zweistöckigen Bauweise und damit zu größerer räumlicher Verdichtung auf dem verfügbaren Gelände über. Gleichzeitig wurden neue klinische Arbeitsfelder berücksichtigt, wurde insgesamt den einzelnen Klinikbereichen deutlicher eigener Raum zugeordnet und wuchs das Gewicht von Verwaltung sowie klinikseigenen Wirtschaftseinrichtungen und technischen Installationen. Die Neubauten sorgten insbesondere für bessere Unterbringung der Lungenkranken beiderlei Geschlechts – eine wichtige Maßnahme gegen die Volkskrankheit Lungentuberkulose. Des weiteren schufen sie mehr Raum für Gynäkologie und Geburtshilfe – letzteres eine Neuerung, die einem dringenden Bedürfnis in einer Industriestadt mit hohem Arbeiteranteil und entsprechend beengten Wohnverhältnissen entgegenkam –, ferner für die Behandlung von Kindern in einer eigenen Kinderabteilung. Ein Pavillon für Elektro- und Hydrotherapie ermöglichte den Einsatz von damals besonders beliebten und intensiv gepflegten Heilmethoden der »Licht-, Luft- und Wasserbehandlung«; in ihm war auch das neue Röntgengerät untergebracht. Ein »Spezialpavillon« für Geisteskranke oder »unruhige Kranke« schuf endlich angemessenere Bedingungen für einen bisher stiefmütterlich behandelten Klinikbereich. Das neue Städtische Krankenhaus hatte zwar von Anfang an einige Zellen für »Irre« bereitgestellt, um akute Fälle vorübergehend betreuen zu können, doch erschien deren ohnehin problematische Unterbringung direkt neben dem Operationssaal der Klinik immer unzumutbarer. Die Versorgung der psychisch Kranken mit einem als »musterhaft« bewerteten Gebäude schuf wiederum Raum, um im Chirurgiepavillon einen weiteren OP nach modernstem Standard »für aseptische Fälle« einzurichten. Als unumgänglich erwiesen sich schließlich angesichts wachsender Verpflichtungen und steigender Mitarbeiterzahlen neue, größere Gebäude für die Verwaltung, für die Unterbringung der Ärzte und Schwestern und für technische Einrichtungen wie die zentrale Warmwasserheizung, die Wäscherei, die Desinfektion und den (freilich bescheidenen) Laborbereich. Wenn ein kleinerer Pavillon nun auch für »Privatkranke« der 1. und 2. Klasse zugunsten des leitenden Arztes freigegeben wurde, so belegt dies neben der Entstehung des Privatpatientenstatus auch die Tatsache, daß das Krankenhaus angesichts seiner neuen medizinischen Möglichkeiten zunehmend auch für »gehobene« Schichten an Attraktivität gewann. Die Diskussion über die Dringlichkeit, einen eigenen »Epidemie-« oder »Infektionspavillon« zu errichten, um notfalls akuter Seuchengefahr wirkungsvoll entgegenwirken zu können, gedieh freilich vor Ausbruch des Ersten Weltkriegs nicht mehr über erste Planungsüberlegungen hinaus.

Mit der baulichen Entwicklung ging ein beachtlicher Anstieg des Ausstattungsstandards einher: Seit 1901 hielt die elektrische Beleuchtung Einzug auf dem Krankenhausgelände, an die Stelle der Gasofenheizung trat 1906 eine zentrale Warmwasserheizung; elektrische Klingelwerke sorgten ebenso wie die modernisierte und erweiterte Telefonanlage für raschere Kommunikation; die Wäscherei wurde mit der leistungsfähigsten Waschmaschine ausgestattet, die damals verfügbar war; die Küche erhielt u.a. eine »elektrische Anlage für die Arbeitsmaschinen« und 1913 eine Kühlanlage für Fleisch, Milch und andere leichtverderbliche Produkte.

Das Krankenhauspersonal im Zeichen der Professionalisierung

All dies läßt bereits etwas von der gewandelten Stellung des Krankenhauses als einer Stätte der Gesundheitsfürsorge und als sozialpolitischer Einrichtung in der städtischen Gesellschaft erkennen. Ein Blick auf medizinische Betreuung und Krankenhausalltag ist hierfür freilich noch aufschlußreicher. Intensivierung und Spezialisierung bildeten hier zwei Leitlinien der Entwicklung. Während die Bevölkerung der Stadt in den zwei Jahrzehnten von 1894 bis 1913 um etwa 120 % zunahm, vergrößerte sich das Krankenhauspersonal insgesamt von 23 auf 103 Personen (+348 %) und lag damit deutlich über dem Zuwachs an Betten (+264 %), Patienten (+239 %) oder Pflegetagen (+248 %); infolgedessen minderte sich je Mitarbeiter die Zahl der zu betreuenden Betten von 3,6 auf 2,8, die Zahl der Verpflegungstage von 955 auf 685. Vor allem das ärztliche Personal (+750 %), aber auch das Pflegepersonal (+356 %) trug den überdurchschnittlichen Zuwachs (ebd., S. 164).

Der Anstieg der Zahl ärztlicher Betreuer von 2 (1894) auf 17 (1913) erscheint allerdings eindrucksvoller, als er in Wirklichkeit war: Zu einem guten Teil ging er auf das Konto von Belegärzten und von Medizinalpraktikanten, also noch in der Ausbildung befindlichen Anfängern. Aber auch diese beiden Medizinerkategorien leisteten Wesentliches zur Verbesserung der Patientenversorgung. Dabei muß man sich vor Augen halten, daß die Patienten im alten Hospital stets nur von einem Arzt betreut worden waren, der diese Tätigkeit als Nebenamt wahrnahm, und daß die Stadt erst 1892 mit Blick auf die Eröffnung des neuen Krankenhauses wenigstens einen Assistenzarzt einstellte mit der Maßgabe, seine ganze Kraft den Krankenhauspatienten zu widmen. Der »dirigierende Arzt« aber wirkte in Ludwigshafen noch bis 1921 in Teilzeitbeschäftigung, obwohl seit 1900 wiederholt die Diskussion über die Notwendigkeit eines ganztägig anwesenden »Chefarztes« aufflammte. Offensichtlich scheuten die städtischen Gremien vor allem mit Blick auf den damaligen Amtsinhaber davor zurück, diesen Schritt zu tun: Bei Dr. Ernst Westhoven handelte es sich um den langjährigen Werksarzt der BASF, der auch dank seiner freundschaftlichen Verbindung mit dem Direktor der BASF, von Brunck, und mit dem leitenden Ingenieur derselben Firma, Eugen Haueisen, die mächtigste Firma vor Ort für die Belange des Krankenhauses (einschließlich der Bauplanungen durch Ingenieur Haueisen, namhafter Spenden für Bau und Ausstattung des neuen Krankenhauses und kostenloser Belieferung mit Eis) zu mobilisieren wußte und den man daher kaum wider seinen eigenen Willen aus seiner Chefarzttätigkeit verdrängen wollte. Verschiedene Maßnahmen vermochten das Problem auf längere Frist zu entschärfen, so die Einrichtung einer gesonderten chirurgischen Abteilung unter einem Oberarzt als Leiter, während die Oberleitung des Krankenhauses und die Leitung der »medizinischen« Abteilung dem »dirigierenden Arzt« verblieb und jeder Abteilung ein eigener Assistenzarzt zugewiesen wurde. Nicht nur die zeittypische Differenzierung in innere und chirurgische Abteilung und die Absicherung ständiger ärztlicher Präsenz durch die Assistenzärzte kam den Patienten zugute, auch die Einbeziehung von »Spezialärzten« als Belegärzte in den Betrieb des Krankenhauses, eine weitere zeittypische Neuerung, verbesserte dessen medizinisches Angebot zu vergleichsweise niedrigen Kosten: Einem Spezialarzt für Augenleiden (1892) folgte 1896 ein Gynäkologe, 1904 ein Spezialist für Ohren-, Nasen- und Kehlkopfkrankheiten und 1910 ein solcher für Haut- und Geschlechtskrankheiten.

Ein Durchbruch zu bisher unbekannter Professionalität läßt sich beim Pflegepersonal beoachten. Die Praxis, per Annonce nach geeigneten Wärtern und vor allem Wärterinnen zu suchen, erschien angesichts der steigenden Anforderungen an die erwarteten und erforderlichen theoretischen und praktischen Kenntnisse und Fähigkeiten schon vor Inbetriebnahme des neuen Krankenhauses nicht mehr zeitgemäß. Für Ludwigshafen war es ein Glücksfall, daß es 1883 gelang, den Badischen Frauenverein vom Roten Kreuz in Karlsruhe zur Mitarbeit zu bewegen. Der Verein verpflichtete sich, eine Oberin und eine bestimmte, im Lauf der Jahre wachsende Zahl von Schwestern und geprüften Schülerinnen zu stellen, er garantierte die Ausbildungsqualität, sorgte aber seinerseits auch für angemessene soziale Absicherung seiner Mitglieder bis hin zur Altersversorgung. Die Zusammenarbeit bewährte sich über Jahrzehnte, sicherte dem Krankenhaus einen guten Pflegestandard und kam es vergleichsweise billig zu stehen. Der Dienst der Schwestern war hart, wurde nicht auf bestimmte Arbeitsstunden festgelegt und umschloß über den Pflegedienst im eigentlichen Sinn hinaus auch Mitwirkung im OP, Wäsche- und Apothekenbetreuung, Schreibarbeiten und Küchenarbeiten. Um so beachtlicher erscheint die Zahl der Verpflegungstage, die selbst dann noch je Pflegekraft zu leisten waren: Sie betrug 1894 2.441 Tage; zwar sank sie bis 1913 auf 1.833 Tage ab, aber auch dies war noch gut das Dreifache der (592) Pflegetage, die 1989 auf eine volle Pflegekraft entfielen.

Die Tendenz zur Professionalisierung zeichnete sich auch in Verwaltung, Wirtschaft und technischem Bereich ab: Der neue Krankenhausverwalter war ein in Verwaltungsgeschäften erfahrener Mann und wurde in allen finanziellen Belangen von einem ausgebildeten Rechner unterstützt; für die technischen Einrichtungen, vor allem die komplizierten neuen Heizungs- und Warmwasseranlagen, stellte man einen Maschinisten und zwei Heizer ein.

Größenentwicklung und Zusammensetzung der Klientel

Der steigende Aufwand für den Krankenhausbetrieb – davon wird gleich des näheren die Rede sein – war die unvermeidliche Folge davon, daß der Bestand der zu betreuenden Patienten seit der Eröffnung des neuen Krankenhauses sehr bald nachhaltig zunahm. Die Zahl der verpflegten Personen pro Jahr stieg 1894/1913 von 996 auf 3.373, die Zahl der Verpflegungstage von knapp 22.000 auf rund 70.600. Der durchschnittliche Krankenstand wuchs dementsprechend (bei einem durchschnittlichen Krankenhausaufenthalt von gut drei Wochen) von 56 auf 193 Personen; angesichts des verfügbaren Bestands von 84 bzw. 306 Betten erscheint er keineswegs sonderlich hoch, doch fielen damals die jahreszeitlichen Schwankungen des Krankenstandes sehr viel stärker ins Gewicht als heute und machten eine größere Bettenreserve notwendig. Geschlecht, Alter und beruflich-soziale Zusammensetzung der Patientenschaft lassen, einmal abgesehen von spezifischen Eigenheiten Ludwigshafens mit seiner ausgesprochen männlich dominierten Wirtschaftsstruktur, noch sehr wohl den Ursprung des Krankenhauses als Versorgungsstätte von Dienstboten, Gesellen und Arbeitern erkennen. Frauen waren deutlich in der Minderzahl; immerhin erhöhte sich ihr Anteil von 17-18 % in den 1880er Jahren bis 1913 auf ein knappes Drittel. Verstärkte weibliche Berufstätigkeit, vor allem aber das Einbeziehen von Familienmitgliedern in die Krankenversicherung bildeten dafür die wichtigsten Ursachen. Verglichen mit heutigen Verhältnissen waren die Patienten sehr jung: Vor dem Ersten Weltkrieg entfielen gerade 4 % auf Personen über 60 Jahre und auf die Altersgruppe der 41- bis 60jährigen nur rund 15 %, dagegen auf die Gruppe der 11- bis 20jährigen und der 31- bis 40jährigen jeweils etwa 20 %, auf die 21 bis 30jährigen sogar rund ein Drittel. Wenn die Altersgruppe der Kinder bis zu 10 Jahren 8-10 % ausmachte, so lag das natürlich vor allem daran, daß viele Kinderkrankheiten wie Keuchhusten, Diphtherie und Scharlach ihren Schrecken noch nicht eingebüßt hatten. Ansonsten entsprach das vergleichsweise jugendliche Alter der Patienten, von denen nur knapp ein Drittel verheiratet war, in erster Linie dem jugendlichen Alter der damals versicherten Arbeitnehmer.

Besonders auch die beruflich-soziale Zusammensetzung belegt, wie sehr das Krankenhaus noch immer ein Treffpunkt der »arbeitenden Klassen« war. Bei den berufstätigen Frauen bildeten die Dienstmädchen mit 55-60 % die weitaus größte Gruppe; Kellnerinnen und Fabrikarbeiterinnen folgten mit weitem Abstand. Bei den berufstätigen Männern fiel die Konzentration auf einen Beruf nicht so massiv aus, aber immerhin machten die (ungelernten) Fabrikarbeiter ein Viertel bis ein Drittel, die Taglöhner noch einmal ein Sechstel bis ein

Fünftel aus, so daß die Ungelernten zusammen gut die Hälfte der männlichen Patienten stellten. Facharbeiter belegten in breiter Streuung des Berufsspektrums die nächsten Ränge.

Daß die Krankenanstalt immer noch eine Hilfseinrichtung vor allem für sozial schwächere Schichten bildete, zeigt schließlich ein Blick auf die Kostenträger: 1913 betrug der Anteil der Krankenkassen-Mitglieder zwar bereits 65 %, doch wurden immerhin noch 22 % der Patienten auf Kosten von Armenkassen behandelt.

Gleichwohl begann das Krankenhaus den Charakter einer Armenanstalt allmählich abzustreifen. Die verbesserte Absicherung zunehmend breiterer Bevölkerungsschichten im Krankheitsfall trug dazu wesentlich bei, aber gewiß auch die entschieden gewachsene Qualität der medizinischen Betreuung, so daß das Krankenhaus auch für bessersituierte Privatpatienten langsam an Attraktivität gewann: 1905/13 rechneten von sämtlichen Patienten rund 1 % zur ersten, rund 3 % zur zweiten und rund 10 % zur dritten Klasse der »Selbstzahler«.

Medizinische Leistungen

Tatsächlich erschien es angesichts des Fortschritts der medizinischen Erkenntnis und Behandlungsmöglichkeiten bei etlichen Krankheiten wenig ratsam, sich wie bisher in den eigenen vier Wänden betreuen zu lassen. Das Spektrum der Leiden, welche die Menschen dem Ludwigshafener Krankenhaus zuführten, kann leider nur für die Zeit unmittelbar vor dem Ersten Weltkrieg anhand der damals üblichen medizinischen Einteilungskriterien genauer ermittelt werden; als Beispiel mag die Patientenstatistik des Jahres 1911 dienen (ebd., S. 186 ff.): Von den 2.713 erfaßten Patienten litten fast 22 % an »Infektions- und parasitären Krankheiten«, allein 7,4 % an Tuberkulose in ihren verschiedenen Spielarten, 4,8 % an Geschlechtskrankheiten; sämtliche isolierpflichtigen Infektionskrankheiten machten demgegenüber nur 2,1 % aus. »Krankheiten der Verdauungsorgane« waren mit 17,2 % die nächstgrößte Gruppe. »Krankheiten der äußeren Bedeckungen« rangierten mit 11,9 % auf dem dritten Rang, weil die Krätze (6,6 % aller Fälle) immer noch fast so etwas wie eine Volkskrankheit darstellte, trotz deutlich rückläufiger Tendenz: In den 1850er Jahren hatte rund ein Viertel aller Patienten des Hospitals an »Scabies« gelitten. »Verletzungen« aller Art – Knochenbrüche, Quetschungen, Verstauchungen, Verrenkungen, Verbrennungen usw. – behaupteten mit 12,4 % den vierten Rang vor den »Krankheiten der Harn- und Geschlechtsorgane« (7,7 % ohne Geschlechtskrankheiten), den »Krankheiten der Atmungsorgane« (6,9 %), den »Krankheiten der Bewegungsorgane« (5,8 %), den »Krankheiten des Nervensystems« (5,1 %), den »Krankheiten der Kreislauforgane« (3,1 %), den »Krankheiten des Ohres« (1,8 %) und den »Krankheiten des Auges« (1,2 %). »Neubildungen und Geschwülste« machten zwar nur 1,4 % aller Fälle aus, hatten aber mit nur 32 % besonders geringe Chancen auf Heilung oder wenigstens Besserung (17 %); 32 % dagegen endeten tödlich. Auch bei Kreislauferkrankungen sowie bei Infektionserkrankungen war das Risiko mit 15 % bzw. 12 % Verstorbenen vergleichsweise groß, in letzterem Fall vor allem durch einige Krankheiten mit besonders hoher Todesrate: Bei den wenigen Diphtherie- und Kruppfällen betrug sie 47 %, bei kruppöser Lungenentzündung 36 %, bei Lungen-Tb 21 %, bei sonstiger Tb 18 %.

Trotz aller krankheitsbedingten Unterschiede der Heilungschancen konnte sich die Gesamtbilanz des Krankenhauses durchaus sehen lassen: Laut Statistik verließen es 56 % der Patienten geheilt, 31 % wenigstens gebessert, 7 % ungeheilt und ebensoviele nur auf der Totenbahre. Das Risiko, infolge einer Operation zu sterben, lag sogar unter diesem Durchschnitt – ein Zeichen für die wachsende Leistungsfähigkeit dieser medizinischen Sparte, deren Vertreter dementsprechend an Prestige gewannen.

Über die sonstige Krankenbehandlung wissen wir vergleichsweise wenig. Aufschlußreich ist immerhin, wie sich die recht bescheidenen Ausgaben für medizinische Zwecke zusammensetzten (ebd., S. 188 ff.). 1896 standen »Verbandsstoffe und dergleichen« mit fast der Hälfte des Betrags (48 %) ganz obenan, während »Arzneien, Drogen, Chemikalien« mit 39 % auf dem zweiten Platz rangierten; Glaswaren für medizinische Zwecke und medizinisches Instrumentarium folgten mit jeweils knapp 7 % in weitem Abstand. Bis 1913 hatten sich die Gewichte deutlich zugunsten der pharmazeutischen Produkte verschoben, die jetzt 46 % der einschlägigen Beträge verschlangen, und auch Instrumente und Glaswaren schlugen nunmehr mit 16 % bzw. 11 % stärker zu Buche. Die Verbandsstoffe machten immer noch gut 27 % aus, aber die ärztliche Heilkunst setzte doch zunehmend eine breitere Palette von Behandlungsmöglichkeiten ein, wie nicht nur der Zuwachs bei den Pharmazeutica belegt. Schon sehr früh, seit 1898, konnte das Krankenhaus dank Spenden der BASF die sensationelle Entdeckung der Röntgenstrahlen und deren Nutzung für medizinische Diagnose und Therapie in Form eines Röntgenapparates einsetzen, und der 1910/12 erbaute Pavillon für Elektro- und Hydrotherapie bot die Möglichkeit, zusätzlich Elektrisier- und Inhalierapparate sowie eine Quarzlampe therapeutisch einzusetzen und durch Licht-, Sand-, Kohlensäure-, Luft-, Dampf- und Elektrobäder die Leiden der Patienten zu bekämpfen. Im weiteren

Umfeld kann man nächst der Ambulanz auch die Desinfektion den medizinischen Aufgaben des Krankenhauses anreihen, denn die Fürsorge für gründliche Hygiene wurde angesichts der fortschreitenden Einsicht in die Welt der Mikroorganismen ein wichtiger Arbeitsbereich der Ärzte auch über den klinischen Bereich hinaus. Die neue Desinfektionsanstalt wurde auch außerhalb des Krankenhauses eingesetzt, um private Krankenzimmer keimfrei zu machen; das Krankenhaus übernahm hier also auch Aufgaben der allgemeinen öffentlichen Hygiene.

Beginnende Kostenexplosion

Alle die genannten Leistungen waren natürlich nicht zum Nulltarif zu bekommen. Die laufenden Ausgaben des Krankenhauses stiegen 1893/1913 auf das 5,8fache, die Einnahmen hingegen »nur« auf das 5,1fache. Das beachtliche Wachstum des Finanzvolumens wurde also von einem wachsenden Defizit begleitet, und dieses Defizit mußte die Stadt als Krankenhausträger auffangen. Rechnet man die Kostensteigerung auf den Verpflegungstag um, so ergibt sich ein nominaler Anstieg um 82 % (von 2,74 auf 4,99 Mark) in einem Zeitraum von zwei Jahrzehnten. Selbst wenn man den lokalen Anstieg der Ernährungskosten für eine Person zwischen 1893 und 1913 (ziemlich genau 30 %) als Maßstab für den Anstieg der allgemeinen Lebenshaltungskosten berücksichtigt und mit seiner Hilfe den realen Kostenanstieg für einen Verpflegungstag berechnet, verbleibt immer noch eine reale Erhöhung um 40 %. Der Anteil der Krankenhausausgaben, der durch städtische Zuschüsse abgedeckt werden mußte, um die Jahresbilanz des Krankenhauses auszugleichen, vergrößerte sich daher während des genannten Zeitraumes von 22 % auf 27 %. Einsparungen auf der Ausgabenseite erwiesen sich als schwierig, wie bereits die Kostenstruktur verrät: Weitaus den größten Anteil beanspruchte die Verköstigung von Patienten und Personal, nämlich 35-40 % (heute knapp 3 %), obwohl sich die Verwaltung um kostengünstigen Großeinkauf bemühte; die Personalausgaben erforderten demgegenüber nicht mehr als ein Fünftel bis ein Viertel des Budgets (heute nahezu 70 %); selbst vergleichsweise qualifizierte Arbeitskraft war also noch billig zu haben, aber einsparen ließ sich hier gerade deshalb kaum etwas. Für heutige Verhältnisse ebenfalls höchst bescheiden erscheint der Aufwand für Heilmittel und Instrumente: Er bewegte sich zwischen 5 % und 7 % (heute rund 17 %) – wiederum ein Zeichen dafür, wie verhältnismäßig einfach medizinische Therapie und Apparatur damals noch beschaffen waren. Die spürbare Kostenminderung erfolgte bei der Energieversorgung durch den Übergang von der Gas- zur Warmwasserheizung, aber auch dieser Erfolg konnte den weiteren Kostenanstieg nicht bremsen.

Tarifprobleme

Um so notwendiger erschien es daher, die Krankenhaustarife der tatsächlichen Kostenentwicklung so gut wie möglich anzupassen. Zwar lag die Neufestsetzung des Tagessatzes auf 2,20 M im Jahr 1888 schon damals deutlich unter den vom Krankenhaus errechneten Kosten (ca. 2,60 M), doch waren die staatlichen Aufsichtsbehörden nicht bereit, die Gemeinkosten angemessen zu berücksichtigen. Trotz der steigenden Defizite wagte sich der Stadtrat erst 13 Jahre später wieder an das heikle Thema einer Tariferhöhung, versuchte nun allerdings gleich einen großen Sprung nach vorn zu tun, indem er nicht nur sämtliche Gemeinkosten für Verwaltung u.ä., sondern auch die Verzinsung und Amortisation der Anleihen für Neubau und Erweiterung der Krankenhausanlage berücksichtigt wissen wollte: Dieser Aufwand sei »lediglich bedingt [...] durch die große Zahl der verpflegten fremden Personen, während für die verpflegten einheimischen Personen ein Krankenhausneubau und eine Erweiterung im jetzigen Umfange nicht nötig gewesen wäre« (ebd., S. 196 f.). Mit diesem Argument suchten die Ratsherren die beabsichtigte Anhebung von 2,20 M auf 3,50 M zu rechtfertigen, nicht ohne zu betonen, daß selbst dann noch die Stadt pro Patient und Tag 1,25 M zuschießen müsse. Mit dieser Argumentation fand die Stadt allerdings vor den Aufsichtsbehörden jetzt ebensowenig Gnade wie 13 Jahre zuvor und mußte sich schließlich mit 2,70 M als dem Tagessatz für die Klientel der Armenkasse zufriedengeben. Auch wenn es ihr 1909 gelang, eine weitere Anhebung des Tarifs für Armenkassen auf 3,40 M durchzusetzen, konnte sie damit das Defizit nur vorübergehend etwas absenken. Zwar durfte sie bei den Krankenkassenpatienten und den »Selbstzahlern« grundsätzlich »die wirklichen Kosten« erheben, doch diente der Armenkassensatz als Richtwert auch für die Forderungen gegenüber Privatpatienten der untersten Kategorie und gegenüber den Krankenkassen als den nunmehr wichtigsten Kostenträgern bei der Krankenbetreuung. Der Vormarsch des Versicherungswesens im Gefolge der Bismarckschen Sozialgesetzgebung, welche die Reichsversicherungsordnung von 1911 nach dem neuesten Stand zusammenfaßte, ist unverkennbar. Bis 1913 stieg der Anteil der Krankenkassenpatienten im Ludwigshafener Krankenhaus auf 65 %, während sich der Anteil der Armenkassen-

Patienten auf »nur« noch 22 %, derjenige der »Selbstzahler« auf 13 % belief (die letzteren zu 73 % in der dritten, zu 20 % in der zweiten und zu 7 % in der ersten Klasse). Das Recht auf Krankenversorgung gestaltete sich freilich im föderalen System des Deutschen Reiches zumal für eine Stadt wie Ludwigshafen angesichts ihrer »Grenzlage« zu den Großherzogtümern Baden und Hessen recht kompliziert, wie die folgenden Bemerkungen des zuständigen Bezirksarztes über die Klientel des Krankenhauses belegen können:

»Hierhier strömen in solchen Zeiten [steigender Arbeitslosigkeit, W.v.H.] die Arbeitslosen aus allen Himmelsrichtungen, um in dem großen Industriezentrum Arbeit zu suchen; finden sie keine Arbeit, so drängen sie ins Krankenhaus. Ferner werden der Stadt wegen ihrer Lage an der Grenze von den Nachbarländern her, insbesondere auch von Mannheim, alle bayerischen Staatsangehörigen zugeschickt, wenn sie nicht unmittelbar vorher dort in Arbeit standen. Auch aus den Städten der Pfalz selbst werden solche Kranke in diesen Zeiten bei Überfüllung der dortigen Krankenhäuser hierher geschickt.« (Ebd., S. 199).

Entsprechend groß war die Zahl der Versicherungsträger, mit denen das Krankenhaus abzurechnen hatte: 1913 mit insgesamt 123, davon 44 Fabrik- und Betriebskrankenkassen, 27 Ortskrankenkassen, 22 Gemeindekrankenversicherungen, 13 Berufsgenossenschaften u.ä., 12 Innungs- und Verbandskrankenkassen. Allerdings konzentrierte sich die große Mehrheit der versicherten Patienten doch bei einem recht kleinen Kreis von Anstalten, allen voran bei der Ortskrankenkasse Ludwigshafen (32 %), bei der Betriebskrankenkasse der BASF (23 %) und bei der Gemeindekrankenversicherung Ludwigshafen (8 %). Für die reibungslose administrative Kostenliquidierung war eine derartige Kassenvielfalt nicht gerade förderlich, doch selbst unter solch erschwerenden Bedingungen bedeutete die staatlich verordnete Krankenversicherung einen gewaltigen Fortschritt: Ohne sie und die von ihr verstärkte Nachfrage wäre der Modernisierungsschub im Krankenhauswesen der Stadt Ludwigshafen während der letzten Jahrzehnte vor dem Ersten Weltkrieg vermutlich sehr viel verhaltener ausgefallen.

Weltanschauliche und politische Kräfte in der Entwicklung des Allgemeinen Krankenhauses

Stadt und Krankenhaus

Das Allgemeine Krankenhaus in der kommunalen Sozial- und Gesundheitspolitik des 19. Jahrhunderts*

Alfons Labisch

›Stadt und Gesundheit‹ – ›Stadt und Krankenhaus‹

Hat die Stadt dazu beigetragen, das moderne Krankenhaus zu entwickeln? Diese Frage ist besser zu verstehen, wenn sie in das Thema »Stadt und Gesundheit« eingeordnet wird.[1] Die mittelalterliche Stadt wird üblicherweise als die Wiege moderner Lebensformen angesehen. Im Leben der spätmittelalterlichen Stadt stoßen wir bereits auf den Begriff einer »öffentlichen Gesundheit«, der in der Neuzeit vielfältige Deutungen erfahren und vielfältige Wirkungen entfalten sollte. Das städtische Gesundheitswesen umfaßte in Deutschland in der frühen Neuzeit allgemeine Vorschriften, die auch gesundheitliche Wirkungen hatten, so etwa Regelungen zur Wasserversorgung oder Straßenreinigung; es umfaßte die Aufsicht der die Medizin ausübenden Personen; es umfaßte städtische Hopitäler, um Gebrechliche jedweder Art zu pflegen bzw. ansteckend Kranke zu isolieren (Leproserien, Pesthäuser, Quarantäneeinrichtungen für Menschen und Waren); es zeigte schließlich Anfänge eines Stadtarztwesens, bei dem die bestallten Ärzte vor allem Rat und Tat im Falle von Epidemien sowie ambulante ärztliche Hilfe für Arme zu leisten hatten. Stadtarzt oder Stadtwundarzt suchten nur von Fall zu Fall Hilfsbedürftige im Hospital auf. Ein Hospital war

---

* Für Rat und Hilfe danke ich Florian Tennstedt, Kassel, sowie Ulrich Koppitz, Norbert Paul und Martin Weyer-von Schoultz, alle Düsseldorf. Mein besonderer Dank gilt Reinhard Spree, München, der meine Gedanken und Kenntnisse zum Thema erheblich erweitert und vertieft hat. Konzeption und verbleibende Fehler gehen selbstverständlich zu meinen Lasten.

so zwar eine nahezu obligate Einrichtung einer Stadt, diente aber in erster Linie der allgemeinen Armenpflege, nur in Ausnahmen der individuellen Krankenpflege und – in wiederum besonderen Einrichtungen – der öffentlichen Abwehr ansteckender Krankheiten.[2]

In dem Maße, in dem sich der moderne Staat herauszubilden begann, gingen Teile des städtischen Gesundheitswesens auf den Staat über. Gesundheit als staatliche Aufgabe richtete sich auf die Bereiche, die unerläßlich waren, um staatliche Macht und Herrschaft nach außen wie nach innen auszubreiten und zu festigen: Militärsanitätswesen, gerichtliche Medizin, Medizinal- und Sanitätsaufsicht sind hier zu nennen. Erst die »Medicinische Polizey« kann als staatliche Gesundheitssicherung im eigentlichen Sinne aufgefaßt werden. Dieses öffentliche Gesundheitswesen des neuzeitlichen Staates erschien im Rahmen absolutistischer Wohlfahrtspolitik als Teil der Kameralwirtschaft, und hier insbesondere der »Peuplierungspolitik«. Bis auf die medizinische Hilfe für die Stadtarmen ging das öffentliche Gesundheitswesen im ausgehenden 18. und frühen 19. Jahrhundert von den Städten auf den Staat über. In der Aufgabentrias von gerichtlicher Medizin, Medizinalaufsicht und Sanitätswesen, das sich wiederum in Sanitätsaufsicht und Sanitätspolizei aufgliederte, sowie in dem ebenfalls mit Zwang belegten Impfwesen überwog der ordnungspolitische, teils zwangsmäßige Charakter staatlicher Eingriffsverwaltung.

In diese Zeit fällt der entscheidende Wandel vom Hospital zum Krankenhaus.[3] Im späten 18. und frühen 19. Jahrhundert wurden in verschiedenen europäischen Ländern »moderne Krankenhäuser« errichtet. Im Zusammenwirken mit großzügigen Krankenhausgründungen reorganisierten die Landesherren die Einrichtungen der Armenfürsorge. Das Krankenhaus wurde auf diese Weise Bestandteil aufgeklärt-absolutistischer Konzepte der »Medicinischen Polizey«. Den Leib- und Hofärzten, die ihre Fürsten auch gesundheitspolitisch berieten, ging es als führenden Medizinern der Zeit darum, die Bedingungen für die medizinische Forschung und die Ausbildung von Ärzten und Medizinalpersonen zu verbessern. Für die sozial- und gesundheitspolitischen Absichten aufgeklärter absolutistischer Herrscher und die professionellen Interessen führender Ärzte eigneten sich die neuen Krankenhäuser vorzüglich – sofern die medizinische Funktion gegenüber der klassischen Armenpflege in den Vordergrund trat.[4] Die ersten modernen Krankenhäuser – die Charité in Berlin (1727) (Hospital) bzw. (1797) (Krankenanstalt), das Allgemeine Krankenhaus in Wien (1784), das Städtische Krankenhaus in Bamberg (1789), der neue Kuristenbau des altehrwürdigen Juliusspitals in Würzburg (1793) und das Allgemeine Krankenhaus in München (1813) waren nicht zuletzt auch medizinische Forschungs-

und Ausbildungsstätten. Mit der auch auf das Krankenhaus gerichteten »Medicinischen Polizey« und dem Interesse von Ärzten an Wissenschaft und Ausbildung sind zwei wichtige Faktoren benannt, die im späten 18. und frühen 19. Jahrhundert den Typ des »modernen Krankenhauses« begründen halfen. Beide Faktoren wirkten letztlich auf Krankenhäuser in Städten – die allerdings keine städtischen, sondern fürstliche bzw. staatliche Krankenhäuser waren.

Der politische und wirtschaftliche Niedergang der Städte des Ancien régime setzte sich in der wirtschaftlichen Depression des frühen 19. Jahrhunderts fort. Die in diesem Ausmaß unbekannte Armut auch junger, arbeitsfähiger Menschen und die stete Zunahme der Bevölkerung forderten das traditionelle Armenwesen in neuer Weise heraus. Der Staat hatte zwar die legislativen und ordnungspolitischen Funktionen des Armenwesens an sich gezogen; die Aufgabe, den armen Menschen zu helfen, war jedoch den Städten verblieben. In der Armenpflege an sich arbeitsfähige, nicht auf Dauer erkrankte Menschen versorgen zu müssen, stellte eine neue Aufgabe dar. Für »unwürdige« Arme, die sich eigentlich selbst hätten versorgen können, stand bislang das Zucht- und Arbeitshaus bereit – übrigens häufig in unmittelbarer Nähe, wenn nicht gar in baulicher und institutioneller Verbindung mit dem Hospital. Jetzt wurde Krankheit bzw. Arbeitsunfähigkeit allmählich als besonderes Risiko in einem allgemeinen Armutsrisiko erkannt.[5] Überdies brachte die Industrialisierung mit dem ständig wachsenden Verkehr neue Gesundheitsgefahren – so etwa die ab 1816 von Indien ausgehenden Cholera-Pandemien, deren zweite 1830 Europa erreichen sollte. Die Cholera-Epidemien stellten die alten Formen staatlicher Seuchenabwehr in Frage und lösten – mehr noch durch die Furcht vor der Cholera – in den 50er und 60er Jahren die erste Phase eines neuzeitlichen kommunalen Gesundheitswesens aus. Das Problem der Isolation gewann eine neue Qualität. Durch die industriellen Fertigungs- und Verteilungsformen war der »bürgerliche Verkehr« in immer stärkerem Maße auf stete Leistung und stete Kommunikation angewiesen. Isolation durfte also das allgemeine Getriebe nicht allzusehr stören. In dieser Ära wurde die auf das Herrschaftsgebiet bezogene staatliche »Medizinal- und Sanitätspolizei« durch eine örtlich und regional bezogene kommunale »öffentliche Gesundheitspflege« ergänzt. In der Hochindustrialisierung schließlich entwickelte sich die städtische Leistungsverwaltung, die in gesundheitlicher Hinsicht erheblichen Einfluß nicht nur auf die umgebungsbezogene Assanierung, sondern auch auf die Gesundheitssicherung der Gruppen von Menschen nahm, die durch ihre Lage – wie etwa Mütter, Säuglinge und Kleinkinder – oder ihre Erkrankung – wie etwa Tuberkulöse – besonders gefährdet waren oder andere gefährdeten.

Die Entwicklung alter Gewerbe- und Handelsstädte hin zu Industriestädten, die Entwicklung großer industrieller Ballungsgebiete, die Verstädterung ganzer Landstriche wird mit erheblichem theoretischen, methodischen und empirischen Aufwand historisch bearbeitet. Traditionelle stadthistorische Zugriffe auf einzelne Begriffe, typologische Betrachtungen etwa von Industriestädten oder -regionen und systematische Zugriffe der Urbanisierungsforschung, insbesondere unter dem Aspekt der Modernisierung, sind zu unterscheiden.[6] Das Thema »Stadt und Gesundheit« hat erst in jüngerer Zeit breiteres Interesse gefunden.[7] Das Thema »Stadt und Krankenhaus« wird meist nur indirekt – hier vor allem in der Geschichte des Armenwesens – angesprochen.[8] Gleichwohl: Sind die Kriterien »Stadt und Gesundheit« und »Stadt und Krankenhaus« überhaupt ausreichend präzise? Ist die Stadt lediglich der Ort des Geschehens – auch die fürstlichen Krankenhäuser standen letztlich in Städten? Ist die Stadt also lediglich der gegebene Ort, gesundheitssichernde Maßnahmen und hier insbesondere Krankenhäuser sinnvoll einzurichten? Daß dies nicht so sein muß, zeigen die großen Irrenanstalten, die besonders in der zweiten Hälfte des 19. Jahrhunderts weit außerhalb der Städte errichtet wurden. Und müssen nicht auf der Ebene der Stadt bereits verschiedene handelnde Personen oder Gruppen angenommen werden? Fürsten und Ärzte wurden bereits genannt. Selbst wenn die Bedeutung der Stadt über das Moment sinnvoller Allokation von Gesundheitsleistungen hinausginge, die von verschiedenen Akteuren veranlaßt wurden, ist die Stadt eine gleichsam gemeinschaftlich handelnde Person der Gesundheitssicherung? Ist sie auf diesem Feld reaktiv – etwa auf Anordnung übergeordneter gesellschaftlicher Gliederungen wie provinzialer oder zentralstaatlicher Regierungen bzw. deren Vertreter vor Ort – oder ist sie selbst aktiv, vielleicht sogar gegen übergeordneten Widerstand? Handeln auf städtischer Ebene nicht unterschiedliche Gruppen aus einer Stadt, denen wiederum »ihre Stadt« als Bühne dient? Neben der Stadt als Allokationsebene gesundheitssichernder Maßnahmen wäre also die Stadt als Handlungsebene verschiedener Gruppen aufzufassen, die auf die Gesundheitssicherung allgemein und das Krankenhaus im besonderen einwirken. Und zuletzt: Eine Stadt kann – vertreten durch ihre politischen Repräsentanten und Verwaltungen – sicherlich auch als selbständiger Akteur auf fremder, z.B. staatlicher, oder auf eigener, kommunaler Bühne auftreten. In welchem Verhältnis stehen diese Gruppen zueinander, welche durchaus verschiedenen Bezüge, welche Interessen vereinen sich unter dem Begriff Gesundheit und richten sich im besonderen auf das Krankenhaus?[9] Wann, unter welchen Bedingungen schließlich taucht die Stadt nicht nur als vereinzeltes Beispiel, sondern als ebenso selbstverständlicher wie selbständiger Akteur in der Entwicklung des modernen Krankenhauses auf? Bei der Frage nach der Entwicklung des modernen Allgemeinen Krankenhauses käme es also darauf an, Stadt und Krankenhaus als an sich bereits höchst differenzierte Objekte in einem verbundenen sowohl stadt-/urbanisierungshistorischen als auch sozial-/medizinhistorischen Zugriff zu untersuchen. An dieser Stelle scheint es fruchtbar, entlang einer sozial- und medizinhistorischen Zeitschiene zu verfolgen, welche verschiedenen Kräfte auf der Allokations- und Handlungsebene Stadt auf das Krankenhaus wirkten. Im Blick steht die deutsche Stadt, benutzt wird also ausschließlich Literatur, die sich auf Deutschland bezieht. Begonnen sei mit den ersten Schritten vom Hospital zum Krankenhaus. Der Endpunkt soll dort gesetzt sein, wo die Städte das örtliche Krankenhaus als eigene Aufgabe erkennen, sich also zu Protagonisten des modernen Krankenhauses erklären.

Stadt, Hospital und Krankenhaus in der Zeit des Ancien régime

Fürsten und Leib- bzw. Hofärzte, die Deutung und Wirkung von Gesundheit im aufgeklärten Absolutismus und das frühe Professionalisierungsinteresse der Ärzte – diese Kräfte in der Entwicklung des frühmodernen Krankenhauses sind bereits angesprochen. Auf der städtischen Handlungsebene wirkten diese Kräfte selbstverständlich in denjenigen Städten, die Sitz einer Herrschaft waren oder in deren unmittelbarem Einfluß standen. Berlin, Würzburg, Wien, Bamberg wurden bereits genannt. Genannt werden können auch die Krankenhäuser in Münster (1754), Braunschweig (1780), Kassel (1784), Karlsruhe (1788) oder Mainz (1788). In Mannheim wurde 1752 ein Teil des traditionellen Spitals für die Krankenpflege reorganisiert.[10] Nach diesen Beispielen ist durchweg anzunehmen, daß von den vielen Aufgaben, die das Hospital hatte, sich in dieser Zeit der Blick mehr und mehr auf die Krankenpflege richtete. Die Kranken waren, sofern es sich nicht um spezialisierte Einrichtungen wie etwa Militärhospitäler handelte, vornehmlich arme Kranke.[11] Nicht in jeder Residenz gelang es indes, hochstrebende Krankenhauspläne zu verwirklichen. In Düsseldorf, seit 1716 »Nebenresidenz« Heidelbergs, dann Mannheims, seit 1778 »Neben-Nebenresidenz« Münchens, verliefen 1775 und später die mehrfachen Vorstöße Johann Peter Brinckmanns, des Direktors des Medizinalkollegiums des Herzogtums Jülich-Berg, im Sande, neben dem alten Hubertus-Hospital ein Krankenhaus für die arme Bevölkerung zu errichten. Vergeblich – und zwar nicht zuletzt wegen des heftigen Streits der ärztlichen Experten – endeten auch die langwierigen Pläne in Mainz, eine Universitätsklinik zu erbauen.[12]

Die medizinalpolizeiliche Idee des Krankenhauses wirkte über die landesherrliche Politik hinaus. Städtische Krankenhäuser wurden 1770 in Husum, 1784 in Stralsund, 1785 in Altona, 1789 in Wiesbaden, 1797 in Königsberg oder 1803 in Ratibor eingerichtet.[13] Ein Kreiskrankenhaus entstand 1779 in Bergen auf der Insel Rügen. In Paderborn sorgten die Landstände 1792 für ein Landeshospital. In Düsseldorf stellte 1798 eine Gruppe wohlhabender katholischer Bürger den Antrag an den fernen Landesherrn in München, ein Krankenhaus für »arme Kranke« errichten zu dürfen. Aus dieser Initiative ging 1802 das »Max-Joseph-Spital« hervor, das zwar durchaus als erstes Krankenhaus der Stadt gelten kann, aber den Ruch der Armenkrankenpflege niemals abstreifen konnte, bis es 1872 endlich geschlossen wurde. In Detmold wurde auf Initiative eines Arztes 1783 neben dem Hospital eine Krankenstube zur »Erhaltung des Lebens und der Gesundheit der Untertanen« eingerichtet.[14] Ähnliche Formen nicht fürstlicher, sondern bürgerlicher Wohltätigkeit lassen sich vor allem in großen Gewerbe- und Handelsstädten verfolgen. Ein bekanntes Beispiel ist die Senckenberg'sche Stiftung in Frankfurt, die neben den wissenschaftlichen Instituten auch ein Hospital für arme und kranke Bürger umfaßte. Das Hospital, beim Tod des Stifters 1772 noch im Bau, konnte durch weitere großzügige bürgerliche Stiftungen vollendet und 1779 eröffnet werden. Außerdem gab es in den größeren Städten neben den Spitälern fürstlicher »Charité« oder bürgerlicher Wohltätigkeit auch Spitäler der großen Kirchengemeinden, die ihr Augenmerk allmählich den Kranken zuwandten. Ein wesentlicher Anstoß, Krankenhäuser zu gründen, ergab sich zur Jahrhundertwende in den Gegenden Deutschlands, die – wie die linksrheinischen Gebiete – unmittelbar unter französischer Herrschaft oder – wie etwa das Großherzogtum Berg – unter mittelbarem französischem Einfluß standen. Im Zuge der Reorganisation des örtlichen Armenwesens nach dem zentralstaatlichen französischen Muster wurden die zahllosen, meist kleineren und kleinsten Stiftungen konzentriert, die Kirchengüter säkularisiert, Gebäude und Grundstücke aus diesen Gütern für die Zwecke militärischer und ziviler Krankenpflege bestimmt und gegebenenfalls mit besonderen Revenuen ausgestattet. Diese – gleichwohl nicht allerorts vollendete – Entwicklung läßt sich beispielsweise in Aachen, Koblenz, Köln, Mainz und Trier beobachten.[15]

Die Reorganisation des Armenwesens und die Einrichtung von Krankenhäusern lagen im Zuge der Zeit. Auch die allgemeine Säkularisierungswelle, die infolge der politischen Auseinandersetzungen mit Frankreich ausbrach, setzte Entwicklungen fort, die bereits im Gang waren. Seit den letzten Jahrzehnten des 18. Jahrhunderts versuchten Landes- und gelegentlich auch Stadtherren, das überkommene kirchliche Stiftungswesen gegen hinhaltenden Widerstand in öffentlichem Interesse zu durchdringen und neu zu gestalten. Teils durch den Verlust linksrheinischer Güter, teils durch die anschließende territoriale Neuordnung Deutschlands mußte das Stiftungswesen schließlich reorganisiert werden. Aus der Konzentration von Mitteln und der Aufgabe, »für Leben und Gesundheit der Untertanen« zu sorgen, ergab sich daher auch außerhalb des französischen Einflußbereichs die Möglichkeit, die Situation des Armenwesens einschließlich der Hospitäler insgesamt zu verbessern und gegebenenfalls Krankenhäuser einzurichten. Nachdem der deutsche Ständestaat und mit ihm das traditionelle deutsche Städtewesen 1803 im Reichsdeputationshauptschluß endgültig untergegangen war, änderten sich auch Handlungsmöglichkeiten und Aufgaben der Städte. Die Städte wurden in die Politik und Verwaltung der großen neuen Flächenstaaten eingebunden. Die städtischen Verwaltungen konnten unter staatlicher Aufsicht zwar effizienter arbeiten. Ihre alte Autonomie gewannen die Städte jedoch nie mehr zurück.[16] Der Einfluß des Staates auf das örtliche Armenwesen wuchs entsprechend.[17]

Die Stadt erscheint in dieser Periode des Übergangs vornehmlich als Allokations- und Handlungsebene übergeordneter Kräfte. Fürsten, Hof- und Leibärzte, Landstände, gelegentlich durchaus auch reiche Bürger einer Stadt zu Anfang dieser Zeit, am Ende dann staatliche Verwaltungen und deren untere Behörden waren die Handelnden. In den alten größeren Städten waren allenthalben Hospitäler vorhanden. Schon im aufgeklärten Absolutismus, gänzlich dann im Gesundheitsdiskurs der bürgerlichen Gesellschaft richtete sich der Blick auf »Leben und Gesundheit« der Untertanen, später dann der armen Bürger,[18] und wirkte darauf, Anstalten für Kranke abgetrennt im Hospital oder außerhalb der Hospitäler einzurichten. Dies kann durchaus als Hinweis verstanden werden, daß das Krankenhaus als etwas Besonderes angesehen wurde, das sich von den für die traditionelle Armen- und Siechenpflege bestimmten Hospitälern deutlich unterschied.

Stadt und Krankenhaus in der Armenfürsorge und der Arbeiterversicherung

Das frühe moderne Krankenhaus als Institution der Armenfürsorge

Während des späten 18. und frühen 19. Jahrhunderts nahm in Deutschland die Zahl der Armen auf dem Land wie in den Städten stark zu.[19] Die Ursachen lagen im anhaltenden Bevölkerungswachstum und der – gegenüber Westeuropa – deutlich verzögerten Industrialisierung. In den 30er und 40er Jahren des 19. Jahrhunderts erreichte die mit dem Begriff »Pauperismus« bezeichnete Verelendung breiter Volksschichten ihren Höhepunkt. Allmählich änderte sich die Art, in der die Massenarmut wahrgenommen wurde. Ein großer Teil der Armen bestand aus arbeitsfähigen jüngeren Erwachsenen, vor allem männlichen Geschlechts. Diese waren auch bei größtem Einsatz bei der Arbeitssuche und bei der Arbeit nicht in der Lage, sich und etwaige Angehörige auf längere Sicht zu ernähren. Armut wurde als Mangel an Arbeit erkannt: Es wurde das Phänomen der »labouring poor« entdeckt. Angesichts der Massenhaftigkeit der Armut waren die traditionellen Institutionen der Armenfürsorge völlig überfordert.

Im Prinzip oblag es im frühen 19. Jahrhundert allen Gebietskörperschaften, den Stadt- und Dorfgemeinden oder Gutsherrschaften, für die in ihnen »beheimateten« Armen zu sorgen. Diese Last war schon unter der überlieferten »Heimatgesetzgebung« kaum zu bewältigen. Demnach begründeten Geburt, Heirat oder Erwerb des Bürgerrechts »Heimat« und damit im Notfall die Chance, als Armer unterstützt zu werden. Das »Heimatprinzip« wurde in vielen deutschen Staaten während des zweiten Drittels des 19. Jahrhunderts durch den »Unterstützungswohnsitz« abgelöst. Dieser Wohnsitz wurde durch Aufenthalt von bestimmter Dauer und Erwerbstätigkeit am Ort begründet. Damit verbunden war die Gefahr, durch mehrjährigere Abwesenheit vom Heimatort die »Heimat« zu verlieren. So wurde gemäß dem Wirtschaftsliberalismus der Zeit die Mobilität der Arbeitskräfte gefördert: Es handelte sich also darum, die Gewerbefreiheit um die Freizügigkeit zu ergänzen. Obwohl es in anderen deutschen Staaten, wie etwa in Baden, Württemberg oder Sachsen, bereits früher ähnliche gesetzliche Regelungen gab, wird im allgemeinen Preußen als Vorreiter des Prinzips des Unterstützungswohnsitzes angesehen. Im preußischen Modell wurde für den Erwerb des Unterstützungswohnsitzes eine Frist von einem Jahr Wohnung am Ort ohne Inanspruchnahme der Armenfürsorge verlangt. Auch diese einjährige Wartezeit änderte nichts an der Tatsache, daß die städtischen Kommunen seit den 40er Jahren mit der Verpflichtung zur Fürsorge für die am Ort wohnhaften Armen belastet wurden. Das Problem stellte sich besonders bei den an sich arbeitsfähigen, aber nur saisonal oder nicht dauerbeschäftigten und im Krankheitsfall einkommenslosen Armen: Dienstboten, Handwerksgesellen, Gewerbegehilfen, Fabrikarbeiter, Tagelöhner etc. – die »labouring poor«. Dieser besonders mobile Teil der Arbeiterbevölkerung bestand überwiegend aus jüngeren Erwachsenen, die unverheiratet waren und am jeweiligen Arbeitsort – wegen ihrer Mobilität – keine Familie oder Verwandtschaft hatten. Deshalb wurden in der Armengesetzgebung des frühen 19. Jahrhunderts die Handwerksgesellen und Dienstboten, seit den 40er Jahren meist auch die Gewerbegehilfen und Fabrikarbeiter, ausdrücklich benannt.

Die praktische Bedeutung der armenrechtlichen Bestimmungen zeigte sich vor allem in der Zunahme der finanziellen Belastungen in der sogenannten Armenpflege einschließlich der ambulanten Armenkrankenpflege durch städtische Armenärzte und Armenheilmittel.[20] Wichtig für das Thema »Stadt und Krankenhaus« ist, daß sich die gewerbereicheren Gemeinden seit Anfang des 19. Jahrhunderts, verstärkt seit den 30er und 40er Jahren ihren Pflichten in der sogenannten geschlossenen Armenkrankenpflege dadurch stellten, daß sie ein Krankenhaus einrichteten. Mit Ausnahme des Katharinenhospitals in Stuttgart waren es allerdings nicht Fürsten, sondern städtische Kommunen, die frühmoderne Krankenhäuser einrichteten. Nach den bereits genannten Beispielen hatten unter den bevölkerungsreichen Städten Leipzig 1799 und Augsburg 1811/18 (Neubau 1856) bereits früh ein kommunales Krankenhaus eingerichtet; es folgten unter vielen anderen – und zwar auch in kleineren Städten – Hamm i.W. 1814, Malmedy 1815, Magdeburg 1817 (Neubau 1827), München 1813/1818[21], Münster 1820 (Wiedereröffnung des Klemens-Hospitals), Bremen, Elberfeld und Hamburg 1823, Darmstadt und Halle 1826, Fürth 1830, Hannover-Linden 1832 und dann viele weitere Städte. Zwar mögen fürstliche Initiativen – wie in München oder Stuttgart – oder ärztliche Anregungen durchaus bedeutsam gewesen sein. Wenn es darum ging, ein Krankenhaus zu errichten, spielten jedoch immer viele und durchaus verschiedene Gründe eine Rolle. Aus städtischer Sicht dominierte aber die Absicht, sparsam zu bewirtschaftende Einrichtungen zu schaffen, die der kommunalen Kontrolle unterlagen und dazu dienten, die an sich arbeitsfähigen armen Kranken zu pflegen.[22] Maßgeblich waren also die unmittelbaren Bedürfnisse der Kommunen, möglichst kostengünstig ihren Verpflichtungen gerecht zu werden, die neue Armut zu bewältigen.

Die Kosten für die im Krankenhaus verpflegten armen Kranken wurden je nach den örtlichen Verhältnissen zu mindestens einem Drittel, in großen Städten und großstädtischen Agglomerationen – hier vor allem in Preußen – bis zu zwei Dritteln von der Armenfürsorge aufgebracht.[23] Noch in den 20er Jahren des 20. Jahrhunderts wurde häufig etwa ein Drittel der Krankenhauspatienten aus der Armenkasse der Stadt – jetzt Wohlfahrts-Etat genannt – bezahlt. Festzuhalten ist daher allgemein, daß das Krankenhaus trotz starken Wachstums und trotz enormer äußerer und innerer Modernisierung den Charakter einer Armenanstalt nie ganz abgelegt hat. Das städtische Allgemeine Krankenhaus war – und ist – zu einem gewissen Grad immer Objekt auch der kommunalen Armenfürsorge, Wohlfahrtspflege und – heute – Sozialhilfe, obwohl es sich nicht nur durch seine Zweckbestimmung, sondern auch durch die Zusammensetzung der Patienten nach Geschlecht, Alter, Beruf und Krankheitsspektrum vom traditionellen Hospital/Armenhaus deutlich unterschied.[24]

Wie städtisches Armenwesen, Armenkrankenpflege und eine neue Art, auf absehbare Dauer erkrankte Arme zu versorgen, miteinander verbunden waren, wird über die genannten allgemeinen Beispiele hinaus deutlich, wenn nach besonderen Formen gefragt wird, wie die neuen Krankenhäuser finanziert wurden. Denn bei der Finanzierung des neuen Krankenhauses wurde die Armenfürsorge vielerorts durch verschiedene Formen einer Kranken-Haus-Versicherung ergänzt. Dies wurde durch die Selektion der Krankenhausklientel aus der breiten Armen- oder zumindest von Armut bedrohten Bevölkerung möglich. Gut dokumentierte Beispiele sind das Allgemeine Krankenhaus in München und das Katharinenhospital in Stuttgart.[25] Gesellen- bzw. Dienstboten-Institute als Zwangsversicherungen zumindest bestimmter Gruppen der »labouring poor« zugunsten des örtlichen Krankenhauses sind z.B. auch für den bereits erwähnten Kuristenbau des ehrwürdigen Julius-Spitals in Würzburg[26] oder aus dem Königreich Hannover, hier aus der Stadt Osnabrück, verbürgt.[27] Auch im Großherzogtum Hessen, beispielsweise in Gießen und Darmstadt, wurde der Betrieb der Krankenanstalten zu einem maßgeblichen Teil aus den Beiträgen der Gesellen und Dienstboten finanziert. Ein ähnlicher Weg wurde im Großherzogtum Baden beschritten. Um die finanzielle Belastung für die Krankenpflege zu verringern, erhoben viele Gemeinden von dem begünstigten Personenkreis eine »Soziallast«[28] genannte Sondersteuer, »die in der zwangsweisen Zugehörigkeit ortsfremder Arbeiter zur Krankenversicherung Gestalt erhielt. Mannheim ging hierbei voran, Karlsruhe, Freiburg und Konstanz folgten sogleich«.[29] Es gab einzelne Krankenhäuser, die von der Stadt eigens zur Pflege von Gesellen, Dienstboten etc. errichtet wurden, wie das 1825 eröffnete Städtische Krankenhaus in Guhrau oder das 1863 eröffnete Gesindehospital in (Bad) Ems. Es gab auch Krankenhäuser, die aus einer Handwerkerkrankenhauskasse hervorgingen, wie das 1829 gegründete Handwerkerkrankenhaus in Krefeld.[30] Schließlich gab es Krankenhäuser, die durch Spenden für diese besondere Gruppe eingerichtet wurden, wie das 1854 eröffnete Gesinde- und Handwerksgesellenhospital in Hoechst a.M. In den Beispielen aus Baden, Bayern und Württemberg treten die verschiedenen Kassen als Sicherungsverbände für die örtlichen Krankenhäuser auf. Das Beitragsaufkommen stand ausschließlich der Finanzierung der Krankenhausleistungen zur Verfügung und konnte nicht für Honorare an niedergelassene Ärzte, für Medikamentenkauf in Apotheken oder gar als Krankengeld und damit als Lohnersatz verwendet werden. Dies waren die typischen Leistungen einer »allgemeinen« Krankenversicherung. Insofern waren »Krankenhausversicherungen« ein spezifisches Modell, das dem Krankenhaus einen besonderen Platz in der Armenfürsorge zumaß – ja es in gewissem Sinne sogar aus der allgemeinen Armenfürsorge herauslöste.

Die in Preußen realisierte allgemeine Krankenversicherung stellte eine Alternative dar, in der das Krankenhaus nur eine randständige Rolle spielte. Zwar waren in Preußen Einrichtungen im Sinne der dargestellten Dienstboten-Institute und -Abonnements, Gesellenverbände, Gesellenkrankenkassen, Gesinde-Krankenkassen oder ähnlicher »Krankenhausinstitute« durchaus bekannt.[31] Mit dem ersten Gesetz, das die Gemeinden ermächtigte, »die am Ort beschäftigten ›Gesellen und Gehülfen‹ zum Beitritt zu gewerblichen Unterstützungskassen zu verpflichten«,[32] der Gewerbeordnung von 1845, war jedoch der Weg zur Errichtung »allgemeiner« Kankenkassen vorgezeichnet – dies mit ihrer typischen Beschränkung auf jeweils eine Gemeinde und/oder auf bestimmte Berufsgruppen bzw., im Fall einer nach dieser Gesetzgebung ebenfalls möglichen Fabrikkrankenkasse,[33] auf die Angehörigen des betreffenden Etablissements. Die modifizierenden Gesetze der Folgejahre, besonders das Unterstützungskassengesetz von 1854 und schließlich das Reichsgesetz über die Hilfskassen von 1876, konsolidierten diese Art der Krankenversicherung. Wesentlicher Anlaß dieser Gesetzgebung war die Arbeiterschutzpolitik. Diese Versicherungen wirkten daher in völlig anderer Art auf das Krankenhaus als ein örtlicher Krankenhaussicherungsverband. Zwar sahen die Statuten häufig auch vor, daß kranke Mitglieder ohne Familien- oder sonstige häusliche Unterstützung ins Krankenhaus einzuweisen seien. Doch stand – einerseits den zünftischen Vorläuferinstitutionen folgend, andererseits mit besonderem Blick auf die Armenetats der Gemeinden – der Lohnersatz als Versicherungsleistung im Vordergrund. Die wichtigsten Leistungskomponenten – übrigens nach § 12 des Hilfskassengesetzes alles »Kann-Leistungen« – waren Krankengeld und der Ersatz von Arzthonoraren bzw. der Kosten von Medikamenten. Die Finanzierung eines Krankenhausaufenthalts war eher der Ausnahmefall. Verstärkt wurde die relative Bedeutungslosigkeit des Krankenhauses noch dadurch, daß bis in die 80er Jahre Dienstboten, Heimarbeiter, Tagelöhner und Landarbeiter aus diesen Versicherungen ausgeschlossen blieben.

Für die Krankenhäuser bedeutete dies, daß in Preußen – abgesehen von besonderen, teils ohne Zwang belegten örtlichen Dienstboten-Instituten – nur Teile der »labouring poor« zu einer Krankenversicherung gezwungen wurden. Diese hatte darüber hinaus die Form einer allgemeinen Krankenversicherung und nicht einer Krankenhausversicherung. Deshalb konnten diese Versicherungen nicht die Funktion eines Krankenhaussicherungsverbandes übernehmen, wie das an vielen Orten in Süddeutschland geschah. Die Krankenhausversicherung erlaubte, ein Krankenhaus so zu betreiben, daß der Armenetat nicht zusätzlich belastet wurde, stellte also betriebswirtschaftliche Momente des Krankenhauses und einen möglichst geringen Beitrag des Armenetats zum Krankenhaus in den Vordergrund. Das preußische Modell einer allgemeinen Krankenversicherung zielte weniger auf medizinische Leistungen als auf den Lohnausgleich im Krankheitsfall. Hier standen traditionell-zünftische und armenpolitische Momente im Vordergrund. Der Armenetat wurde zumindest in der offenen Armen- und Armenkrankenpflege entlastet. Dafür wurde den Krankenhäusern ein Teil ihrer Patienten nicht als Selbstzahler bzw. als Mitglieder einer Kranken(haus)versicherung zugeführt, sondern als Klienten der Armenfürsorge. Im preußischen Modell wurden also sowohl das Krankenhaus als auch der Armenetat in der geschlossenen Armenkrankenpflege weniger beachtet: Die betriebswirtschaftliche Bilanz der städtischen Krankenhäuser mußte ständig durch Zuschüsse des Armenhaushalts ausgeglichen werden.

Soziale und sozialrechtliche Antriebskräfte in der Entwicklung des Allgemeinen Krankenhauses

Im Zuge der Industrialisierung veränderte die neue Art der Produktion und ihre Verkehrsformen die Gesundheitsgefahren – teils durch Unfälle auf Wegen und in den Arbeitsstätten, teils durch akut gesundheitsgefährdende Arbeit, teils durch langfristigen körperlichen Verschleiß. Auch wurden Produktion und Handel in immer größeren Industrieagglomerationen zusammengeführt. In Berlin waren 1905 die häufigsten Gründe für einen Krankenhausaufenthalt akute Infektionskrankheiten, dann Unfälle und Verletzungen samt deren Folgen – »ein Beweis, welch grosse Rolle im Strassen- und Industrieleben der modernen Großstadt diese Kategorie von Erkrankungen spielt«.[34] Die Wohnsituation in den Ballungszentren war miserabel und verbesserte sich nur allmählich. Hier wären unmittelbar jene Überlegungen anzuschließen, die bereits seinerzeit in *Krankheit und soziale Lage*[35] angestellt worden sind: Es geht um die Zusammenhänge zwischen Wohnweise, Ernährung und Arbeit bzw. Beruf auf der einen Seite, Krankheiten und Sterblichkeit auf der anderen Seite. Falls jemand erkrankte, war nicht nur seine angemessene Behandlung fraglich, vielmehr gefährdete der Kranke häufig Familie und Nachbarn. Die Gesundheitsgefahren, die große Menschenansammlungen an sich bereits für die Allgemeinheit schaffen, wurden durch die Bedingungen des industriellen Lebens und Arbeitens für besondere Gruppen in spezifischer Weise verschärft. Dies war die Fragestellung einer neuen medizinischen Disziplin, der sogenannten »Sozialhygiene«.[36]

Nimmt man die Zahl der Patienten als einen Hinweis auf den Bedarf, so hat dieser jedenfalls nach 1876 erheblich zugenommen.[37] 1877 wurden in den Allgemeinen Krankenhäusern Deutschlands 406.547 Kranke verpflegt, 1913 waren es bereits 2.435.678 Kranke. Somit erhöhte sich die Zahl der im Krankenhaus Versorgten um fast 500 %. Im gleichen Zeitraum nahm die Zahl der Betten um 282 % zu. Zu berücksichtigen ist, daß sich die Bettenauslastung, die in dieser Zeit sehr niedrig – teilweise unter 60 % – war, deutlich erhöhte. Diese Zahlen können auch in der Weise gedeutet werden, daß das Krankenhaus in der Bevölkerung immer besser angenommen wurde. Als Motive bieten sich der allmähliche Wandel des Krankenhauses von einer Armen- und Isolieranstalt zu einer Heilanstalt, die Fortschritte von Krankenpflege und Medizin, die verschiedenen Formen der Krankenversicherung und vielfältige soziale Gründe in der Alltagswelt der Industriestädte an. Zu denken wäre auch daran, daß Organisation und Erscheinung der Krankenhäuser sich ebenfalls in typischer Weise wandelten: fort von den Bautypen staatlicher Gewalt wie Palast, Gefängnis oder Kaserne hin zu den Bautypen industrieller Großanlagen und industriellen Arbeitsablaufes. Diese waren den Menschen in den Städten zunehmend vertraut. Auch ein neues Verhältnis zur Gesundheit und ein neues Gesundheitsverhalten stellten sich allmählich ein. Allerdings – eine Geschichte des Patienten allgemein und des Krankenhauspatienten insbesondere gibt es bislang nicht.[38]

Die hier nur anzudeutenden sozialen Triebkräfte in der Entwicklung des Krankenhauswesens dürften in allen Industriestaaten in ähnlicher Weise gewirkt haben. Darüber hinaus gibt es spezifische Eigenheiten, die aus der armen- bzw. sozialrechtlichen Situation in Deutschland folgten. Den Einfluß der Armengesetzgebung, namentlich des Unterstützungswohnsitzgesetzes auf das örtliche Krankenhauswesen, faßte Eduard Dietrich, Referent im preußischen Kultusministerium, 1907 so zusammen:

»Die Vorschriften dieses Gesetzes (sc. betr. den Unterstützungswohnsitz, A.L.) haben insofern gerade für die Krankenversorgung außerordentlich wohltuend gewirkt, als sie wesentlich dazu beigetragen haben, den Gemeinden den Bau von Krankenhäusern nahe zu legen. Dadurch wurde die Grundlage für die großartige Entwicklung des Krankenhauswesens und der Krankenversorgung in Anstalten geschaffen, welche unter der Mitwirkung der Arbeiter-Schutzgesetzgebung augenblicklich erreicht ist.«[39]

In diesen Worten deutet sich der wesentliche Wandel von der restriktiven Armenpolitik des Pauperismus zur expansiven Arbeiterpolitik im Sinne der Kaiserlichen Botschaft von 1881 an.[40] Diese neue Arbeiterpolitik wurde von dem Grundgedanken bestimmt, die Arbeiterschaft in die Gesellschaft einzubinden – die allerdings eine obrigkeitsstaatliche Klassengesellschaft war und bleiben sollte. Denn nach Ansicht Bismarcks machte die nach liberalem Denkmuster ausgestaltete restriktive Armenpflege die Bevölkerung gleichgültig gegenüber öffentlichen Einrichtungen des herrschenden Systems. Die private Existenzsicherung der Arbeiter sollte deshalb durch eine staatliche, rechtlich und politisch nicht diskriminierende Sozialpolitik ergänzt werden, die staatsbürgerliche Bindungen schuf. Die neue Sozialpolitik des Reiches sollte sich nicht mittelbar, sondern unmittelbar auswirken und so für die Arbeiter fühlbar werden.

Die deutsche Sozialversicherung wirkte mit allen ihren Zweigen auf den quantitativen und qualitativen Ausbau des Krankenhauswesens.[41] Trotz der schwierigen Rechtslage bezüglich der Behandlung im Krankenhaus hatte die Krankenversicherung von 1883 großen Einfluß auf den Ausbau und die Verbesserung der Krankenhäuser, und zwar in erster Linie auf die Allgemeinen Krankenhäuser in den Städten. Die Unfallversicherung von 1884 wirkte sich vornehmlich auf den Ausbau und die Verbesserung der chirurgischen Abteilungen aus. Medizinisch regte die Unfallversicherung überdies die Entwicklung rehabilitativ-funktioneller Heilverfahren an. Die Alters- und Invalidenversicherung von 1889 schuf nach ihrer Neufassung vom 13. Juli 1899 eine völlig neue und in anderen Industriestaaten in dieser Form unbekannte Krankenfürsorge. Es war dies die vorbeugende Anstaltsbehandlung und das daraus resultierende Heilverfahren bzw. ein entsprechender Bedarf an Heilstätten – so etwa für Lungenkranke, mithin für Tuberkulöse. Organisatorisch firmierten die Heilstätten auf Landes- bzw. in den größeren Ländern auf Provinzialebene und waren üblicherweise nicht in Städten anzutreffen.

Entgegen den in den süddeutschen Staaten entwickelten Modellen der Krankenhausversicherung wirkte das preußische und später deutsche Modell der gesetzlichen Krankenversicherung nur indirekt auf das Krankenhaus. In der Tradition preußischer Vorläufer war das primäre Ziel des »Gesetzes betr. die Krankenversicherung der Arbeiter« von 1883, ökonomische Nachteile durch Krankheiten zu verhüten, und zwar bevor die Arbeiter bzw. die Arbeiterfamilien verarmt waren und dann unweigerlich der örtlichen Armenpflege anheimfielen. Die wirtschaftliche Lage der Arbeiterfamilien sollte im Krankheitsfall verbessert, dadurch zugleich die Last öffentlicher Armenhilfe gemildert werden. Hier wird offenbar, wie Armen- und Arbeiterpolitik in der neuen Sozialpolitik miteinander verbunden waren. Die Arbeiterkrankenversicherung hatte also weniger eine gesundheitspolitische als eine armen- und arbeiterpolitische Stoßrichtung. Im Zentrum der Leistungen der Krankenkassen standen daher keineswegs die ärztliche Hilfe oder gar die Versorgung im Krankenhaus, sondern der Lohnersatz, d.h. das Krankengeld. In der Krankenversicherung stand folglich nicht das gesundheitliche Risiko, sondern der soziale Ausgleich im Vordergrund. Man kann auch sagen, daß sich die Klientel der gesetzlichen Krankenkassen nicht an medizinischen bzw. gesundheitspolitischen, sondern an arbeitsrechtlichen und gesellschaftspolitischen Kriterien orientierte. Das zeigt sich besonders an den unzureichenden Leistungen der Krankenversicherung auf dem Gebiet der Geburtshilfe. Diesen Mangel nicht nur für die sozialversicherten arbeitenden Frauen, sondern vor allem für die Ehefrauen der Arbeiter, die höchstens über eine freiwillige Zusatzversicherung mitversichert waren, hat bis in die 20er Jahre dieses Jahrhunderts immer wieder der Sozialhygieniker Alfons Fischer kritisiert.[42] Es ist dies der maßgebliche Grund dafür, daß sowohl Frauen als auch Kinder und Jugendliche bis 1930, als faktisch die Familienkrankenversicherung eingeführt wurde, im Krankenhaus unterrepräsentiert blieben.[43]

Die Krankenhauspflege war für die Mitglieder der Arbeiterkrankenversicherung lediglich eine »Kann-Leistung« [§ 6 KVG (1892); § 184 RVO (1911)], die die Krankenkassen keineswegs zahlen mußten – und bei jüngeren, schlechter versicherten Mitgliedern auch durchaus verweigerten. Rechtsstreitigkeiten zwischen Krankenhäusern, Krankenkassen und Armenkassen wegen der Kosten einer Krankenhausbehandlung waren an der Tagesordnung.[44] Die Ausgabenanteile der gesetzlichen Krankenkassen für die Krankenhauspflege blieben vor dem Ersten Weltkrieg, außer in den Jahren 1911 (13,1 %) bis 1913 (13,6 %), unter 13 % der Gesamtausgaben.[45] So hatten die Allgemeinen Krankenhäuser in den Gemeinden durch die Arbeiterkrankenversicherung zwar echte Einnahmen. Diese waren aber keineswegs kostendeckend. Die Ausgleichszahlungen durch die Armenkasse dürften besonders in den Regionen hoch gewesen sein, in denen es keine Tradition einer Krankenhausversicherung gegeben hatte. Denn ein sparsamer Haushalt einer örtlichen Krankenkasse und ein ausgeglichener Haushalt eines örtlichen Krankenhauses zogen unweigerlich nach sich, daß der Armenetat der Stadt nach wie vor in erheblichem Umfang für die geschlossene Armenkrankenpflege und damit für den Unterhalt des örtlichen Krankenhauses herangezogen werden mußte. Der Konflikt zwischen der betriebswirtschaftlichen Bilanz des örtlichen Krankenhauses, der Bilanz der Krankenkassen und den Ausgaben für die Krankenhauspflege im Armenetat war besonders heikel für Krankenkassen, die eine Stadt im Sinne der Arbeiterkrankenversicherung zu betreiben hatte. Dies war gegeben bei den »besonderen Ortskrankenkassen«, die die Gemeinden für spezifische Gewerbe bzw. Betriebe errichteten, bei den »allgemeinen Ortskrankenkassen«, die die Gemeinden für alle Gewerbe und Betriebe errichteten, und schließlich bei der »Gemeinde-Krankenversicherung«, die als Auffangbecken für alle diejenigen diente, die in keiner der vorgesehenen Krankenkassen aufgenommen wurden; die Gemeinde-Krankenversicherung ging faktisch aus der Armenkrankenkasse hervor.[46]

Unter dem Aspekt der oben vorgestellten alternierenden Modelle einer Krankenversicherung versus einer Krankenhausversicherung hat die Krankenversicherung in der deutschen Sozialgesetzgebung den Sieg davongetragen. Dies wurde damit erkauft, daß zunächst sowohl die Beziehungen von Versicherten zu Krankenhäusern als auch von Krankenhäusern zu Krankenkassen nicht geklärt und daher durch endlose Streitereien geprägt waren. Letztlich schlagen die Konsequenzen dieser Regelung bis zum sogenannten »Krankenhausfinanzierungsgesetz« von 1972, und wenn man die nach wie vor unklare Lage der Krankenhäuser in der Gesundheits-Struktur-Reform sieht, bis in die Diskussion unserer Zeit durch.[47]

Stadt und Krankenhaus, Medizin und Krankenpflege

Staatliche Medizin, Krankenpflege, »Medicinische Reform« und das frühe moderne Krankenhaus

Die theoretische Medizin entwickelte sich im 18. Jahrhundert auf die modernen Naturwissenschaften hin. Naturwissenschaftliche Physiologie, Physik und Chemie wurden die Leitwissenschaften, nach denen klinische Symptome erklärt wurden. Aber praktische Folgen für die klinische Medizin blieben weitgehend aus. So änderte sich an der Situation der praktischen Medizin bis weit in das 19. Jahrhundert hinein nur wenig. Die fortschrittliche Medizin der Zeit war eine Disziplin der (Grundlagen-)Forschung und der Lehre, weniger der Praxis. In die ärztliche Alltagspraxis drangen zwar allmählich moderne diagnostische Methoden wie Auskultation und Perkussion ein. Die Therapie blieb aber bis weit in das 19. Jahrhundert hinein traditionellen Konzepten und Methoden verhaftet. Auf die innere Organisation oder die äußere Gestalt des Krankenhauses wirkte diese Art der Medizin nicht. Der Einfluß der Medizin auf das Allgemeine Krankenhaus muß deshalb während der ersten zwei Drittel des 19. Jahrhunderts auf anderen Wegen als der uns vertrauten individual therapeutisch ausgerichteten naturwissenschaftlichen Medizin erfolgt sein.

Hier ist zunächst an sanitätspolizeiliche Vorschriften zu denken. Die Städte waren nach den gesetzlichen Grundlagen staatlicher Seuchenabwehr verpflichtet, im Notfall Isolationsmöglichkeiten in ausreichender Zahl bereitzuhalten. Nach den berühmten preußischen »Sanitätspolizeilichen Vorschriften (Regulativ) bei ansteckenden Krankheiten« vom 8. August 1835 – hier z.B. die §§ 6 (4), 16, 24, 38, 46, 67, 76 etc. – sollten chronisch infektiöse, und zwar insbesondere Krätze- und Syphiliskranke, für längere Zeit abgesondert werden können; im Falle akuter Epidemien – wie etwa von Cholera, Typhus, (»bößartiger«) Ruhr oder Pocken – galt es, im Bedarfsfall auch eine größere Zahl erkrankter oder krankheitsverdächtiger Personen rasch zu isolieren. Dieses Regulativ geht auf die erste große Cholera-Epidemie in Europa in den Jahren 1831/32 zurück. Die klassische Methode staatlicher Seuchenabwehr, der mit staatlichen Herrschaftsmitteln – also u.a. mit militärischen Postenketten – aufgestellte Seuchen-Cordon, hatte gegen die Cholera offensichtlich völlig versagt. So wurde eine spezifischere Form der Isolation entwickelt: im Haus der Erkrankten und – bei besonders gefährlichen Seuchen – in größeren, von den Gemeinden vorzuhaltenden Isolationsmöglichkeiten, etwa in schnellstmöglich verfügbaren Seuchenlazaretten oder eben in geeigneten Krankenhäusern.

Nach einem Urteil des Preußischen Oberverwaltungsgerichts vom 6. Januar 1894 waren die Gemeinden jedoch nicht verpflichtet, Krankenanstalten bereit zu halten.[48] Tatsächlich offenbart das Datum dieses Gerichtsurteils zweierlei: Zunächst einmal wird deutlich, welche Bedeutung das Sanitäts-Regulativ über das gesamte 19. Jahrhundert hinweg in der Auseinandersetzung zwischen den Städten und der staatlichen Medizinalverwaltung gehabt hat. Des weiteren steht der Rechtsstreit im Zusammenhang mit der Cholera-Epidemie von 1892/93 in Hamburg. Die Gemeinde Freilautern im Saarland war vom Landrat veranlaßt worden, Isoliermöglichkeiten für fünf Cholerakranke einzurichten. In dem nachfolgenden Rechtsstreit zwischen dem Kreislandrat und dem Regierungspräsidenten kam der oberste Verwaltungsgerichtshof Preußens zu einem Urteil, in dem umfassend geklärt wurde, unter welchen Bedingungen Gemeinden Krankenhäuser errichten bzw. Krankenhauspflege gewähren mußten:

»Die Gemeinde ist zweifellos verpflichtet, für die durch Krankheit Hülfsbedürftigen im Wege der Armenfürsorge, und auch für die plötzlich erkrankten Fremden, selbst wenn sie nicht arm sind, Unterkommen zu beschaffen bzw. im letzteren Falle der Polizei die Geldmittel zu gewähren; sie ist aber in der Regel und allgemein nicht verpflichtet, zu diesem Behufe Krankenanstalten etc. bereit zu halten. Solche gehören im Allgemeinen zu den Wohlfahrtseinrichtungen, die – wie Markthallen, Bade-, Wasch-, Gas-Anstalten – von den Gemeinden freiwillig errichtet und unterhalten werden, zu deren Errichtung aber keine erzwingbare Pflicht besteht (vergl. Entsch. Bd. VII S. 359), vielmehr durch den Entwurf des Reichsseuchengesetzes (§ 21) erst neu begründet werden sollte. Zur Zeit kann deren Errichtung nur ausnahmsweise zu einer ortspolizeilichen Nothwendigkeit und zugleich zu einer gesetzlichen Pflicht der Gemeinden werden; so insbesondere im Falle des oben angezogenen § 24 des Regulativs vom 8. August 1835« – eben dazu heißt es weiter oben: »(...) besteht für die Gemeinden allerdings die Pflicht, die Kosten, welche durch die Bekämpfung und Beschränkung der Seuchen innerhalb der Orte oder durch die hierzu erforderlichen Einrichtungen entstehen, zu bestreiten, daher insbesondere nach §§ 7 und 24 des Regulativs vom 8. August 1835 auch die Pflicht, »bei Annäherung der Cholera für die Einrichtung zweckmässiger, nicht zu entfernt gelegener Krankenanstalten u.s.w. die Mittel zu beschaffen.«[49]

Die Choleraepidemie in Hamburg hatten die Regierungen allerorts zum Anlaß genommen, die seuchenhygienischen Maßnahmen der Städte erneut zu überprüfen[50] und gegebenenfalls auf die Situation im kommunalen Krankenhauswesen Einfluß zu nehmen. Sanitätspolizeiliche Bestimmungen, die für die Kommunen zwar keine unmittelbare Pflicht begründeten, Krankenhäuser einzurichten, ihnen dies aber im Falle von überregionalen Seuchen deutlich nahelegten, lassen sich nicht nur in Preußen, sondern in der Gesetzgebung zahlreicher deutscher Staaten aus der ersten Hälfte des 19. Jahrhunderts finden. Dies hängt damit zusammen, daß das Preußische Regulativ von 1835 vielen anderen deutschen Staaten als Vorbild diente.

Demzufolge verschafften während des ganzen 19. Jahrhunderts vor allem die zwar staatlich festgelegten, aber in der kommunalen Peripherie durchzuführenden Vorschriften sanitätspolizeilicher Isolierung den Regierungen erheblichen Einfluß auf das Krankenhauswesen der Städte. Dies geschah im Zusammenwirken mit den jeweils »skandalisierten« Seuchenzügen. Dazu zählte keineswegs ausschließlich, aber besonders wirksam die asiatische Cholera. Die Angst vor der Cholera – Abwehrmaßnahmen wurden schon bei fernem Aufflackern der Seuche überprüft, vorbereitet und verbessert – und der örtliche Einfluß der Regierungs-Medizinalräte müssen als sehr wirksam angesehen werden. Auch Krankenhausgründungen, die in beträchtlichem Zeitraum nach einer tatsächlichen oder auch nur drohenden Epidemie erfolgten, sollten daher auf ihren möglichen Zusammenhang mit der Cholera hin betrachtet werden.[51] Selbst wenn die Cholera die fernen Küsten eines europäischen Landes erreichte – wie etwa zu Anfang der fünften Cholera-Pandemie – wurden die Regierungen bereits tätig. So geht die Gründung des Augusta-Krankenhauses, des zweiten Städtischen Krankenhauses in Köln (eröffnet 1888), auf die Cholera zurück, die an den Mittelmeerküsten grassierte.[52] Dieselbe Epidemie beschleunigte den Bau des neuen städtischen Krankenhauses in Hamburg-Eppendorf. Die Hamburger Cholera-Epidemie 1892/93 veranlaßte wahrscheinlich alle unteren Regierungsbehörden in Deutschland, die Isolationsmöglichkeiten vor Ort zu prüfen. In Düsseldorf führte dies dazu, daß die Stadt gezwungen wurde, endlich ein eigenes städtisches Krankenhaus einzurichten. Für Düsseldorf ist darüber hinaus festzustellen, daß sämtliche Krankenhausbauten nach dem 1832 eröffneten Krankenhaus der Barmherzigen Schwestern, dem ersten wirklichen frühmodernen Krankenhaus der Stadt, durch Cholera-Epidemien beeinflußt wurden. Die Städte ergriffen auch selbständig die Initiative.[53] Denn die Cholera hing, so mußte man erkennen, wiederum eng mit der örtlichen Armut zusammen. Die Cholera setzte sich vor allem in den armen, sanitär meist zurückgebliebenen Stadtvierteln fest und breitete sich von dort über die Stadt aus. Die prophylaktische Isolation im örtlichen Krankenhaus diente dazu, die Stadt vor dieser allgemeinen Ansteckungsgefahr zu bewahren. Zugleich eröffneten diese Maßnahmen Wege, unter dem Begriff einer öffentlichen Gesundheit ordnend in die Armenviertel einzugreifen.[54] Auch An-, Um- und Neubauten vorhandener Krankenhäuser gehen auf den einschlägigen Einfluß der staatlichen Regierungen zurück. Aus Hilfsspitälern, die für Seuchenfälle vorgesehen waren, konnten später Allgemeine Krankenhäuser entstehen. Das bekannteste Beispiel dürfte das Städtische Krankenhaus Moabit sein, das 1873 als »Epidemiehaus« eröffnet wurde. Ausschlaggebend waren hier die Pocken, die neben der Cholera als rasant verlaufende und überregional bedrohliche Seuche eine bedeutende Rolle spielten. Bereits 1833 war das städtische Krankenhaus in Magdeburg als Pockenhaus eingerichtet worden, 1862 wurde wegen wiederholter lokaler Epidemien in Köln ein Pockenlazarett erbaut, 1866 und 1884 wurden in Aachen vom Marienhospital gesonderte Isolationshäuser eingerichtet. Die berüchtigte Pockenepidemie im Anschluß an den deutsch-französischen Krieg 1870/71 führte in Deutschland zu einer Welle neuer Isolierkrankenhäuser oder -abteilungen. Neben dem bereits erwähnten »Epidemiehaus« in Moabit sollen nur einige wenige Beispiele genannt werden, so etwa die sogenannte »Kontagienbaracke« 1874 in Görlitz oder das Städtische Blatternhaus 1873 in Hannover. Krankenhäuser, Krankenhausabteilungen oder abgesonderte Krankenstuben für Syphilis- und Krätzekranke gehörten im frühmodernen Hospital zum Standard. Auf Beispiele kann daher verzichtet werden.

Die Medizin hat also in den ersten Jahrzehnten des 19. Jahrhunderts vornehmlich im Sinne präventiver staatsmedizinisch-öffentlicher Eingriffe auf das Allgemeine Krankenhaus gewirkt. Haben dennoch auch medizinisch-therapeutische Kräfte im weiteren Sinne das frühmoderne Krankenhaus beeinflußt? Hier ist nicht die Medizin, sondern die Krankenpflege der wesentliche Faktor.[55] In der Folge der Französischen Revolution und der Napoleonischen Kriege waren auch in weiten Teilen Deutschlands alle Orden und ordensähnlichen Gemeinschaften aufgehoben worden, die keinen öffentlichen Zwecken dienten. Als solche galten Unterricht und Krankenpflege. Diese Zwangsmaßnahme trug maßgeblich dazu bei, daß die Krankenpflege als kirchliche Aufgabe Auftrieb erhielt. Die alten Pflegeorden mußten sich den neuen staatlichen und städtischen Gegebenheiten angleichen. Als 1807 in Frankreich die Krankenpflegeorden wieder zugelassen wurden, konnten sich die französischen Krankenpflegeorden – zumindest aber das Mutterhaussystem – auch in Deutschland ausbreiten. Abgesehen von Vorläufern, wie etwa die bereits 1808 gegründete Kongregation der Klemensschwestern in Münster,[56] lebte in Deutschland der katholische Caritasgedanke wieder auf. Die in der ersten Jahrhunderthälfte zahlreich entstehenden katholischen Krankenpflegeorden waren zugleich eine unmittelbare Reaktion auf den Pauperismus.[57] Die Reform der katholischen Krankenpflege strahlte wiederum auf die evangelische Kirche aus: Im bewußten Rückgriff auf den altchristlichen Gedanken der Diakonie und eingebunden in den neuen Gedanken der »Inneren Mission« entstand auch eine moderne evangelische Krankenpflege.

In der ersten großen Gründungswelle städtischer Krankenhäuser seit dem frühen 19. Jahrhundert schlossen die meisten Städte für ihre Krankenanstalten früher oder später, manchmal erst nach jahrzehntelangen schlechten Erfahrungen mit traditionellen, fachlich unqualifizierten Pflegeorden oder weltlichen Krankenwärtern, Verträge mit einem der neuen katholischen Schwesternorden. Ab den 40er Jahren traten ihnen die evangelischen Diakonissen zur Seite. Erst seit den späten 60er Jahren boten neben den religiös geprägten Krankenschwestern die weltlichen Rot-Kreuz-Schwestern qualifizierte Dienste an. Nur diese Krankenpflegerinnen garantierten das »saubere Bett« und die angemessene Ernährung. Die medizinisch-therapeutischen Leistungen des frühmodernen Krankenhauses blieben – dem Entwicklungsstand der inneren Medizin entsprechend –

bis in die 70er Jahre hinein physikalisch-diätetisch. An vielen Orten ist nachzuvollziehen, daß erst ab dem Zeitpunkt, als es gelang, qualifizierte Ordensschwestern anzuwerben, eine Anstalt eindeutig den Charakter eines »Krankenhauses für heilbare Kranke« annahm. Als Beispiele seien das Klemenshospital in Münster, das Marienhospital und seine Vorläufer in Aachen, das frühe Bürgerspital in Köln, das Allgemeine städtische Krankenhaus in München in seinen ersten Jahren genannt.[58] Während der ersten Jahrzehnte des 19. Jahrhunderts war es für eine Stadt, die ein Krankenhaus errichten wollte, insofern weniger wichtig, ob Ärzte zu finden waren, die eine Anstalt betreuten. Ausschlaggebend war vielmehr, qualifizierte Krankenschwestern zu verpflichten – und das waren bis in die 70er Jahre christliche Krankenschwestern.

Der Einfluß der Medizin auf das Krankenhaus ist um die Mitte des 19. Jahrhunderts schließlich aus einem Blickwinkel zu sehen, der über die theoretische und praktische therapiegerichtete Medizin bzw. Krankenpflege hinausgeht. Die Ärzte aus der Ära der »Medicinischen Reform« – die Ärzte also, die gleichsam die medizinische Avantgarde der bürgerlichen Revolution von 1848/49 darstellten – kümmerten sich, nachdem sie sich von Revolutionären zu Reformern gewandelt hatten, in besonderer Weise um das Krankenhauswesen. Im Denken dieser Ärzte vereinten sich in den 60er und 70er Jahren der politisch-radikalliberale Anspruch, der philanthropische Blick auf die Armen und die neue Experimentalhygiene. »Krankenhäuser sind Anstalten, welche zur Heilung solcher Kranken bestimmt sind, die sich zur Zeit in ungünstigen Wohn- und Wartungsverhältnissen, eventuell auch in ungünstigen Nahrungs- und Kleidungsverhältnissen befinden«, so Louis Pappenheim in der 1. Auflage seines »Handbuchs der Sanitäts-Polizei« 1859.[59] Alois Geigel, der sich besonders mit dem Verhältnis von Armut und Krankheit beschäftigte, sah »bestimmter und individuell ausgeprägter als irgend eine Form socialen Lebens« im Krankenhaus den »Typus einer Oeffentlichen, zeitlich und räumlich eng verbundenen Gesellschafts-Einheit, an welcher (...) die Existenz einer Oeffentlichen Gesundheit und Störungen derselben (...) deutlich sich erkennen lassen«.[60] Das Krankenhaus wurde – neben dem Militär[61] – zu einem Mikrokosmos der Gesundheitsverhältnisse der Industriestädte und Industrieregionen, wie sie die in den 60er und 70er Jahren aufkommende Bewegung der »Öffentlichen Gesundheitspflege« in den Mittelpunkt ihrer Bestrebungen stellte. Die herausragende Figur dieser besonderen medizinischen Sicht des Krankenhauses ist Rudolf Virchow, der theoretisch wie praktisch sowohl das Krankenhauswesen und die Krankenpflege allgemein als auch das örtliche Krankenhauswesen in Berlin maßgeblich beeinflußte.[62] Virchow meinte, es sei »mehr die Aufgabe der praktischen Wissenschaft, die Hospitäler für Verwundete und Gebärende zu beseitigen als zu erweitern«.[63] Späterhin stellte er den Gedanken der Krankenpflege im Krankenhaus in den Vordergrund. Adolf Gottstein resümiert die Phase des frühmodernen Krankenhauses:

»Die frühen Krankenhäuser waren ausschließlich Krankenpflegeanstalten. (...) Rudolf Virchow hat sich überhaupt niemals von dieser Auffassung freigemacht; für ihn diente das Krankenhaus nach seinen eigenen Worten zunächst zur Pflege der Kranken, sodann für die praktische Ausbildung von Ärzten, endlich für die Pflege und Erweiterung der Wissenschaften.«[64]

Ein patriarchalischer Blick auf die Armut, die Verantwortung der Gesellschaft und insbesondere der Städte für die »öffentliche Gesundheit« und die Frage, wie diese Krankenhäuser medizinisch-hygienisch und zugleich ökonomisch sinnvoll gebaut werden könnten, vereinten sich hier zu einer besonderen Sicht des Krankenhauses, die schließlich Ende der 60er Jahre zum Konzept der Pavillon-Krankenhäuser führte.[65] Ein Zeichen dieser neuen Sicht war, daß das örtliche Krankenhaus in gesundheitspolitisch aktiven Städten nach und nach von der Verantwortung der Armenkommission in die Verantwortung der Sanitäts- und der Gesundheitskommission überging. Trotz dieser für das Krankenhauswesen insgesamt förderlichen Entwicklung ist das frühmoderne Krankenhaus jedoch eher zurückhaltend zu kennzeichnen: Das frühmoderne Krankenhaus war weniger eine von den Städten gewollte und aktiv betriebene als eine notwendige, von übergeordneten seuchen- und armenrechtlichen Gegebenheiten veranlaßte Einrichtung; das frühmoderne Krankenhaus diente in erster Linie der Krankenpflege und war ausschließlich für arme Kranke bestimmt.

Die moderne naturwissenschaftliche Medizin und das Allgemeine Krankenhaus

Die naturwissenschaftliche Medizin wirkte sich seit der Mitte des 19. Jahrhunderts allmählich auf neue Verfahren und Organisationsformen ärztlicher Praxis aus. Neben der in den 40er Jahren eher zufällig entdeckten Anästhesie sind zu nennen: die Ende der 60er Jahre entwickelte Antisepsis, vor allem aber seit Ende der 80er Jahre die Asepsis, die die Chirurgie auf eine völlig neue Basis stellte, mit der gezielten Isolierung infektiös Erkrankter aber auch die Medizinische Klinik stark beeinflußte. Technische Entwicklungen im Bereich der Chirurgie, der Diagnostik und der internistischen Therapie kamen hinzu. Musterbeispiel ist der Röntgenapparat, der nach der Entdeckung der X-Strahlen im Jahre 1895 erstaunlich rasch zur Standardausstattung der Krankenhäuser wurde. Keineswegs zu unterschätzen sind die Erkenntnisse der experimentellen Hygiene, die ab den 60er Jahren nach und nach die Lebensbedingungen wissenschaftlich durchleuteten und auf deren Gestaltung zu wirken begannen. Jetzt jedenfalls erforderte die moderne Medizin Maßnahmen, die erhebliche organisatorische und bauliche Änderungen auch des Allgemeinen Krankenhauses nach sich zogen.[66]

Diese Entwicklungsmomente müssen bei näherem Zusehen jedoch differenziert werden. Medizinische Neuerungen breiteten sich nur allmählich von Universitätsstädten und -kliniken in die Peripherie der Allgemeinkrankenhäuser aus. In der Chirurgie galt das Problem der Wundinfektionen bis in die 70er Jahre als so schwierig, daß führende Chirurgen außerhalb der Krankenhäuser in ihren Privatpraxen oder in der Wohnung des Patienten operierten.[67] Die durchaus zweifelhaften Ergebnisse der Antisepsis nach Joseph Lister führten dazu, daß die hygienische Situation in den Krankenhäusern und die Technik der Wundbehandlung insgesamt überdacht wurden. Auch trieben neue operative Methoden – wie etwa die Tracheotomie und Intubation bei Kehlkopfdiphtherie, die meist verzweifelt-heroische Maßnahmen darstellten, – gefährdete Patienten ins Krankenhaus. Erst in den ausgehenden 80er und frühen 90er Jahren wurde die Frage der Wundinfektion durch die Bakteriologie prinzipiell gelöst. In der Chirurgie setzte sich sowohl im operativen wie im organisatorischen und im pflegerischen Bereich ein neuer Standard durch. Dieser neue hygienisch-bakteriologische Standard wurde in modernen, für die damalige Zeit unglaublich aufwendigen Krankenhausneubauten realisiert. So wurde die Chirurgie Ausgang des 19. Jahrhunderts – aber auch erst dann – zum Aushängeschild des modernen Allgemeinen Krankenhauses.

Noch problematischer ist der Beitrag der modernen inneren Medizin auf die Entwicklung des Krankenhauses einzuschätzen. Fiebermessungen und Injektionen waren in den 50er und 60er Jahren eingeführt worden. Sie galten als so aufwendig, daß sie nur im Krankenhaus durchgeführt werden konnten. Ein epochales Ereignis stellte die Serumtherapie der Diphtherie nach Emil Behring und Shibasaburo Kitasato im Jahre 1890 dar. Gleichwohl zeigte sich auch hier, daß diese – bei durchaus fraglichem Erfolg – auf wenige Zentren beschränkt blieb.[68] Immerhin handelte es sich um eine für die Krankenhausmedizin richtungsweisende Entwicklung: diese Art moderner pharmakologischer Therapie konnte nur im Krankenhaus durchgeführt werden. Ähnliches gilt für die Arzneimittel gegen Fieber und Schmerzen, die in dieser Zeit entdeckt und in den Krankenhäusern erprobt wurden.

Zu beachten ist schließlich, daß sich die Haltung sowohl gegenüber den chronisch Infizierten wie gegenüber den Epidemieopfern wandelte. Den Geschlechtskrankheiten wurde allmählich der Status einer normalen Krankheit zugeschrieben. Die Reaktion nach August von Wassermann u.a. schuf 1906 diagnostische Klarheit, Paul Ehrlichs und Sahachiro Hatas Salvarsan eröffnete 1909 eine Therapie der akuten Phase der Syphilis. Typhus-Kranke, Typhus-Verdächtige und die – erst jetzt entdeckten – gesunden Keimträger wurden nach der südwestdeutschen Kampagne Robert Kochs gegen den Typhus 1904 ff. und der daraufhin eingerichteten permanenten Seuchenüberwachung durch Medizinaluntersuchungsämter zunächst im Krankenhaus isoliert und dann systematisch überwacht. Insgesamt war mit den Entdeckungen der Mikrobiologie und Bakteriologie die Isolation nach spezifischen Infektionskrankheiten propagiert worden, so daß entsprechende bauliche und organisatorische Maßnahmen im Krankenhaus erforderlich wurden.

Jedenfalls trat die naturwissenschaftlich-individualtherapeutische Medizin im Krankenhaus immer weiter in den Vordergrund, um schließlich das Bild des modernen Krankenhauses gänzlich zu bestimmen. Bei allen wissenschaftlichen, organisatorischen und klinisch-ärztlichen Entwicklungen in der Gesundheitssicherung ist die gesetzliche Pflicht der Gemeinden, Einrichtungen bereit zu halten, um gemeingefährliche und ansteckende Krankheiten zu bekämpfen, auch in späteren Regelungen auf der Ebene der Einzelstaaten und des Reiches fortgeführt worden. So war nach § 14 Abs. 2 des Reichsgesetzes zur Bekämpfung gemeingefährlicher Krankheiten (Aussatz, Cholera, Fleckfieber, Gelbfieber, Pest, Pocken) vom 30. Juni 1900 vorgesehen, daß Kranke in ein geeignetes Krankenhaus überführt werden konnten. Nach § 23 dieses Gesetzes konnte die Landesbehörde die Gemeinden dazu anhalten, die entsprechenden Einrichtungen zu treffen. Ähnlich regelte das Preußische Gesetz über Bekämpfung übertragbarer Krankheiten vom 28. August 1905 (Diphtherie, Genickstarre, Ruhr, Scharlach, Typhus etc.) in § 29, daß die Gemeinden verpflichtet seien, die erforderlichen Einrichtungen zu treffen. In den Ausführungsbestimmungen des Gesetzes wurde es der Kommunalaufsichtsbehörde zur Pflicht gemacht, dafür zu sorgen, daß der Bedarf an Unterkünften sichergestellt war. Krankenhausbetten bzw. Krankenhäuser mußten also gegebenenfalls in ausreichender Zahl bereit stehen. In der Dienstanweisung aus dem Jahre 1909 wurde den preußischen Kreisärzten zu Pflicht gemacht, notfalls sowohl für die Kranken wie für die Krankheitsverdächtigen entsprechende Räume sicherzustellen.

Kommunale Leistungsverwaltung und das Allgemeine Krankenhaus

Das Allgemeine Krankenhaus als Teil der »volkshygienischen Aufgaben der Städte«

Das Krankenhaus in der Armenpflege, das Krankenhaus in der Seuchenprophylaxe, das Krankenhaus als Anstalt, armen Kranken ausreichende Kost und Ruhe zu gewähren – alle drei mußten aus der Sicht der Städte vorgegebene und damit restriktive Bedingungen sein. So ergibt sich der Eindruck, daß die Städte – und hier vor allem die Stadtverwaltungen – bis weit in die Mitte des 19. Jahrhunderts eher die Gedrängten als die Handelnden waren, wenn es darum ging, städtische Krankenhäuser zu errichten. Trotzdem wurden seit den 40er Jahren des 19. Jahrhunderts in vielen Städten Krankenanstalten entweder auf altem Hospitalgrund errichtet oder völlig neu gebaut. Als bedeutende städtische Krankenhausgründungen in der Mitte des 19. Jahrhunderts sind das Städtische Krankenhaus in Nürnberg (1845), der Neubau eines allgemeinen Krankenhauses auf uraltem christlichem und altem Hospitalgelände, das Bürgerspital in Köln (1847), das städtische allgemeine Krankenhaus in Bremen (1851) oder das städtische Hauptkrankenhaus in Augsburg (1859) zu nennen. Diese Krankenhäuser stellten zugleich das Ende einer Ära dar, in der ein historisierender, vornehmlich nichtmedizinische Zwecke repräsentierender Baustil verfolgt wurde.

Die Blütezeit der deutschen Städte von ca. 1870 bis 1920 ist durch eine – bewußt wahrgenommene – Autonomie gekennzeichnet. »Die Gemeinde besitzt die Totalität des Wirkungskreises oder die Allzuständigkeit«.[69] Die Selbstverwaltungsangelegenheiten wurden großzügig interpretiert. So konnten sich die kommunalen Leistungen während dieser Zeit in geradezu ausufernder Weise entfalten.[70] Die Gründe für diese Entwicklung waren vielfältig. Zunächst dürften die Hochindustrialisierung und der vollends nach der Gründung des zweiten Kaiserreichs entstandene einheitliche Wirtschaftsraum maßgeblich gewesen sein; ferner – und dies sollte nicht unterschätzt werden – herrschte in den Städten der 70er und 80er Jahre das liberale Bürgertum der Revolutionszeit. Die alte Konkurrenz zwischen den Städten fand im Umbau der kommunalen Verwaltungen und im Ausbau der kommunalen Leistungen ein neues Feld. Zur Konkurrenz der Städte untereinander trat die Konkurrenz zwischen Städten, Staat und Reich. Diese spielte – wie an der Entwicklung der Assanierung zu sehen ist – in der Phase der kommunal bestimmten öffentlichen Gesundheitspflege eine bedeutende Rolle.[71] Die kommunalen Aktivitäten wurden seinerzeit unter den Begriffen des »Gemeinde-« oder »Munizipalsozialismus« gefaßt. Sie stellen den Übergang zur kommunalen »Leistungsverwaltung« dar.[72]

Wirkte sich die Allzuständigkeit »von der Wohlfahrt des Ganzen bis zu den materiellen Interessen und der geistigen Entwicklung des Einzelnen«[73] auch auf die Entwicklung des modernen Krankenhauses in der Stadt aus? Dies läßt sich zumindest auf normativer Ebene an Hugo Lindemanns richtungsweisendem Buch *Die deutsche Städteverwaltung* aus dem Jahre 1906 (unter dem Pseudonym C. Hugo bereits 1901 veröffentlicht) verfolgen:[74]

»Sehr verschiedene Momente, nicht nur solche rein medizinischer Natur, haben in den letzten Jahrzehnten daraufhin gewirkt, das Krankenhaus in den Vordergrund der öffentlichen Tätigkeit zu stellen, soweit diese die Bekämpfung der Krankheiten sich zur Aufgabe macht«.

Wichtigste Pflicht sei daher, den Krankenanstalten »alles zu nehmen, was ihnen den Chrakter von Armenanstalten geben könnte«.[75] Der erste Schritt hierzu sei, falls noch nicht geschehen, die Krankenhäuser aus der Zuständigkeit der Armendeputationen zu lösen und eigene Deputationen für das Krankenhaus einzurichten. Zumindest sollten die Krankenhäuser an die Deputation für öffentliche Gesundheitspflege überwiesen werden. Die städtischen Krankenanstalten müßten so eingerichtet sein, »daß die wenig Bemittelten sie in Anspruch nehmen können«.[76] Erst wenn die Krankenhäuser allen Bürgern der Stadt offen stünden, gewönnen sie den Charakter öffentlicher Wohltätigkeitsanstalten. Voraussetzung sei, daß die Verpflegungssätze sänken.

Die Frage, das Krankenhaus für alle Bürger – und hier insbesondere für den Mittelstand – zu öffnen, wurde um die Jahrhundertwende ausführlich diskutiert. Allerdings wollte die neue Krankenhausklientel keineswegs mit denjenigen Umständen in Berührung kommen, die an die Vergangenheit des Krankenhauses als Einrichtung der Armenpflege und der staatlichen Seuchenprophylaxe erinnerten. Friedrich Jessen schrieb 1904 unter dem Titel *Soziale Krankenpflege in Krankenhäusern*:

»Für Arme und Angehörige der sozialpolitischen Versicherung ist also in größtem Maße Krankenhauspflege bereit. Auch Wohlhabende können sie sich jederzeit verschaffen. *Aber – die Angehörigen des Mittelstandes entbehren, wie überhaupt der Hilfe in Notlagen des Lebens, so auch der Möglichkeit einer entsprechenden Krankenhauspflege*, (im Original gesperrt) da sie Kostgängerpreise nicht zahlen können und der Aufenthalt in den Sälen der allgemeinen Verpflegungsklasse ihnen nicht zusagen kann.«[77]

Als erste und vorbildliche Krankenanstalt in Deutschland, die den Anspruch eines jeden Bürgers auf ein angemessenes Krankenhaus verwirklicht hatte, galten die 1907 eröffneten, aufwendigen »Allgemeinen Städtischen Krankenanstalten und Akademie für praktische Medizin« der Stadt Düsseldorf.[78] Die Art, in der die Gesellschaft geschichtet war, bildete sich – nach heftigen Diskussionen – allmählich auch in den Versorgungsklassen des Krankenhauses ab.[79] Der Wandel in der beabsichtigten und dann wohl auch tatsächlichen Klientel des Krankenhauses von armen Kranken zu allen Bürgern der Stadt stellt – neben der naturwissenschaftlich-individualtherapeutischen Medizin – einen weiteren Schritt vom frühmodernen zum modernen Krankenhaus dar. Das kommunale Krankenhauswesen avancierte damit ebenso wie eine Generation zuvor die öffentliche Gesundheitspflege zu einem selbstverständlichen Bestandteil kommunaler Leistungen.[80]

Insgesamt stieg die Anzahl der Allgemeinen Krankenhäuser in Deutschland von 1.985 mit 75.702 Betten im Jahre 1876 auf 4.109 mit 289.050 Betten im Jahr 1913.[81] Die wesentliche Phase des Ausbaus lag in den beiden Jahrzehnten um die Jahrhundertwende. Große Städte, die das örtliche Krankenhaus bislang abwartend betrachteten, holten auf. Dies gilt vor allem für diejenigen Städte, in denen staatliche Krankenhäuser bestanden hatten. In Berlin wurde mit dem Krankenhaus »Im Friedrichshain« 1874 das erste städtische Krankenhaus errichtet, es folgte das städtische »Barackenlazarett Moabit«, das sich nach einem Ratsbeschluß ab 1875 allmählich von einem Isolationskrankenhaus zu einem Allgemeinen Krankenhaus wandelte, und 1889 das städtische Krankenhaus »Am Urban«. Auch bildhaft zeigte sich das neue Verhältnis der Städte zu *ihrem* Krankenhaus. Die städtischen Krankenhäuser wurden zu einem Mittel städtischer Selbstdarstellung. In vielen großen und mittleren Städten errichtete man um die Jahrhundertwende bereits eine zweite, bisweilen sogar eine dritte Generation städtischer Krankenanstalten – so etwa 1873 in Dresden, 1888 in Hamburg, 1892 in Ludwigshafen, 1897 in Nürnberg, 1908 in Aachen und in Köln. Diese Krankenanstalten hatten – wie das neue Allgemeine Krankenhaus in Hamburg-Eppendorf oder das Rudolf-Virchow-Krankenhaus in Berlin, 1906 als viertes städtisches Krankenhaus eröffnet, und viele andere Krankenhäuser zeigen – geradezu enorme Ausmaße und boten neben der medizinisch-hygienisch begründeten Bauweise Elemente, mit denen die Städte ihre Leistungskraft auch auf diesem Feld nach außen demonstrierten. Krankenanstalten dienten jetzt durchaus auch der Repräsentation städtischen Selbstbewußtseins.[82]

Die Allgemeinen Krankenhäuser und die kommunalen Lasten bis zum Ersten Weltkrieg

Das kommunale Krankenhauswesen auszubauen, erforderte enorme Finanzen. Die Kosten für das kommunale Krankenhauswesen bestanden aus den einmaligen Ausgaben für Bau und Einrichtung und aus den laufenden Zuschüssen für den täglichen Betrieb der Krankenhäuser. Um wenigstens die Dimensionen anzudeuten, seien einige Beispiele angeführt. Von dem Anleihevolumen, das 22 Großstädte in den Jahren 1904 bis 1906 aufnahmen, waren 11,5 % für den Bau von Heil- und Pflegeanstalten bestimmt; für die acht einwohnerreichsten Städte Preußens lagen diese Ausgaben bei 14,2 %.[83] Der Investitionsbedarf pro Bett stieg in den großen städtischen Kliniken von 2.500 M (Berlin-Moabit 1872) über 9.395 M (Düsseldorf 1907) auf nahezu 11.000 M (München-Schwabing 1909).[84] 1907 betrug der Zuschuß der Städte zu den laufenden Ausgaben der Krankenhäuser pro Kopf und Tag zwischen 15 % (Nürnberg) und 72 % (Frankfurt), im Mittel 56 %.

»Die laufenden Aufwendungen der 10 größten preußischen Städte allein für ihre kommunalen Krankenhäuser betrugen nach den Etats von 1908 rund 20 Mill. M; der reine Zuschuß (...) rund 12 Mill. M, der Zuschuß zur Krankenpflege überhaupt rund 16,5 Millionen. Dabei sind die Aufwendungen für Pflege-, Genesungs-, Siechen- und ähnliche Heime, sowie Präventivfürsorge noch nicht einmal mit inbegriffen.«[85]

Für die Armen- und Krankenpflege – es sind dies nach dem Erhebungsverfahren nicht aufteilbare Posten – gaben die preußischen Städte 1907 insgesamt 150 Mill. M aus; dies entsprach 7,6 % aller Ausgaben.[86]

Die Einnahmen der städtischen Krankenanstalten setzten sich aus Vermögens- und Stiftungserträgen, Betriebseinnahmen und aus Zuschüssen der Stadtkasse zusammen.[87] Je nach den örtlichen Verhältnissen unterschieden sich deren Anteile an den Gesamteinnahmen erheblich. Als Rückgrat der Krankenhausfinanzierung galten die Betriebseinnahmen. Deren weitere Unterteilung in verschiedene Einnahmegruppen schwankte wiederum erheblich. So wurden in Düsseldorf 1908 zwar 663.500 M an Einnahmen erzielt. Diese Summe deckte aber nur 52 % der laufenden Ausgaben. Die Einnahmen waren von armen- bzw. sozialpolitischen Entscheidungen der Stadt abhängig. Es gab durchaus Städte – wie Nürnberg oder Magdeburg –, die den Aufwand in den städtischen Krankenanstalten und die Verpflegungssätze als Grundlage der Einnahmen so ansetzten, daß die laufenden Ausgaben zu nahezu 100 % gedeckt werden konnten. Andere Städte hingegen, wie etwa Köln oder Berlin-Charlottenburg, mußten nahezu zwei Drittel der Kosten ausgleichen.

Die jeweiligen Einnahmequellen unterschieden sich ebenfalls erheblich. Echte Einnahmen brachten die sogenannten »Selbstzahler« und die gesetzlich krankenversicherten Patienten. Diese waren nun nicht mehr Klientel der Armenfürsorge, sondern stellten für das Krankenhaus eine durchaus lukrative Gruppe von Patienten dar. Die sogenannten »Wohlfahrtskranken« wurden hingegen nach wie vor aus der örtlichen Armen- bzw. Wohlfahrtskasse unterhalten. Die Einnahmen verteilten sich am Beispiel Berlins folgendermaßen:[88]

	1913	1924
Wohlfahrtskranke	56,1 %	36,6 %
(Sozial-)Versicherte	34,5 %	58,2 %
Selbstzahler	8,3 %	5,0 %
Sonstige	1,2 %	0,2 %

Aus diesen Zahlen ist zwar zu entnehmen, daß sich das Verhältnis der Krankenhauseinnahmen durch die Armenfürsorge und durch die Sozialversicherung umkehrte.[89] 1924 wurden aber immer noch mehr als ein Drittel der »Einnahmen« der städtischen Krankenhäuser durch die kommunale Armenfürsorge bzw. Wohlfahrtspflege getätigt. Es waren dies mithin keine »echten« Einnahmen, sondern Durchgangsposten im städtischen Krankenhausetat bzw. reine Ausgaben im (Armen- bzw. Wohlfahrts-)Haushalt der Kommunen. Schließlich hatten – wie oben bereits ausgeführt – die Allgemeinen Krankenhäuser in den Gemeinden durch die Krankenversicherung zwar echte Einnahmen, diese waren aber in der Regel nicht kostendeckend. »Es ergibt sich daraus«, so folgert Adolf Gottstein 1927, »daß die großen allgemeinen Krankenhäuser Zuschußanstalten in erheblichem Umfange sind.«[90]

Kommunale und kirchliche Allgemeine Krankenhäuser

Der konzentrierte Blick auf das Wechselverhältnis von Stadt und Allgemeinem Krankenhaus verleitet dazu, über die tatsächliche Vielfalt der Träger von Krankenhäusern auf örtlicher Ebene hinwegzusehen. Nach wie vor wurde ein erheblicher Anteil der Hospitäler und Krankenhäuser in Deutschland von den Kirchen getragen.[91] Das führt zu der Frage, ob die Kirchen im allgemeinen »Krankenhausboom« des ausgehenden 19. und frühen 20. Jahrhunderts ihre Krankenhäuser und Krankenhausbetten ebenfalls vermehrt und damit letztlich über den traditionellen Rahmen hinaus auch zur modernen medizinisch-stationären Versorgung der Bürger beigetragen haben. Für die fragliche Zeit gibt es lediglich in Preußen eine Statistik, die für die Jahre 1879 bis 1903 erlaubt, den Besitzverhältnissen nachzugehen.[92] Aus diesen Zahlen folgt, daß die Städte ihren Anteil an der Krankenhausversorgung der Bevölkerung von ungefähr der Hälfte im Jahre 1879 auf gut ein Drittel im Jahre 1903 reduzierten. Demgegenüber ist es den religiösen Gemeinden und Gemeinschaften gelungen, ihren Anteil von unter einem Viertel auf gut ein Viertel leicht auszubauen.

Die Entwicklung des Krankenhauswesens auf kommunaler Ebene muß also eingehend untersucht werden. Einerseits ist die Bedeutung der Städte als Träger des allgemeinen Krankenhauswesens zu relativieren. Andererseits sind die ausgewiesenen Besitzverhältnisse nicht der einzige Indikator dafür, in welchem Maße sich die Städte um die stationäre Versorgung ihrer Bürger kümmerten. Vielmehr ist anzunehmen, daß sich die Städte und Gemeinden sowohl am Bau wie insbesondere am Betrieb der gemeinnützigen Krankenhäuser beteiligten. Viele Krankenhäuser der religiösen Gemeinden und Gemeinschaften hatten Verträge mit den politischen Gemeinden, Patienten zu übernehmen. Auch wenn die Kommunen auf diese Weise Kosten einsparten, waren sie doch indirekt am örtlichen Krankenhauswesen beteiligt und haben letztlich dazu beigetragen, daß sich das kirchliche Krankenhauswesen in diesem Ausmaß entwikkeln konnte. Es bleibt folglich zu untersuchen, ob und in welcher Weise die Kommunen, die kirchlichen Gemeinden und die kirchlichen Genossenschaften im örtlichen Krankenhauswesen zusammenarbeiten.[93]

Schließlich fällt auf, daß sich in den Gründungswellen von Krankenhäusern kleinere Wellen von Krankenhausgründungen der beiden großen Konfessionen am gleichen Ort verbergen – das Evangelische Krankenhaus 1855 und das Katholische Krankenhaus 1859 in Mönchen-Gladbach, das Marien-Krankenhaus 1865 und das Evangelische Krankenhaus 1866 in Marienburg/Westpr., das Katholische Krankenhaus 1869 und das Evangelische Krankenhaus 1872 in Gelsenkirchen sowie schließlich das St. Franziskus Hospital 1864 und die Evgl.-luth. Diakonissenanstalt 1874 in Flensburg seien als einige wenige Beispiele genannt. Ferner wurden im Zusammenhang mit Gründungswellen in vielen konfessionell geprägten Gegenden Krankenhäuser der jeweils kleineren Religionsgruppe errichtet – Beispiele aus dem Rheinland oder aus Schlesien wären die Evangelischen Krankenhäuser in Breslau (1850), Bonn (1854), Münster (1863), Bochum (1864) oder Aachen (1867) bzw. die katholischen Krankenhäuser in Berlin (1854), Kaiserswerth (1855) oder Erfurt (1857). Die großen Konfessionen eröffneten also in den größeren und älteren Städten für ihre Mitglieder eigene Krankenhäuser. Dahinter können durchaus sachliche Gründe gestanden haben – etwa, daß die Krankenhausaufnahme an eine Konfession gebunden war. Üblicherweise standen jedoch die Krankenhäuser den Kranken ohne konfessionelle Schranken offen. Also wird man sicherlich die Konkurrenz der Konfessionen vermuten dürfen, die sich in diesem Fall um das Krankenhaus rankte. Es gibt Hinweise dafür, daß diese Konkurrenz von den städtischen Führungen ausgenutzt wurde, um die Konfessionen wechselseitig anzustacheln, Krankenhäuser zu errichten und dadurch die städtischen Ausgaben zu schonen. Neben dem finanziellen Aspekt könnte es auch ein Motiv der Stadtherren gewesen sein, die Bürger der Stadt im Konflikt um das Krankenhaus konfessionell und sozial zu binden.[94] Hier erwiese sich auch das städtische Allgemeine Krankenhaus einmal mehr als Fokus verschiedenster Interessen und Bezüge – eben als »one of the most complex institution of man«.[95]

»Stadt und Krankenhaus« – Zusammenfassung und Diskussion

Rudolf Virchow, Arzt, Politiker und Anthropologe, hat 1847/48 als jugendlicher Revolutionär medizinalpolitische Forderungen aufgestellt, die für Generationen als Leitlinien galten. Seit den 60er Jahren hat Virchow theoretisch und praktisch dazu beigetragen, das öffentliche Gesundheitswesen und – als »Schlüsselfigur«[96] – auch das Krankenhauswesen zu reorganisieren. Das Rudolf-Virchow-Krankenhaus, zugleich späte Apotheose des einstöckigen Pavillon-Baustils, kann als Krone dieses Teils seines Lebenswerkes gelten. Alfred Grotjahn, wissenschaftlicher Mitbegründer der Sozialen Hygiene, schrieb 1912:

> »Noch um die Mitte des 19. Jahrhunderts lag das Krankenhauswesen in den Ländern, die jetzt das Deutsche Reich bilden, überaus im argen. (...) Soweit nicht Unterrichtszwecke oder militärische Rücksichten dazu zwangen, verhielten sich Staats- und Kommunalbehörden dem Anstaltswesen gegenüber ziemlich ablehnend und überließen das Feld fast ausschließlich der privaten oder kirchlichen Wohlfahrtspflege.«[97]

Adolf Gottstein, ein wissenschaftlicher und praktischer Mitbegründer der Sozialen Hygiene, konnte 1913 feststellen:

> »Die Entwicklung des gemeindlichen Krankenhauswesens in den Großstädten ist unter allen Umständen ein erfreulicher Abschnitt der Sozialhygiene. Die Hoffnungen und Erwartungen, welche der erste und eifrigste Vorkämpfer auf diesem Gebiete, Rudolf Virchow, in seinen jungen Jahren gehegt hat, haben sich erfüllt oder sie sind sogar überboten worden.«[98]

Der berühmte Kliniker Bernhard Naunyn hatte, um auch die praktische Seite der Medizin zu Wort kommen zu lassen, bereits 1902 anläßlich der Einweihung der Straßburger Medizinischen Universitätsklinik bemerkt, daß die meisten Kosten an dem »gewaltigen Aufwand« für Krankenhäuser bei den Städten anfielen.[99] Diese Taten, diese Worte berufener Zeitzeugen lassen in kürzester Form nachvollziehen, welchen quantitativen und qualitativen Wandel das Krankenhauswesen in den Jahrzehnten vor und nach der Jahrhundertwende erlebte und daß sich dieser Wandel vor allem im kommunalen Krankenhauswesen abspielte. Ist die Stadt Allokationsebene, Handlungsebene oder Akteur in der Entwicklung des modernen Krankenhauses? Welche Einflüsse, welche Kräfte haben im einzelnen zum Wandel des Krankenhauswesens in den Städten im Laufe des 19. – und verstärkt gegen die Wende zum 20. Jahrhundert – beigetragen? Diese Fragen leiteten unsere Überlegungen.

In Reaktion auf die neue Armut der »labouring poor« entwickelte sich das frühmoderne Krankenhaus zunächst in den gewerbereichen Städten. Die Einzelstaaten gaben die armenrechtlichen Rahmenbedingungen vor. Diese waren im Deutschen Reich durchaus ähnlich: Die Fürsorge für die Armen, auch für die armen Kranken, oblag den Städten und Gemeinden. Den Städten blieb ein weiter Spielraum, diese Bedingungen auszugestalten. In der geschlossenen Armenkrankenpflege wurden in Krankenhaus-Abonnements, Dienstboten-Instituten und ähnlichen Formen Versicherungen für diejenigen Gruppen geschaffen, die als arme, nur kurzfristig arbeitsunfähige Kranke intensiver Pflege bedurften. Ihnen wurde ein privilegierter Zugang zum Krankenhaus geschaffen, das Krankenhaus und damit der Armenetat entlastet. In Süddeutschland entwickelten sich Formen einer eigenen Krankenhausversicherung für bestimmte Gruppen aus der arbeitsfähigen Unterschicht. Diese Art der Versicherung erlaubte, ein Krankenhaus so zu betreiben, daß der Armenetat nicht zusätzlich belastet wurde. In Preußen setzte sich hingegen das Modell einer allgemeinen Krankenversicherung für eine arbeitsrechtlich definierte Gruppe von Erwerbstätigen durch. Ziel dieser Krankenversicherung waren weniger medizinische Leistungen als der Lohnausgleich im Krankheitsfall. Hier standen armenpolitische Momente im Vordergrund. Der Armenetat wurde zumindest in der offenen Armen- und Armenkrankenpflege entlastet. Weniger beachtet wurde, daß das Krankenhaus ständig durch Zuschüsse des Armenetats unterhalten werden mußte.

Über fast das gesamte 19. Jahrhundert hinweg führten die Wellen der Cholera und anderer akut-epidemischer Krankheiten wie etwa der Pocken dazu, daß in den Städten neue Krankenhäuser, neue Krankenhausabteilungen oder spezielle »Evakuations-« oder »Kontagienhäuser« eingerichtet wurden. Die Städte erschienen als eine gegebene Allokationsebene dieser Isolationsmöglichkeiten deshalb, weil sie – durch Dichte und Mobilität – eine gleichermaßen gefährdete wie gefährliche Menschenansammlung darstellten. Die Analogien zum Armenrecht sind deutlich: der Staat stand durch Sanitätsgesetze sowie nachfolgende Kontrollen und Anordnungen autoritativ im Hintergrund. Angesichts ihrer desolaten wirtschaftlichen Situation und angesichts der Zahl der armen Bevölkerung erscheinen die Städte bis über die Mitte des 19. Jahrhunderts hinaus weniger als eigenständig Handelnde denn als durch Armut, Seuchen und den Staat getriebene Akteure im örtlichen Krankenhauswesen.

Daß auf einmal zwar arme, aber junge, an sich arbeitsfähige Menschen in größerer Zahl ins Krankenhaus kamen, veränderte das frühmoderne Krankenhaus auf seinem Weg vom traditionellen Hospital zur modernen Heilanstalt: die Aufgabe, Pfleglinge, Pfründner, Irre bis an ihr Lebensende zu versorgen, trat allmählich zurück. Das frühmoderne Krankenhaus hing so fundamental von der Krankenpflege ab, daß es für seinen Charakter als Krankenhaus wie für dessen Träger entscheidend war, hinreichend qualifiziertes und zuverlässiges – und darüber hinaus auch kostengünstiges – Pflegepersonal verpflichten zu können. Dies waren bis weit über die Jahrhundertmitte hinaus fast ausschließlich christliche Krankenpflegeorden. Das frühmoderne Krankenhaus läßt sich durch Aufgabe und Klientel genau bestimmen: es diente der Krankenpflege armer Kranker.

Aus allgemeinen gesellschaftspolitischen Gründen setzte sich 1883 mit dem »Gesetz betr. die Krankenversicherung der Arbeiter« das preußische Modell der Krankenversicherung in ganz Deutschland durch. Das Krankenhaus geriet damit – sofern lokale Ansätze zu einer Krankenhausversicherung gegeben waren – an den Rand der Krankenversicherung. Ähnlich wie dies in der Armengesetzgebung die Einzelstaaten getan hatten, stand in der Sozialgesetzgebung jetzt das Reich im Hintergrund. Die sozialrechtlichen Vorgaben konnten – zwar in engeren Grenzen als in der Armenkrankenpflege, dafür aber großenteils in selbstverwalteten Krankenkassen – örtlich ausgestaltet werden. Die reichsweite gesetzliche Krankenversicherung der Arbeiter entlastete die Kommunen in der offenen Armenkrankenpflege. Die Armenlasten der Gemeinden zu lindern, war ein wesentliches Ziel dieses Gesetzes. Obwohl die Pflege im Krankenhaus nur eine »Kann-Leistung« war, brachte sie den Krankenhäusern mit den versicherten Arbeitern eine primär kranke Klientel und echte Einnahmen. Diese Einnahmen waren aber keineswegs kostendeckend. Die Armen- und später Wohlfahrtsetats der Städte wurden daher weiterhin in erheblichem Maße durch die geschlossene Armenkrankenpflege belastet.

Die moderne naturwissenschaftlich-individualtherapeutische Medizin kam erst spät und allmählich in das moderne Krankenhaus: Entscheidend war, daß in den 80er Jahren die Frage der Infektion und damit das Problem des Hospitalismus bzw. »Hospitalbrandes« grundsätzlich geklärt werden konnte. Gleichwohl handelte es sich um einen qualitativen Einschnitt in der Entwicklung des modernen Krankenhauses. An die Stelle zwangsmäßig in Personenrechte eingreifender Isolation durch generelle staatlich-sanitätspolizeiliche Gefahrenabwehr traten – und zwar nicht zuletzt auch durch die allmählich sich bessernden städtischen Gesundheitsverhältnisse – die individuelle Isolation und mehr und mehr die individuelle Therapie. Soweit es seine medizinische Funktion betrifft, wurde das Krankenhaus also von einem Mittel genereller, staatlich angeordneter Seuchenabwehr zu einem Ort spezifischer Isolation, und vor allem zu einem Ort, in dem individuelle und voraussehbare medizinische Hilfe im Falle Krankheit zu erwarten war. Der Wandel in den Aufgaben änderte den funktionellen Charakter des Krankenhauses. Die wissenschaftlichen und praktischen Erfordernisse der Medizin änderten auch die innere und äußere Gestalt des Krankenhauses. Die Erfordernisse der wissenschaftlichen Hygiene allgemein sowie der Antisepsis und Asepsis im besonderen als auch die Erfordernisse der spezifischen Isolation wirkten sich nach 1880 deutlich auf Gestalt und Organisation des Krankenhauses aus. Der Funktionswandel änderte schließlich auch die Klientel des Krankenhauses: arme Sieche, Präbenden, Pfleglinge wurden endgültig ausgegliedert, ebenso wurden die allgemein bedrohlichen Infektiösen in besonderen Räumen oder Einrichtungen untergebracht; auch die Geisteskranken wurden von den übrigen Patienten abgesondert. Übrig blieben diejenigen, die wegen ansteckender Krankheiten im eigenen wie im allgemeinen Interesse zu isolieren waren, in den Vordergrund traten diejenigen, die nach gezielten medizinischen Maßnahmen baldmöglichst geheilt entlassen werden sollten.

Als Hugo Lindemann Anfang dieses Jahrhunderts seine Vorstellungen zu den Aufgaben der Stadt formulierte, wirkten bereits die medizinischen Entwicklungen des modernen Krankenhauses: weg vom Armenhaus, weg von der generellen Isolationsanstalt armer Infektiöser, weg auch von einem Krankenhaus, in dem vornehmlich arme Kranke Ruhe und Erholung fanden, hin zu einer medizinisch-therapeutischen Heilanstalt für alle. Das Krankenhaus war von einem städtischen Exekutiv-Mittel genereller staatlicher Armenpflege und Seuchenabwehr zu einem wesentlichen Mittel der Städte geworden, die Krankheiten ihrer Bürger zu bekämpfen. In der Ära einer expansiven städtischen Leistungsverwaltung hatten sich die Kriterien, für wen das Krankenhaus zu welchem Zweck zu errichten oder zu betreiben sei, geändert. Als bedürftige

Gruppe erschienen nicht die Armen oder die Mitglieder der Arbeiterkrankenversicherung – diese waren auf einmal, was einen Krankenhausaufenthalt betraf, privilegiert. Der Blick richtete sich vielmehr auf die große Gruppe der Handwerksmeister und Gewerbetreibenden sowie auf die Angehörigen des »geistigen Standes«, für die sich das Krankenhaus ebenfalls von einer Isolations- und Armenanstalt zu einer gebotenen Einrichtung medizinisch-ärztlicher Behandlung gewandelt hatte. Die Kosten eines Krankenhausaufenthaltes überstiegen aber ihre Mittel: Ruin durch Krankheit bedrohte also jetzt den »stadttragenden« Mittelstand. Daraus erwuchs den Städten ein neuer sozialer Auftrag. Der Blick der Stadt auf das städtische Krankenhaus, Ziel und Zwecke des städtischen Krankenhauses weiteten sich folglich von den nach wie vor gegebenen Aufgaben im Armenwesen und in der Seuchenprophylaxe hin zur individuell-kurativen Medizin für alle Bürger der Stadt aus. Erst jetzt kann auch vom modernen Krankenhaus gesprochen werden: eine primär medizinisch bestimmte Heilanstalt für alle Bürger der Stadt.

Erst an dieser Stelle erschienen die Städte als eigenständige Akteure in der Entwicklung des modernen Allgemeinen Krankenhauses. Das Allgemeine Krankenhaus der Stadt war allmählich von den staatlich vorgegebenen armenrechtlichen und sanitätspolizeilichen Pflichtaufgaben zu einer Dienstleistung geworden, die eine moderne Stadt für alle Bürger bereit zu halten hatte. In einzelnen Fällen ging dieser Gedanke soweit, das Krankenhaus in eine Reihe mit den seinerzeit durchaus lukrativen städtischen Eigenbetrieben zu stellen: städtisches Wasserwerk, städtisches Gaswerk, städtischer Schlachthof, städtisches Elektrizitätswerk, städtischer Hafen – und eben: städtisches Krankenhaus; die Investitionen würden sich zumindest indirekt auszahlen, indem die modernen städtischen Krankenhäuser zahlungskräftige Patienten auch von weit her anzogen. Mehr noch: ein großes, »vorzeigbares« Krankenhaus unterstrich die Bedeutung einer Stadt für die Region und konnte in der Konkurrenz der Städte den Ausschlag geben, weitere zentralörtliche Verwaltungs- und Versorgungsfunktionen – wie etwa Verkehrswege – an die Stadt zu ziehen.

Dieser säkulare Wandel vom traditionellen Hospital zum modernen Krankenhaus wurde in den großen Städten der Jahrhundertwende in großartigen Krankenhausneubauten sichtbar. Die räumlichen und baulichen Brüche vom Hospital zum Krankenhaus werfen einen anderen Blick auf die Krankenhausgeschichte: Übliche Titel wie *Vom Hospital zum Krankenhaus* unterstellen etwas, was es so nicht gegeben hat. Fruchtbarer erscheint der umgekehrte Blick: Zwischen dem Hospital und dem Krankenhaus gab es keine Kontinuität.

Anmerkungen

1 Vgl. hierzu A. Labisch/F. Tennstedt (1985), *Der Weg zum »Gesetz über die Vereinheitlichung des Gesundheitswesens« vom 3. Juli 1934. Entwicklungslinien und -momente des staatlichen und kommunalen Gesundheitswesens in Deutschland*, Düsseldorf; A. Labisch (unter Mitarbeit von F. Tennstedt) (1988), *Gesellschaftliche Bedingungen öffentlicher Gesundheitsvorsorge. Problemsichten und Problemlösungsmuster kommunaler und staatlicher Formen der Gesundheitsvorsorge, dargestellt am Beispiel des öffentlichen Gesundheitsdienstes. Gesammelte Aufsätze einer historisch-soziologischen Untersuchung*, Frankfurt; ders. (1992), *Homo Hygienicus. Gesundheit und Medizin in der Neuzeit*, Frankfurt/M./New York.

2 Als neuere sozialhistorische Literatur zum mittelalterlichen und frühneuzeitlichen Hospital in der Stadt vgl. insbesondere A. Boldt (1988), *Das Fürsorgewesen der Stadt Braunschweig in Spätmittelalter und früher Neuzeit. Eine exemplarische Untersuchung am Beispiel des St. Thomae-Hospitals. Chronik der Stiftung St. Thomae-Hof für die Zeit von 1705 bis in die Gegenwart*, Braunschweig; U. Knefelkamp, *Das Heilig-Geist-Spital in Nürnberg vom 14.-17. Jahrhundert. Geschichte, Struktur, Alltag*, Nürnberg; für das Leben im Hospital vgl. B. Krug-Richter (1994), *Zwischen Fasten und Festmahl. Hospitalverpflegung in Münster 1540 bis 1650*, Stuttgart. Für weitere Literaturhinweise vgl. N. Paul, *Kommentierte Auswahlbibliographie zur Sozialgeschichte des Krankenhauses*, in diesem Band.

3 Vgl. hierzu R. Jütte, *Vom Hospital zum Krankenhaus: 16. bis 19. Jahrhundert*, in diesem Band.

4 Zum Verhältnis von Ärzten und Krankenhaus in dieser Zeit vgl. N. Paul, *Arztinitiativen bei der Gestaltung des Krankenhauses in der Zeit des Aufgeklärten Absolutismus*, in diesem Band.

5 Vgl. hierzu C. Sachsse/F. Tennstedt (1980), *Geschichte der Armenfürsorge in Deutschland: Vom Spätmittelalter bis zum Ersten Weltkrieg*, Stuttgart u.a.; F. Tennstedt (1981), *Sozialgeschichte der Sozialpolitik in Deutschland. Vom 18. Jahrhundert bis zum Ersten Weltkrieg*, Göttingen; ders. (1983), *Vom Proleten zum Industriearbeiter: Arbeiterbewegung und Sozialpolitik in Deutschland 1800 bis 1914*, Köln.

6 Vgl. H.J. Teuteberg (Hg.) (1983), *Urbanisierung im 19. und 20. Jahrhundert. Historische und geographische Aspekte*, Köln/Wien; F. Lenger (1986), Urbanisierungs- und Stadtgeschichte – Geschichte der Stadt, Verstädterungsgeschichte oder Geschichte der Stadt? in: *Archiv für Sozialgeschichte* 26, S. 429-479; H. Matzerath (1989), Lokalgeschichte, Stadtgeschichte, Historische Urbanisierungsforschung? in: *Geschichte und Gesellschaft* 15, S. 62-88; F. Lenger (1990), Neuzeitliche Stadt- und Urbanisierungsgeschichte als Sozialgeschichte, in: *Archiv für Sozialgeschichte* 30, S. 376-422; H.J. Teuteberg (Hg.) (1986), Stadtwachstum, Industrialisierung, Sozialer Wandel. Beiträge zur Erforschung der Urbanisierung im 19. und 20. Jahrhundert, Berlin; J. Reulecke (1989), Bundesrepublik Deutschland, in: C. Engeli/H. Matzerath (Hg.), *Moderne Stadtgeschichtsforschung in Europa, USA und Japan. Ein Handbuch*, Stuttgart u.a., S. 21-36 (Forschungsbericht), S. 247-266 (Bibliographie).

7 Aus der jüngeren Literatur vgl. J. Reulecke/A. Gräfin zu Castell Rüdenhausen (Hg.) (1991), *Stadt und Gesundheit. Zum Wandel von ›Volksgesundheit‹ und kommunaler Gesundheitspolitik im 19. und frühen 20. Jahrhundert*, Stuttgart; I. Tamm (1992), *Die Ent-*

wicklung des öffentlichen Gesundheitswesens an Beispielen aus Hannover und Linden (1850-1914). Ein Beitrag zur Urbanisierungsforschung, Tecklenburg; R. Stremmel (1993), *»Gesundheit – unser einziger Reichtum?« Kommunale Gesundheits- und Umweltpolitik 1890-1945 am Beispiel Solingen*, Solingen; M. Weyer-von Schoultz (1994), *Stadt und Gesundheit im Ruhrgebiet 1850-1929. Verstädterung und kommunale Gesundheitspolitik am Beispiel der jungen Industriestadt Gelsenkirchen*, Essen.

8 Mit einer breiter angelegten Fragestellung vgl. die historisch-demographische Untersuchung von A.E. Imhof (1977), Die Funktion des Krankenhauses in der Stadt des 18. Jahrhunderts, in: *Zeitschrift für Stadtgeschichte, Stadtsoziologie und Denkmalpflege* 4, S. 215-242, sowie R. Jütte (1983), Das Frankfurter Heilig-Geist-Spital im 16. und frühen 17. Jahrhundert. Aufgabe und Funktion einer bürgerlichen Fürsorgeanstalt, in: *Hessisches Jahrbuch für Landesgeschichte* 13, S. 145-169. Weitere Literatur, in der die Themen ›Stadt und Hospital‹ bzw. ›Stadt und Krankenhaus‹ zumindest indirekt angesprochen werden, wird unten diskutiert werden. Vgl. auch M. Vogel (1980), *The Invention of the Modern Hospital, Boston 1870-1930*, Chicago. Vogel gelingt es auf kleinem Raum, die Einflüsse auf die Entwicklung des Krankenhauses in einer Stadt umfassend anzusprechen.

9 Zum Konzept der divergierenden Interessen und Bezugssysteme in der Krankenhausgeschichte vgl. A. Labisch (1979/80), Krankenhauspolitik in der Krankenhausgeschichte, in: *Historia Hospitalium* 13, S. 217-223.

10 M. Krauss (1993), *Armenwesen und Gesundheitsfürsorge in Mannheim vor der Industrialisierung. 1750-1850/60*, Sigmaringen, S. 44.

11 Imhof (1977).

12 F. Dumont (1986), Vom Rochusspital zur Universitätsklinik. Ein Rückblick in die Mainzer Krankenhausgeschichte, in: G. Mann/F. Dumont (Hg.), *Medizin in Mainz. Praxis und Wissenschaft, Entwicklung und Erinnerung. 40 Jahre Medizinische Fakultät und Klinikum 1946-1986*, Mainz, S. 1-72, hier: S. 12 f.

13 Die in diesem Text aufgeführten Beispiele stammen, falls nicht anders angegeben, aus A. Guttstadt (1885), *Krankenhaus-Lexikon für das Königreich Preussen. Die Anstalten für Kranke und Gebrechliche und das Krankenhaus-, Irren-, Blinden- und Taubstummenwesen im Jahre 1885*, hg. vom Königlichen Statistischen Büro, Teil 1 u. 2, Berlin; ders. (Hg.) (1900), *Krankenhaus-Lexikon für das Deutsche Reich. Die Anstaltsfürsorge für Kranke und Gebrechliche und die hygienischen Einrichtungen der Städte im Deutschen Reich am Anfang des Zwanzigsten Jahrhunderts*, Berlin; A.H. Murken (1979), *Die bauliche Entwicklung des deutschen Allgemeinen Krankenhauses im 19. Jahrhundert*, Göttingen. Die im Text erwähnten Jahreszahlen geben üblicherweise das Jahr an, in dem das jeweilige Krankenhaus eröffnet wurde.

14 B. Wischhöfer (1991), *Krankheit, Gesundheit und Gesellschaft in der Aufklärung. Das Beispiel Lippe 1750-1830*, Frankfurt, S. 246.

15 U. Grundmann (1992), *Das Hospital in Koblenz (1110-1945)*, Herzogenrath, S. 114 f. Grundmann schildert, wie es anläßlich einer Reise Napoleons im Jahre 1804 zu einer ganzen Serie von Krankenhausgründungen in den neuen französischen Departments kam.

16 Zur Entwicklung des Stadtrechts vgl. mit einer konzisen Einführung und der maßgeblichen Literatur C. Engeli/W. Haus (1975), *Quellen zum modernen Gemeindeverfassungsrecht in Deutschland*, Stuttgart u.a. Für Preußen vgl. H. Matzerath (1985), *Urbanisierung in Preußen 1815-1914*, Stuttgart u.a.

17 Für Münster im Übergang vom Fürstbistum zu Preußen vgl. H. Schwanitz (1990), *Krankheit, Armut, Alter. Gesundheitsfürsorge und Medizinalwesen in Münster während des 19. Jahrhunderts*, Münster. Für Mannheim im Übergang von der Kurpfalz auf Baden vgl. Krauss (1993).

18 Vgl. hierzu jetzt D.B. Weiner (1993), *The Citizen Patient in Revolutionary and Imperial Paris*, Baltimore.

19 Vgl. zum Folgenden ausführlich R. Spree (1995), Krankenhausentwicklung und Sozialpolitik, in: *Historische Zeitschrift* 260, S. 75-105; im folgenden wird nur auf die krankenhaushistorisch einschlägige Literatur verwiesen. Vgl. ferner auch A. Labisch/R. Spree: Die Kommunalisierung des Krankenhauswesens in Deutschland während des 19. und frühen 20. Jahrhunderts, in: J. Wysocki (Hg.) (1995), *Kommunalisierung im Spannungsfeld von Regulierung und Deregulierung im 19. und 20. Jahrhundert*, Berlin (im Druck).

20 Die offene Armenkrankenpflege wird zwar in vielen – auch hier genannten – Arbeiten zur Geschichte des Armenwesens angesprochen, ist bislang aber nicht als eigenes Thema sozial- und/oder medizinhistorisch untersucht worden. Zum Armenarzt vgl. aus der Zeit u.a. J. Grätzer (1851), *Ueber die Organisation der Armen-Kranken-Pflege in grösseren Städten*, Breslau; E. Roth (1893), *Armen-Fürsorge und Armen-Krankenpflege mit besonderer Berücksichtigung der heutigen Stellung des Armenarztes und Vorschlägen zu ihrer Reform*, Berlin; M. Fürst (1903), *Stellung und Aufgaben des Arztes in der öffentlichen Armenpflege* (in: *Handbuch der sozialen Medizin*, hg. v. M. Fürst/F. Windscheid, 1. Band), Jena. Aus der historischen Literatur vgl. T. Meinerich (1918), *Die Leistungen der Stadt Berlin für die Armen- und Krankenpflege seit dem Anfange des 19. Jahrhunderts. Eine statistische Untersuchung. Erster Teil: Die offene Armenpflege der Armendirektion und die Krankenpflege*, Diss., Greifswald; M. Lindemann (1980), *Producing Policed Man: Poor Relief, Population Policies and Medical Care in Hamburg 1750-1806*, Diss., Cincinatti; Schwanitz (1990), S. 58-65; Krauss (1993), S. 36-39 und S. 99-102. Für Heilmittel – und mit notwendigen Nebenbemerkungen zur offenen Armenkrankenpflege – vgl. A. Weidmann (1982), *Die Arzneiversorgung der Armen zu Beginn der Industrialisierung im deutschen Sprachgebiet, besonders in Hamburg*, Braunschweig.

21 Das Krankenhaus war 1813 als königliche Stiftung eingeweiht worden, wurde aber ab 1818 als städtisches Krankenhaus weitergeführt; Labisch/Spree (1995).

22 Zum Krankheitsspektrum im frühmodernen Krankenhaus vgl. J. Bleker, *Die medizinische Funktion des frühmodernen Krankenhauses. Zur Analyse des Diagnosespektrums der Inneren Abteilung des Würzburger Juliusspitals 1819-1829*, in diesem Band; zur Frage , wer auf welchen Wegen ins städtische Krankenhaus gelangte, vgl. B. Leidinger: *»... solange ihre Behandlung die Zwecke der Anstalt nicht stört«. Die Klientel des Städtischen Krankenhauses Bremen in der zweiten Hälfte des 19. Jahrhunderts*, in diesem Band.

23 Zur unterschiedlichen Regelung der Krankenhauspflege in Preußen und Bayern vgl. Spree (1995).

24 Vgl. dazu R. Spree, *Quantitative Aspekte der Entwicklung des Krankenhauswesens im 19. und 20. Jahrhundert: »Ein Bild innerer und äußerer Verhältnisse«*, in diesem Band.

25 Vgl. dazu ausführlich Spree (1995).

26 Vgl. hierzu E. Brinkschulte, *Die Institutionalisierung des modernen Krankenhauses im Rahmen aufgeklärter Sozialpolitik – die Beispiele Würzburg und Bamberg*, in diesem Band.

27 Vgl. E. Berger (1990), *Wer bürgt für die Kosten? Zur Sozialgeschichte des Krankenhauses – 125 Jahre Stadt-Krankenhaus Osnabrück, 180 Jahre städtische Gesundheitspolitik*, Bramsche; dies., *Frühmodernes Krankenhaus und »Pflegeversicherung« in der ersten Hälfte des 19. Jahrhunderts – Instrumente städtischer Armenfürsorge?* in diesem Band.

28 Krauss (1993), S. 103-122.

29 A. Fischer (1933), *Geschichte des deutschen Gesundheitswesens*, Bd. II: *Von den Anfängen der hygienischen Ortsbeschreibung bis zur Gründung des Reichsgesundheitsamtes (Das 18. und 19. Jahrhundert)*, Berlin, S. 398.

30 K. Gabler (1983), *Das Krankenhauswesen der Stadt Krefeld im 19. Jahrhundert*, Herzogenrath.

31 Diese Hinweise lassen sich in Guttstadts Krankenhaus-Lexikon für das Königreich Preussen leicht unter den Rubriken »Aufnahme«, »Aufnahmebedingungen«, »Kosten«, »Verpflegungssätze« o.ä. finden; vgl. Guttstadt (1885). Für die »Gesindeversicherung« in Bielefeld vgl. B. Wagner (1994), *Das Bielefelder Krankenhaus im 19. Jahrhundert*, verv. Magisterarbeit, Bielefeld, S. 50 und S. 95.

32 U. Frevert (1981), Arbeiterkrankheit und Arbeiterkrankenkassen im Industrialisierungsprozeß Preußens (1840-1870), in: W. Conze/U. Engelhardt (Hg.), *Arbeiterexistenz im 19. Jahrhundert. Lebensstandard und Lebensgestaltung deutscher Arbeiter und Handwerker*, Stuttgart, S. 293-319, hier: S. 295.

33 Zum Verhältnis von Fabrikkrankenkassen und Krankenhaus vgl. W.v. Hippel, *Auf dem Weg vom Armenhospital zum modernen Krankenhaus – Das Städtische Krankenhaus Ludwigshafen am Rhein*, in diesem Band.

34 A. Gottstein (1913), Aufgaben der Gemeinde- und der privaten Fürsorge, in: M. Mosse/G. Tugendreich (Hg.): *Krankheit und soziale Lage*, München, S. 721-786, hier: S. 743.

35 M. Mosse/G. Tugendreich (Hg.) (1913), *Krankheit und soziale Lage*, München.

36 Vgl. in Auseinandersetzung mit den ›sozialen‹ Anteilen der Experimentellen Hygiene und Bakteriologie A. Gottstein (1907), Die soziale Hygiene, ihre Methoden, Aufgaben und Ziele, in: *Zeitschrift für soziale Medizin* 2, S. 3-36, hier: S. 100.

37 Vgl. Spree, *Quantitative Aspekte der Entwicklung des Krankenhauswesens im 19. und 20. Jahrhundert: »Ein Bild innerer und äußerer Verhältnisse*, in diesem Band.

38 Vgl. als Ausnahme B. Elkeles (1986-88), Das Krankenhaus um die Wende vom 19. zum 20. Jahrhundert aus der Sicht seiner Patienten, in: *Historia Hospitalium* 17, S. 89-105; dies. (1988), Arbeiterautobiographie als Quelle der Krankenhausgeschichte, in: *Medizinhistorisches Journal* 23, 3/4, S. 342-358, sowie dies.: *Der Patient und das Krankenhaus*, in diesem Band.

39 E. Dietrich (1907), Arzt und öffentliche Krankenversorgung, besonders in der Armenpraxis, in: R. Kutner, *Ärztliche Rechtskunde*, Jena, S. 300-335, hier: S. 311.

40 F. Tennstedt (1981), Vorgeschichte und Entstehung der Kaiserlichen Botschaft vom 17. November 1881, in: *Zeitschrift für Sozialreform* 27, S. 663-710; vgl. ferner ders. (1981); ders. (1983); C. Sachsse/ders. (1988), *Fürsorge und Wohlfahrtspflege 1871 bis 1929*, Stuttgart u.a.

41 A. Grotjahn (1908), *Krankenhauswesen und Heilstättenbewegung im Lichte der Sozialen Hygiene*, Leipzig, S. 16-64.

42 A. Fischer (1925), *Grundriss der Sozialen Hygiene*, Karlsruhe.

43 Nach den von R. Spree vorgelegten Zahlen überwog die Zahl der verpflegten Männer bis 1917 bei weitem die Zahl der verpflegten Frauen (ungefähr 1 zu 0,7). Die Frauen blieben

auch weiterhin unterrepräsentiert. Erst 1931 überstieg die Zahl der Frauen die der Männer. Vgl. Spree, *Quantitative Aspekte der Entwicklung des Krankenhauswesens im 19. und 20. Jahrhundert: »Ein Bild innerer und äußerer Verhältnisse«*, in diesem Band.

44 Vgl. hierzu u.v.a. etwa die einschlägigen Rubriken in der *Zeitschrift für Krankenanstalten* (1905 ff.), S. 1 ff. Systematisch zum Rechtsverhältnis von Krankenhaus und Krankenkassen vgl. F. Stier-Somloh (1911), Das öffentliche Recht der Krankenhäuser (Krankenanstalten), in: Julius Grober (Hg.), *Das deutsche Krankenhaus. Handbuch für Bau, Einrichtung und Betrieb der Krankenanstalten*, Jena, S. 933-962, hier: S. 952-955.

45 F. Goldmann (1927), Krankenversicherung und Krankenhauspflege, in: *Zeitschrift für das gesamte Krankenhauswesen* 23, S. 519-522; F. Tennstedt (1976), Sozialgeschichte der Sozialversicherung, in: M. Blohmke u.a. (Hg.), *Handbuch der Sozialmedizin*, Bd. 3, Stuttgart, S. 385-492.

46 F. Tennstedt (1983), Die Errichtung von Krankenkassen in deutschen Städten nach dem Gesetz betr. die Krankenversicherung der Arbeiter vom 15. Juni 1883. Ein Beitrag zur Frühgeschichte der gesetzlichen Krankenversicherung in Deutschland, in: *Zeitschrift für Sozialreform* 29, S. 297-338.

47 Vgl. hierzu A. Labisch, *Das Krankenhaus – heute und morgen: ein Ausblick*, in diesem Band.

48 E. Roth/A. Leppmann (1895), *Schlockow: der Preussische Physikus. Anleitung zum Physikatsexamen, zur Geschäftsführung der Medizinalbeamten und zur Sachverständigen-Thätigkeit der Aerzte*, Bd. I: *Medizinal- und Sanitätspolizei*, Berlin, S. 213.

49 Zit. nach *Pr. Verwaltungs-Blatt* 15 (1894), S. 228-231, hier: S. 230; es gilt zu beachten, daß auch aus dem Sanitäts-Regulativ nur die unmittelbare Pflicht folgt, entsprechende (Geld-)Mittel bereitzuhalten. Es heißt dazu im o.a. Urteil (*Pr. Verwaltungs-Blatt* 15 (1894), S. 229): »Denn rechtlich ist die Pflicht der Gemeinde, nicht bloß die Geldmittel, sondern die polizeiliche Veranstaltung selbst vorzuhalten, nur in Einzelfällen, z.B. bezüglich des Wege- und Armenwesens, durch positive Normen bestimmt. Manche andere Anstalten pflegen jedoch seitens der Gemeinden, weil sie die Geldmittel ohnedies hergeben müssen und zu deren Betriebe geeignetere Organe als die Polizei besitzen, thatsächlich fast ausnahmlos in eigene Verwaltung übernommen zu werden; in diesem Falle mögen die Gemeinden (...) gleichfalls verpflichtet sein, auch die im polizeilichen Interesse nothwendigen Ergänzungen selbstthätig zu bewirken und nicht blos die Geldmittel herzugeben. Zu Veranstaltungen der zweiten Art gehören wenigstens im Geltungsbereiche des Reglements vom 8. August 1835 (GS S. 240) auch die Kranken-, Heil- und Verpflegungsanstalten zur Bekämpfung der Seuchen, indem der § 7 a.a.O. den Kommunen ausdrücklich nur ›die Beschaffung der dazu erforderlichen Mittel‹ auferlegt.« Zum Einfluß der Regierungen auf das örtliche Gesundheitswesen einschließlich des Krankenhauses angesichts der Cholera vgl. auch die entsprechenden *Erlasse im Ministerial-Blatt für die gesammte innere Verwaltung in den Königlich Preußischen Staaten*, hg. vom Büreau des Ministeriums des Innern (1892 f.), S. 53 f.

50 Im übrigen hatten die zahlreichen Auseinandersetzungen um die Maßnahmen der Regierung gegen die Cholera bzw. deren Finanzierung – vgl. hierzu die Rubrik »Cholera« im Pr. Verwaltungs-Blatt (1892 ff.), S. 13 ff. – auch dazu geführt, daß das Pr. OVG die staatlichen und die örtlichen Pflichten in der Seuchenabwehr klärte. Demnach erkennt das OVG in Urteilen des I. Senats vom 6. Januar 1894 (vgl. z.B. Pr. Verwaltungs-Blatt 15 (1894), S. 226) den allgemeinen Grundsatz der Staatsregierung an, »daß Maß-

nahmen, die auf die Verhinderung der Einschleppung der Seuche aus dem Auslande in das Inland oder auf die ihrer Verbreitung im Inlande von einer Gegend zu anderen abzielen, als landespolizeiliche, diejenigen dagegen, die auf Bekämpfung und Beschränkung der Krankheit innerhalb des Ortes gerichtet sind, als ortspolizeiliche erachtet werden müssen.«

51 Die erste Cholerapandemie (1816-23) erreichte Europa nicht. Die zweite Cholerapandemie (1826-37) überfiel nahezu alle europäischen Länder. Die dritte Cholerapandemie (1841-59) traf Deutschland 1849, 1852, 1854, 1855 und 1859, die vierte Cholerapandemie (1863-75) traf Deutschland 1866, 1873 und 1874. Die fünfte Cholerapandemie (1881-96) erreichte in Europa vornehmlich Frankreich, Italien, Spanien und die Küstenländer Österreichs sowie in Deutschland Hamburg. Die sechste Cholerapandemie (1899 ff.) erreichte Deutschland nicht mehr.

52 K. Kastner (1986), *Die Entwicklung des Kölner Krankenhauswesens seit dem Mittelalter*, Diss., Köln, S. 44-50.

53 Für Mannheim vgl. Krauss (1993), S. 123 f.

54 Vgl. J.V. Pickstone (1984), Ferriar's Fever to Kay's Cholera: Disease and Social Structure in Cottonopolis, in: *History of Science* 22, S. 401-419; R.J. Evans (1987), *Death in Hamburg: Society and Politics in the Cholera Years, 1830-1910*, Oxford.

55 Eine materialreiche Übersicht über die Krankenpflegeorden bietet E. Dietrich (1899), Geschichtliche Entwicklung der Krankenpflege, in: G. Liebe u.a. (Hg.), *Handbuch der Krankenversorgung und Krankenpflege*, Bd. 1, Berlin, S. 1-182; vgl. ferner neben E. Seidler (1993), *Geschichte der Medizin und der Krankenpflege*, Stuttgart, u.a. H.-P. Schaper (1987), *Krankenwartung und Krankenpflege. Tendenzen der Verberuflichung in der ersten Hälfte des 19. Jahrhunderts*, Opladen sowie mit reichem Bildmaterial G. Uhlmann/U. Weisser (Hg.) (1992), *Krankenhausalltag seit den Zeiten der Cholera. Frühe Bilddokumente aus dem Universitäts-Krankenhaus Eppendorf in Hamburg*, Hamburg. Zur Krankenpflege vgl. auch G. Uhlmann, *Leben und Arbeiten im Krankenhaus: Die Entwicklung der Arbeitsverhältnisse des Pflegepersonals im späten 19. und frühen 20. Jahrhundert*, in diesem Band.

56 Schwanitz (1990), bes. S. 66-81.

57 Vgl. hierzu E. Gatz (1971), *Kirche und Krankenpflege im 19. Jahrhundert. Katholische Bewegung und karitativer Aufbruch in den preussischen Provinzen Rheinland und Westfalen*, München u.a.

58 Zu München vgl. M. Grasmann (1934), *100 Jahre Krankenhaus rechts der Isar*, München, S. 4-8; zu Aachen und Köln vgl. Gatz (1971), S. 65-121, S. 211-234; zu Münster vgl. Schwanitz (1990), S. 73 ff. Schauerliche Geschichten über einen anfänglich eingestellten Hospitalverwalter – einen Polizeidiener – berichtet W.v. Hippel (1992), *Zum Wohle der Kranken. Vom Hospital zum Klinikum der Stadt Ludwigshafen am Rhein. 100 Jahre Städtisches Krankenhaus 1892-1992*, hg. v. der Stadt Ludwigshafen am Rhein, Ludwigshafen, S. 31-36.

59 L. Pappenheim (1859), *Handbuch der Sanitäts-Polizei*, Bd. 2, Berlin, S. 110; vgl. auch Murken (1979), S. 184 f.

60 A. Geigel (1875), Oeffentliche Gesundheits-Pflege, in: ders. u.a.: *Handbuch der Oeffentlichen Gesundheits-Pflege und der Gewerbe-Krankheiten*, 1. Bd., S. 3-410, hier: S. 311 f.

61 Der Einfluß des Militärs als »Massenanstalt« auf das moderne Gesundheitswesen ist bislang weder hinreichend gesehen noch bearbeitet worden.

62 Vgl. hierzu die entsprechenden Aufsätze in R. Virchow (1879), *Gesammelte Abhandlungen aus dem Gebiete der öffentlichen Medicin*, Bd. 2, Berlin, S. 3-127; zu Virchows Lebenswerk vgl. E.H. Ackerknecht (1957), *Rudolf Virchow. Arzt, Politiker, Anthropologe*, Stuttgart 1957; zum Krankenhaus ders. (1957), S. 115-117, hier: S. 127 f.

63 R. Virchow (1860), Ueber den Fortschritt in der Entwickelung der Humanitätsanstalten, in: ders. (1879): *Gesammelte Abhandlungen*, S. 3-6, hier: S. 5.

64 A. Gottstein (1913), Die Krankenhausversorgung der Bevölkerung in den Großstädten, in: *Ergebnisse des Krankenhauswesens* 2, S. 176-191, hier: S. 181.

65 Zu diesem Einfluß der Ärzte auf das Krankenhaus vgl. die vielen verstreuten Hinweise bei Murken (1979). In diese Bewegung gehört für die Krankenpflege selbstverständlich Florence Nightingale.

66 Vgl. hierzu mit eindrucksvollem Material A.H. Murken (1974), Sanitärtechnische Einrichtungen im deutschen Krankenhaus des 19. Jahrhunderts, in: *Zbl. Bakt. Hyg. I. Abt. Orig. B 159*, S. 234-268; ders. (1976), Die Entwicklung und Bedeutung der Anti- und Asepsis für das deutsche Krankenhauswesen von 1867 bis zum Ersten Weltkrieg, in: *Öffentliches Gesundheits-Wesen* 38, S. 681-696.

67 K.D. Thomann, *Die Entwicklung der Chirurgie im 19. Jahrhundert und ihre Auswirkungen auf Organisation und Funktion des Krankenhauses*, in diesem Band.

68 P. Weindling, *Die Entwicklung der Inneren Medizin im 19. Jahrhundert und ihre Auswirkungen auf Organisation und Funktion des Krankenhauses*, in diesem Band.

69 W.R. Krabbe (1989), *Die deutsche Stadt im 19. und 20. Jahrhundert. Eine Einführung*, Göttingen, S. 35.

70 Krabbe (1989), S. 38; vgl. auch J. Reulecke (1985), *Geschichte der Urbanisierung in Deutschland*, Frankfurt/M., S. 56 f.

71 So wurde die Assanierung in der Form der »öffentlichen Gesundheitspflege« als genuine Aufgabe kommunaler Selbstverwaltung begriffen und durchgeführt; vgl. A. Geigel (1874), Oeffentliche Gesundheitspflege, in: ders. u.a., *Handbuch der oeffentlichen Gesundheits-Pflege und der Gewerbe-Krankheiten*, Leipzig, passim (vgl. insbesondere die Abschnitte zum »bürgerlichen Verkehr«). Zur neueren Forschungslage vgl. Reulecke (1985), S. 56 ff.; P. Münch (1993), *Stadthygiene im 19. und 20. Jahrhundert. Die Wasserversorgung, Abwasser- und Abfallbeseitigung unter besonderer Berücksichtigung Münchens*, Göttingen.

72 Grundlegend für die jüngere Diskussion vgl. W.R. Krabbe (1979), Munizipalsozialismus und Interventionsstaat. Die Ausbreitung der städtischen Leistungsverwaltung im Kaiserreich, in: *GWU* 30, S. 265-283; ders. (1983), Die Entfaltung der modernen Leistungsverwaltung in deutschen Städten des späten 19. Jahrhunderts, in: Teuteberg (1983), S. 373-391; als Fallstudie vgl. ders. (1985), *Kommunalpolitik und Industrialisierung. Die Entfaltung der städtischen Leistungsverwaltung im 19. und frühen 20. Jahrhundert, Fallstudien zu Dortmund und Münster*, Stuttgart u.a.

73 Krabbe (1989), S. 35. Krabbe zitiert aus einem Entscheid des Preußischen Oberverwaltungsgerichts in Berlin vom 15. Februar 1885: »Nach gemeinem deutschen Recht verfolgt (...) die Gemeinde nicht einen mehr oder weniger vereinzelten Zweck, sondern hat die Bestimmung, alle Beziehungen des öffentlichen Lebens in sich aufzunehmen. Die Gemeinde kann hiernach alles in den Bereich ihrer Wirksamkeit ziehen, was die Wohlfahrt des Ganzen, die materiellen Interessen und die geistige Entwicklung des Einzelnen fördert.«

74 H. Lindemann (1906), *Die deutsche Städteverwaltung. Ihre Aufgaben auf den Gebieten der Volkshygiene, des Städtebaus und des Wohnungswesens*, Stuttgart, S. 321.

75 Lindemann (1906), S. 326 f.

76 Lindemann (1906), S. 328.

77 F. Jessen (1904), *Soziale Krankenpflege in Krankenhäusern*, in: Handbuch der Sozialen Medizin, hg. von M. Fürst/F. Windscheid, Bd. 4, Jena, S. 1-217, hier: S. 172; vgl. auch o.V. (1907), Bürger-Krankenhäuser. Notiz unter »Verschiedene Mitteilungen«, in: *Zeitschrift für Krankenanstalten* 3, S. 422 f.; o.V. (1908), Die Krankenfürsorge für den Mittelstand, Notiz unter »Verschiedene Mitteilungen«, in: *Zeitschrift für Krankenanstalten* 4, S. 71. Zur medizinischen Versorgung von Patienten der Oberschicht in Krankenhäusern vgl. E. Shorter, *Heilanstalten und Sanatorien in privater Trägerschaft, 1877-1933*, in diesem Band.

78 Vgl. R. Kutner (1907), Die Akademie für praktische Medizin in Düsseldorf, in: *Zeitschrift für ärztliche Fortbildung* 4, S. 506-510, hier: S. 506: »Die Bedeutung der neuen Anstalt liegt in zwei Punkten: I. zum ersten Male ist von einer städtischen Kommune ein großer Komplex von Krankenhäusern mit der ausdrücklichen Bestimmung errichtet worden, gleichzeitig der Krankenbehandlung und dem ärztlichen Unterrichte zu dienen; II. ebenso hat zum ersten Male eine Kommune in großzügiger Weise die soziale Notwendigkeit in die Tat umgesetzt, nicht Armen- sondern Bürgerkrankenhäuser zu schaffen;« Kutner fährt fort: »Welch großzügiger Gemeinsinn bei der Errichtung der Akademie für praktische Medizin in Düsseldorf gewaltet hat, zeigt sich (...) in der Tatsache, daß man dem Grundsatze Geltung verschafft hat: jeder Bürger der Stadt hat Anspruch an die Krankenhausbehandlung. Die Kommune will nicht allein den Armen, für die sie zu sorgen verpflichtet ist, sondern jedem einzelnen den Segen einer Klinikbehandlung zuteil werden lassen.« Kutner (1907), S. 507.

79 Vgl. zu diesem vernachlässigten Aspekt M. Stürzbecher (1972), Aus der Diskussion über das »Klassenlose Krankenhaus« in Alt-Berlin, in: *Berliner Ärzteblatt* 85, S. 509-521 und G. Stollberg, *Zur Geschichte der Pflegeklassen in deutschen Krankenhäusern*, in diesem Band.

80 Lindemann widmete den »volkshygienischen Aufgaben der Städte« – eingeteilt in »Erhaltung und Pflege der Gesundheit« und in »Bekämpfung der Krankheiten« – mehr als zwei Drittel seines Werkes. Bei der »Bekämpfung der Krankheiten« zählten »Krankenhäuser und Rekonvaleszentenanstalten« als erste Aufgabe; vgl. Lindemann (1906), S. 321-337.

81 Vgl. Spree, *Quantitative Aspekte der Entwicklung des Krankenhauswesens im 19. und 20. Jahrhundert: »Ein Bild innerer und äußerer Verhältnisse«*, in diesem Band.

82 Vgl. die eindrucksvollen Postkarten bei A.H. Murken (1978), *Hier liegt mein Mann und läßt schön grüßen. Das Krankenhaus auf alten Postkarten*, Münster.

83 O. Most (1909), 19 städtische Krankenanstalten im Lichte vergleichender Finanzstatistik, Düsseldorf, zit. nach ders. (1910), Städtische Krankenanstalten im Lichte vergleichender Finanzstatistik, in: *Zeitschrift für Soziale Medizin* 5, S. 213-236, S. 334-358, hier: S. 215.

84 Most (1909), S. 215; Gottstein (1913), S. 736.

85 Gottstein (1913), S. 740; ausführlich vgl. Most (1910), S. 355-358, Zitat: S. 215.

86 Most (1910), S. 214.

87 Vgl. zum Folgenden Most (1910), S. 353-358; Spree (1995).

88 W. Hoffmann (1926), Die Bedeutung der öffentlichen allgemeinen Krankenhäuser, be-

sonders für Groß-Berlin, in: *Zeitschrift für das gesamte Krankenhauswesen* 22, S. 161-165, hier: S. 164.

89 Vgl. im übrigen dazu ausführlicher Spree (1995).

90 A. Gottstein (1927), Krankenhauswesen, in: ders. u.a. (Hg.): *Handbuch der Sozialen Hygiene und Gesundheitsfürsorge*, Bd. 6, Berlin, S. 1-95, hier: S. 53.

91 Vgl. dazu am Beispiel des Ruhrgebietes I. Müller (1991), Die Entwicklung des Gesundheitswesens im Ruhrgebiet, in: *Rubin. Wissenschaftsmagazin der Ruhr-Universität Bochum* 1, S. 38-41.

92 Vgl. hierzu ausführlich A. Labisch/F. Tennstedt, *Die Allgemeinen Krankenhäuser der Städte und der Religionsgemeinschaften Ende des 19. Jahrhunderts*, in diesem Band.

93 A.H. Murken (1990), Das kommunale und konfessionelle Krankenhaus in Deutschland von der Biedermeierzeit bis zur Weimarer Republik, in: H.H. Blotevogel (Hg.), *Kommunale Leistungsverwaltung und Stadtentwicklung vom Vormärz bis zur Weimarer Republik*, Köln/Wien, S. 81-116. Murken trägt – wie in der Einleitung dieses Sammelbandes dargelegt – zu den hier aufgeworfenen Fragen leider wenig bei.

94 Vgl. zu diesem Aspekt Gatz (1971), S. 526-529 und passim. Eine solche Fragestellung bietet sich im Rahmen von Lokalstudien an, siehe z.B. das am Institut für Geschichte der Medizin an der Heinrich-Heine-Universität Düsseldorf angesiedelte DFG-Projekt *Das allgemeine Krankenhaus der Industriestadt im 19. und frühen 20. Jahrhundert, dargestellt an der Entwicklung des allgemeinen Krankenhauswesens in Düsseldorf (1798-1907)*, das von F. Dross, A. Labisch und M. Weyer-von Schoultz bearbeitet wird.

95 E.D. Churchill zit. nach J.J. Rohde (1962), *Soziologie des Krankenhauses. Zur Einführung in die Soziologie der Medizin*, Stuttgart, S. 89.

96 So jedenfalls Murken (1979), S. 199 und passim.

97 A. Grotjahn (1912), Krankenhauswesen, in: ders./I. Kaup (Hg.): *Handwörterbuch der Sozialen Hygiene*, Bd. 1, Leipzig, S. 643-649, hier: S. 643.

98 Gottstein (1913), S. 176; Gottstein fährt allerdings fort: »Es darf aber auf der anderen Seite (...) nicht verschwiegen werden, daß diese erfreuliche Tatsache (...) ihre Ergänzung findet in der Belastung, welche durch die Entwicklung unseres Krankenhauswesens dem großstädtischen Haushalt in immer größerem Umfang erwächst und welche dringend die Forderung aufstellen läßt, Maßnahmen zu überlegen, um diese stetig steigenden Forderungen an den Haushalt der Gemeinde ohne Schädigung berechtigter Ansprüche herabzusetzen.«

99 B. Naunyn (1909), Moderne Kliniken und Krankenhäuser, in: ders., *Gesammelte Abhandlungen*, Würzburg, Bd. 2, S. 1304-1311, hier: S. 1307.

Die Allgemeinen Krankenhäuser der Städte und der Religionsgemeinschaften Ende des 19. Jahrhunderts

Statistische und juristische Anmerkungen am Beispiel Preußens (1877 bis 1903)*

Alfons Labisch, Florian Tennstedt

Die Allgemeinen Krankenhäuser der Städte und der Religionsgemeinschaften – die Fragestellung

Hospitäler wurden in Deutschland traditionsgemäß von Kirchen und privater Wohltätigkeit getragen. Seit der Mitte des 19. Jahrhunderts wurde das moderne Krankenhauswesen erheblich ausgebaut. Um die Wende zum 20. Jahrhundert wurde das Krankenhaus in die Aufgaben der kommunalen Leistungsverwaltung eingereiht.[1] Regionale Studien lassen indes vermuten, daß der Trend von kirchlichen zum kommunalen Krankenhaus durchaus nicht einheitlich war. So gab es 1900 im Ruhrgebiet zwar 67 konfessionelle aber nur acht kommunale Krankenhäuser. Das Ruhrgebiet ist zwar eine besondere Region der deutschen Stadtgeschichte,[2] auch wurden ebendort die neuen Bedürfnisse nach Heilanstalten durch ortsübergreifende Knappschaften gedeckt. Gleichwohl: »Daraus ergibt sich«, so Irmgard Müller, »daß sich die Aufteilung in kommunale und konfessionelle Krankenhäuser im Ruhrgebiet im Vergleich mit dem übrigen Preußen umgekehrt proportional verhält.«[3] Der von Irmgard Müller angesprochene regionale Trend läßt sich folglich in pointierte medizin- bzw. krankenhaushistorische Fragen münzen. Haben die Städte nach der Jahrhundertmitte

* Susanne Görner, Düsseldorf, hat die Daten eingegeben, Jörg Vögele und Martin Weyer-von Schoultz, beide Düsseldorf, haben nicht nur bei statistischen Einzelfragen geholfen. Ulrich Koppitz und Norbert Paul, beide Düsseldorf, haben den Text durchgesehen. Ihnen allen sei herzlich gedankt. Konzeption und verbleibende Fehler gehen selbstverständlich gänzlich zu unseren Lasten.

ihre Krankenhäuser also tatsächlich in einem Maße ausgebaut, daß das Krankenhauswesen der Kirchen übertroffen wurde? Haben die Kirchen etwa im allgemeinen »Krankenhausboom« des späten 19. Jahrhunderts ihre Krankenhäuser, ihre Krankenhausbetten ebenfalls zu vermehren begonnen und damit letztlich über den traditionellen Rahmen hinaus zur modernen medizinischen Behandlung der Städter in Heilanstalten beigetragen? Wenn dies so wäre, würden dann die gesundheitspolitischen Stellungnahmen der Städte, soweit sie das Krankenhaus betrafen, nicht eher als – propagierte – Norm denn als Wirklichkeit zu gelten haben? Man könnte auch fragen: Folgten den öffentlichen Bekenntnissen der Städte, die kommunalen Krankenhäuser im Dienste der Bürger auszubauen, entsprechende Taten?

Man möchte annehmen, diese Fragen ließen sich leicht anhand der Statistik des Krankenhauswesens überprüfen. In der Tat wurde in Deutschland durch Beschluß des Bundesrats vom 24. Oktober 1875 eine reichsweite »Heilanstaltsstatistik« begründet. Die Statistik sollte ab dem 1. Januar 1876 geführt werden. Durchgehende Daten wurden ab 1877 veröffentlicht. Im Mittelpunkt dieser Statistik standen allerdings die Morbiditätsverhältnisse in den Krankenanstalten. Die Besitzverhältnisse wurden nur mit den Kategorien »öffentlich« und »privat« erfaßt. Reichsweite Statistiken, aus denen die Besitzverhältnisse der Krankenhäuser genauer hervorgehen, gibt es erst nach einem Beschluß des Reichsrats vom 17. September 1931.[4]

Um die hier gestellte Frage beantworten zu können, ist daher zunächst darzulegen, wie sich die Statistik des Krankenhauswesens in Deutschland und in Preußen entwickelte. Anschließend kann der Ausbau des öffentlichen Allgemeinen Krankenhauses in den Städten Preußens zumindest für die Zeit von 1879 bis 1903 verfolgt werden. Auf dieser Grundlage ist schließlich zu diskutieren, in welchem Verhältnis sich das kommunale und das kirchliche Krankenhauswesen Ausgang des 19. Jahrhunderts entwickelten. Da die hier aufgeworfenen Fragen immer wieder Probleme bereiten, werden sowohl die rechtlichen und statistischen Fragen als auch das entsprechende statistische Material ausführlicher dargelegt.

Zur Statistik der Heilanstalten in Deutschland und in Preußen – rechtliche und statistische Anmerkungen

Gemäß Bundesratsbeschluß vom 24. Oktober 1875 wurden alljährlich eingehende Erhebungen über die Morbidität und die sonstigen Verhältnisse in den deutschen Heilanstalten angestellt.[5] Die Erhebungen erfaßten sämtliche öffentlichen allgemeinen Krankenhäuser, Anstalten für Geisteskranke, Nervenkranke, Idioten und Epileptische, öffentliche Augenheil- und Entbindungsanstalten und private Heilanstalten, soweit diese mehr als zehn Betten zählten. Die Ergebnisse der Erhebungen wurden dem Kaiserlichen Gesundheitsamt fortlaufend mitgeteilt. Dieses wiederum veröffentlichte seine Berichte in den »Arbeiten (...)« und in den »Medizinal-statistischen Mitteilungen aus dem Kaiserlichen Gesundheitsamte« – die üblicherweise drei aufeinanderfolgende Kalenderjahre umfaßten. Unter dem Begriff »Allgemeine Krankenanstalten« wurden Anstalten verstanden, die Kranke sowohl ohne Unterschied von Geschlecht, Beruf, Konfession etc. als auch ohne Unterschied in der Art der Erkrankung aufnahmen.[6]

Die Reichsstatistik unterschied, wie bereits erwähnt, zwischen »öffentlichen« und »privaten« Heil- bzw. Krankenanstalten. Diese Kategorien wurden nicht näher erläutert. Denn es wurde damit an den gewerbe- und verwaltungsrechtlichen Sprachgebrauch der Zeit angeknüpft:[7] »Öffentliche Krankenanstalten« waren danach die, die vom Staat oder einer Körperschaft des öffentlichen Rechts, in der Regel einer Gebietskörperschaft bzw. einem Kommunalverband (Provinz, Kreis, Gemeinde) errichtet wurden und in der Verwaltung des Staats oder einer öffentlich-rechtlichen Körperschaft standen. Als »private Heilanstalten« galten die, die von Privaten errichtet worden waren und von diesen als gewerbliche Unternehmungen betrieben wurden. Private Heilanstalten waren also darauf gerichtet, einen wirtschaftlichen Gewinn zu erzielen. Diese privaten Anstalten waren nach § 30 der Gewerbeordnung von 1869 konzessionspflichtig. Eine dritte, eigentümliche Gruppe bildeten die hier interessierenden konfessionell-karitativen Krankenanstalten, die als öffentliche kategorisiert waren. Ihrer juristischen Natur nach waren diese Krankenhäuser zwar Privatanstalten, sei es als selbständige milde Stiftungen (nach dem Preußischen Allgemeinen Landrecht konzessionierte juristische Personen des privaten Rechts) oder als unselbständige Einrichtungen von Orden, Kongregationen oder Kirchengemeinden. Sie waren aber keine gewerblichen Unternehmungen im Sinne der Gewerbeordnung. Sie dienten vielmehr öffentlichen Zwecken. Diese Zwecke waren durch die Bestimmungen der Stiftungsurkunde, nicht aber durch die Aufgaben der staatlichen oder gemeindlichen Verwaltung vorgegeben. Letztere wiederum konnten sich dieser Anstalten jedoch »bedienen« und taten dies üblicherweise auch.

Inwieweit öffentliche Zwecke mit Kranken- bzw. Heilanstalten erfüllt wurden, konnte deshalb zweifelhaft sein, weil es nur ausnahmsweise und unter besonderen Bedingungen Aufgabe des Staats war, erkrankte Personen in Heil-

bzw. Krankenanstalten aufzunehmen und zu verpflegen: zunächst einmal, wenn Krankheit mit Armut verbunden war, die zur öffentlichen Unterstützung verpflichtete, und des weiteren, wenn Krankheit mit außergewöhnlicher Ansteckungsgefahr verbunden war, die zur sanitätspolizeilichen Isolierung verpflichtete. Die rechtlich festgelegten Vorgaben mußten in den Städten ausgeführt werden. Durch das Armen- und Seuchenrecht war daher, wie an anderer Stelle ausgeführt,[8] den staatlichen Behörden ein zwar nur mittelbarer, aber gleichwohl starker Einfluß auf das örtliche Krankenhauswesen gegeben. In der Praxis führte diese unbestimmte Rechtslage – und zwar weniger in statistischer als vor allem in finanzieller Hinsicht – im Einzelfall zu erheblichen Schwierigkeiten, Heilanstalten abzugrenzen und zuzuordnen.

So erging am 21. Februar 1893 beispielsweise ein gemeinsamer Runderlaß des Preußischen Ministers des Innern und des Ministers der geistlichen, Unterrichts- und Medizinal-Angelegenheiten, der den Charakter der von Orden, Kongregationen und anderen Wohltätigkeitsvereinigungen errichteten Krankenanstalten definierte.[9] Nach diesem Erlaß wurde die Absicht, Gewinn zu erzielen, zum ausschlaggebenden Kriterium der Konzessionspflichtigkeit nach § 30 Gewerbeordnung und damit der private oder öffentliche Charakter einer Anstalt erklärt:

»Bei der Berichterstattung (...) ist die Frage, ob die von Orden, Kongregationen und anderen Wohlthätigkeitsvereinigungen errichteten Krankenanstalten in allen Theilen des Staates als Privatkrankenanstalten im Sinne des § 30 der Reichsgewerbeordnung und des § 115 des Zuständigkeitsgesetzes (d.i.: Gesetz vom 1. August 1883 über die Zuständigkeit der Verwaltungs- und Verwaltungsgerichtsbehörden, Preuß. Gesetzessammlung 1883, S. 237; A.L./F.T.) anzusehen und demgemäß als der Konzession durch den Bezirksausschuß bedürfend, sowie zu derselben nach Maßgabe jenes § 30 berechtigt zu erachten seien, verschieden beantwortet worden. Im Anschluß an die von der Centralinstanz in einzelnen Fällen getroffenen Entscheidungen bezeichnen wir nachstehend die in der Angelegenheit künftig zu beachtenden Gesichtspunkte:

1. Der § 30 der Reichsgewerbeordnung (§ 115 des Zuständigkeitsgesetzes) bezieht sich nicht auf Anstalten, die von öffentlichen Korporationen zur Erfüllung ihrer Korporationszwecke unterhalten werden, sondern nur auf Privatkranken- etc. Anstalten, und zwar nur auf solche, welche gewerbmäßig betrieben werden, also nicht auf solche, welche lediglich den Charakter von Wohltätigkeitsanstalten an sich tragen.
2. Ob es sich nach Vorstehendem um eine unter den § 30 der Reichsgewerbeordnung fallende Privatkranken- etc. Anstalt handelt oder nicht, wird im einzelnen Falle je nach Lage desselben zu entscheiden sein. Die Erhebung von Pflegegeldern giebt der Anstalt nur dann den Charakter eines gewerblichen Unternehmens, wenn damit die Erzielung von Überschüssen bezweckt wird.
3. Vorstehendes gilt insbesondere auch für die Kranken- u. Anstalten der Orden, Kongregationen, Wohlthätigkeitsvereinigungen etc.«.

Durch diese amtliche Definition der Kategorien »öffentlich« und »privat«

zählten sowohl die staatlichen und kommunalen als auch die karitativ-gemeinnützigen kirchlichen Krankenhäuser, die an sich in privatrechtlichen Rechtsformen betrieben wurden, zu derselben Rubrik der »öffentlichen Krankenanstalten«. Trotz dieser ministeriellen Klarstellung blieb auf lange Sicht unklar, welche Krankenanstalt im Einzelfall als öffentlich oder privat zu gelten hatte.[10] Jedenfalls kann die hier zu diskutierende Frage des Verhältnisses von Krankenanstalten in kommunaler oder religiöser Trägerschaft für das ausgehende 19. Jahrhundert anhand der Heilanstaltsstatistik des Deutschen Reiches nicht beantwortet werden.

Die Heilanstaltsstatistik des Deutschen Reiches ist allerdings keineswegs die einzige Krankenhausstatistik in Deutschland. Vielmehr wurden in den Ländern weitergehende Daten mit traditionell unterschiedlichen Fragestellungen und unterschiedlicher Reichweite erhoben. In diesem Zusammenhang ist zu beklagen, daß es eine differenzierte, umfassende und tiefgegliederte Übersicht über die Statistik des Krankenhauswesens in Deutschland bislang nicht gibt[11] – ein Desiderat, dem in diesem Bande nicht entsprochen werden kann.

Statistiken der Heilanstalten gemäß dem o.a. Bundesrats-Beschluß wurden in Preußen erstmals per 1. April 1876 vorgelegt.[12] In dieser Statistik wurden die Allgemeinen Krankenanstalten nach öffentlichem und privatem Charakter gemäß der Reichsstatistik unterschieden. Damit gibt diese Erhebung für die hier zu diskutierende Frage ebenfalls keine Auskunft. Wegen der schwierig zu bearbeitenden Morbiditätsstatistik wurden die Modalitäten ab 1877 erneut geändert. Beginnend mit 1879 berücksichtigte man in den tabellarischen Veröffentlichungen auch die Besitzverhältnisse. Diese Übersichten erschienen ab 1885 im Rhythmus von jeweils drei Jahren.[13] Im *Krankenhaus-Lexikon für das Königreich-Preussen* erläutert Albert Guttstadt ausführlich den Modus, nach dem die Besitzverhältnisse erfaßt sind.[14] Die wesentlichen Rubriken sind demnach der Staat, die Selbstverwaltungsorgane bzw. Gebietskörperschaften – also Städte, Landgemeinden, Kreise und deren Verbände –, die Religionsgemeinden, die religiösen Orden und Genossenschaften, der Vaterländische Frauenverein, die milden Stiftungen, die Knappschaften, die Arbeiterkrankenkassen sowie schließlich Privatunternehmer. Diese Rubriken sind meistens noch weiter unterteilt, so beispielsweise die kirchlichen Krankenhäuser nach ihrer jeweiligen Religionszugehörigkeit sowie weiterhin nach einzelnen Orden bzw. Gemeinschaften.

Für die hier zu diskutierende Frage der beiden wichtigsten Träger Allgemeiner Krankenhäuser – der Städte und der Religionsgemeinschaften – lassen sich eine Reihe von Rubriken zusammenfassen (die Zeilen-Nummern beziehen sich auf die Tabellen im Anhang):

- Zunächst einmal geht es um Krankenanstalten, die der Bevölkerung offen standen. Damit scheiden bei den »Staatsanstalten« die Militär- und Justizkrankenhäuser aus, so daß lediglich die »Unterrichtsanstalten zur Ausbildung von Ärzten« erfaßt werden (=1).
- Die Anstalten der »Organisationen der Selbstverwaltung« sind stark untergliedert. Im Sinne der Frage bietet sich an, die Heilanstalten der Selbstverwaltung zunächst zu summieren (=2.1). In den Untergliederungen werden die Anstalten der Provinzial- und Bezirksverbände zusammengefaßt (=2.2), ebenso die Heilanstalten der Städte und Gemeinden sowie der Kreisverbände (=2.3). Bei den Anstalten der Kreisverbände handelt es sich um Krankenhäuser, die auf unterer kommunaler Ebene von Zweckverbänden gegründet wurden. Die Städte, Gemeinden und Kreisverbände bilden diejenigen »politischen Verbände, welchen die Unterbringung von körperlich Kranken gesetzlich obliegt«[15] – somit werden in der Summe der politischen Gemeinden einschließlich der Kreisverbände (=2.3) Städte und Gemeinden als gesundheitspolitische Akteure im Krankenhauswesen greifbar.
- Die Anstalten religiöser Gemeinden und Gemeinschaften werden im Sinne des Problems ebenfalls zusammengefaßt (=3.1) – auf diese Weise sind die Kirchen als klassische Träger des Hospitalwesens dargestellt. In einer Untergliederung werden die Heilanstalten der Religionsgemeinden (=3.2) und der religiösen Orden und Genossenschaften (=3.3) differenziert.
- Die Heilanstalten der vaterländischen Frauenvereine und der milden Stiftungen gehören der freien Wohltätigkeit an. Diese Gruppen können als Ausdruck des traditionellen und des modernen, national überhöhten »Bürgergeistes« gelten – welche Motive sich auch immer hinter diesem vielbeschworenen Begriff verborgen haben mögen (=4).
- Die Anstalten der Knappschaft und der (Arbeiter-)Krankenkassen stehen zwar nicht prinzipiell der gesamten Bevölkerung offen. Sie erfassen jedoch – ausdifferenziert aus der Armenbevölkerung – einen Teil der armen Arbeiterklasse, die die klassische (Unterschicht-)Klientel der frühen Krankenanstalten ausmacht. Des weiteren wird in dieser Rubrik der Einfluß der Sozialgesetzgebung – der fraglos auf das gesamte Krankenhauswesen einwirkt – in besonderer Weise deutlich. Aus eben diesem Grund werden die Landesversicherungsanstalten, die ab 1900 unter der Rubrik »Anstalten größerer Verbände« auftauchen, ebenfalls dieser Gruppe hinzugerechnet (=5).

Die zusammenfassenden Übersichten der Besitzverhältnisse enden – zumindest in dieser Form und in der Reihe »Preußische Statistik« – mit dem Jahr 1903.[16] Mit dem ersten Jahrgang erschienen 1909 in den *Medizinalstatistischen Nach-*

richten Übersichten über die »Heilanstalten im preußischen Staate«.[17] Über »Besitzverhältnisse und Grösse der Heilanstalten« wird in den Jahrgängen 2, 1910, bis 6, 1914/15, berichtet.[18] Dabei werden unter der Rubrik »Kommunale Heilanstalten« die Provinzial-, Bezirks-, Kreis- und Gemeindeverbände sowie die Landesversicherungsanstalten zusammengefaßt. Deshalb ist es nicht mehr möglich, die hier anstehende Frage in der notwendigen Differenzierung über 1903 hinaus zu verfolgen.

Gegen den möglichen Einwand, es handle sich bei den hier erfaßten Allgemeinen Krankenanstalten gänzlich oder zumindest teilweise um Pflegehäuser, sei auf einschlägige Erläuterungen Guttstadts sowohl zur Erhebung der Mortalität in den Heilanstalten in Preußen als auch zum spezifischen Charakter der Heilanstalten für körperlich Kranke (im Unterschied zu den verschiedenen besonderen Heilanstalten) verwiesen.[19] Dies schließt selbstverständlich nicht aus, daß die »soziale Indikation« seinerzeit noch – wie zunehmend heute wieder – eine besondere Rolle gespielt hat. Dies betrifft indes den Charakter der Allgemeinen Krankenhäuser insgesamt und bedarf – falls die Bedeutung der »sozialen« vs. der »medizinischen« Indikation historisch aufgeklärt werden sollte – besonderer Einzelstudien.

Exkurs 1: Heil- und Krankenanstalten im Statistischen Jahrbuch deutscher Städte

Um die Angaben der staatlichen Statistik zu prüfen, bietet sich in der hier zu diskutierenden Frage das *Statistische Jahrbuch deutscher Städte* an. Das Jahrbuch war nach dem Beschluß einer Konferenz der Vorstände der statistischen Ämter und Büros der Städte im Jahre 1885 begründet worden und erschien 1890 im 1. Jahrgang. »Das Bedürfnis nach fortlaufenden, vergleichenden Nachrichten über das wirthschaftliche und sociale Leben (...) der grösseren Städte, welche mit jedem Tage mehr in den Mittelpunkt des öffentlichen Interesses treten«[20] war der Anlaß, ein so aufwendiges Unternehmen zu beginnen. Um es gleich vorweg zu sagen: das Ziel, »fortlaufende, vergleichende Nachrichten« über das kommunale Krankenhaus darzubieten, wurde nie erreicht.

Für den Berichtszeitraum vor dem Ersten Weltkrieg enthält das *Statistische Jahrbuch deutscher Städte* zunächst unter dem Kapitel »Armen- und Krankenpflege« und ab Jahrgang 12, 1904, unter dem Kapitel »Heilanstalten« bzw. »Krankenheilanstalten« in folgenden Jahrgängen Angaben über Krankenhäuser:

Jahrgang 1	1890,	S. 183-186, für das Jahr 1885
Jahrgang 2	1892,	S. 270-272, 281, 284, für das Jahr 1889/90,
Jahrgang 3	1893,	S. 230 f., 242, 245, für das Jahr 1890 bzw. 1891
Jahrgang 4	1894,	S. 208, 219, 222, für das Jahr 1892 bzw. 1892/93
Jahrgang 5	1896,	S. 230, 244, 248, für das Jahr 1893 bzw. 1893/94
Jahrgang 6	1897,	S. 203 f., 220-223, 227, für das Jahr 1894 bzw. 1894/95
Jahrgang 12	1904,	S. 335-358, für das Jahr 1900 oder 1900/01
Jahrgang 17	1910,	S. 266-311, für das Jahr 1907 oder 1907/08
Jahrgang 21	1916,	S. 106-145, für das Jahr 1912.

Bereits aus dieser Übersicht ist deutlich, daß durchgehende Zeitreihen nur bedingt erstellt werden können. Ferner berichtete das *Statistische Jahrbuch deutscher Städte* keinesfalls über alle, sondern nur über eine festgelegte Auswahl von Städten. Zunächst waren dies Städte über 50.000 Einwohner, ab Jahrgang 24 (NF 3), 1929, Städte über 25.000 Einwohner. In der Folge der Urbanisierung wuchs die Zahl der zu erfassenden Städte ständig an – aus den 44 Städten des Jahres 1890 waren 1910 94 geworden. Von den jeweils unter den Erfassungsmodus fallenden Städten beteiligten sich wiederum nicht alle an den Umfragen oder füllten die umfangreichen Fragebogen nur in Teilen aus. Auch wenn sich die Städte beteiligten, waren die Daten von sehr unterschiedlicher Güte. So wurden bei den Meldungen zur Statistik der Heilanstalten teils ausführliche Rückfragen erforderlich. Häufig entnahm oder ergänzte man Daten aus anderen statistischen Materialien. Die ersten Angaben für das Jahr 1885 entstammten gänzlich den Veröffentlichungen des Königlich Preussischen Statistischen Bureaus und dem Guttstadtschen Krankenhaus-Lexikon für Preussen.[21] Städtische allgemeine Krankenanstalten werden erstmals für 1907 von den übrigen öffentlichen und privaten allgemeinen Krankenanstalten unterschieden.[22]

Die Statistiken zu den Heilanstalten der Städte im *Statistischen Jahrbuch deutscher Städte* waren also weder umfassend noch zuverlässig. Dies war den Bearbeitern des Jahrbuchs nicht nur bekannt – sie wiesen offen darauf hin.[23] Die Angaben in den *Statistischen Jahrbüchern deutscher Städte* eignen sich mithin nur bedingt dafür, die Frage nach den Allgemeinen Krankenhäusern der Städte über einen längeren Zeitraum zu verfolgen. Für die hier behandelte Zeit kommen sie jedenfalls nicht in Betracht.

Exkurs 2: Die Statistik der Heil- und Krankenanstalten der freien Wohlfahrtspflege

Noch schwieriger stellt sich die Statistik der Heil- und Krankenanstalten der Kirchen und der freien Wohlfahrtspflege insgesamt dar. In dem Maße, in dem Ausgang des 19. Jahrhunderts Gemeinden, Länder und Reich Wohlfahrtsaufgaben übernahmen, sahen sich sowohl die Kirchen als klassische Träger von Hilfseinrichtungen für Bedürftige als zunehmend auch die Träger der freien »bürgerlichen« Wohlfahrtspflege in der Gefahr, ins Abseits zu geraten. Während dieser – mit dem Ausbau des Sozialstaats im Ersten Weltkrieg und in der Weimarer Republik – immer heftigeren Auseinandersetzungen fühlten sich die Kirchen und die freien Wohlfahrtsverbände genötigt, sich zu Verbänden zusammenzuschließen und den Umfang ihrer Tätigkeit nach außen darzustellen. So entstanden die Krankenhausverbände der drei großen Konfessionen und der freien Krankenhausträger in der Endphase des Ersten Weltkrieges und in den Anfangsjahren der Weimarer Republik.[24] Eine *Gesamtstatistik der deutschen freien Wohlfahrtspflege* wurde erstmalig 1929 publiziert – und zwar bezeichnenderweise im Zusammenhang mit der Gründung der »Deutschen Liga der freien Wohlfahrtspflege«.[25] Sie zeigte, daß die freie Wohlfahrtspflege auf dem Anstaltssektor allgemein und im Bereich des Allgemeinen Krankenhauses im besonderen subsidiäre Hilfen bieten konnte. Für den zur Diskussion stehenden Zeitraum wäre es gleichwohl wiederum nur in Einzelstudien möglich, entsprechendes statistisches Material zu beschaffen.

Die Entwicklung des öffentlichen Allgemeinen Krankenhauswesens in den Städten Preußens in den Jahren 1879 bis 1903

Im Mittelpunkt der Diskussion steht die Frage nach dem quantitativen Verhältnis von kommunalen und kirchlichen Allgemeinen Krankenhäusern (vgl. hier wieder die im Anhang angeführten Tabellen). Deshalb seien zunächst die Zahlen der Heilanstalten der Städte und Gemeinden sowie der Kreisverbände (Zeile 2.3) und der Heilanstalten religiöser Gemeinden und Gemeinschaften (Zeile 3.1) einander gegenübergestellt. Auf diese Weise werden die Städte und Gemeinden als die neuen gesundheitspolitischen Akteure im Krankenhauswesen unmittelbar mit den Kirchen als den klassischen Trägern des Hospital-

/Krankenhauswesens verglichen. In Maßzahlen betrachtet (vgl. Tab. 2) nahmen die Allgemeinen Krankenhäuser der politischen Gemeinden in den Jahren von 1879 bis 1903 von 100 auf 141 zu, die Betten von 100 auf 221 und die Verpflegten von 100 auf 263. Bei den religiösen Gemeinden und Gemeinschaften lagen die entsprechenden Zahlen bei 100 und 257 für Heilanstalten, 100 und 341 für Betten sowie 100 und 461 für Verpflegte.

Wichtiger erscheinen jedoch die Anteile, die die Allgemeinen Krankenhäuser der politischen oder der kirchlichen Gemeinden jeweils an der gesamten stationären Versorgung hatten (vgl. Tab. 3.1 und 3.2). Diese liegen für die politischen Gemeinden 1879 bei 54,9 % aller Allgemeinen Krankenhäuser mit 48,6 % aller Betten und 49,4 % aller Verpflegten; für die religiösen Gemeinschaften betrugen die entsprechenden Zahlen 23,8 % der Allgemeinen Krankenhäuser mit 25,2 % der Betten und 22 % der Verpflegten. Im Jahre 1903 hatten die politischen Gemeinden 34,7 % aller Allgemeinen Krankenhäuser mit 37,5 % aller Betten und 38,2 % aller Verpflegten, die religiösen Gemeinden und Gemeinschaften entsprechend 27,4 % der Allgemeinen Krankenanstalten mit 30 % der Betten und 29,8 % der Verpflegten. Wenn man die Zahlen der Krankenhäuser, Betten und Verpflegten zusammen betrachtet, ging der Anteil der Städte an der Versorgung der Bevölkerung mit Krankenhausbetten von gut der Hälfte im Jahre 1879 auf gut ein Drittel im Jahr 1903 zurück. Demgegenüber konnten die religiösen Gemeinden und Gemeinschaften in diesem Zeitraum ihren Anteil von knapp einem Viertel auf ein sehr gutes Viertel ausbauen.[26]

Hier stellt sich die Frage, welche anderen Träger Allgemeiner Krankenhäuser diese Entwicklung beeinflußt haben (vgl. Tab. 3.1 und 3.2). Die Staatsanstalten verloren für die Krankenhausversorgung der Bevölkerung an Bedeutung – dies geht besonders aus dem Anteil der Verpflegten hervor, der sich von 10 % auf 5,8 % verringerte. Die Gemeinnützigen Anstalten konnten ihren Anteil am Allgemeinen Krankenhauswesen hingegen beträchtlich ausbauen – zwar nicht den Anteil an Anstalten, dafür aber den Anteil an den Verpflegten. Die Gewerblichen Genossenschaften – also diejenigen Einrichtungen, die durch die traditionellen und neuen Einrichtungen der Kranken- und Rentenversicherung getragen wurden – verloren an Bedeutung. Dagegen konnten die Privatanstalten ihren Anteil wesentlich steigern. Sie verfügten 1879 über 1,7 % der Krankenhäuser mit 1,2 % der Betten und 0,6 % der Patienten und 1903 über 17,5 % der Krankenhäuser mit 6,4 % der Betten und 6,6 % der Verpflegten. Ein Vergleich der Zahlen von Krankenhäusern und Betten zeigt, daß es sich um kleine Anstalten gehandelt hat. Gleichwohl: wenn auch die Privatanstalten ihren Anteil an der Versorgung von einem geringen Niveau auszubauen begannen – deutlich sichtbar an den überproportional steigenden Maßzahlen – gewannen sie schließlich einen durchaus beachtlichen Anteil an der Krankenhausversorgung der Bevölkerung. Dabei ist diese Zahl statistisch von vornherein mit einem systematischen Fehler behaftet, weil Privatkrankenhäuser unter 11 Betten nicht in die Statistik aufgenommen wurden.

In jedem Falle deuten die hier vorgestellten Zahlen an, welche enormen Anstrengungen die kirchlich-konfessionellen Gruppen im Vergleich zu den Städten mit dem Bau neuer, und zwar – wie aus der Bettenzahl ersichtlich – auch großer Krankenhäuser unternommen haben. Die Zahl der Krankenhäuser stieg um 157 %, die Zahl der Betten um 241 % – die um 361 % gesteigerte Zahl von Verpflegten fällt besonders auf.

Im Jahre 1879 erfaßte die Statistik der Heilanstalten in Preußen auch die »Lage« der Allgemeinen Krankenhäuser. Zumindest für dieses eine Jahr ist es also möglich, die Lage der Krankenhäuser nach Stadt und Land zu differenzieren. Demnach waren von den 514 Allgemeinen Krankenhäusern der Städte und Gemeinden 27 Krankenhäuser (=5,3 %) mit 580 Betten (=2,9 %) und 2.407 Verpflegten (=1,9 %), von den 223 Allgemeinen Krankenhäusern der religiösen Gemeinden und Genossenschaften 25 Krankenhäuser (=11,2 %) mit 1.139 Betten (=10,8 %) und 6.584 Verpflegten (=11,8 %) in Landgemeinden zu finden. Die Allgemeinen Krankenhäuser der politischen Gemeinden waren also zum überwiegenden Teil eine Einrichtung der Städte. Dies gilt auch für die kirchlichen Gemeinden, wenngleich hier – erwartungsgemäß – der Anteil von Krankenhäusern, vor allem aber von Betten und Verpflegten in Landgemeinden deutlich höher war.

Die Entwicklung der Allgemeinen Krankenhäuser der Städte ist für sich allein betrachtet durchaus beeindruckend: Die Zahl der Krankenhäuser wurde um 41 %, die Bettenzahl um 121 % und die Zahl der Verpflegten um 163 % gesteigert. Insgesamt gesehen sind die Städte und Gemeinden – wenngleich vom Niveau des jeweils höchsten Anteils beginnend – jedoch diejenigen, die den größten Anteil an der Versorgung mit Krankenhäusern verloren haben. Absolut gesehen konnten sie ihre Spitzenposition indes behaupten.

Exkurs 3: Kommunales und kirchliches Krankenhauswesen – das Beispiel Düsseldorf

Stehen die Bekenntnisse der Städte zum Ausbau des kommunalen Krankenhauswesens nur auf dem Papier? Wird man nicht annehmen müssen, daß neben privaten Spenden bzw. Stiftungen auch kommunale Gelder dazu beitrugen, das kirchliche Krankenhauswesen vor Ort zu entwickeln und zu unterhalten? Dazu ein örtliches Beispiel. Im *Statistischen Jahrbuch deutscher Städte* werden für Düsseldorf von 1889 bis 1893/94 unter der Rubrik »Allgemeine (öffentliche und private) Heilanstalten« jeweils drei Anstalten mit zunächst 675 und zuletzt 834 Betten angegeben.[27] In einer besonderen Erhebung für das Jahr 1894/95 werden diese drei Krankenhäuser als »nichtstädtisch« – nun mit 754 Betten – ausgewiesen.[28] Tatsächlich verfügte die Stadt in der fraglichen Zeit über kein eigenes Krankenhaus. Erst für 1900/01 wird ein städtisches Krankenhaus mit 96 Betten genannt:[29] zweifellos das Städtische Barackenkrankenhaus in der Eisenstraße. Dieses Krankenhaus zu errichten, war die Stadt von der Regierung mehr oder weniger gezwungen worden, um – letztlich in Folge der Cholerafurcht nach der Hamburger Epidemie von 1892/93 – infektiös Erkrankte isolieren zu können.

Eine Statistik über »Die Zahlungen der Städte an die nichtstädtischen Kranken- und Irren-Anstalten« desselben Jahres liefert des Rätsels Lösung.[30] Düsseldorf meldete hier, daß an nichtstädtische Krankenanstalten des Ortes neben 3.000 Mark an laufenden Unterstützungen für 1.465 Kranke und 55.542 Verpflegungstage 106.431 Mark gezahlt wurden.[31] Die vormals zumindest als »städtisch« deutbaren drei Krankenhäuser werden erst in einer Anmerkung genannt; hier ist auch zu lesen: »Neues städtisches Krankenhaus im Bau«.[32] Tatsächlich hatte die Stadt Verträge mit den Krankenhäusern der religiösen Orden und der Religionsgemeinden geschlossen, die die städtischen Pflichten sicherten, sowohl die armen Kranken als auch die nach den sanitätspolizeilichen Regeln zu isolierenden Kranken unterzubringen.[33] Diese Krankenhäuser – das Hospital der Töchter vom heiligen Kreuz (eröffnet 1832), das Evangelische Krankenhaus (für Zivilpersonen eröffnet 1867) und das Marien-Hospital (für Zivilpersonen eröffnet 1871) – wurden aufgrund dieser Verträge und Unterhaltszuschüsse offensichtlich nicht nur als öffentliche, sondern als quasi städtische Krankenhäuser angesehen.

Wie sich 1908, dem ersten Jahr nach Eröffnung der Städtischen Krankenanstalten, geradezu dramatisch zeigen sollte, war diese Regelung für den Armenetat der Stadt sehr günstig.[34] Die Stadt gab 1896/97 120.349 Mark für die geschlossene Armenkrankenpflege an Krankenhäuser des Ortes aus.[35] Dies entspricht 18 % des städtischen Zuschusses zu den Armenpflegeausgaben. 1900/01 zahlte Düsseldorf, wie oben gesehen, an nichtstädtische Krankenanstalten des Ortes 106.431 Mark. Die Ausgaben dürften sich gegenüber 1896/97 deswegen verringert haben, weil die isolierpflichtigen ansteckenden Kranken nunmehr im städtischen Baracken-Krankenhaus versorgt wurden. Trotz des hohen Zuschusses muß die überkommene Lösung, den freien gemeinnützigen

Krankenhäusern der Stadt öffentliche Aufgaben zu übertragen, für die Stadt finanziell sehr attraktiv gewesen sein. Im ersten Jahr des Betriebes zahlte die Armenkasse Düsseldorf 288.631 Mark an die Städtischen Krankenanstalten. In dem Moment, in dem die Stadt die geschlossene Armenkrankenpflege selbst übernahm, haben sich demnach die Ausgaben der Stadt für diese klassische kommunale Aufgabe gegenüber 1900/1901 nahezu verdreifacht (1:2,7). Den Stadtsäckel belasteten darüber hinaus die bedeutenden investiven Kosten für die neuen städtischen Krankenanstalten – Kosten, die bislang die Kirchengemeinden für ihre Krankenhäuser getragen hatten.

Es ist anzunehmen, daß viele Krankenhäuser der religiösen Gemeinden und Gemeinschaften in dieser Weise Verträge mit den Gemeinden hatten, Patienten zu übernehmen. Die Regelung, kirchlichen Krankenhäusern – allerdings erst nach maßgeblichem Einfluß der Regierung – gleichsam ein Deputat für die stationäre Behandlung (armer) Bürger »abzukaufen«, geht in Düsseldorf bereits auf das Jahr 1831 zurück. Es handelt sich hier um eine für die spätere Zeit beispielhafte Entwicklung.[36] Auf diese Weise sparten die Städte und Gemeinden enorme Kosten – die gesamten investiven und einen erheblichen Teil der laufenden Kosten. Zugleich waren sie zumindest indirekt beteiligt, das örtliche Krankenhauswesen und hier besonders das kirchliche Krankenhauswesen zu fördern.

Aus den Untersuchungen Müllers über die Krankenhäuser im Ruhrgebiet geht hervor, daß die Knappschaften sich in ähnlicher Weise wie die Städte an der Finanzierung von Krankenhäusern beteiligten, die von religiösen Gemeinden und Gemeinschaften getragen wurden.[37] Wir haben gesehen, daß die Bedeutung der Gewerblichen Genossenschaften als Träger Allgemeiner Krankenhäuser zurückging. Damit wären die Gewerblichen Genossenschaften – den Städten vergleichbar – ebenfalls an einer »Hintergrundfinanzierung« der örtlichen Allgemeinen Krankenhäuser beteiligt gewesen. Dieser stille Einfluß der Städte und Gemeinden sowie der traditionellen und neuen Sozialversicherungsträger auf das örtliche Allgemeine Krankenhaus ist aus der Statistik auf Landes- oder Reichsebene nicht zu ermitteln. Hier sind besondere örtliche und regionale Einzelstudien erforderlich.

Allgemeine Krankenhäuser, Städte und Kirchen: Zusammenfassung und Diskussion

Haben die Städte nach der Mitte des 19. Jh. ihre Allgemeinen Krankenhäuser im Vergleich zum Krankenhauswesen der Kirchen ausgebaut? Mit dieser Frage sollten zunächst kommunalpolitische Stellungnahmen und Absichtserklärungen zum städtischen Allgemeinen Krankenhaus an der Wirklichkeit überprüft werden. An sich eine einfache Frage, die anhand einer Statistik der Träger der allgemeinen öffentlichen Krankenanstalten leicht zu beantworten wäre – wenn diese denn vorläge. Auf die anstehenden Fragen gibt die Preußische Statistik der Heilanstalten zumindest für die Zeit von 1879 bis 1903 Auskunft. Für die Städte als Träger Allgemeiner Krankenhäuser ist das Ergebnis ziemlich überraschend. Zwar ist die Entwicklung der kommunalen Allgemeinen Krankenhäuser, für sich allein betrachtet, durchaus eindrucksvoll: In 24 Jahren wurde die Zahl der Krankenhäuser um 41 %, die Bettenzahl um 121 % und die Zahl der Verpflegten um 163 % gesteigert. Insgesamt gesehen sind die Städte und Gemeinden jedoch diejenigen, die ihren Anteil an der Versorgung mit Krankenhäusern erheblich reduzierten – und zwar von gut der Hälfte auf gut ein Drittel. Dabei ist wiederum zu beachten, daß zu Beginn des betrachteten Zeitraums keineswegs die Kirchen, sondern die Städte den jeweils höchsten Anteil an den Allgemeinen Krankenhäusern hatten. Gleichwohl: Die Kirchen haben – nicht nur im Vergleich zu den Städten – enorme Anstrengungen auch im modernen Krankenhauswesen unternommen: Die Zahl ihrer Allgemeinen Krankenhäuser stieg von 1879 bis 1903 um 157 %, die Zahl der Betten um 241 %, die Zahl der Verpflegten sogar um 361 %. Insgesamt gesehen konnten die Kirchen ihren Anteil an der Versorgung der Bevölkerung mit Allgemeinen Krankenhäusern von unter einem Viertel auf gut ein Viertel ausbauen.

Örtliche Analysen ergaben allerdings, daß statistische Angaben auf Landesebene den Einsatz der Kommunen für das Allgemeine Krankenhaus nur unzureichend erfassen. Denn die rechtlichen Besitzverhältnisse zeigen keineswegs ausschließlich an, in welchem Maße sich die Städte um die stationäre Versorgung ihrer Bürger kümmerten. Vielmehr zeigen Beispiele, daß sich die Städte und Gemeinden zumindest an den Betriebskosten auch der kirchlichen Krankenhäuser beteiligten. Dies gilt ebenfalls für die Knappschaften und andere Sozialversicherungsträger. Hier sind daher weitere örtliche und regionale Studien erforderlich. Um der allgemeinen Bedeutung des Krankenhauswesens auf örtlicher Ebene gerecht zu werden, scheint die Frage angebracht, welche Motive sowohl die Kirchen der verschiedenen Konfessionen als auch die Gemeinden dazu bewegten, das örtliche Krankenhauswesen als konfessionelles Krankenhauswesen auf- und auszubauen.

Anhang

Tabelle 1.1: Besitzverhältnisse, Zahl, Bettenzahl und Verpflegte der Allgemeinen Krankenanstalten in Preußen von 1879 bis 1903 – in absoluten Zahlen –

Jahr			1879	
		Anstalten	Betten	Verpflegte
1.	Staatsanstalten (nur Unterrichtsanstalten)	13	2.642	26.367
2.1	Heilanstalten der Selbstverwaltung (Summe)	529	21.695	137.958
2.2	– Kommunale Verbände (Summe) (Provinz, Bezirks-, nicht Kreisverbände)	15	1.346	8.121
2.3	– Politische Gemeinden (Summe)	514	20.349	129.837
	davon: Städte	435	18.312	119.760
	Landgemeinden	15	330	833
	Kreisverbände	64	1.707	9.244
3.1	Heilanstalten Religiöser Gemeinschaften (Summe)	223	10.538	57.931
3.2	– Religionsgemeinden	119	4.843	21.096
3.3	– religiöse Orden und Genossenschaften	104	5.695	36.835
4.	Gemeinnützige Anstalten (Frauen-Vereine und milde Stiftungen)	122	4.743	21.889
5.	Anstalten von Gewerblichen Genossenschaften (Knappschaft), Krankenkassen und Rentenversicherung	34	1.744	17.219
6.	Privatanstalten	16	519	1.482
7.	Summe	937	41.881	262.786

Tabelle 1.2: Besitzverhältnisse, Zahl, Bettenzahl und Verpflegte der Allgemeinen Krankenanstalten in Preußen von 1879 bis 1903 – in absoluten Zahlen –

Jahr		1903		
		Anstalten	Betten	Verpflegte
1.	Staatsanstalten (nur Unterrichtsanstalten)	30	3.941	51.986
2.1	Heilanstalten der Selbstverwaltung (Summe)	752	48.597	356.151
2.2	– Kommunale Verbände (Summe) (Provinz, Bezirks-, nicht Kreisverbände)	26	3.635	14.130
2.3	– Politische Gemeinden (Summe)	726	44.962	342.021
	davon: Städte	521	36.352	281.896
	Landgemeinden	56	1.797	7.344
	Kreisverbände	149	6.813	52.781
3.1	Heilanstalten Religiöser Gemeinschaften (Summe)	574	35.978	267.051
3.2	– Religionsgemeinden	308	17.849	129.978
3.3	– religiöse Orden und Genossenschaften	266	18.129	137.073
4.	Gemeinnützige Anstalten (Frauen-Vereine und milde Stiftungen)	306	18.857	117.538
5.	Anstalten von Gewerblichen Genossenschaften (Knappschaft), Krankenkassen und Rentenversicherung*	67	4.847	42.934
6.	Privatanstalten	366	7.688	59.004
7.	Summe	2.095	119.908	894.664

* inklusive Krankenhäuser der LVA

Tabelle 2: Besitzverhältnisse, Zahl, Bettenzahl und Verpflegte der Allgemeinen Krankenanstalten in Preußen von 1879 bis 1903 – in Maßzahlen, bezogen auf das Jahr 1879 (= 100) –

Jahr		1903		
		Anstalten	Betten	Verpflegte
1.	Staatsanstalten (nur Unterrichtsanstalten)	231	149	198
2.1	Heilanstalten der Selbstverwaltung (Summe)	142	224	258
2.2	– Kommunale Verbände (Summe) (Provinz, Bezirks-, nicht Kreisverbände)			
2.3	– Politische Gemeinden (Summe)	141	221	263
	davon: Städte			
	Landgemeinden			
	Kreisverbände			
3.1	Heilanstalten Religiöser Gemeinschaften (Summe)	257	341	461
3.2	– Religionsgemeinden			
3.3	– religiöse Orden und Genossenschaften			
4.	Gemeinnützige Anstalten (Frauen-Vereine und milde Stiftungen)	251	398	537
5.	Anstalten von Gewerblichen Genossenschaften (Knappschaft), Krankenkassen und Rentenversicherung	197	278	249
6.	Privatanstalten	2.288	1.481	3.981
7.	Summe	224	286	340

Tabelle 3.1: Besitzverhältnisse, Zahl, Bettenzahl und Verpflegte der Allgemeinen Krankenanstalten in Preußen von 1879 bis 1903 – in Prozentzahlen, bezogen auf das jeweilige Jahr –

Jahr		1879	
	Anstalten	Betten	Verpflegte
1. Staatsanstalten (nur Unterrichtsanstalten)	1,4	6,3	10,0
2.1 Heilanstalten der Selbstverwaltung (Summe)	56,5	51,8	52,5
2.2 – Kommunale Verbände (Summe) (Provinz, Bezirks-, nicht Kreisverbände)			
2.3 – Politische Gemeinden (Summe)	[54,9]	[48,6]	[49,4]
davon: Städte			
Landgemeinden			
Kreisverbände			
3.1 Heilanstalten Religiöser Gemeinschaften (Summe)	23,8	25,2	22,0
3.2 – Religionsgemeinden			
3.3 – religiöse Orden und Genossenschaften			
4. Gemeinnützige Anstalten (Frauen-Vereine und milde Stiftungen)	13,0	11,3	8,3
5. Anstalten von Gewerblichen Genossenschaften (Knappschaft), Krankenkassen und Rentenversicherung	3,6	4,2	6,6
6. Privatanstalten	1,7	1,2	0,6
7. Summe	100,0	100,0	100,0

Tabelle 3.2: Besitzverhältnisse, Zahl, Bettenzahl und Verpflegte der Allgemeinen Krankenanstalten in Preußen von 1879 bis 1903 – Prozentzahlen, bezogen auf das jeweilige Jahr –

Jahr		1903		
		Anstalten	Betten	Verpflegte
1.	Staatsanstalten (nur Unterrichtsanstalten)	1,4	3,3	5,8
2.1	Heilanstalten der Selbstverwaltung (Summe)	35,9	40,5	39,8
2.2	– Kommunale Verbände (Summe) (Provinz, Bezirks-, nicht Kreisverbände)			
2.3	– Politische Gemeinden (Summe)	[34,7]	[37,5]	[38,2]
	davon: Städte			
	Landgemeinden			
	Kreisverbände			
3.1	Heilanstalten Religiöser Gemeinschaften (Summe)	27,4	30,0	29,8
3.2	– Religionsgemeinden			
3.3	– religiöse Orden und Genossenschaften			
4.	Gemeinnützige Anstalten (Frauen-Vereine und milde Stiftungen)	14,6	15,7	13,1
5.	Anstalten von Gewerblichen Genossenschaften (Knappschaft), Krankenkassen und Rentenversicherung	3,2	4,0	4,8
6.	Privatanstalten	17,5	6,4	6,6
7.	Summe	100,0	99,9	99,9

Anmerkungen

1 Vgl. hierzu den Beitrag von A. Labisch, *Stadt und Krankenhaus. Das Allgemeine Krankenhaus in der kommunalen Sozial- und Gesundheitspolitik des 19. Jahrhunderts*, in diesem Band.

2 J. Reulecke (1990), Das Ruhrgebiet als städtischer Lebensraum, in: W. Köllmann (Hg.), *Das Ruhrgebiet im Industriezeitalter*, Düsseldorf, Bd. 2, S. 67-120.

3 I. Müller, Die Entwicklung des Gesundheitswesens im Ruhrgebiet, in: *Rubin. Wissenschaftsmagazin der Ruhr-Universität Bochum* 1, S. 38-45, hier: S. 42.

4 Vgl. Grundsätze für die Durchführung der Krankenanstaltsstatistik im Deutschen Reiche, in: *Zs. f.d. ges. Krankenhauswesen* 27 (1931), S. 662 f.

5 Vgl. Kaiserliches Gesundheitsamt/Kaiserliches Statistisches Amt (Hg.) (1907), *Das Deutsche Reich in gesundheitlicher und demographischer Beziehung. Festschrift, den Teilnehmern am XIV. Internationalen Kongresse für Hygiene und Demographie Berlin 1907 gewidmet*, Berlin, S. 62. Die Protokolle bzw. Berichte der Kommission zur Vorbereitung einer Medizinalstatistik des Reiches wurden veröffentlicht in: *Statistik des Deutschen Reichs* 20, T. I. H. 1. Abt. 1. (1876), S. 120-228; *Statistik des Deutschen Reichs* 25, T. I. H. 1. (1877), S. 59 f.

6 Vgl. Kaiserliches Gesundheitsamt/Kaiserliches Statistisches Amt (1907), S. 62; B. Möllers (Hg.) (1923), *Gesundheitswesen und Wohlfahrtspflege im Deutschen Reiche*, Berlin, S. 458. Die um die Jahrhundertwende in großer Zahl entstehenden Lungenheilstätten wurden zunächst den allgemeinen Krankenhäusern, später den Sonderkrankenanstalten zugerechnet.

7 Vgl. dazu L.v. Rönne (1884), *Das Staatsrecht der Preußischen Monarchie*, Bd. 2, 2. Abt. Leipzig, S. 250 f.; H. Roesler (1873), *Das soziale Verwaltungsrecht*, 2. Abt. Erlangen, S. 45 ff.; L.v. Stein (1882), *Die Innere Verwaltung. Erstes Hauptgebiet. Zweiter Theil. Das öffentliche Gesundheitswesen in Deutschland, England, Frankreich und andern Ländern*, Stuttgart, S. 390 ff.

8 Vgl. hierzu das Urteil des Preußischen Oberverwaltungsgerichts vom 6. Januar 1894, veröffentlicht in: *Preußisches Verwaltungs-Blatt*, 1894, S. 228-231; vgl. dazu ausführlich Labisch, *Stadt und Krankenhaus*, in diesem Band.

9 *Ministerialblatt für die Preußische innere Verwaltung 1893*, S. 178.

10 F. Stier-Somlo (1911), Das öffentliche Recht der Krankenhäuser (Krankenanstalten), in: J. Grober (Hg.): *Das deutsche Krankenhaus. Handbuch für Bau, Einrichtung und Betrieb der Krankenanstalten*, Jena, S. 933-962, hier: S. 940. Stier-Somlo schreibt über öffentliche und private Krankenanstalten: »Das rechtliche Kennzeichen der einen oder der anderen Art ist von der Rechtslehre keineswegs sichergestellt worden. Auch die Praxis gibt keine sicheren Handhaben.« W. Lustig (1930), *Gesetz und Recht des Krankenhauses*, Berlin, S. 16, unterscheidet – wie im Text dargelegt – öffentliche Krankenhäuser im engeren und weiteren Sinne sowie private Krankenanstalten, verweist hierzu aber auf Gerichtsurteile (Urteil PrOVG (VII. Sen.) vom 7. Februar 1910) und Ministerialerlasse (BadMinErl. vom 3. März 1893; HessMinErl. vom 7. Okober 1902). Es ist also anzunehmen, daß die Frage öffentlich oder privat – und zwar vornehmlich aus steuerlichen Gründen – vor allem bei öffentlichen Krankenhäusern im weiteren Sinne im Einzelfall strittig blieb.

11 Vgl. in Übersicht R. Spree (Hg.) (1990), *Historische Statistik des Gesundheitswesens vom frühen 19. Jahrhundert bis 1938. Lange Reihen zum Heilpersonal und zum Krankenhauswesen* (= unveröff. Abschlußbericht eines DFG-Projektes; vervielf. Ms.), Univ. Konstanz; ders. (1990), Historische Statistik des Gesundheitswesens, in: Statistisches Bundesamt (Hg.), *Historische Statistik in der Bundesrepublik Deutschland*, Stuttgart, S. 107-126; W.F. Kohler (1991), Quellen zur Statistik des Gesundheitswesens in Deutschland (1815-1938), in: W. Fischer/A. Kunz (Hg.), *Quellen der historischen Statistik von Deutschland. Quellen, Methoden, Forschungsziele*, Opladen, S. 275-298; R. Kube/R. Spree (1991), Quellen zur Statistik des Gesundheitswesens der Bundesrepublik Deutschland, in: Fischer/Kunz: *Quellen der historischen Statistik von Deutschland. Quellen, Methoden, Forschungsziele*, Opladen, S. 299-314.

12 Zur Statistik der Heilanstalten in Preußen vgl. die ausführliche Einleitung in: *Preussische Statistik,* H. 65: Die Heilanstalten im Preussischen Staate in den Jahren 1877, 1878 und 1879, I-XLIV. Diesem Bericht zufolge (ebd., I) wurde die erste öffentliche Statistik der Heilanstalten in Preussen bereits 1817 erhoben. Der Modus der Erfassung wurde im Laufe der Zeit mehrfach geändert, so »dass von einer Vergleichsfähigkeit (...) keine Rede sein kann. Seitens des Königlichen statistischen Bureau's wurde (...) darauf aufmerksam gemacht, dass die Mangelhaftigkeit der bezüglichen Angaben über die Krankenanstalten deren Verwerthung ausschliesse« (ebd., I). Die statistischen Nachrichten über die Krankenhäuser in Preußen einschließlich der Erhebung zum 1. April 1876 sind in folgenden Publikationen des Königlichen Statistischen Bureau's veröffentlicht:

- *Tabellen und amtliche Nachrichten für den preussischen Staat für die Jahre 1849, 1852, 1855 und 1858.*
- *Mittheilungen des Statistischen Bureau's in Berlin* (1857), von F.W.C. Dieterici, Nr. 10 und 11, S. 145-176: »Statistische Uebersicht der Sanitäts-Anstalten des Preußischen Staats am Ende des Jahres 1855«;
- *Preussische Statistik*
  H. 5, Die Ergebnisse der Volkszählung (...) vom 3. December 1861 (...), Berlin 1864, 45, 138 f., 214 f.;
  H. 10, Die Ergebnisse der Volkszählung (...) vom 3. December 1864 (...), Berlin 1867, 58, 134-137, 266 f.;
  H. 21, 1867, Miscellen. 1-72: I. Anstalten und Personal für Gesundheitspflege (...) des preussischen Staats am Ende des Jahres 1867;
  H. 43, 1877, Beiträge zur Medicinalstatistik des preussischen Staates (...) die Jahre 1870 bis 1876 umfassend, 77-114: Die Heilanstalten am 1. April 1876;
- A. Guttstadt: Die Verbreitung des Heilpersonals, der Apotheken und Heilanstalten in Preussen nach dem Stande vom 1. April 1876 (...), in: *Zeitschrift des Königlich preussischen statistischen Bureaus* 16 (1876), S. 347-400.

Zur öffentlichen Statistik vgl. auch die Auswertungen des bekannten Arbeiterarztes Salomon Neumann (1859), Die Krankenanstalten im Preussischen Staate, nach den bisherigen vom statistischen Büreau über dieselben veröffentlichten Nachrichten, in: *Archiv für Landeskunde der Preußischen Monarchie* 5, S. 345-388, die gegenüber der rein quantitativen Erfassung als Beispiel einer die medizinische Versorgung validierenden Betrachtung – durchaus als Vorläufer der heutigen Gesundheitsberichterstattung – aufgefaßt werden können.

13 Der dreijährige Rhythmus der Morbiditätsstatistik der Heilanstalten wurde anfangs offenbar deswegen nicht eingehalten, weil in der Zwischenzeit Probleme der ersten Erhebungen abzuklären waren. Dies trifft beispielsweise auch den Erlaß des Preußischen Ministers für geistliche, Unterrichts- und Medicinalangelegenheiten vom 19. Januar 1881 zur Frage, was unter »allgemeinen Krankenanstalten« zu verstehen ist. Vgl. »Vorwort« und »Einleitung« zu *Preussische Statistik* H. 90, 1989, Heilanstalten. Im Jahre 1879 wurde außer den Besitzverhältnissen und der Größe auch die Lage erfaßt. Auf diese Weise wäre es möglich gewesen, die wichtige Frage zu verfolgen, wie sich die Allgemeinen Krankenhäuser auf Stadt und Land verteilten. Ab 1885 wurde die Rubrik »Lage« jedoch ohne weiteren Kommentar aufgegeben.

14 A. Guttstadt (1885/1886), *Krankenhaus-Lexikon für das Königreich Preußen. Die Anstalten für Kranke und Gebrechliche und das Krankenhaus-, Irren-, Blinden- und Taub-*

stummenwesen im Jahre 1885, hg. vom Königlichen Statistischen Bureau. 2 Teile, Berlin, Teil 2: 1886, S. 184-195. Ergänzende Bemerkungen wurden den jeweiligen Einleitungen der Preussischen Statistik entnommen.

15 *Preussische Statistik* H. 90; Heilanstalten, S. XIII.

16 Der Grund dürfte eine allgemeine Änderung der Krankenhausstatistik auf Reichsebene gewesen sein, die am 12. Dezember 1901 auf Vorschlag des Kaiserlichen Gesundheitsamtes herbei- und in Preußen ab 1903 durchgeführt wurde. Sie betraf im wesentlichen die Erhebungen der Krankenhausmorbidität. Vgl. *Preußische Statistik* H. 194 (1903), Heilanstalten, S. I f.

17 *Medizinalstatistische Nachrichten* (1909 ff.), hg. vom Königlich Preussischen Statistischen Landesamt, Berlin, S. 1 ff.

18 *Medizinalstatistische Nachrichten* 2, 1910 (1911), S. 467-473: Die Besitzverhältnisse und Größe sämtlicher Heilanstalten im preußischen Staate (...) (ausgezählt wurde das Jahr 1908: A.L./F.T.); *Medizinalstatistische Nachrichten* 4, 1912/13 (1913), S. 313, S. 316 ff., S. 467-473; Anzahl und Besitzverhältnisse sämtlicher Heilanstalten in Preussen für das Jahr 1911; *Medizinalstatistische Nachrichten* 5, 1913/14 (1914), S. 280-283: Anzahl und Besitzverhältnisse sämtlicher Heilanstalten in Preussen für das Jahr 1912 (einschließlich der Anstalten mit zehn und weniger Betten); *Medizinalstatistische Nachrichten* 6, 1914/15 (1915), S. 325-328: Anzahl und Besitzverhältnisse der Heilanstalten in Preussen für das Jahr 1913.

19 Guttstadt (1885/1886), Teil 2, S. 39; Guttstadt zitiert hier aus einem Erlaß des – notabene – Preußischen Ministers des Innern vom 19. Januar 1881: »Während unter den ›allgemeinen Krankenanstalten‹ im Sinne der erwähnten Beschlüsse nur diejenigen Heilanstalten zu verstehen sein werden, welche einen stets wechselnden Krankenbestand und eine Mannigfaltigkeit der Krankheitsformen der in ihnen behandelten Personen nachweisen, sind mehrfach – namentlich in anderen Bundesstaaten – auch solche Anstalten dazu gerechnet worden, welche zugleich zur Verpflegung armer, wegen unheilbarer Krankheiten, wegen Siechthums, Altersschwäche oder Arbeitsunfähigkeit auf Lebensdauer oder auf unbestimmte Zeit aufgenommener Personen dienen. Eine Zusammenfassung solcher gemischten Anstalten mit den ›Allgemeinen Krankenanstalten‹ lässt sich mit dem Zweck der ›Morbiditätsstatistik der Heilanstalten‹ nicht vereinigen.« Guttstadt verweist nachdrücklich auf den besonderen Charakter der »Heilanstalten für körperlich Kranke« im Unterschied zu Heilanstalten für besondere Krankheiten oder besondere Heilverfahren (ders., S. 183 f.). Vgl. zu dieser Frage die ausführlichen Erörterungen über den Begriff Krankenanstalt bei Lustig (1930), S. 18-27.

20 So M. Neefe, Direktor des Statistischen Amts der Stadt Breslau und langjähriger Herausgeber des Statistischen Jahrbuchs deutscher Städte im Vorwort zu *Statistisches Jahrbuch Deutscher Städte* 1 (1890), S. V.

21 *Statistisches Jahrbuch Deutscher Städte* 1 (1890), S. 184; Guttstadt (1885/1886); Ders. (1900), *Krankenhaus-Lexikon für das Deutsche Reich. Die Anstaltsfürsorge für Kranke und Gebrechliche und die hygienischen Einrichtungen der Städte im Deutschen Reich am Anfang des Zwanzigsten Jahrhunderts.* Nach amtlichen Quellen ..., Berlin.

22 *Statistisches Jahrbuch Deutscher Städte* 17 (1900), S. 270 f., S. 276-281.

23 »Die Richtigkeit und Vollständigkeit des Materials läßt, wie schon im XXI. Jahrgang auch diesmal trotz zahlreicher, die Bearbeitung sehr verzögernder Rückfragen noch manchen Wunsch offen«, so jedenfalls Richard Mögel, Stadtamtsrat im Statistischen Amt der Stadt Dresden, in seiner Übersicht der »Krankenheilanstalten« für das Jahr 1926; vgl.:

Statistisches Jahrbuch Deutscher Städte 23 (NF 2) (1928), S. 520-556 hier S. 520.

24 Zur Bedeutung des Ersten Weltkrieges für die Ausgestaltung des deutschen Sozialstaats vgl. C. Sachsse/F. Tennstedt (1988), *Fürsorge und Wohlfahrtspflege 1871-1929*, Stuttgart u.a.

25 Vgl. M. Krueger (1929), Gesamtstatistik der deutschen freien Wohlfahrtspflege. Ergebnisse der im Rahmen der Ligaverbände vorgenommenen Erhebungen, in: *Freie Wohlfahrtspflege* 4, H. 1, S. 1-12; M. Reutti/S. Götze (1930), Statistik der kommunalen Anstaltsfürsorge (nebst einem Vergleich der gemeinnützigen Anstalten anderer Träger in Deutschland, in: *Deutsche Zeitschrift für Wohlfahrtspflege* 6, H. 5, S. 273-283.

26 Vgl. auch N. Klinkenberg (1983/1984), Die sozialpolitische Isolierung des Krankenhauses im 19. Jahrhundert auf dem Hintergrund der katholisch-bürgerlichen Sozialbestrebungen, in: *Historia Hospitalium* 15, S. 213-225.

27 *Statistisches Jahrbuch Deutscher Städte* 2 (1892), S. 281; 3 (1893), S. 242; 4 (1894), S. 219; 5 (1896), S. 244.

28 *Statistisches Jahrbuch Deutscher Städte* 6 (1897), S. 220.

29 *Statistisches Jahrbuch Deutscher Städte* 12 (1904), S. 340; vgl. indes die Anmerkungen zu Düsseldorf, ebd.: S. 351 A, 14: Hier werden die Angaben für die Krankenhäuser der Stadt nach Guttstadt ergänzt.

30 *Statistisches Jahrbuch Deutscher Städte* 12 (1904), S. 348.

31 *Statistisches Jahrbuch Deutscher Städte* 12 (1904), S. 348.

32 *Statistisches Jahrbuch Deutscher Städte* 12 (1904), S. 351 A. 14: Die Angaben über die Krankenhäuser in der Stadt werden nach Guttstadt (1885/1886) ergänzt.

33 »In Ermangelung von geschlossenen städtischen Kranken(...)anstalten wird die städtische Verwaltung mit den Vorständen der hier bestehenden konfessionellen Anstalten bezüglich der Verpflegung von Kranken (...) Verträge abschließen und die Armenverwaltung gegen zu vereinbarende Pflegesätze die zu verpflegenden Kranken (...), wo es geboten erscheint, jenen Anstalten überweisen« – so heißt es in § 17 der »Armenordnung für die Stadt Düsseldorf« vom 19. Juni 1877; vgl. C. Ottermann (Hg.) (1905), *Düsseldorfer Bürgerbuch. Sammlung der Ortsstatuten, Polizeiverordnungen, Regulative und sonstigen die Gemeindeanstalten und Einrichtungen der Stadt Düsseldorf betreffenden Bestimmungen*, Düsseldorf, S. 409.

34 Vgl. zum Folgenden *Düsseldorf im Jahre 1898. Festschrift den Teilnehmern an der 70. Versammlung Deutscher Naturforscher und Ärzte dargereicht von der Stadt Düsseldorf* (1898), Düsseldorf; O. Brandt (1902), Studien zur Wirtschafts- und Verwaltungsgeschichte der Stadt Düsseldorf im 19. Jahrhundert, Düsseldorf; O. Most (1910), Städtische Krankenanstalten im Lichte vergleichender Finanzstatistik, Düsseldorf, hier zit. nach *Zeitschrift für Soziale Medizin* 5 (1910), S. 213-236 und S. 334-358.

35 *Düsseldorf im Jahre 1898* (1898), S. 181.

36 Vgl. E. Gatz (1971), *Kirche und Krankenpflege im 19. Jahrhundert. Katholische Bewegung und karitativer Aufbruch in den preussischen Provinzen Rheinland und Westfalen*, München u.a. S. 139-145 und S. 524-534.

37 Müller (1991).

Heilanstalten und Sanatorien in privater Trägerschaft, 1877 bis 1933

Edward Shorter

Die bisherige medizin- und krankenhausgeschichtliche Forschung hat die Privatheilanstalten in Deutschland weitgehend vernachlässigt.[1] Der Privatsektor im Krankenhauswesen ist deshalb immer noch im Grunde terra incognita. Im folgenden sollen unter »privat« die Heilanstalten in privater Trägerschaft verstanden werden – der karitative Sektor, Heilanstalten in konfessioneller und ähnlicher Trägerschaft, kommt hier also nicht in Betracht.[2] Im Privatsektor waren die Begriffe Privatheilanstalt, Privatklinik und Sanatorium etwa gleichbedeutend. Sanatorien waren keineswegs Tuberkulösen oder Nervenkranken vorbehalten, sondern dienten auch als allgemeine Heilanstalten. Gleich den öffentlichen allgemeinen Krankenhäusern waren die allgemeinen Sanatorien oder Privatheilanstalten für ein breites Krankheitsspektrum zuständig. Viele allgemeine Sanatorien ähnelten den öffentlichen allgemeinen Krankenhäusern, obwohl das Wort »Krankenhaus« im Privatsektor vermieden wurde, da es das Bürgertum, die Hauptklientel dieser Anstalten, an Zustände ähnlich denen im Pariser Hôtel-Dieu erinnerte. Stürzbecher schreibt dazu: »Die Privatkliniken hatten um die Jahrhundertwende eine bedeutende medizinische und soziale Funktion, denn ... die Vorurteile im Bürgertum gegen die öffentlichen Krankenhäuser [waren] noch nicht abgebaut.«[3] In privater Trägerschaft befanden sich auch viele spezialisierte Heilanstalten, z.B. aus dem Bereich der Dermatologie, der Orthopädie, der Augenheilkunde usw. Solche Anstalten kommen hier nicht in Betracht. Der Gegenstand Privatkliniken in den sich ausdifferenzierenden Teildisziplinen der Medizin ist zu umfassend und bisher zu wenig bearbeitet worden, um hier angemessen berücksichtigt werden zu können.

Im Gesamtzusammenhang der medizinischen Versorgung spielte der Privatsektor während des 19. Jahrhunderts eine bedeutende Rolle.[4] Aber wichtig waren die allgemeinen Heilanstalten in privater Trägerschaft auch aus sozialen Gründen. Hier wurde praktisch der Mittelstand gesundheitlich versorgt. Kränkelnde Kaufleute, Diplomaten, Dichter oder Richter wünschten – alternativ zur Behandlung im privaten Haushalt – nur die in einer privaten Heilanstalt. Im 19. Jahrhundert wäre es einer vermögenden Familie kaum in den Sinn gekommen, ihre erkrankten Mitglieder einer karitativen oder öffentlichen Krankenanstalt anzuvertrauen (außer gelegentlich – und dann eventuell zwangsweise – im Fall einer epidemischen Krankheit).

Zur Eingrenzung des Gegenstands

Die private allgemeine Heilanstalt (oder allgemeines Sanatorium bzw. Privatklinik) war ein »Mittelding zwischen Krankenhaus und Kurort«[5], wie es ein Kurarzt formulierte. Eine solche Heilanstalt bildete einen Kurort im Mikrokosmos. Die angebotenen diätetischen und physikalischen Therapien hätten sich ebensogut in einem Kurort ohne spezifische Heilanstalt durchführen lassen, beispielsweise am table d'hôte der Pensionen und im Kurmittelhaus. Man könnte allerdings diese privaten Heilanstalten auch als ein Mittelding zwischen einem Hotel und einem Krankenhaus bezeichnen. Ihnen war eine Atmosphäre der luxuriösen Medikalisierung eigen, ein gewisser Luxus, der sonst nur einem Hotelgast zukam. Es gab jedoch einen wichtigen Unterschied zwischen einer privaten Heilanstalt und einem Hotel: Er wurde durch die ärztliche Disziplin markiert. Ludwig Roemheld, leitender Arzt des Sanatoriums Schloß Hornegg am Neckar (Gundelsheim am Neckar), des ersten bedeutenden allgemeinen Sanatoriums Deutschlands, formulierte das 1933 so:

»Das Sanatorium, das heute wirklich seine Aufgabe in medizinischer und sozialer Hinsicht erfüllen will, muß sich fernhalten von dem Charakter eines Hotels, dessen Annehmlichkeiten und moderne Bequemlichkeiten es im übrigen doch seinen Gästen bieten muß ... Das wesentlichste und charakteristischste Zeichen eines Sanatoriums muß sein, daß der ärztliche Wille in allen Punkten im Hause maßgebend ist...«[6]

Gegenüber dem Hotel herrschte im Sanatorium also die Medikalisierung der persönlichen Beziehungen. Darüber hinaus jedoch ähnelten sich die Zustände in Hotel und privater Heilanstalt (Sanatorium) weitgehend. Ungleich dem öffentlichen allgemeinen Krankenhaus sollte in der privaten Heilanstalt ein Gefühl der Behaglichkeit hervorgerufen werden. Paul Wiedeburg, leitender Arzt der großen alten Kuranstalt Schloß Elgersburg in Thüringen charakterisierte dies um 1900 so:

»Auf eine gute Bewirthung wird natürlich, besonders von dem Städter, großer Werth gelegt, und die Behaglichkeit in den Pensions- und Restaurationsverhältnissen trägt zur Stimmung der Anstaltsgäste wesentlich bei ... Aus eigener Erfahrung konnten wir konstatieren, wie werthvoll ein Oberkellner sein kann, welcher die Klagen über wirkliche oder vermeintliche Schäden durch freundliches und geschicktes Beschwichtigen schon im Keime zu ersticken versteht ... Ich brauche wohl diese Verhältnisse nicht weiter auszuspinnen, denn jeder Gesunde weiß ja, um wieviel angenehmer ihm der Aufenthalt im Hotel ist, wenn alles zu seiner Zufriedenheit bestellt ist.«[7]

Die Ärzte in den privaten Heilanstalten gaben sich stets große Mühe, sich von dem Ruf eines Hoteliers zu entfernen und sich der Krankenhausseite der Skala möglichst anzunähern. »Wir sind ja wie ein allgemeines Krankenhaus, nur etwas mehr den chronischen Fällen gewidmet«, sagte Roemheld 1933.[8] In seinem Inserat für sein »Schloß Hornegg« betonte er 1901: »Hornegg stellt ein nach klinischem Muster (Krankenjournale, Krankenbericht für die Herren Hausärzte) geleitetes Sanatorium dar.«[9] Also einem Krankenhaus ähnlich, vielleicht sogar einer Universitätsklinik (Roenheld war soeben als Assistent aus einer Heidelberger Universitätsklinik nach Schloß Hornegg gekommen). Und in der Welt der Privatklinik wurde das Wort Krankenhaus spärlich, aber dennoch gelegentlich benutzt: Hermann Oppenheims Sanatorium in der Berliner Lessingstraße nannte sich 1889 »Allgemeines Privatkrankenhaus«, so auch Otto Dörschlags »Privatklinik, Allgemeines Krankenhaus« am Schiffbauer Damm.[10] Die allgemeine Privatklinik galt deshalb wirklich als »Mittelding«, den Ansprüchen eines gutbürgerlichen Hotels gewachsen und doch vom Blickpunkt der medizinischen Dienstleistung einem Krankenhaus gleichrangig (wenigstens, wenn man sich nach der Sanatoriums-Reklame richten darf). Dazu der Charlottenburger Kurarzt Benno Latz 1908:

»Ein Sanatorium [stellt] ein Krankenhaus in sehr verfeinertem Sinne dar, und daher wird für die Anlage und für die technische Einrichtung das moderne Krankenhaus als Vorbild dienen. Mehr oder weniger zu verhindern, daß bei den Patienten das Gefühl aufkommt, sich in einem Krankenhaus zu befinden, wird Aufgabe der weiteren Ausstattung und Einrichtung sein, die sich als Endziel den Charakter eines vornehmen Familienhotels setzen sollte.«[11]

Die Zersplitterung der Dienstleistungen im Privatsektor

Die Welt der allgemeinen Privatkliniken bestand aus zwei unterschiedlichen Teilen. Eine kleine Gruppe bot eine Vielfalt von klinischen Spezialitäten und Untersuchungsmodalitäten an. Vom Kern der Inneren Medizin ausgehend, waren in solchen Anstalten fast immer eine Chirurgische Abteilung vorhanden, manchmal (abhängig von der Größe der Anstalt) eine Gynäkologische Abteilung, eine Dermatologische Abteilung, eine HNO-Abteilung und eine Augenabteilung, außerdem ein Labor, eine Apotheke und eine Röntgenstation. Diese Dienste waren nicht immer in derselben Anstalt vollständig vorhanden, aber innerhalb dieser kleinen Gruppe fanden sich häufig mehrere Spezialitäten gleichzeitig.[12]

In einer Statistik aus dem Jahre 1929 gab es, unter einer Auswahl von 169 allgemeinen Privatkliniken, 45 mit mehr als 50 Betten.[13] Das sind die größeren Privatkliniken bzw. Sanatorien. Unter diesen 45 boten allerdings nur sechs mehrere klinische Spezialitäten gleichzeitig an: Die Privatkrankenanstalt Rusell in Ballenstedt, die Zimmermannsche Stiftung in Chemnitz, das Schloß Lösswitz in Dresden-Radebeul, Dr. Paul Köhlers Sanatorium in Bad Elster, das Sanatorium Kaiserbad in Bad Polzin und das Sanatorium von Dr. Kurt Lichtwitz in München-Thalkirchen. Das sind also die möglichen Äquivalente für ein öffentliches allgemeines Krankenhaus. Interessanterweise besaß nur eins von diesen sechs einen Röntgenapparat (Köhler in Bad Elster); nur zwei boten Chirurgie an (die Zimmermannsche Stiftung in Chemnitz und Köhler), nur eins hatte ein Labor im Haus (Rosell in Ballenstedt). Die Mehrzahl der übrigen kleinen Sanatorien, meist den chronischen Fällen gewidmet, wies ein sehr geringes Spektrum von klinischen Dienstleistungen auf, Einrichtungen, die in einem öffentlichen allgemeinen Krankenhaus selbstverständlich gewesen wären. So besaßen zum Beispiel nur neun von den genannten 45 größeren Privat-Kliniken einen Röntgenapparat, eine in keinem seriösen allgemeinen Krankenhaus fehlende Technik. Meist beschränkten sich diese Institutionen auf die Innere Medizin (die Gruppe Nr. 10 im Adreßbuch von 1929), wobei akute Infektionskrankheiten und Tuberkulose ausgeschlossen wurden. Dagegen war häufig die Nervenheilkunde vertreten (Gruppe 9 im Adreßbuch von 1929).

Was für Kranke nahmen nun diese allgemeinen Privatkliniken auf? Die Aufnahmeindikation definierte sich nach den Heilfaktoren: Alle Erkrankungen, die mit der »Diätetischen und physikalischen Therapie« behandelbar waren (Gruppen 1 und 17), wurden aufgenommen. Dagegen wurden normalerweise ausgeschlossen Patienten, die eine Therapie aus den Bereichen Gynäkologie, Geburtshilfe, HNO, Dermatologie oder Augenheilkunde verlangten – Spezialitäten, die in einem allgemeinen öffentlichen Krankenhaus typischerweise im späten 19. und frühen 20. Jahrhundert vorhanden waren. Für solche Spezialfächer gab es dagegen eigens eingerichtete Privatkliniken.[14] Am auffälligsten sind unter diesem Gesichtspunkt die Vielzahl von Privatkliniken bzw. Sanatorien, die seit den 90er Jahren des 19. Jahrhunderts auf die Tuberkulosebehandlung spezialisiert waren. Zusammenfassend kann man in bezug auf den Privatsektor behaupten, daß eine allgemeine Privatklinik bei weitem nicht dem entsprach, was man im öffentlichen Sektor unter einem allgemeinen Krankenhaus verstand. Im Privatsektor beschränkten sich die allgemeinen Krankenanstalten auf die Therapie chronischer Leiden aus dem Bereich der Inneren Medizin und auf die somatisierten Psychoneurosen.

Warum diese Beengung der Indikationsstellung? Das war teilweise eine Funktion der Größe: Privat hieß klein, insbesondere im Vergleich zu den aus Staats- oder Gemeindemitteln finanzierten öffentlichen Krankenhäusern. Aber das ist keine vollständige Erklärung. Hätte eine Nachfrage nach Privatkliniken bestanden, die eine größere Zahl der genannten Spezialitäten umfaßten, dann wären solche Anstalten zweifellos auch entstanden. Die Antwort hat wahrscheinlich eher etwas mit der Psychologie des Mittelstandes als mit dessen Zahlungskräftigkeit zu tun. Zahlende Privatpatienten wollten nicht mit furchtbaren oder »ekelerregenden« Krankheiten, wie man das damals nannte, in Kontakt kommen. Am gemeinsamen Mittagstisch wollte man nicht mit von Auswurf geplagten Tuberkulösen, nicht mit epileptischen, geisteskranken oder infektiösen Patienten zusammensitzen, teils aus Furcht vor der Ansteckung, teils mit Rücksicht auf das eigene ausgeprägte Zartgefühl. Deshalb hieß es häufig in den Anzeigen solcher allgemeinen Privatkliniken, z.B. beim Wilhelmsbad in Cannstadt, 1889, »Chirurgische und ansteckende Krankheiten sind von der Aufnahme ausgeschlossen, ebenso Epileptische. Geistes- und Gemüthskranke sind aus practischen und theoretischen Gründen namentlich aus Rücksicht gegen die Pfleglinge der Anstalt selbst von der Aufnahme ausgeschlossen.«[15] In seinem »Sanatorium Vorderbrühl« in Mödling bei Wien, hatte Max Scheimpflug ursprünglich auch Kinder aus der Arbeiterklasse mit orthopädischen Leiden aufnehmen wollen. Er gab dieses Vorhaben jedoch bald auf, nachdem er entdeckt hatte, daß »dieses Krankenmaterial in mancher Hinsicht für anderweitig Leidende und speciell für erwachsene Kranke der wohlhabenden Classe abschreckend war ...« Er wandelte drei Jahre später die Aufnahmeindikation seiner Heilanstalt um auf »Reconvalescente, Erholungsbedürftige und chronisch Kranke jeden Alters.«[16] Die eng gefaßten Aufnahmeindikationen der allgemeinen Privatkliniken waren vor allem eine Folge der Ängstlichkeit und der Etikette des bürgerlichen Mittelstandes.

Die Entstehung der allgemeinen Privatkliniken

Die Geschichte der allgemeinen Privatkliniken greift in die Geschichte des Irrenwesens und der Wasserheilkunde des 19. Jahrhunderts weit zurück. In der Tat hatten diese Anstalten zwei Ursprünge. Die Wasserheilanstalten des frühen 19. Jahrhunderts bildeten die erste große Welle der privaten (anstaltlichen) Gesundheitsfürsorge des Mittelstandes. Teils durch Laien (Vinzenz Prießnitz in Gräfenberg, im österreichischen Schlesien, 1826), teils durch Ärzte gegründet (z.B. Dr. Schmitz, Boppard a.Rh., 1839), stellten die Wasserheilanstalten die ersten privaten Krankenanstalten für den Mittelstand dar. Gleichzeitig gab es in den Kurorten auch Kurhäuser und Kurhotels für dieselbe Klientel. »An diese«, erklärte der Württembergische Kurarzt Edwin Sauberschwarz 1907, »kristallisierten sich Logierhäuser für Kranke, private Pensionen mit und ohne ärztliche Leitung an.«[17] Diese gaben auch Anlaß zur Entstehung von Sanatorien, zuerst auf den Sommer beschränkt, dann auch als ganzjährige Anstalten geführt. Eine Wurzel der allgemeinen Privatkliniken waren also Wasserheilanstalten und Kurpensionen. Der Übergang von Wasserheilanstalten zu Privatkliniken oder Sanatorien hängt teilweise damit zusammen, daß die auf Flaschen gezogenen Mineralwässer zu Hause versagten. Gemäß der Reklame hätten diese Mineralwässer zu Hause genau dieselben heilbringenden Wunder zustandebringen müssen wie in den Kurorten. Das taten sie aber nicht. Daraufhin setzte eine Vertrauenskrise gegenüber den Wasserheilanstalten ein.[18] Viele Wasserheilanstalten firmierten sich um als Nervensanatorien oder allgemeine Privatkliniken, die auf der Basis der »diätetischen und physikalischen Therapie« arbeiteten. Im Zeichen dieser Therapien (hauptsächlich Placebotherapien, basiert auf Entwässerungsdiäten, Entspannung und Ruhe, Höhensonne und Massage) gingen die früheren Wasserheilanstalten in allgemeine Privatkliniken über.

Die zweite historische Wurzel der allgemeinen Privatkliniken waren die offenen Nervensanatorien (im Gegensatz zu den geschlossenen Privatirrenanstalten). Das erste wurde 1861 in Helmstedt eröffnet und siedelte 1865 nach Blankenburg am Harz über. Von Otto Müller geleitet, schloß diese 60-Betten-»Kuranstalt für Nervenkranke« Geisteskranke, Tuberkulöse und »störende Krampfkranke« aus.[19] Im Laufe der Zeit kamen diese Nervensanatorien etwas aus der Mode, da man unter »Nervenkrankheit« immer häufiger »Geisteskrankheit« verstand.[20] Viele Nervensanatorien wandelten sich daraufhin in allgemeine Privatheilanstalten um, wie z.B. das Sanatorium Gilbert-Frey in Baden-Baden, das Sanatorium Quisisana in Berlin-Grunewald und die Villa Maria in Kudowa.[21] Das Sanatorium Bad Liebenstein machte sogar zwei Umwandlungen durch: 1855 als Wasserheilanstalt eröffnet, wurde es 1900 in »Sanatorium Liebenstein« für Nervenkranke umbenannt und galt in den 20er Jahren wiederum als allgemeine Privatklinik: eine »klinisch geleitete Kuranstalt für Krankheiten der inneren Organe, des Stoffwechsels und der Nerven«. Ein Inserat für diese Privatklinik findet sich 1933 in Eichelbergs Jahrbuch in der Abteilung »Allgemein« und nicht unter den Nervenheilanstalten.[22]

Die erste deutsche Privatklinik, die weder als Wasserheilanstalt, noch als Nervensanatorium begonnen hatte, war die 1871 gegründete Kuranstalt Schloß Hornegg in Gundelsheim a. Neckar. Eine 80-Betten-Heilanstalt für innere Leiden und Nervenkrankheiten, bot Schloß Hornegg die jeweils zeittypischen Therapien an: Solbäder im späten 19. Jahrhundert, psychische Beeinflussung und Ernährungskuren um die Jahrhundertwende, Kohlensäure- und Wechselstrom-Bäder für Herzkranke um 1910, Luftkuren und schwedische Gymnastik in den 20er und 30er Jahren.[23] Damit kann Schloß Hornegg als Musterbeispiel für das schichtspezifische Therapiespektrum des Mittelstandes gelten.

Die große Gründungswelle für die allgemeinen Privatkliniken begann in den 80er Jahren des 19. Jahrhunderts. Von den 52 im Jahre 1900 existierenden allgemeinen Privatheilanstalten, deren Gründungsjahr bekannt ist, wurden nur zehn vor 1880 gegründet (einschließlich der Wasserheilanstalten, die zu allgemeinen Sanatorien wurden). In den 80er Jahren wurden 13 solcher Anstalten gegründet, in den 90er Jahren 29. Bis 1900 existierten in Deutschland mindestens 105 allgemeine Privatkliniken (inklusive derjenigen, deren Gründungsdatum unbekannt ist; zweifellos gab es noch weitere sehr kleine, die in den Standardwerken nicht auftauchen).[24]

Blütezeit der Privatkliniken

Man darf die Jahre 1900 bis 1933 als die Blütezeit der deutschen allgemeinen Privatkliniken bezeichnen – ausgenommen natürlich die Jahre der Hyperinflation und der tiefsten Weltwirtschaftskrise. Bad Kissingen z.B. erlebte eine enorme Steigerung seiner Kurfrequenz: Von 20.000 Kurgästen im Jahre 1900 auf 40.000 im Jahre 1918, als die Kurgäste sich auf 18 verschiedene Privatkliniken des kleinen Badeorts verteilten.[25] Im Mittelstand wurden Kurort- und Sanatoriumsaufenthalte gang und gäbe. In den Jahren nach 1900 wurde der Sanatoriumsaufenthalt fast schon zum sozialen Reflex. Hermann Hesse beschreibt in seinem *Haus zum Frieden* (1910) die einer Sommerfrische ähnlichen Zustände im Sanatorium von Dr. Albert Fränkel in Badenweiler.

»Das Haus ›zum Frieden‹, in dem ich seit etwa einem Jahr wohne, führt den bescheidenen und freundlichen Namen ›Kuranstalt‹ und hält etwa die Mitte zwischen Hotel und Sanatorium. Es beherbergt denn auch hauptsächlich solche Gäste, welche für das Leben in einem richtigen Hotel nicht mehr frisch und widerstandsfähig, für den Entschluß aber, in ein richtiges Sanatorium zu gehen, noch nicht mutig oder verzweifelt genug sind.« Nicht Kranke auf der Suche nach »irgendeiner medizinischen Spezialität« besuchten diese Heilanstalten. »Unsere Doktoren sind weder Lungen- noch Herz-Spezialisten, auch nicht etwa Psychiater, sondern es leben hier kränkliche, schonungs- und stärkungsbedürftige Menschen jeder Art. Sie finden hier Ruhe, Waldluft, Bäder, freundliche Pflege, bequeme Spazierwege, mildes Klima, sowie eine gute, klug geführte, anpassungsfähige Küche, und es sind hier schon alle möglichen Arten von Patienten, vom Fettleibigen bis zur Bleichsüchtigen, vom Rheumatiker bis zum nervösen Melancholiker zu Gaste gewesen.«[26]

Statistische Daten des Privatsektors existierten für Berlin, wo die Anzahl der »privaten Krankenanstalten« von elf im Jahre 1886 auf 52 im Jahre 1913 zunahm (hier bleibt unklar, wieviele davon allgemeine Privatkliniken waren und wieviele Spezialkliniken). Im selben Zeitraum stieg die Anzahl der Betten in Privatkliniken von 321 auf 2.300. 1886 war nur eins von 20 Krankenhausbetten in Berlin privat, 1913 ungefähr eins von fünf. Nach dem Ersten Weltkrieg ging die Entwicklung weiter bergauf, obwohl der Anteil der Betten in Privatkrankenanstalten am gesamten Angebot von Krankenhausbetten im Raum Großberlin etwas schrumpfte, weil die Betten in öffentlichen Krankenanstalten bei weitem überproportional zunahmen.[27] In anderen Teilen Deutschlands war die Tendenz ähnlich.

Die ersten drei Jahrzehnte des 20. Jahrhunderts zeichnen sich durch zwei Faktoren aus: Erstens erreichte die Autorität des Arztes ihren Höhepunkt – ein wichtiger Umstand, der zum Gelingen der placeboartigen »diätetischen und physikalischen Therapien« beitrug.[28] Zweitens verlangte die medizinische Untersuchung während dieser Zeit noch nicht in dem Umfang teure Apparaturen, die nur mit öffentlichen Geldern zu beschaffen gewesen wären.

Unter den allgemeinen Privatkliniken der Belle Epoque war die größte und bekannteste das »Doktor Lahmann Sanatorium« in Weißer Hirsch bei Dresden. Hier kann man besonders klar die charismatische Rolle des Kurarztes nachvollziehen. Der Aufstieg dieses Sanatoriums, 1887 von dem 27jährigen Johann Heinrich Lahmann in den Anlagen eines alten Quellbades gegründet, ist hauptsächlich der magnetischen Persönlichkeit dieses jungen Arztes zuzuschreiben. Bis 1929 wuchs das Sanatorium zu einer 300-Betten-Anstalt, mit 30 kleineren Häusern neben dem Hauptgebäude und 350 Angestellten. Lahmann, der als besonders wissenschaftlicher Vertreter der Naturheilkunde galt, führte 1895 ein Labor in das Sanatorium ein. Wegen seines frühzeitigen Todes im Jahre 1905 hatte er nicht mehr die Gelegenheit, einen Röntgenapparat anzuschaffen. (Aber auch die Nachfolger von Lahmann in den 20er Jahren dieses Jahrhunderts, einschließlich so bekannter Ärzte wie Johannes Heinrich Schultz und Louis Radcliffe Grote, erwarben keinen Röntgenapparat für diagnostische Zwecke).[29] Den Kranken wurde die volle Skala der diätetisch-physikalischen Therapie angeboten, einschließlich Luftbäder (die Lahmann selbst bei Arnold Rikli in Veldes entdeckt hatte). Verschiedene diätetische Maßnahmen – die im Laufe der Zeit immer weniger ernst zu nehmen waren – gab es bei Lahmann ebenfalls, darüber hinaus physikalische Therapien, wie die Franklinisation (Elektrotherapie) und die Elektro-Licht-Therapie. 1920 bis 1924 war Frieda Reichmann (später Fromm-Reichmann) Oberärztin in der Abteilung »Psychotherapie«.[30] Das Lahmannsche Sanatorium galt als die bedeutendste der allgemeinen Privatkliniken, und sein fortgesetztes Wachstum während der 20er und 30er Jahre (bis 1939 mehr als 160.000 Patienten) spiegelt das Florieren der allgemeinen Privatkliniken während dieser Zeit wider. Sie nahmen von 105 in der Periode 1898 bis 1901 auf 169 in der Periode 1927 bis 1933 zu, das ist ein Zuwachs um 60 %, während alle anderen Kategorien von Privatkrankenanstalten (Irren-, Nerven- und Wasserheilanstalten) in den 20er Jahren zurückgingen.[31]

Die allgemeinen Privatkliniken und die Medikalisierung

In der Debatte um den Medikalisierungsprozeß ist es nicht klar, inwieweit der Mittelstand, der nach Alfons Labisch längst bestrebt war, »durch Hilfen und Kontrolle die kurzfristige Reproduktion der Arbeitskraft zu sichern«, selbst medikalisiert wurde. Unter dem Gesichtspunkt des »gesundheitsgerechten Verhaltens« kann der Mittelstand natürlich schon seit dem frühen 19. Jahrhundert als medikalisiert gelten, wenn man darunter die Internalisierung der Verhaltensregeln der öffentlichen Hygiene und später der Bakteriologie versteht.[32] Reinhard Spree wiederum beschreibt unter dem Aspekt der Medikalisierung vor allem die »Zwangssozialisation der Unterschichten«.[33] Wie aber wirkte dieser Prozeß auf den vermeintlichen Urheber der Medikalisierung, den Mittelstand selbst? Wie steht es z.B. mit der Bereitschaft des Mittelstands, sich der medizinischen Autoriät zu unterwerfen? Nach Claudia Huerkamp war es eigentlich der wohlhabende Patient, der in der Arzt-Patient-Beziehung am Anfang des 19. Jahrhunderts und auch später die Oberhand hatte: »Die Beziehung der gelehrten Ärzte zu ihren Patienten war ... durch eine strukturelle Asymetrie gekennzeichnet: Nicht der Arzt, sondern der Patient spielte den dominierenden Part in dieser Beziehung.«[34] Huerkamp unterstellt, daß diese Dominanz der

Laien eine Folge der wirtschaftlichen Macht der Patienten gewesen sei. Aber eine solche Analyse ist unvollkommen, weil sie den Unterschied zwischen Macht und Autorität vermengt.

Zweifellos besaßen in der Welt der Privatkliniken die zahlungskräftigen Patienten die wirtschaftliche Macht, und die Ärzte buhlten im regen Wettbewerb um die Gunst dieser Patienten. Aber trat der Bürger einmal in die Anstalt ein, besaß der Arzt die alleinige Autorität. Die medizinische Ratgeberliteratur wimmelt von Empfehlungen, wie der Primat der ärztlichen Disziplin durchzusetzen ist. Nach Valentin Holst, Leiter eines Sanatoriums in Riga, muß der Arzt selbst das tägliche Leben des Patienten bis in die kleinsten Einzelheiten bestimmen. Das Resultat: Die Patienten »fühlten eben ihre Abhängigkeit von mir in jeder Beziehung«. In bezug auf eine »hochgradig hysterische junge Dame« heißt es:

»Ich war der Herr im Hause, ich bestimmte stricte Alles in ihrer Lebensweise, nur mit meiner Erlaubniß durfte hin und wieder die Mutter oder eine sonstige Angehörige ihr einen Besuch abstatten, längere Zeit war das ganz verboten. Der Erfolg von dieser Einrichtung war ... ein überraschend guter. Ist das nicht ein schlagender Beweis für den Einfluß einer Anstalts-Behandlung? Denn in der Privatpraxis kann man doch nur ausnahmsweise solche Arrangements treffen.«[35]

In einer Wasserheilanstalt, »muß ... eine straffe Disciplin herrschen,« schrieb der Berliner Kurarzt Theodor Benda 1891. »Die Kranken dürfen nicht thun, was sie wollen, sie dürfen keinen eigenen Willen haben, sie müssen – und darin liegt schon ein gut Theil Behandlung – sich gewöhnen, ihren Willen mit Gewalt dem Anstaltswillen unterzuordnen.«[36] Heinrich Kisch, bekannter Badearzt und Leiter der »Villa Kisch« in Marienbad, bekräftigte diese Notwendigkeit, dem Patienten – auch dem sehr Reichen – den Eigensinn zu brechen:

»Dem durch Nachahmungstrieb verstärkten Autoritätsglauben und den dadurch assoziierten Hoffnungsvorstellungen in den Kurgästen ist der sehr merkwürdige Umstand zu verdanken, daß selbst hochgestellte, an Befehlen gewöhnte und sonst nur ihrem Eigenwillen folgende Persönlichkeiten, vornehme, kapriziöse Damen mit einem auf stete Nachgiebigkeit ihrer Umgebung eingestellten Nervensysteme ebenso wie notorische, im Alltagsleben ihren Zweifel an ärztlichem Können laut kündende Misanthropen (...) sich im Kurorte bald eine ihre Gewohnheiten grundstürzende Lebensweise aneignen (...).«[37]

Auch dem gebildeten Publikum waren diese Autoritätsverhältnisse klar – und offenbar akzeptabel. Die Internalisierung medizinischer Autorität innerhalb des gehobenen Bürgertums um die Jahrtausendwende zeigt sich beispielsweise in dem Roman von Grete Meisel-Hess *Die Intellektuellen.*[38]

»Ich will solche Menschen heranziehen, die sich in einem köstlichen Klima, in einer gut geführten Anstalt physisch und seelisch erholen wollen; und besonders zu dieser seelischen Erholung ihnen zu verhelfen – soll mir am Herzen liegen.« Dr. Emmerich sah sogar »Die Zukunft des Arztes« in der »seelischen Kräftigung« seiner wohlhabenden Klienten. »›Der Arzt als Heiland‹, knurrte Stiller ironisch. ›Nicht gerade als Heiland, aber, sagen wir, als der moderne Stellvertreter nämlich, nicht den Beamten des Klerus.‹ ›Also wieder ein neuer Weg zum Heil,‹ meinte Stiller. ›Hirsebrei, Obstbaumzucht, Atmungsgymnastik, mystische Übungen und Nacktkultur – das alles tut's nicht mehr, es muß auch der ärztliche Seel-Sorger über all dem wachen.‹« Dann erklärt Dr. Emmerich, er wisse genau, wie fügsam diese wohlhabenden Patienten der ärztlichen Priestergewalt gegenüber sind: »›Vor allem will ich ein materiell sehr leistungsfähiges Publikum da hinunterziehen. Als langjähriger Arzt in einem großen Sanatorium habe ich Fühlung mit dieser Klientel.‹ ›So, so,‹ erwidert Stiller. ›Ja; dieses Publikum wird dann da unten in Atem gehalten ... besonders mit den billigen Kurmitteln des Wassers, der Sonne und einer entwöhnenden Diät rechne ich. Eine heilsame Frugalität der Ernährung ist aber den Patienten nur dann vertrauenswürdig, wenn man die höchsten Preise dafür nimmt.‹«

Dieser Wortwechsel ist ein gutes Beispiel für die Internalisierung der medizinischen Autorität innerhalb des gehobenen Bürgertums um die Jahrhundertwende. Sanatoriumsärzte wie Ludwig Roemheld im Schloß Hornegg und Johann Lahmann in Weißer Hirsch waren die Protagonisten dieser Internalisierung. Die Anziehungskraft der allgemeinen Privatkliniken mit ihren zu belächelnden Placebotherapien lag nicht in der Therapie schwerwiegender organischer Krankheiten – wie z.B. Tuberkulose und infektiöse Krankheiten, die ja ausgeschlossen wurden –, sondern gerade in diesem Arrangement, in dem der Patient sich dem Willen einer Autorität unterwerfen durfte. Darin besteht der Grundmechanismus des Placeboeffekts. In diesem Sinne einer Bereitschaft zur Unterwerfung unter die medizinische Autorität waren die Mittel- und Oberschichten um die Jahrhundertwende genauso medikalisiert wie die Unterschichten – erstere nur in einer etwas komfortableren Umgebung.

Anmerkungen

1 Unter den wenigen Beiträgen vgl. O. Winkelmann (1971), Die privaten Krankenanstalten und die Medizin des 19. Jahrhunderts, in: H.H. Eulner (Hg.), *Medizingeschichte in unserer Zeit*, Stuttgart, S. 369-383; E. Shorter (1990), Private Clinics in Central Europe, 1850-1933, in: *Social History of Medicine* 3, S. 159-195; M. Stürzbecher (1969), Zur Geschichte der privaten Krankenanstalten in Berlin, in: *Berliner Ärzteblatt* 82.2, S. 1114-1127. – In den Standardwerken der deutschen Krankenhausgeschichte findet der Privatsektor kaum Erwähnung. Bei D. Jetter (1966), *Geschichte des Hospitals*, Wiesbaden, nur Bd. 1, S. 226-228, unter der Überschrift »Private Irrenanstalten«. Unter den bei Murken bis 1914 aufgeführten Krankenhäusern – darunter viele städtische, konfessionelle und Universitätskrankenhäuser – befindet sich keine private Anstalt. Vgl. A.H. Murken (1988), *Vom Armenhospital zum Großklinikum: Die Geschichte des Krankenhauses vom*

18. Jahrhundert bis zur Gegenwart, Köln, S. 268-273; vgl. auch Ders. (1979), *Die bauliche Entwicklung des deutschen Allgemeinen Krankenhauses im 19. Jahrhundert*, Göttingen, S. 341-344.

2 Vgl. zu den Abgrenzungsproblemen sowie zur Entwicklung dieses Sektors der freigemeinnützigen Krankenhäuser den Beitrag von A. Labisch und E. Tennstedt in diesem Band.

3 M. Stürzbecher (1976), Allgemeine und Spezialkrankenhäuser, insbesondere Privatkrankenanstalten im 19. Jahrhundert in Berlin, in: H. Schadewaldt (Hg.), *Studien zur Krankenhausgeshichte im 19. Jahrhundert im Hinblick auf die Entwicklung in Deutschland*, Göttingen, S. 199.

4 Vgl. z.B. M. Stürzbecher (1969), Die Berliner Krankenhäuser 1886 bis 1967, in: *Berliner Statistik* 23, S. 324-329.

5 J. Höhn (1912), Brunnen- oder Sanatoriumkurorte? in: *Zeitschrift für Balneologie, Klimatologie und Kurort-Hygiene* 5, S. 181-182, hier: S. 181. Der Verfasser war Badearzt in Radein.

6 L. Roemheld (1933), Über die Bedeutung der Sanatoriums-Behandlung für innere Kranke, in: F. Eichelberg (Hg.) (1933), *Jahrbuch der ärztlich geleiteten Heilanstalten und Privatkliniken Deutschlands*, Berlin 1933, S. 8.

7 P. Wiedeburg (1900/1901), Über die psychischen Einflüsse auf Patienten in offenen Heilanstalten mit Ausschluß der direkten ärztlichen Behandlung, in: *Zeitschrift für diätetische und physikalische Therapie* 4, S. 409-415, hier: S. 413 f.

8 Roemheld (1933), S. 9.

9 H. Neumann (Hg.) (1901), *Handbuch der Heil-, Pflege- und Kuranstalten (Privatanstalten)*, Berlin, S. 25.

10 P. Berger (1889/1890), *Führer durch die Privatheilanstalten Deutschlands, Österreichs und der Schweiz*, Berlin, S. 100.

11 B. Latz (1908), Skizzen über Leitung und Betrieb eines Sanatoriums, in: *Zeitschrift für Balneologie, Klimatologie und Kurort-Hygiene* 1, S. 429-432, hier: S. 430.

12 Diesen Eindruck bekommt man beim Durchlesen des *Adressen- und Auskunftsbuch über die Kranken-, Heil-, Pflege-, Erziehungs- und Wohlfahrts-Anstalten Deutschlands* (1929), Leipzig.

13 Diese Statistik für 1929 basiert auf den 169 Allgemeinsanatorien, die in den Eichelbergischen Jahrbüchern für 1927 und 1933/34 aufgelistet sind (Eichelberg (Hg.) 1933). Detaillierte Angaben für diese 169 Sanatorien wurden dann dem Adreßbuch für 1929 entnommen.

14 Vgl. die Statistik der Privatkliniken in Berlin, 1900, bei Stürzbecher (1969), S. 1118. Die ausgewiesenen 70 Privatkliniken verteilten sich auf zehn verschiedene Spezialgebiete: Frauenkrankheiten (Gynäkologie) 21, Chirurgie 11, Augenkrankheiten 7, Ohrenkrankheiten 4, Hautleiden 5, innere Krankheiten 4, Orthopädie 3, Kinderkrankheiten 1, Wasserbehandlung 2, »für verschiedenartige Behandlung« 12.

15 Berger (1889/1890), S. 102.

16 M. Scheimpflug (1898), *Sanatorium Vorderbrühl, Mödling bei Wien. Bericht über die ärztliche Thätigkeit vom Juli 1894 bis September 1897*, Wien, S. 5 f.

17 E. Sauberschwarz (1907), Über die Bedeutung der Sanatorien für innere und Nervenkranke bei dem heutigen Stande der medizinischen Wissenschaft, in: *Medicinisches Correspondenz-Blatt des Württembergischen ärztlichen Landesvereins* 77, S. 413-415, hier: S. 413. – H. Stürzbecher situiert den Ursprung der Privatkliniken in der Entdeckung der

Antisepsis und der Anästhesie. Diese Entdeckungen waren aber für die Allgemein-Sanatorien irrelevant, die normalerweise keine Chirurgie praktizierten. Vgl. Stürzbecher (1969), S. 117.

18 W. Jaworski (1912), Brunnen- oder Sanatoriumkurorte? in: *Wiener Medizinische Wochenschrift* 62, S. 741 ff. »Es zeigte sich aber bald, daß die Mineralwässer, welche an der Quelle ihre Heilwirkung entfalteten, beim Gebrauche derselben zu Hause versagten.«

19 H. Laehr (1907), *Die Anstalten für Psychische-Kranke in Deutschland, Deutsch-Österreich, der Schweiz und den baltischen Ländern*, Berlin, S. 22.

20 Vgl. E. Shorter (1992), *From Paralysis to Fatigue: A History of Psychosomatic Illness in the Modern Era*, New York, S. 233-253.

21 Näheres bei Shorter (1990).

22 Eichelberg (Hg.) (1933), S. 21.

23 Zusammengestellt aus den Sanatoriumsführern; außerdem vgl. ein Inserat in der *Zeitschrift für diätetische und physikalische Therapie* 14 (1910), Inseratsseite 13.

24 Gezählt wurden nur diejenigen Sanatorien, die in Berger (1889/1890) oder Neumann (1901) erwähnt wurden. Einzelheiten über Bettenzahl, Gründungsjahr usw. wurden dann entnommen A. Guttstadt (1900), *Krankenhaus-Lexikon für das Deutsche Reich*, Berlin. Die Aufzählung von Sanatorien bei Guttstadt ist übrigens keineswegs vollständig.

25 K. Winkler (1984), Bad Kissingen, in: R. Bothe (Hg.), *Kurstädte in Deutschland: Zur Geschichte einer Baugattung*, Berlin, S. 361-384, hier: S. 364. Für die Auflistung der Sanatorien, siehe E. Jaeger (1913), *Illustrierter Führer durch Bäder, Heilanstalten und Sommerfrischen*, Leipzig, S. 289-290.

26 H. Hesse (1910), *Haus zum Frieden: Aufzeichnungen eines Herrn im Sanatorium*, Nachdruck 1947, Zürich, S. 7 ff.

27 Stürzbecher (1969), S. 326, Tabelle 2. Der Verfasser macht darauf aufmerksam, daß die Zahlen vor 1914 ziemlich unvollständig sind. Vgl. auch die Angaben für das Reich insgesamt bei R. Spree, Quantitative Aspekte der *Entwicklung des Krankenhauswesens im 19. und 20. Jahrhundert: »Ein Bild innerer und äußerer Verhältnisse«*, in diesem Band.

28 Für Vorschläge zu einer Periodisierung der Geschichte der medizinischen Autorität vgl. E. Shorter (1985), *Bedside Manners: The Troubled History of Doctors and Patients*, New York; Neuauflage, *Doctors and their Patients. A Social History* (1991), New Brunswick/ London, passim.

29 »Röntgentherapie« wurde 1920 im Lahmannschen Sanatorium erwähnt. Inserat in der *Zeitschrift für physikalische und diätische Therapie* 24 (1920), Inseratseite. Ein Vermerk über das Vorhandensein eines Röntgenapparats fehlt aber in der diesbezüglichen Eintragung im Adressenbuch (1929).

30 Vgl. folgende Quellen für das Lahmannsche Sanatorium: Die verschiedenen Privatheilanstaltsführer; außerdem A. Brauchle (1951), *Die Geschichte der Naturheilkunde in Lebensbildern*, Stuttgart, S. 228-239; B.D. Petratos (1990), The European Teachers of Dr. Frieda Fromm-Reichmann, in: *Journal of the American Academy of Psychoanalysis* 18, S. 152-155, hier: S. 156. Über die Rezeption der »Lahmannschen Behandlungsmethode« vgl. A. Stern (1968), *In bewegter Zeit: Erinnerungen und Gedanken eines jüdischen Nervenarztes*, Berlin/Jerusalem, S. 46. Er beschreibt die Lahmannsche Behandlungsmethode als »(...) ein konsequentes Naturheilverfahren mit strenger Diät, Salaten in Hülle und Fülle, gegen die sich die Patienten (inkl. Assistenzarzt!) häufig durch ein regelrechtes Schnitzel im benachbarten unorthodoxen Restaurant schadlos hielten!« Stern war seinerzeit Hilfsarzt in Dr. Felix Wilhelms Sanatorium in Schreiberhau.

31 Einzelheiten bei Shorter (1990).
32 A. Labisch (1992), *Homo Hygienicus: Gesundheit und Medizin in der Neuzeit*, Frankfurt, S. 180 und S. 257.
33 R. Spree (1981), *Soziale Ungleichheit vor Krankheit und Tod: Zur Sozialgeschichte des Gesundheitsbereichs im Deutschen Kaiserreich*, Göttingen, S. 156 f.
34 C. Huerkamp (1985), *Der Aufstieg der Ärzte im 19. Jahrhundert. Vom gelehrten Stand zum professionellen Experten: Das Beispiel Preußens*, Göttingen, S. 131.
35 V. Holst (1880), *Über die Bedeutung der Behandlung von Nervenkranken in besonderen Anstalten*, Riga, S. 12 f.
36 T. Benda (1891), *Öffentliche Nervenheilanstalten?*, Berlin, S. 14.
37 E.H. Kisch (1914), *Erlebtes und Erstrebtes: Erinnerungen*, Stuttgart, S. 222.
38 G. Meisel-Hess (1911), *Die Intellektuellen*, Berlin, S. 277 f.

Soziale Kräfte in der Entwicklung des Allgemeinen Krankenhauses

»... solange ihre Behandlung die Zwecke der Anstalt nicht stört.«

Die Klientel des Städtischen Krankenhauses Bremen in der zweiten Hälfte des 19. Jahrhunderts[1]

Barbara Leidinger

Vor dem Hintergrund von Industrialisierung und Urbanisierung entwickelte sich das Allgemeine Krankenhaus im ausgehenden 19. Jahrhundert von der traditionellen Armenanstalt zur medizinischen Versorgungseinrichtung für breite Bevölkerungsgeschichten. Als ursächliche Faktoren dieses Wandels gelten naturwissenschaftliche Entdeckungen, medizintechnische Errungenschaften, ärztliches Professionalisierungsstreben sowie veränderte gesundheits- und sozialpolitische Rahmenbedingungen auf kommunaler wie staatlicher Ebene.

Unbeachtet, zumindest von der deutschen Krankenhausforschung,[2] ist indes die Rolle der Klientel geblieben, obwohl davon auszugehen ist, daß die Krankenhauspatienten und -patientinnen mit ihrem veränderten Nachfrageverhalten entscheidend zum Funktionswandel der Institution beigetragen haben.[3] Denn die Durchsetzung des Krankenhauses als medizinische Versorgungsinstanz konnte nur gelingen, wenn die Kranken Voraussetzungen erfüllten, die mit den institutionellen Interessen im Einklang standen. Deshalb gilt es, die Herausbildung des modernen Krankenhauses mit Blick auf die sich wandelnde Klientel zu untersuchen.

Am Beispiel des Städtischen Krankenhauses an der St.-Jürgen-Straße in Bremen werden im folgenden einzelne Aspekte der Wechselwirkung von Institution und Patientenschaft beleuchtet: Anhand der Krankenhausstatuten läßt sich nachvollziehen, welches Zielpublikum die Anstalt anvisierte und wer unter welchen Bedingungen Aufnahme finden konnte. Gleichzeitig geben die Reglements Einblick in das institutionelle Selbstverständnis resp. die Zwecksetzungen von Krankenhausärzten und -verwaltern. Am Sonderfall der zwangseingewiesenen Kranken, deren Aufenthalt auf behördliche Anordnung erfolgte, lassen sich die Interessen der Kommune am Krankenhaus belegen, die zumindest in Teilen mit den Absichten der Krankenanstalt kollidierten. Abschließend werden die Zielsetzungen des Krankenhauses und der Kommune hinsichtlich der anvisierten Klientel mit deren tatsächlicher Zusammensetzung konfrontiert. Aufschluß geben hier, auch im Hinblick auf den Wandel der Klientel, die überlieferten Patientendaten der Jahrgänge 1862 und 1895 im Vergleich.

Aufnahmebedingung: Ärztliche Einweisung

1851 wurde in der östlichen Vorstadt Bremens die neuerbaute Allgemeine Krankenanstalt an der nachmaligen St.-Jürgen-Straße eröffnet. Neben dem eigentlichen Krankenhaus mit rund 240 Betten befanden sich auf demselben Areal das »Absonderungshaus« für Infektionskranke (29 Betten) und das damit in Personalunion geleitete »Irrenhaus« (60 Betten).[5] Als eine nach zeitgenössischem Verständnis »moderne« Einrichtung gliederte sich das Krankenhaus in eine Innere Abteilung zuzüglich einiger Räume für Schwangere und Wöchnerinnen sowie in eine Chirurgische Abteilung. Bis zur Jahrhundertwende expandierte es in fachlicher wie räumlicher Hinsicht: Hervorzuheben sind vor allem die 1865 eingerichtete Augenstation und das 1889 neuerbaute Chirurgische Haus (128 Betten). Am Ende des Jahrhunderts umfaßten die Einrichtungen für somatisch Kranke 565 Betten.

Nach der 1851 neuformulierten Krankenhausordnung konnte »jeder Kranke« aufgenommen werden.[6] Die Zielsetzung der »Kranken-Heilanstalt« lautete: Kranke »zu heilen oder mindestens ihren Krankheitszustand zu bessern«.[7] Angestrebt wurde eine Aufnahme der Kranken auf Zeit, weshalb Unheilbare und Sieche offiziell nicht mehr erwünscht waren. Dementsprechend wurden die Krankenhausärzte verpflichtet, in den »Sessionskonferenzen« diejenigen Kranken zu benennen, die schon länger als drei Monate in der Anstalt lagen. Die »Session«, das Gremium aus Krankenhausverwaltung und -ärzteschaft, entschied dann je nach Fall über den weiteren Verbleib oder eine etwaige Entlassung.[8] Ließ sich jedoch die Unheilbarkeit eines Kranken schon vor der Aufnahme absehen, konnte diese überhaupt nur ausnahmsweise nach ärztlicher Begutachtung auf Beschluß der Verwaltung erfolgen.[9] Entgegen seiner Absichtserklärungen übernahm das Krankenhaus jedoch für einen kleinen Teil der Kranken die Verwahr- und Versorgungsfunktionen des alten Hospitals, denn sowohl 1862 als auch 1895 lagen jeweils ein Prozent der Kranken länger als ein Jahr in der Krankenanstalt.[10]

Garant für den Zugang primär »Kranker« im Unterschied zu Obdachlosen, Verwaisten, Siechen und anderen »Sozialfällen« war dem Krankenhaus die medizinische Begründung. Schon seit 1843 – noch zu Zeiten der Vorgängerinstitution – mußte, ausgenommen in Notfällen, bei der Aufnahme eine ärztliche Bescheinigung mit dem Vermerk der Krankheit vorgelegt werden.[11] Das bedeutete für die Kranken, daß ein Arzt den Krankenhausaufenthalt veranlassen mußte und verschaffte den Ärzten ein Monopol in der Begutachtung von Krankheit und Gesundheit vor anderen Heilkundigen.[12]

Aufnahmebedingung: Aufenthaltsfinanzierung

Die ärztliche Einweisung stellte aber nur eine von zwei Vorbedingungen für den Krankenhausaufenthalt dar. Weit problematischer gestaltete sich die Kostenfrage: Da der Aufenthalt prinzipiell kostenpflichtig war, mußte vor jeder Aufnahme die Finanzierung geregelt sein. Über die Festlegung bindender Tarife suchte die Krankenanstalt zumindest ihre laufenden Kosten für Unterbringung, Verpflegung und Behandlung der Kranken zu decken. Diese sogenannten Verpflegungstarife wurden in unregelmäßigen Abständen den allgemeinen Lebenshaltungskosten bzw. ökonomischen Erfordernissen der Krankenanstalt angepaßt.[13] Bis 1864 konnten Aufzunehmende wahlweise einen Monats- oder Tagespflegesatz bezahlen, danach galt für alle der Tagestarif. Immer aber mußte vor Aufnahme ins Krankenhaus der Betrag für einen vollen Monat im voraus entrichtet werden. 1851 wurde der monatliche Pflegesatz für die »gewöhnliche Pflege« auf sechs Reichstaler festgelegt, der Tagessatz belief sich auf 18 Groten zuzüglich einer einmaligen Zahlung von 18 Groten für die »Aufmachung des Bettes«.[14] Die Fixierung von Pflegetarifen in dieser Höhe bedeutete für große Teile der Bevölkerung, daß sie einen Krankenhausaufenthalt nicht selbst finanzieren konnten. Lohnangaben aus dem Tabakgewerbe können dies illustrieren: Ein gut verdienender Zigarrenmacher erhielt um diese Zeit ungefähr 16 Reichstaler im Monat – ein Wickelmacher hingegen nur etwas mehr als vier Reichstaler.[15] Zumindest der Wickelmacher konnte einen Krankenhausaufenthalt aus eigenen Mitteln nicht bestreiten. Er gehörte zu denjenigen, die im Krankheitsfall, wenn überhaupt, eine stationäre Verpflegung nur auf »fremde Rechnung« erhielten. Dafür mußte er aber bestimmte Voraussetzungen erfüllen: Im günstigsten Fall hatte er Vorsorge durch die Mitgliedschaft in einer Kranken- oder Hilfskasse getroffen, die bei Bedarf für seine Kosten aufkam.[16] Möglicherweise konnte er einen Bürgen stellen, der ihn gegenüber dem Krankenhaus vertrat, ihn aber nicht zwangsläufig des Finanzierungsproblems enthob. Als letzter Ausweg blieb ihm die entrechtende Inanspruchnahme der städtischen Armenpflege. Die Unterstützung durch das bremische »Armeninstitut« setzte nicht nur ein entwürdigendes Verfahren der Anerkennung von Armut voraus, sie zog auch öffentliche Kontrolle sowie den Verlust bürgerlicher Rechte wie beispielsweise den des Wahlrechts nach sich. Bedürftige, die diese diskriminierende Prozedur scheuten und die Armenfürsorge nicht beanspruchten, blieben indirekt vom Krankenhaus ausgeschlossen. Als »verschämte Arme« waren sie behördlicherseits nicht erfaßt und konnten im Krankheitsfall nicht auf eine Finanzierung rechnen. Armenunterstützung erhielten überdies nur Einheimische, für Fremde gelten andere Regelungen.

Über ihre Preispolitik betrieb die Krankenanstalt seit jeher eine klare Unterscheidung zwischen Bremern und Fremden. Noch 1891, als einige Krankenhausärzte im Zuge der anstehenden Tariferhöhung für die Gleichstellung von Einheimischen und Auswärtigen plädierten, setzte die Krankenhausverwaltung die Beibehaltung der traditionell bestehenden Unterscheidung durch: »Unsere Anstalt soll in erster Linie Einheimischen, d.h. sämmtlichen hier ansässigen Personen, welche hier Steuern zahlen, [...] dienen.«[17] Während die Einwohner des bremischen Stadt- und Staatsgebiets 1851 für die normale Pflege den genannten Monatssatz von sechs Reichstalern zahlten, mußten Auswärtige die gleiche Pflegeleistung mit einer um fünfzig Prozent höheren Summe von neun Reichstalern begleichen. Im selben Verhältnis differierte die »Separatpflege«:[18] Statt der geforderten zwölf Reichstaler für Bremer Staatsangehörige kostete sie für Nicht-Bremer 18 Reichstaler. Nur bei den ohnehin extremen Preisen für die beiden Privatpflegeklassen[19] fiel der Unterschied vergleichsweise gering aus: 20 und 30 Reichstaler für Einheimische, 25 und 35 Reichstaler für Auswärtige. Die unterschiedliche Einstufung von »Hiesigen« und »Fremden« blieb – über alle Tarifanpassungen hinweg – bis in die Zeit des Ersten Weltkriegs erhalten.

War ein Fremder, krank und bedürftig, auf einen Krankenhaushaufenthalt angewiesen, aber weder in der Lage, eine Kassenmitgliedschaft noch eine Bürgschaft nachzuweisen, so kamen die städtischen (Polizei-)Behörden für die anfallenden Kosten auf. Nach dem Eisenacher Vertrag von 1853 verpflichteten sich die unterzeichnenden Regierungen, darunter Bremen, zur Übernahme von Verpflegungskosten für Mittellose aus den beteiligten Staaten.[20] Regreßansprüche bestanden nach dem Abkommen nur gegenüber dem Kranken bzw. seinen Angehörigen, nicht aber gegenüber seiner Heimatbehörde. Das Krankenhaus profitierte insofern von dieser Regelung, als die entstehenden Kosten von der Kommune aufgefangen wurden und nicht zu Lasten der Anstalt gingen. Gleichzeitig geriet es aber in eine ungewollte Abhängigkeit von den Behörden, die ihrerseits mit hohem bürokratischen Aufwand versuchten, ihre Regreßforderungen gegenüber den Kranken geltend zu machen, was jedoch in den seltensten Fällen gelang. Mittellose Fremde zählten, da sie für Krankenhaus und Stadtstaat einen administrativen Mehraufwand sowie ein finanzielles Risiko darstellten, folgerichtig zur wenig erwünschten Klientel. Das änderte sich mit dem Reichsgesetz über den Unterstützungswohnsitz von 1871. Die Ortsarmenverbände kamen nunmehr für bedürftige Fremde, die das 24. Lebensjahr vollendet und zwei Jahre am Ort gelebt hatten, auf.[21] Für alle anderen konnte die Armenbehörde die entstandenen Verpflegungskosten vom zuständigen Heimatverband des Kranken zurückfordern. Das Verfahren blieb zwar aufwendig, aber das Gesetz vermittelte den Kommunen eine höhere Sicherheit hinsichtlich ihrer Regreßansprüche. Zuständiger Finanzpartner des Krankenhauses im Falle bedürftiger Kranker, fremder wie einheimischer, war künftig ausschließlich die Armenbehörde.[22]

Ausnahmefall: Zwangseinweisung

Die Regelung der Kostenfrage sowie die ärztliche Einweisung bildeten die von seiten der Institution eingeforderten und von den Kranken einzuhaltenden Vorbedingungen eines jeden Krankenhausaufenthaltes. Diese galten selbst bei Zwangseinweisungen: Hier mußten die anordnenden Behörden sowohl für die ärztliche Begutachtung als auch für die Finanzierung des Aufenthaltes sorgen. Die Betroffenen gelangten nicht freiwillig, sondern erzwungenermaßen ins Krankenhaus. Unter den »Zwangshospitalisierten« lassen sich je nach Umstand und Begründung ihrer Einlieferung zwei Kategorien von Kranken unterscheiden: Zum einen die von Rechts wegen in staatlichen Zwangsanstalten internierten (Untersuchungs-)Gefangenen, zum anderen Kranke, von denen (tatsächlich oder vorgeblich) eine Ansteckungsgefahr für die Allgemeinheit ausging. Zu diesem Personenkreis zählten vor allem Prostituierte, denen die Verbreitung von Geschlechtskrankheiten unterstellt wurde, sowie Auswanderer, die für die Einschleppung von Seuchen verantwortlich sein sollten.

Innerhalb des hier untersuchten Zeitraumes veränderte sich die Zahl der Zwangseinweisungen nur unwesentlich, wenn man von den Auswanderern absieht, die ihren Weg über Bremen in die Neue Welt nahmen. Ihretwegen stieg der Anteil der behördlichen Überweisungen von 3,9 % im Jahre 1862 auf 16,3 % im Jahre 1895, denn Auswanderer wurden, sofern sie kein Zertifikat über eine bereits an den Grenzen des Deutschen Reichs vorgenommene Desinfektion ihrer Kleidung und ihres Gepäcks vorweisen konnten, direkt bei ihrer Ankunft in Bremen der Krankenanstalt überstellt. Die anfallenden Kosten gingen zu Lasten der Auswandereragenturen.[23] Neben der großen Gruppe von 515 Emigranten (11,7 %) gab es neun weitere Männer und Frauen (0,2 %), die 1895 von der Polizei aufgegriffen und ebenfalls ausschließlich zur »Reinigung«, allerdings auf Polizeikosten, zwangseingeliefert wurden. Gegenüber dieser Sonderklientel machten die aus Krankheitsgründen der Anstalt zwangseingewiesenen Patienten und Patientinnen 1895 anteilig 4,3 % (190 Personen) aus, nur wenig mehr als 1862 mit 3,9 % (88 Personen). Allerdings veränderte sich ihre Zusammensetzung: 1862 setzte sich die Gruppe der Zwangseingewiesenen definitiv zu 38,6 % aus Straf- und Untersuchungsgefangenen (34 Personen) und zu 17 % aus Arbeitshäuslern[24] (15 Personen) zusammen. Für die übrigen 39 Personen, anteilig 44,3 %, lassen sich die Umstände der Einweisung nicht eindeutig belegen. Fest steht nur, daß sie von der Polizei eingeliefert und auch wieder abgeholt wurden.[25] Annähernd die Hälfte dieser Personengruppe stellten syphilitische Frauen (18), mutmaßlich Prostituierte oder der Prostitution verdächtigte Frauen.[26] 1895 läßt sich die Zusammensetzung der Gruppe der Zwangseingewiesenen sehr viel besser bestimmen: Es handelte sich zu 30 % um Arbeitshäusler (57 Personen), zu 24,2 % um (Untersuchungs-)Häftlinge, zu 21 % um – vermutlich – prostitutionsverdächtige Frauen (39) sowie zu 19 % um registrierte Prostituierte (36). Für 6,3 % (12 Personen) lassen sich die Beweggründe der Zwangsmaßnahme nur vage belegen. Die auffallende Steigerung der zwangseingewiesenen Prostituierten wie »Frauenspersonen« mit Geschlechtskrankheiten geht auf die zunehmend stärkeren Kontrollen der Polizeibehörden zurück. Auch wenn die zwangseingewiesenen Kranken in der Minderzahl blieben, schieden sich an ihrer Aufnahme die ›Geister‹. Am Beispiel der Gefangenen läßt sich nicht nur eine Ambivalenz der Krankenanstalt im Umgang mit Zwangshospitalisierten beobachten, sondern ein offener Interessenkonflikt zwischen Institution und kommunaler Politik konstatieren: So erwies sich die vom Senat angeordnete Gefangenenaufnahme in den ersten Dezennien als Zwangsunterbringung im doppelten Sinne: nicht nur für die Häftlinge, sondern auch für die Krankenanstalt.

Die Unterbringung von erkrankten Untersuchungs- und Strafgefangenen in der Städtischen Krankenanstalt stellte bis zur Mitte des 19. Jahrhunderts keineswegs die Regel dar, vielmehr wurden Sträflinge im Krankheitsfall an Ort und Stelle betreut: Im Zuchthaus, das Gefangene mit höheren Freiheitsstrafen aufnahm, und im Detentionshaus, wo Untersuchungshäftlinge und Sträflinge mit kürzerer Haftdauer festgesetzt wurden.[27] Anders als die Klientel der Wohlfahrtsinstitutionen, zu denen außer der Krankenanstalt das Armen- und Arbeitshaus, die Witwen- und die Waisenstifte rechneten, waren die Insassen der Gefängnisse nach zeitgenössischem Verständnis nicht unverschuldet in Not geraten, sondern im Sinne des Gesetzes straffällig geworden.[28] Demzufolge lehnte das Krankenhaus, da es in seiner Eigenschaft als »milde Stiftung« auf Spenden aus der Bevölkerung angewiesen war, aus moralischen Gründen die Aufnahme von Häftlingen ab. So ließ die Krankenhausverwaltung bereits zu Zeiten der Vorgängerinstitution per Senatsbeschluß klären, daß kranke Sträflinge keineswegs und »irrsinnige« allenfalls so der erforderliche Raum zur Verfügung stünde Aufnahme finden könnten.[29] Platznot und mangelnde Separierungs- und Kontrollmöglichkeiten bewirkten als Argumente ein Übriges, verloren aber nach der großzügigen Neuanlage des Krankenhauses an Gewicht.

Drei Jahre nach Inbetriebnahme des neuen Krankenhauses brachen 1854 im Zuchthaus die Varioloiden (Blattern) aus. Um die Gefahr der Ansteckung einzudämmen, ersuchte die Inspektion der Gefängnisse, die »Züchtlinge« bei ersten Krankheitsanzeichen ins Absonderungshaus der Krankenanstalt überweisen zu dürfen, da der Physikus Dr. Heineken die Versorgung der Infizierten in einem gesonderten »Local« empfohlen hatte. Krankenhausverwaltung und -ärzteschaft lehnten das Ansinnen wegen seiner »Unvereinbarkeit mit dem Charakter des Krankenhauses« ab und beriefen »sich dabei auf das dieserhalb bestehende Vorurtheil der unteren Volksclassen«, woraufhin sich die Gefängnisverwaltung an den Senat wandte, der die Überführung der kranken Gefangenen in die Krankenanstalt umgehend anordnete.[30] Mithin war der Präzedenzfall geschaffen, der die Aufnahme von »Züchtlingen« im Krankenhaus künftig unumgänglich machte. Ein Versuch der Krankenhaussession, dies mit Hilfe der Bürgerschaft abzuwenden, verlief im Sande,[31] der Widerstand von Ärzten und Verwaltern gegen die Unterbringung von Sträflingen hielt jedoch unvermindert an: Das bald darauf (1855) revidierte Aufnahmestatut erhielt die zusätzliche Einschränkung, daß ausschließlich Kranke »sofern und solange ihre Behandlung die Zwecke der Anstalt nicht stört« Zugang finden sollten. Dieser Passus ließ sich nicht nur auf die ungeliebten Langzeitkranken, sondern ebenfalls auf lästige Häftlinge anwenden.[32] Die Argumente gegen die Versorgung von kranken Häftlingen waren zu keinem Zeitpunkt medizinischer Natur. Sie lagen viel mehr abgesehen von moralischen und implizit ökonomischen Erwägungen, in den konkreten Begleitumständen: Die Unterbringung von Gefangenen erforderte oftmals eine räumliche Trennung, die nicht nur mit zunehmender Auslastung des Krankenhauses schwieriger wurde, sondern auch die zumeist besser ausgestatteten »Privatzimmer« in Anspruch nahm. Die Separierung wiederum machte einen zeitlichen wie personellen Mehraufwand in der Beaufsichtigung notwendig, die zudem häufig durch disziplinarische Probleme erschwert wurde: So ersuchte der leitende Krankenhausarzt Lorent im Mai 1855 die Krankenhausinspektion um die Rückführung des Häftlings Melhop. Melhop, dessen Drüsenkrankheit einen langwierigen Aufenthalt erwarten ließ, war zunächst in einem Einzelzimmer untergebracht worden, wurde dann aber, da er nicht bettlägerig war und um ihn der Isolation zu entheben, mit den Insassen des »Irrenhauses« zur Gartenarbeit eingeteilt worden. Dort verhielt er sich nach kurzer Zeit »aufsässig«, was ihn zum Problemfall für das Wartepersonal werden ließ.[33]

Schwerer noch als Raum-, Personal- und Disziplinprobleme wog für die Verantwortlichen des Krankenhauses der Prestigeverlust, der mit der Aufnahme von Sträflingen in die Heilanstalt einherging: Das »Zusammenleben von Züchtlingen mit Kranken beßerer Stände [...] bleibt kein gleichgültiges und kann nicht allein ein die Heilung störendes Moment [...] abgeben, sondern auch den Ruf der Krankenanstalt gefährden«.[34] Innerhalb der Session herrschte Einigkeit darüber, daß die Gefangenenaufnahme »dem Rufe der Anstalt nachtheilig« sei.[35] Denn mit der Unterbringung von Häftlingen war die gewünschte Heranziehung wohlhabender Bevölkerungsschichten in Frage gestellt und damit die ersehnte Etablierung des Krankenhauses als gesamtgesellschaftliche Institution. Die Aufnahme von Untersuchungs- und Strafgefangenen blieb der Krankenhausverwaltung bis in die 70er Jahre ein Dorn im Auge, zumal sie zunehmend wegen mangelnder Sicherheitsvorkehrungen von der Justiz in die Verantwortung genommen wurde. Dabei ging es in erster Linie um die Gefahr des »Entweichens«, die zu beheben sich die Krankenanstalt aber nicht in der Lage sah. So wiesen die Verantwortlichen des Krankenhauses gegenüber Staatsanwaltschaft und Gerichten wiederholt daraufhin, daß das Krankenhaus »aber doch kein Gefängniß« (Hausverwalter Lameyer) und »auch gar nicht zur Aufnahme von Verbrechern eingerichtet« sei (Inspektor Lampe).[36]

Mit Eröffnung der neuen Strafanstalt Oslebshausen 1874 entspannte sich die Situation vorübergehend, da kranke Häftlinge ab sofort in der dort eigens eingerichteten Krankenstation ärztlich betreut wurden.[37] Da die Kapazität der Oslebshausener Anstalt trotz weiterer Ausbauten bald erschöpft war, wurden die Krankenräume zu »Detentionszwecken« umfunktioniert und Häftlinge, insbesondere bei Erkrankungen, die in der anstaltseigenen Krankenstation nicht behandelbar waren, wiederum der Städtischen Krankenanstalt überstellt.[38] Erfolgte die Versorgung von kranken Sträflingen in den ersten Jahrzehnten nach Gründung der Krankenanstalt weitgehend im Rahmen der allgemeinen Krankenpflege, so gab es zu Beginn der 1880er Jahre einen Einschnitt im Umgang mit den Gefangenen, speziell hinsichtlich ihrer Unterbringung. Bis dato wurden Gefangene nur auf Antrag der überweisenden Justizbehörde separiert, ansonsten zusammen mit anderen Patienten in den Krankensälen betreut. Das ermöglichte ihnen nicht nur den Kontakt zu Mitpatienten, sondern auch – während der regulären Besuchszeit – zur Außenwelt, und rief wiederholt Klagen der Justiz hervor.[39] Anfang der 80er Jahre erfolgten auf Vorschlag der Staatsanwaltschaft Verhandlungen zwischen Justizkommission und Krankenanstalt über die Errichtung einer Gefangenenstation im Städtischen Krankenhaus, von der sich Krankenhausverwaltung und -ärzteschaft einen Erweiterungsbau erhofften. Dieser kam aus Kostengründen nicht zustande, die Planungen aber führten zur Annäherung der Kontrahenten.[40] Wenig später richtete die Krankenanstalt im Obergeschoß eine »Stube als Gefangenenlokal« ein,[41] die 1890 – wiederum auf Drängen der Justizkommission – zu einer Gefangenenzelle mit eisernen Fenstergittern (innen!) und einer »Strafanstaltstür« umgerüstet wurde.[42]

Die Einrichtung von besonderen Gefangenenzellen setzte einen Schlußpunkt unter das Jahrzehnte andauernde Kompetenzgerangel zwischen Justiz- bzw. Gefängnisverwaltung und Krankenhaus über die Versorgung von kranken Häftlingen in der Städtischen Krankenanstalt. Daß eine Lösung erreicht werden konnte, deutet auf einen Wandel im Selbstverständnis der Institution hin: Gegen die im zweifachen Sinne – für Anstalt und Häftlinge – verordneten Zwangseinweisungen führte das Krankenhaus als Wohltätigkeitseinrichtung zunächst ganz traditionell moralische Bedenken gegen die Aufnahme von Gesetzesbrechern ins Feld, da es um einen Spendenrückgang und somit wirtschaftliche Einbußen fürchtete. Gleichzeitig bangte es um sein Image als Heilanstalt für die Allgemeinheit, da es sich mit der Aufnahme von Häftlingen in die Nähe der Zwangsanstalten gerückt sah. Hinzu kam die Angst vor Einmischung in die institutionelle Autonomie, zumal sich Ärzte wie Verwalter nicht als verlängerter Arm der Justiz verstanden. Zu den prinzipiellen Vorbehalten gesellten sich konkrete Probleme im alltäglichen Umgang mit den Sträflingen hinsichtlich der räumlichen Unterbringung und personellen Betreuung.

Mit der »Zwangsaufnahme« von Untersuchungs- und Strafgefangenen wurde die Krankenhausanstalt, entgegen professionellen und institutionellen Zielsetzungen, in die kommunale Pflicht genommen. Im Gegenzug erhielt sie zunehmend finanzielle Zuwendungen durch die Kommune und erlangte schließlich in Abgrenzung zu den drei neueren, freigemeinnützigen Bremer Krankenhäusern die alleinige Zuständigkeit für Kranke städtischer Einrichtungen. Folge dieser kommunalen Aufgabenzuschreibung aber war eine direkte wie indirekte Selektion der Krankenhausklientel. Die Überweisung von Gefangenen, Prostituierten, Auswanderern und ansteckend Kranken bewirkte implizit das Ausbleiben erwünschter Adressaten: Vom Anspruch her erwartete das

Krankenhaus bereits seit der Mitte des 19. Jahrhunderts im Idealfall den kranken, aber heilbaren Bürger, der, da finanzkräftig, seinen zeitlich begrenzten Aufenthalt selbst bezahlen konnte. In der Realität allerdings wirkte es gerade auf diesen eher abschreckend denn anziehend. Ebenso wie die traditionelle Nähe zum Armenwesen ließ die Verpflichtung der Anstalt, soziale Randgruppen zu versorgen, Wohlhabende das Städtische Krankenhaus meiden. Deren Angst vor Ansteckungen tat neben der Furcht vor unerwünschten Kontakten ein Übriges. Erst die Zunahme und der Erfolg operativer Verfahren machte auch für sie den Gang ins Krankenhaus interessant, führte sie allerdings nicht in eine kommunale Einrichtung, sondern in eine der neuentstehenden Privatkliniken. Ebenfalls ausgeschlossen blieben die bereits erwähnten »verschämten Armen«, die der Finanzierungspflicht, ohne den Offenbarungseid leisten zu wollen, nicht nachkommen konnten.

Inwieweit direkte oder indirekte Selektionsmechanismen griffen, d.h. wer die Patienten und Patientinnen im Krankenhaus tatsächlich waren, kann die Analyse der Krankenzusammensetzung klären. Ausgangspunkt dieser Untersuchung sind die überlieferten »Stamm-Listen«, die wesentliche Informationen zu den Kranken bereithalten.[43] Über den Vergleich zweier Jahrgänge läßt sich ein möglicher Wandel verfolgen, wobei sich die ausgewählten Schnitte 1862 und 1895 sowohl an den Entwicklungen des Krankenhauses wie an der 1883 eingeführten Krankenversicherung orientieren.

Kranke Männer 1862

Auffallend ist zunächst der massive Anstieg von Krankenhausaufnahmen innerhalb des Untersuchungszeitraums.[44] Während sich die städtische Wohnbevölkerung von 67.960 Einwohnern auf 141.133 Einwohner etwas mehr als verdoppelte,[45] verdreifachte sich die Zahl der Krankenhausaufnahmen zwischen 1862 und 1895. Für diese außerordentliche Zunahme zeichnete nicht nur die Städtische Krankenanstalt verantwortlich, denn seit den späten 1860er Jahren waren verschiedene, kleinere Krankeneinrichtungen aus Mitteln privater Wohltätigkeit entstanden. Die Städtische Krankenanstalt blieb allerdings mit annähernd zwei Dritteln aller Aufnahmen die führende Institution.[46] Ihre Aufnahmezahlen stiegen fast um das Doppelte: von 2.251 Aufnahmen im Jahrgang 1862 auf 4.394 Aufnahmen im Jahrgang 1895.[47]

Mit den wachsenden Aufnahmezahlen veränderte sich auch die soziale Zusammensetzung der Kranken,[48] deutlich ablesbar an der sich wandelnden Geschlechtsrelation. Während die männlichen Kranken anteilig von 78,0 % im Jahr 1862 auf 61,5 % im Jahr 1895 zurückgingen, stieg die Quote der weiblichen Kranken um das Eineinhalbfache von 22,0 % auf 38,5 %. Unter den Patientinnen wiederum vergrößerte sich der Anteil der Verheirateten (von 13,7 % auf 20,9 %) und Witwen (von 0,2 % auf 8,9 %). Da die Analyse der weiblichen und männlichen Kranken methodisch einen unterschiedlichen Zugang erfordert, muß die Untersuchung getrennt nach Geschlecht erfolgen. Entsprechend dem Stand der Auswertungen stehen im folgenden die kranken Männer im Mittelpunkt, deren soziale Herkunft sich über eine Berufsstrukturanalyse erfassen läßt.[49]

Unter 1.581 kranken Männern stellte 1862 die Gruppe der Handwerker[50] mit 60,8 % (961) den Großteil. Weitere 17,2 % (272) bezeichneten sich als Arbeiter oder Zigarrenmacher.[51] 7,4 % (117) waren Dienstboten resp. Dienstleistende[52] und 6,6 % (105) Militärangehörige. Alle anderen Berufsgruppen – darunter die für die Hafen- und Handelsstadt Bremen so bedeutsamen Sparten der Seemänner, Kaufleute, Händler, Wirte und Kellner, daneben aber auch die Beamten, Angestellten und Freiberufler – fielen kaum ins Gewicht (zusammen 8 %). Die Gruppe der Handwerker bestand fast ausschließlich aus Gesellen oder Handwerkern mit vergleichbarem Status. Meister (0,9 %) und Lehrlinge (5,1 %) spielten so gut wie keine Rolle. Mit dem Gesellenstand korrespondierte das Alter: 86,5 % aller Handwerker waren unter 30 Jahren. Nach Branchen aufgefächert, fällt die hohe Frequenz von Schuhmachern (15,1 %), Schneidern (12,8 %), Tischlern (12,6 %) und Schlossern (10,3 %) auf. Sie erlebten als Angehörige der sogenannten Massenhandwerke – bedingt durch die fortschreitende Industrialisierung – gravierende Umbrüche in ihren Gewerben. Obwohl knapp 90 % der Handwerker ortsfremd waren,[53] waren die wenigsten Handwerker finanziell von den Behörden (21,5 %) abhängig. Die meisten konnten eine Kassenanwartschaft (63,0 %), eine Bürgschaft (4,3 %) oder sogar eine Eigenfinanzierung (11,2 %) vorweisen. Sie scheinen auf Mangelsituationen vorbereitet und entsprechend abgesichert gewesen zu sein. Damit waren sie für das Krankenhaus eine sehr willkommene Klientel.[54]

Ähnlich verhielt es sich mit den kleineren Gruppen der Bediensteten und Militärangehörigen. Die Militärs der unteren Dienstränge waren in Bremen seit 1859 durch den Staat – per Vertrag zwischen Militär-Deputation und Krankenhaus – »krankenhausversichert«.[55] Mit der Eröffnung eines neuen Militärlazaretts 1881 gingen sie dem Stadtkrankenhaus als zahlende Klientel allerdings wieder verloren.[56] Aber auch die Dienstleistenden, darunter Knechte, Diener, Boten usw., verfügten zu 70,1 % über eine Kassenmitgliedschaft oder zu 25,6 % über eine Bürgschaft. Seit 1858 hatten einheimische wie auswärtige

Dienstboten, aber auch alle anderen Personen, die Möglichkeit, sich für einen Reichstaler pro Halbjahr in der »Allgemeinen Krankencasse der Krankenanstalt« für den Bedarfsfall zu versichern.[57] In anderen Fällen kam die Dienstherrschaft für die notwendige Finanzierung bzw. auch für die erforderliche Bürgschaft auf. Beide Gruppen, Soldaten und Dienstleistende, waren infolge ihrer meist vorläufigen Berufswahl jung[58] und ursprünglich zugewandert.[59] Gegenüber den Patientengruppen der Handwerker, Dienstleistenden und Militärs im Krankenhaus fiel die der Arbeiter 1862 weitaus heterogener aus: Unter den Arbeitern lassen sich mit je einem guten Sechstel die Zigarrenmacher (48) und die Eisenbahnbauarbeiter (51) identifizieren. Alle anderen Arbeiter bzw. »Arbeitsmänner« können nicht eindeutig einer bestimmten Branche zugeordnet werden, vermutlich handelte es sich zum Teil um Tagelöhner.

Die Bahnarbeiter waren als Saison- und Wanderarbeiter typischerweise überwiegend fremd und jung: 98,0 % kamen von außerhalb des Staatsgebietes und gehörten zu 56,9 % zur Altersklasse der 15- bis 30jährigen. Die Zigarrenmacher hingegen verkörperten das glatte Gegenteil: 72,9 % waren staatsgebürtig, und mehr als die Hälfte war zwischen 30 und 60 Jahre alt (54,2 %), einige gar 60 Jahre und älter (2,1 %). Während die Bahnarbeiter als Beschäftigte einer staatlichen Institution – zumindest vorübergehend – in sicherem Lohn standen und einer eigenen Krankenkasse angehörten,[60] differierte die Arbeits- und Lebenssituation der Zigarrenmacher untereinander beträchtlich.[61] Als Selbständige oder Beschäftigte im Heimgewerbe waren sie konjunkturabhängig und sozial nicht abgesichert: Den Krankenhausaufenthalt der weitaus meisten Zigarrenmacher zahlte entweder das Armeninstitut (70,8 %) oder die Polizeibehörde (12,5 %). Aber auch alle anderen Arbeiter, deren Tätigkeiten nicht rekonstruierbar sind, waren zur Hälfte nicht in der Lage, ihren Aufenthalt über eine Krankenkasse, eine Bürgschaft oder mit eigenen Mitteln abzudecken.[62] Sie stammten überwiegend von außerhalb (61,8 %) und waren relativ alt: Fast die Hälfte der Arbeiter (46,8 %) bewegte sich altersmäßig zwischen 30 und 60 Jahren, 7,5 % waren sogar 60 Jahre und darüber, womit die Arbeiter den mit Abstand höchsten Anteil an alten Patienten stellten.

Kranke Männer 1895

Im Vergleich zu 1862 präsentierten sich die 2.011 Männer der Krankenhauspopulation 1895 in deutlich veränderter Zusammensetzung: Die Handwerker stehen mit 37,6 % (757) zwar immer noch knapp an erster Stelle, ihr Anteil ist aber im Vergleich zum ersten Auswertungsjahrgang um ein Drittel geschrumpft. Demgegenüber hat sich der Arbeiteranteil unter den Patienten mit 33,7 % annähernd verdoppelt. Dies ist aus zwei Gründen nicht verwunderlich: Erst mit dem Zollanschluß 1888 setzte die Industrialisierung Bremens ein, nahm die Arbeiterschaft entsprechend erheblich zu.[63] Darüber hinaus ermöglichte die Durchsetzung der staatlichen Sozialversicherung, vor allem die Kranken- und die Unfallversicherung, insbesondere den Arbeitern einen Zugang zum Krankenhaus.[64]

Bisher lassen sich die Arbeiter nicht einzelnen Branchen zuordnen.[65] Die vormals jedoch auffallend häufig vertretenen Bahnarbeiter fehlten 1895. Zu diesem Zeitpunkt waren die Gleisbauarbeiten rund um Bremen weitgehend abgeschlossen. Auch die Zigarrenmacher spielten mit knapp 10 % keine bedeutende Rolle mehr – die Zigarrenproduktion hatte längst ihren Höhepunkt überschritten. In ihrer Gesamtheit präsentierten sich die Arbeiter, wie schon 1862, überwiegend als Kranke fremder Herkunft,[66] von denen nur die Hälfte in der Lage war, eine irgendwie geartete Finanzierung aufzubringen.[67] Und immer noch stellten kranke Arbeiter die Gruppe mit den meisten »Alten«: Abgesehen davon, daß knapp die Hälfte von ihnen (49,3 %) zwischen 30 und 60 Jahre zählte, waren 9,9 % 60 Jahre und älter.

Die Zunahme der alten, d.h. der 60- und über 60jährigen Kranken betraf aber nicht nur die Arbeiter.[68] Sie ist das bemerkenswerteste Charakteristikum aller Patienten im Vergleich der Jahrgänge: Zählten 1862 nur 1,6 % (26) aller männlichen Kranken zu dieser Altersgruppe, so waren es 1895 immerhin schon 7,1 % (143). Die gestiegene Lebenserwartung, ein veränderter Umgang mit dem Alter, insbesondere mit den Alterskrankheiten, können die zunehmende Präsenz erklären.[69] Dabei retardierte das Krankenhaus nicht zum vormaligen Hospital im Sinne einer Siechenstätte für arme Alte oder besser alte Arme: Der überwiegende Teil der alten Männer konnte die Mitgliedschaft in einer Krankenkasse (25,9 %) oder eine Bürgschaft bzw. Eigenfinanzierung (30,1 %) nachweisen. Demgegenüber waren 1862 die wenigen Krankenhausaufenthalte der Alten zumeist vom Armeninstitut (61,5 %) oder den Behörden (3,8 %) finanziert. Bei der rückläufigen Patientengruppe der Handwerker fällt ins Auge, daß 1895 nicht mehr einige wenige Handwerkszweige überdurchschnittlich vertreten waren, sondern daß Handwerker fast aller Branchen relativ gleichmäßig auftraten. Überwogen 1862 noch eindeutig die Massenhandwerke, so handelte es sich 1895 neben diesen auch um Angehörige der stabileren Handwerke, so zum Beispiel um Bau- oder Nahrungsmittelhandwerker.[70]

Neben der anteilig extremen Zunahme der Arbeiter und der damit korrespondierenden anteilsmäßigen Abnahme der Handwerker im Krankenhaus ist

1895 insbesondere der Zuwachs der Angestellten bemerkenswert.[71] 1862 mit 1,6 % nicht einmal erwähnenswert, stellten sie 1895 mit 6,7 % hinter der anteilig leicht gewachsenen (9,3 %), sonst aber in ihrer sozialen Zusammensetzung unverändert bleibenden Gruppe der Dienstleistenden[72] die viertstärkste Gruppe der kranken Männer. Dominiert wurde die Gruppe von kaufmännischen Angestellten, Verwaltungs- und Büropersonal, z.B. Handlungsgehilfen, Commis und Expedienten, sie umfaßte aber auch technische Angestellte wie die Werkmeister sowie die niederen Beamten und Angestellten des öffentlichen wie kirchlichen Dienstes. Insgesamt zeigte sie sich als überwiegend junge Gruppe fremder Herkunft: 50,8 % waren unter 30 Jahre alt und 59,1 % kamen von auswärts. Auffallenderweise war knapp ein Drittel der Angestellten in der Lage, den Krankenhausaufenthalt selbst zu finanzieren: 31,8 % tauchten als Selbstzahler in den Stammlisten auf. Die beträchtliche Zunahme von Beamten und Angestellten innerhalb der Patientenklientel macht neben dem anteiligen Anstieg der Arbeiter den Wandel der Krankenpopulation deutlich. Nun nahm eine Klientel das Krankenhaus in Anspruch, die – im Gegensatz zu den Patienten der alten Armenanstalt – relativ zahlungsfähig wie zahlungsbereit war.

Zusammenfassung

Zusammenfassend läßt sich die Frage nach der Wechselwirkung von Institution und Klientel – entsprechend dem Untersuchungsstand so beantworten: 1. Das Krankenhaus versuchte, sich über seine Aufnahmebestimmungen – insbesondere die ärztliche Einweisung – als medizinische Anstalt zu etablieren und sich gegenüber dem alten Hospital mit seiner sozialen und ordnungspolitischen Asylfunktion abzugrenzen. In der Praxis lehnte es entgegen seiner Zielsetzung die Aufnahme von Unheilbaren und Siechen aber nicht rigoros ab. 2. Aus Gründen der Wirtschaftlichkeit wie auch der institutionellen Selbständigkeit unterlag der Aufenthalt prinzipiell der Kostenpflicht. Dabei war das Krankenhaus besonders an Selbstzahlern, möglichst Privatpatienten, interessiert, aber auch an Kranken, die ihren Aufenthalt über eine Bürgschaft oder Kassenmitgliedschaft bezahlen konnten. Infolge der hohen Tarife zwang es gleichzeitig Teile der Bevölkerung, die städtische Armenpflege in Anspruch zu nehmen, wodurch einerseits seine Abhängigkeit vom Armenwesen fortbestand, andererseits »verschämte Arme« keinen Zugang erhielten. 3. Da sich das Krankenhaus als städtische Einrichtung verstand, erhielten Fremde, sofern es sich um Selbstzahler handelte, nur unter erschwerten Bedingungen Zugang. Im Falle ihrer

Bedürftigkeit wurden sie aufgrund gesetzlicher Regelungen zwar nicht abgewiesen, waren aber wegen des bürokratischen und finanziellen Aufwandes, den sie für die städtischen Behörden verursachten, nicht besonders wohl gelitten. 4. Als kommunale Institution war das Krankenhaus gleichzeitig und zum Teil entgegen ärztlicher Wunschvorstellung verpflichtet, für die medizinische Versorgung städtischer Randgruppen aufzukommen. Zwangseinweisungen blieben aber in der Minderzahl. 5. Innerhalb des Untersuchungszeitraumes fällt neben dem generellen Zuwachs an Krankenhausaufnahmen besonders der gestiegene Anteil von Frauen und Alten auf, dem noch nicht näher nachgegangen werden konnte. Es ist zu vermuten, daß die veränderte Wahrnehmung von und ein veränderter Umgang mit Krankheit und Alter sowie das medizinisch gewachsene Angebot der Krankenanstalt hier eine entscheidende Rolle spielten. Innerhalb der männlichen Krankenpopulation ist anteilig ein eindeutiger Wechsel von Handwerkern zu Arbeitern sowie der relative Zuwachs von Angestellten festzustellen. Das läßt sich zunächst vor allem auf die Industrialisierung sowie die Einführung der Krankenversicherung zurückführen. Weitere Aufschlüsse über den Wandel des Krankenhauses durch seine Klientel sind sowohl von einer Untersuchung der Kostenträger als auch von der geplanten Analyse der medizinischen Indikationen zu erwarten.

Anmerkungen

1 Es handelt sich beim vorliegenden Beitrag um erste Ergebnisse einer laufenden Dissertation »Funktionswandel des Allgemeinen Krankenhauses Bremen, 1850-1914« (Arbeitstitel).

2 Eine frühe Ausnahme bildet die sozialhistorische Arbeit von A.E. Imhof (1977), Die Funktion des Krankenhauses in der Stadt des 18. Jahrhunderts, in: *Zeitschrift für Stadtgeschichte, Stadtsoziologie und Denkmalpflege* 4, S. 215-242. Zu neueren Veröffentlichungen, insbesondere den im Gegensatz zur deutschen Forschung vorliegenden Untersuchungen in Frankreich, den USA, England und Schweden vgl. die Einleitung des vorliegenden Sammelbandes.

3 Zur These der Patientennachfrage als entscheidendem Faktor für die Medikalisierung des frühen Krankenhauses vgl. O. Faure, *Genése de l'hopital moderne. Les hospices civils de Lyon de 1802 à 1845*, Lyon. Zur Nachfrage als Aspekt des Medikalisierungsprozesses vgl. F. Loetz (1993), *Vom Kranken zum Patienten. »Medikalisierung« und medizinische Vergesellschaftung am Beispiel Badens 1750-1850*, Stuttgart.

4 Die der Untersuchung zugrundeliegenden Quellen befinden sich im Staatsarchiv Bremen (StAB).

5 Die sogenannte Irrenanstalt wird hier nicht berücksichtigt, im Mittelpunkt steht das Krankenhaus für somatische Krankheiten, zu dem auch das Absonderungshaus gehörte.

6 Bestimmungen die neue Krankenanstalt Bremens betreffend (1851), Bremen, in: *StAB 2-T.6.k.2.a.*

7 So formuliert in den vier Jahren später revidierten Bestimmungen für die Krankenanstalt in Bremen (1855), Bremen, in: *StAB 2-T.6.k.2.a.*

8 Beschluß der Session v. 30.12.1854, in: *StAB 4, 59/1-ad D.II.c.1.*

9 Vgl. Bestimmungen für die Krankenanstalt in Bremen (1855).

10 Des weiteren blieben 1862 immerhin 9,6 % der Kranken und 1895 noch 8,4 % zwischen drei und zwölf Monaten im Krankenhaus.

11 Bekanntmachung v. 9.1.1843, in: *StAB 2-T.6.k.2.a.*

12 Zur ärztlichen Professionalisierung C. Huerkamp (1985), *Der Aufstieg der Ärzte im 19. Jahrhundert. Vom gelehrten Stand zum professionellen Experten: Das Beispiel Preußens*, Göttingen; G. Göckenjan (1985), *Kurieren und Staat machen. Gesundheit und Medizin in der bürgerlichen Welt*, Frankfurt/M.

13 Tarifanpassungen erfolgten in den Jahren 1855, 1864, 1872, 1874, 1882, 1891, 1892, vgl. *StAB 2-T.6.k.2.a.* und *b.* sowie *4, 59/1-D.III.b.4.g.1.*

14 Ein Reichstaler (Rtlr.) entsprach 72 Groten (Gr.). Mithin konnte das Krankenhaus an einem Kranken, der den Tagessatz wählte, dann aber einen Monat »blieb«, 1 Rtlr. 18 Gr. gegenüber dem regulären Monatspflegetarif verdienen. Vgl. Bestimmungen die neue Krankenanstalt Bremens betreffend (1851).

15 Umgerechnet nach D. Herms (1952), *Die Anfänge der bremischen Industrie. Vom 17. Jahrhundert bis zum Zollanschluß (1888)*, Bremen, S. 51.

16 Zu diesen zählten beispielsweise die Kassen der verschiedenen Handwerke, die Allgemeine Krankenkasse der Krankenanstalt oder die Krankenkasse der Gewerbekammer.

17 Administrator Lodtmann am 11.4.1891, in: *StAB 2-T.6.k.2.b.*

18 Kranke, die die »Separatpflege« wählten, waren in Zwei- bis Vier-Bett-Zimmern untergebracht, erhielten aber die gleiche Kost wie Kranke der »gewöhnlichen« Pflegestufe, die in Sälen mit sechs bis zwölf Betten lagen.

19 Den Privatpflegeklassen lagen Einzelzimmer unterschiedlicher Größe und Ausstattung zugrunde. In jedem Fall erhielten »Privatkranke« eine bessere Kost.

20 Der Vertrag trat am 1.1.1854 in Kraft. Beteiligt waren fast alle deutschen Staaten, Ausnahmen stellten u.a. Bayern und Hamburg dar. Österreich und Württemberg traten neben anderen Staaten kurz darauf dem Abkommen bei. Vgl. *Gesetzblatt der freien Hansestadt Bremen 1853*, (1854) Bremen, S. 109.

21 Vgl. H. Gerstenberger (1984), Über die stadtbremische Armenpflege in den Jahren 1875 bis 1914, in: *Arme Leute. Armut und ihre Verwaltung 1875-1920*, Bremen, S. 7-83, hier: S. 13 f.

22 Zum Einfluß des Reichsgesetzes über den Unterstützungswohnsitz von 1871 auf den verstärkten Ausbau des Krankenhauswesens im Deutschen Reich vgl. den Beitrag von A. Labisch im vorliegenden Band.

23 Vgl. *StAB 4,15-II.O.2.i.*

24 In einem Teil des Arbeitshauses, das vornehmlich als Stätte für Arbeitslose gedacht war, waren »polizeilich bestrafte« Bettler, Vagabunden, »Trunkenbolde« etc. untergebracht, die jedoch gegenüber den Insassen der Gefängnisse nicht als juristisch Verurteilte galten, obwohl sie zur Zwangsarbeit verpflichtet waren. Vgl. O. Grambow (1910), *Das Gefängniswesen Bremens*, Diss., Göttingen, S. 60; F. Buchenau (1862), *Die freie Hansestadt Bremen und ihr Gebiet. Ein Beitrag zur Geographie und Topographie Deutschlands*, Bremen, S. 107 f.

25 Dieses läßt sich aus den Krankenregistern, speziell der Rubrik »Bemerkungen« entnehmen. Damit unterscheiden sie sich von anderen Kranken, die beispielsweise auf Kosten der Polizeibehörden aufgenommen wurden, dabei aber als »fremd« und »arm« keine andere Finanzierungsmöglichkeit besaßen und nicht zwangsweise eingeliefert wurden.

26 Prostituierte wurden ab 1864 in der Stadt Bremen behördlich registriert, standen jedoch schon seit Ende der 1850er vermehrt unter polizeilicher Beobachtung. Sie konnten, so sie aufgegriffen wurden und bei der polizeiärztlichen Zwangsuntersuchung Anzeichen für eine Geschlechtskrankheit vorlagen, zwangseingeliefert werden. Die Kosten für ihren Aufenthalt trug vorerst noch die städtische Armenpflege. In: *StAB 4, 14/1-VII.A.3.a. und b.* Für vier der 1862 aufgenommenen Frauen läßt sich zwei Jahre später nachweisen, daß es sich um Prostituierte handelte. In: *StAB 4, 15-II.O.24.*

27 Vgl. Grambow (1910),. S. 50 ff.

28 Die Gefängnisse zählten zunächst zu den »Besonderen Geschäftszweigen« des Staates, später zur Polizeiverwaltung. Vgl. *Staats-Calender der Freien Hansestadt Bremen auf das Jahr 1854* (1854), Bremen, S. 69; *Staats-Calender der Freien Hansestadt Bremen auf das Jahr 1881* (1881), Bremen, S. 48.

29 Auszüge aus den Senatsprotokollen v. 26. u. 29.9.1835 sowie v. 6. u. 13.3.1844, in: *StAB 4, 59/1-D.IV.h.4.a.*

30 Gefängnisinspektor Mohr am 8.1.1854 sowie Auszug aus dem Senatsprotokoll v. 16.1.1854. Ebd.

31 Sessionsbeschluß über den Antrag an die Bürgerschaft zur Einrichtung von Absonderungsmöglichkeiten im Zuchthaus laut Protokoll v. 27.1.1855, in: *StAB 4,59/1-ad D.II.c.1.* In den Verhandlungen der Bremischen Bürgerschaft vom Jahre 1854 sowie vom Jahre 1855 bzw. 1856 ist ein solcher Antrag nicht verzeichnet. Vermutlich ist dieser wegen der zu erwartenden Aussichtslosigkeit gar nicht gestellt worden.

32 Bestimmungen für die Krankenanstalt in Bremen (1855), Senatsbeschluß v. 17.1.1855.

33 Direktor Lorent an Inspektor Lampe am 14.5.1855, in: *StAB 4, 59/1-D.IV.h.4.a.*

34 Direktor Lorent an Inspektor Lampe am 16.4.1855. Ebd.

35 Sessions-Protokoll v. 27.1.1854, in: *StAB 4, 59/1-ad D.II.c.1.*

36 Korrespondenzen von 1. bis 7.9.1866. Ähnliche Argumentationen finden sich in den Korrespondenzen vom 11.1.1867 und vom 25. bis 28.3.1876. Jeweils in: *StAB 4, 59/1-D.IV.h.6.*

37 Die Strafanstalt Oslebshausen war ursprünglich für 150 Häftlinge angelegt. Die Krankenabteilung umfaßte für männliche Gefangene vier Krankensäle mit insgesamt 28 Betten und für weibliche Gefangene zwei Krankensäle mit zusammen zehn Betten. Des weiteren gab es vier Einzelkrankenzimmer. Es gab jedoch keine speziellen Behandlungsräume, wie z.B. ein Untersuchungs- oder Operationszimmer. Vgl. Grambow (1910), S. 67 ff. und F. Böttcher (1984), *Hundert Jahre Strafanstalt Bremen-Oslebshausen*, Bremen, S. 16 ff.

38 Vgl. Grambow (1910), S. 71 ff.

39 Vgl. die Beschwerden v. 1.9.1866, 11.1.1867 u. 25.3.1876. Jeweils in: *StAB 4, 59/1-D.IV.h.6.*

40 Vorgänge v. 9.12.1880 bis 16.12.1881. Ebd.

41 Der Zeitpunkt der Einrichtung ist nicht genau zu bestimmen, aber im Zusammenhang mit der spektakulären Flucht eines Bankrotteurs wird dieses »Lokal« am 2.5.1883 bereits erwähnt und am 11.1.1885 auf Anfrage des Landgerichts vom Krankenhausdirektor beschrieben. Ebd.

42 Vorgänge v. 24.12.1890 bis 3.1.1891. Ebd. Als Vorbild dieser Umrüstung diente die Ge-

fangenenzelle des Chirurgischen Hauses, die beim Neubau 1889 von vornherein eingeplant war.

43 Die Krankenregister enthalten: Name, Vorname, Alter, Geburtsort, Wohnort, Adresse im Fall Bremen-Stadt, Beruf, Krankheit, Heilerfolg sowie Aufnahme- und Entlassungsdatum der Kranken.

44 Vgl. hierzu den Beitrag von R. Spree (1995) im vorliegenden Band.

45 *Jahrbuch für bremische Statistik. Zur allgemeinen Statistik der Jahre 1895 und 1896* (1896), hg. v. Bureau für bremische Statistik, Bremen, S. 36.

46 Dazu zählten, neben dem bereits 1846 gegründeten Kinderkrankenhaus, das Evangelische Diakonissenkrankenhaus (1868), das St. Joseph-Stift (1869), das Vereinskrankenhaus vom Roten Kreuz (1876) und das Wöchnerinnenasyl (1889).

Bettenzahl und Anzahl der jährlich Verpflegten in den Krankeneinrichtungen der Stadt Bremen für 1862 und 1895:

	1862		1895	
	Betten	Verpflegte	Betten	Verpflegte
Städtische Krankenanstalt	269	2.271	543	4.371
Kinderkrankenhaus	60	unbekannt	130	422
Evangelisches Diakonissen-krankenhaus	–	–	90	676
St. Joseph-Stift	–	–	72	622
Vereinskrankenhaus Rot-Kreuz	–	–	45	471
Wöchnerinnenasyl	–	–	11	255

Aufnahmezahlen der Städtischen Krankenanstalt jeweils ohne die der »Irrenanstalt«. Für das 1860 mit 60 Betten neuerbaute Kinderkrankenhaus liegen 1862 keine Aufnahmezahlen vor. Nicht enthalten sind die – allerdings sehr niedrigen – Aufnahmezahlen der seit den 1880er Jahren entstehenden Privatkliniken. Vgl. Aerztlicher Bericht über die Wirksamkeit der Kranken-Anstalt im Jahre 1862, in: *StAB 4, 59/1-D.VI.e.1.*; *Jahrbuch für bremische Statistik 1895 und 1896*, (1896), S. 331 f.

47 Hierbei handelt es sich um die aus den Stammlisten gewonnenen Zahlen, die geringfügig von denen der obengenannten Jahresberichte abweichen. Enthalten sind alle Aufgenommenen, einschließlich der sogenannten Sondergruppen wie Auswanderer, Begleiter etc.

48 Nicht berücksichtigt werden im folgenden die »Sondergruppen« unter den Aufgenommenen im Krankenhaus, wie z.B. die zur Desinfektion eingewiesenen Auswanderer, die zur »Reinigung« oder nur zur Begleitung Aufgenommenen.

49 In beiden Jahrgängen liegen für alle männlichen Kranken, abgesehen von den Kindern, Berufseinträge vor. Diese basierten auf persönlichen Angaben. Die Kranken nannten fast ausschließlich einen einzigen, vermutlich den Hauptberuf. Für die Berufsstrukturanalyse werden im folgenden nicht mehr sämtliche Aufnahmen, sondern jede Person nur einmal, unabhängig von der Häufigkeit ihrer Krankenhausaufenthalte, pro Jahr berücksichtigt: für 1862: 1.581 und für 1895: 2.011 kranke Männer. Zu den methodischen Problemen der Berufsstrukturanalyse vgl. R. Stockmann/A. Willms-Herget (1875), *Erwerbsstatistik in Deutschland. Die Berufs- und Arbeitsstättenzählungen seit 1875 als Datenbasis der Sozialstrukturanalyse*, Frankfurt/M.; R. Hohls/H. Kaelble (1989), *Die regionale Erwerbsstruktur im Deutschen Reich und in der Bundesrepublik 1895-1970*, St. Katharinen, insbes. Kap. 4.

50 Unter dem Begriff »Handwerker« werden hier alle Erwerbstätigen verstanden, die mit ihrer Angabe entweder auf eine handwerkliche Beschäftigung oder zumindest auf ihr Herkommen aus dem Handwerk verweisen und somit in Abgrenzung zu den »Arbeitern« ein entsprechendes Selbstverständnis demonstrieren. Hierzu werden auch die Angehörigen der ursprünglich unzünftigen Handwerke, wie z.B. die Schiffszimmerleute gerechnet. Nicht dazu gezählt werden die handwerklichen Arbeiter, die den »Arbeiter«-Begriff in ihrer Berufsbezeichnung verwandten, so z.B. die Gold- oder Brauereiarbeiter. Zur Definition des Handwerks vgl. F. Lenger (1988), *Sozialgeschichte der deutschen Handwerker seit 1800*, Frankfurt/M., S. 9 ff.

51 Der Begriff »Arbeiter« erfaßt hier diejenigen, die sich selbst als »Arbeiter« oder als »Arbeitsmann« bezeichneten, wie auch diejenigen, die diese Angabe über einen Zusatz präzisierten: die Hand-, Fabrik-, Wasserbau-, Schacht- und Eisenbahn-Arbeiter. Des weiteren zählen hierzu alle gelernten oder ungelernten Arbeiter, deren Berufsbezeichnung auf eine Lohnarbeit in Industrie, Handel und Verkehr deutet, z.B. die Heizer, Hobler, Bremser, Trimmer. Die Zigarrenmacher werden als Lohnarbeiter im Heimgewerbe ebenfalls zu den Arbeitern gerechnet. Vgl. J. Kocka (1990), *Arbeitsverhältnisse und Arbeiterexistenzen. Grundlagen der Klassenbildung im 19. Jahrhundert*, Bonn.

52 Dieser hier relativ breit verwendete Begriff umfaßt neben Dienstboten bzw. persönliche Dienste Leistenden auch Dienstleister wie Gärtner, Fuhrleute etc., die einem konkreten Wirtschaftszweig nicht zugeordnet werden konnten.

53 89,6 % der Handwerker waren außerhalb des Staates geboren.

54 Der Einfluß der Krankenkassen, insbesondere noch vor der Krankenversicherungsgesetzgebung von 1883, auf die Zusammensetzung der Krankenhausklientel bedarf einer gesonderten Untersuchung, vgl. hierzu die Beiträge von E. Berger, E. Brinkschulte und W. von Hippel im vorliegenden Band.

55 Bestätigung des Vertrages, der am 1.1.1859 in Kraft trat, durch den Senat vom 19.11.1858, in: *StAB 4, 59/1-D.III.B.4.g.8.*

56 Vgl. D. Kulenkampff (1884), *Die Krankenanstalten der Stadt Bremen. Ihre Geschichte und ihr jetziger Zustand*, Bremen, S. 31 f.

57 Vgl. Regulativ v. 10.4.1858, in: *StAB 4,59/1-D.III.-b.4.g.6.d.1.*

58 71,8 % der Dienstleistenden und 72,4 % der Soldaten waren unter 30 Jahren.

59 Die Dienstleistenden waren zu 92,3 % zugewandert, die Soldaten sogar zu 97,1 %.

60 Der Vertrag zwischen der Eisenbahndirektion der Bremen-Geeste-Bahn und dem Krankenhaus v. 19.11.1859 wurde nach Fertigstellung der Bahn am 6.6.1863 von der Bahndirektion gekündigt. Vgl. Vertragsentwürfe bzw. Vertragskündigung in: *StAB 4,59/1-D.III.b.4.g.3* und *4,59/1-D.III.b.4.g.6.c.* Allgemein vgl. Kocka (1990), S. 359 ff.; R. Martens (1972), *125 Jahre Eisenbahn in Bremen*, Bremen.

61 Allgemein vgl. Kocka (1990), S. 379 ff., sowie D. Burgdorf (1984), *Blauer Dunst und rote Fahnen. Ökonomische, soziale, politische und ideologische Entwicklung der Bremer Zigarrenarbeiterschaft im 19. Jahrhundert*, Bremen.

62 31,2 % der Arbeiter (außer Bahnarbeitern und Zigarrenmachern) im Krankenhaus finanzierte das Armeninstitut. 17,9 % die Polizei- oder Justizbehörden, 50,1 % wurden über Krankenkassen, Bürgschaften oder Eigenfinanzierung bezahlt.

63 Vgl. U. Böttcher (1953), *Anfänge und Entwicklung der Arbeiterbewegung in Bremen von der Revolution 1848 bis zur Aufhebung des Sozialistengesetzes 1890*, Bremen, S. 34 f.

64 Vgl. hierzu den Beitrag von A. Labisch/F. Tennstedt im vorliegenden Band. A. Grotjahn

(1907), Der Einfluß der sozialen Versicherungsgesetzgebung auf die Entwicklung des Krankenhauswesens, in: *Zeitschrift für Soziale Medizin 2,* S. 333-367.

65 Die Trägerschaft der Krankenkassen bietet noch einen weiteren Weg, die Arbeitsfelder der Arbeiter näher zu bestimmen.

66 73,0 % waren zugewandert.

67 Die Arbeiter waren zu 7,8 % über Bürgschaften oder eigenständig finanziert, zu 42,4 % über Mitgliedschaften in Krankenkassen, zu 42,6 % über die Stadtbremische Armenpflege und zu 7,2 % über Behörden oder auswärtige Gemeinden.

68

1862	60 Jahre und älter
Handwerker	0,6 %
Arbeiter	5,1 %
Dienstleistende	–
Militärangehörige	–

1895	60 Jahre und älter
Handwerker	4,0 %
Arbeiter	9,9 %
Dienstleistende	2,7 %
Beamte und Angestellte	5,3 %

69 Das zunehmende Alter der Kranken im Krankenhaus als Kriterium für den Funktionswandel des Krankenhauses bedarf noch genauerer Untersuchungen. Allgemein vgl. C. Conrad (1994), *Vom Greis zum Rentner. Der Strukturwandel des Alters in Deutschland zwischen 1830 und 1930*, Göttingen, insbes. Kap. 2.2; 2.3; 5.3.

70 Schlosser 8,6%, Schneider und Tischler je 7,7%, Maurer 7,4%, Bäcker 5,8 %, Schlachter 5,5 %.

71 Zum Angestelltenbegriff vgl. J. Kocka (1981), *Die Angestellten in der deutschen Geschichte 1850-1980. Vom Privatbeamten zum angestellten Arbeitnehmer*, Göttingen, insbes. Kap. 4.

72 Die Dienstleistenden waren wie schon 1862 auch 1895 überwiegend jung: 70,6 % waren unter 30 Jahre alt. Zudem waren sie überwiegend fremd: 73,3 % waren außerhalb des bremischen Staats geboren.

Der Patient und das Krankenhaus

Barbara Elkeles

Ein bekanntes Bonmot geht davon aus, daß Krankenhäuser wunderbar funktionieren könnten, wenn sie nicht einen unkalkulierbaren Störfaktor berücksichtigten müßten: die Patienten. Die Beziehung zwischen Patienten und Krankenhäusern im 19. Jahrhundert soll in diesem Beitrag untersucht werden. Es geht um ihre Erwartungen an die Institution, um den Stellenwert der Krankenhausbehandlung in der Biographie Betroffener, um ihr Erleben und ihre Einflußmöglichkeiten. Dabei enthält bereits die Fragestellung einige Fallstricke, die möglicherweise den Blick einengen. Sie entspringt einem aktuellen Forschungs- und Frageinteresse und beruht auf dem Anspruch einer sich mit Stichworten wie Patientenzentriertheit, Humanität und Ganzheitlichkeit selbst bezeichnenden Medizin. Sie formuliert mit diesem Interesse ein Mißbehagen am derzeitigen Gesundheitsreparaturbetrieb, den unpersönlichen, übertechnisierten, unmenschlichen Großkrankenhäusern. Hinter dem historischen Interesse steht auch eine Vergangenheitsnostalgie, die ein zeitlich und räumlich nicht genau festgelegtes »Früher« dem ebenfalls eher raum-, zeit- und institutionslosen »Heute« entgegensetzt. »Das Krankenhaus« und »der Patient« werden damit zu einem historischen und geographischen Unding, entpersonalisiert, verallgemeinert, unfaßbar. »Das Krankenhaus« oder »den Patienten« gab es vor fünfzig oder hundert Jahren genauso wenig wie heute.

Nicht nur von der aktuellen Kritik an der real existierenden Medizin her ist die Fragestellung überfrachtet. Auch auf der historischen Ebene enthält sie einen ideologischen Anspruch: den des »doing medical history from below«,[1] die Entdeckung des »forgotten man«, »the patient«. Man muß sich hier vor Tautologien und ungerechtfertigten Vereinfachungen hüten. Die Fragestellung setzt ein Herrschaftsverhältnis voraus, in dem Patienten als Untergeordnete, Beherrschte, der Willkür von Ärzten und Verwaltungen Unterworfene erscheinen. Auch wenn, wie gezeigt werden wird, diese Struktur in der Tat dominant war, bedarf sie doch erst des Beweises und im Einzelfall der Differenzierung.

Bei der Näherung an die aufgeworfenen Fragen stellt sich zunächst das Quellenproblem. Krankenhauspatienten gehörten großenteils zu den historisch stummen Schichten, zur ungebildeten, ökonomisch benachteiligten Armutsbevölkerung mit ungenügendem Zugang zu Schriftlichkeit und zu Publikationsorganen. Anekdotische Einzelheiten sind in Autobiographien von Ärzten und Krankenschwestern eingestreut. Andere Informationen finden sich gelegentlich in der ärztlichen Standesliteratur, in der Spezialliteratur zum Krankenhauswesen sowie im juristischen Fachschrifttum zur Arzt-Patienten-Beziehung, vor allem in Zusammenhang mit der seit 1890 lebhaft geführten Diskussion um die strafrechtliche Natur des ärztlichen Eingriffs und die damit zusammenhängende Frage der Einwilligung des Patienten. Schließlich gibt auch die eigentliche medizinische Fachliteratur – gegen den Strich gelesen – zum Teil interessante Einblicke in den Alltag deutscher Krankenanstalten. Augenzeugenberichte betroffener Patienten sind dagegen rar und schwer aufzufinden, da nirgends systematisch erfaßt. Sie finden sich vereinzelt in den sogenannten Arbeiterautobiographien, die seit Anfang des 20. Jahrhunderts zahlreich erschienen und – je nach Lebensalter des Betroffenen – teilweise bis in die Mitte des 19. Jahrhunderts zurückblickten.[2] Vereinzelt sind derartige Berichte auch in den Lebensgeschichten bürgerlicher Autoren enthalten.[3] Nach Zufallsfunden zu urteilen, jedoch bisher nicht systematisch aufgearbeitet, existieren auch Erlebnisberichte Betroffener verstreut in der zeitgenössischen Tagespresse.[4]

Dienten Presseberichte und propagandistische Materialien oft agitatorischen Bewegungen und sind daher in ihrem Realitätsgehalt mit Vorsicht zu bewerten, so gilt auch die Objektivität und Authentizität der autobiographischen Äußerungen nur begrenzt. Dies wird nicht nur durch den oft jahrzehntelangen zeitlichen Abstand zwischen Erleben und Niederschrift mit den unvermeidlichen Erinnerungsverzerrungen bedingt. Auch aus der Absicht des Schreibenden konnte eine veränderte Sicht entstehen. Einige Biographien dienten direkt der politischen Agitation, andere wurden durch Autor oder Herausgeber stark literarisiert und bearbeitet. Im folgenden soll versucht werden, aus den erwähnten Quellen ein mosaikartiges Bild der Erlebniswelt von Krankenhauspatienten für die zweite Hälfte des 19. Jahrhunderts zu zeichnen.[5] Es muß angesichts der Quellensituation bruchstückhaft bleiben. Gefragt werden soll zunächst nach dem Stellenwert der Krankenhausbehandlung in der Biographie der Unterschichtpatienten, nach ihren Erwartungen an diese Institution und nach ihrer

Kritik. Ein Teil der Krankenhauskritik, soweit sie pflegerisches und ärztliches Verhalten betrifft, soll dann an weiteren Quellen, die meist der medizinischen und der medizinkritischen Literatur der Zeit entstammen, weiter untersucht werden. Als erstes fällt auf, daß das Krankenhaus in der Biographie der Unterschichtbevölkerung eine wichtige Rolle spielte und daß es grundsätzlich positiv bewertet wurde. Es war medizinische Versorgungsstelle und Unterkunftsmöglichkeit im Falle krankheitsbedingter Arbeitsunfähigkeit. Wir wissen aus den Arbeiten von Alfons Labisch, daß sich die deutsche Sozialdemokratie für eine allgemein zugängliche medizinisch und pflegerisch kompetente Krankenhausbehandlung einsetzte.[6] Die Menschen, denen diese Politik galt, dachten offensichtlich anders. Denn um die Jahrhundertwende wurde immer wieder von einer ablehnenden Stimmung in der Bevölkerung berichtet, nach der die Krankenhäuser als unhygienische Sterbestätten der sozial Gescheiterten abgelehnt wurden.[7] Eindrucksvoll läßt sich dieser Urteilswandel an der Autobiographie der österreichischen Arbeiterin und späteren sozialdemokratischen Reichstagsabgeordneten Adelheid Popp (1869-1939) demonstrieren.[8] Beide Eltern lehnten das Krankenhaus ab. Als der Vater an einem Krebsleiden erkrankte, verließ er das Krankenhaus bald auf eigenen Wunsch, obwohl die Familie durch die entstehenden ambulanten Arzt- und Apothekenkosten in größte Not geriet. Auch die Mutter äußerte später »eine große Abneigung«[9] gegen das Krankenhaus. Die beiden Kinder machten dagegen in jungen Jahren positive Erfahrungen mit der Institution, die ihnen erstmals in ihrem entbehrungsreichen Leben Befriedigung von Primärbedürfnissen, ja Menschlichkeit und Wärme bot.

»Es war ja, so paradox es klingen mag, die beste Zeit, die ich bis dahin verlebt hatte. Alle Menschen waren gut gegen mich. Die Ärzte, die Pflegerinnen und auch die Patienten. Ich bekam einigemale am Tag gute Nahrung, selbst gebratenes Fleisch und Kompott, das ich vorher nicht gekannt hatte, erhielt ich öfter. Ich hatte für mich allein ein Bett und immer reine Wäsche. Ich machte mich den Pflegerinnen nützlich, half ihnen beim Aufräumen und bei der Bedienung der im Bett befindlichen Kranken. Ich nähte und strickte an ihren Handarbeiten. Dann las ich wieder Bücher, die mir einer der Ärzte lieh.«[10]

Ähnlich sah es der Handwerksgeselle August Springer (geb. ca. 1890), den der »wohlmeinende Doktor Pancratius« gegen Kostzulage damit beauftragte, die Operationsgeräte zu putzen, als ihn um 1910 auf der Wanderschaft »eine eiternde Fußwunde ins Landkrankenhaus Hanau zwang«.[11] Das »Proletariermädchen«, dessen Kindheitsgeschichte Sandor Ferenczi herausgegeben hat, beneidete seine Schwester um die menschliche Zuwendung durch die pflegenden Ordensschwestern, als diese ins Spital kam.[12] Georg Dikreiter (1865-1947) war froh, als er, nach einer freudlosen Jugend im Waisenhaus, einer ungeliebten Lehre für vier Wochen im Immenstedter Krankenhaus entrinnen konnte:

»Da der Arzt nichts von einer Entlassung sagte, hütete ich mich, davon anzufangen. Mir gefiel es im Spital nämlich ganz ausgezeichnet. Zu essen gab es genug, zu arbeiten brauchte ich nicht. Meine Zeit nützte ich zunächst damit aus, daß ich alle Bücher, die ich im Krankenhaus auftreiben konnte, verschlang. Jetzt konnte ich einmal ganz ungestört lesen. [...] Am Fastnachtssonntag nachmittag wurde ich aus dem Spital entlassen. Der Abschied von der geruhsamen Stätte fiel mir recht schwer [...].«[13]

Eindrucksvoll belegt den Stellenwert und die Funktion des Krankenhauses im Leben eines Arbeiters die Autobiographie des Bäckers und Eisenbahnarbeiters Carl Fischer (1841-1906), in der er von sechs Krankenhausaufenthalten berichtete.[14] Fünf davon fielen in seine Wanderjahre zwischen 1867 und 1869. Zweimal war es das von barmherzigen Schwestern geleitete Hospital in Kempen im Rheinland, im Jahre 1867 wegen eines Krankheitsbildes, das man wohl als Rippenprellung mit nachfolgender Pleuropneumonie deuten muß, dann im Folgejahr für zwei Wintermonate wegen einer verletzten Hand. Noch im gleichen Jahr mußte er von Vohwinkel aus ein Elberfelder Krankenhaus wegen eines Hämorrhoidalleidens aufsuchen. Bald darauf infizierte er sich bei einem Schlafgenossen, mit dem er das Bett teilen mußte, mit der Krätze und fand Anfang 1869 im Wetzlarer Städtischen Krankenhaus kostenlose Aufnahme, nachdem er die im Arnsberger Marienhospital zu zahlenden fünf Taler nicht hatte aufbringen können. Wenig später, von April bis nach Pfingsten dieses Jahres, lag er schwerstkrank im Landkrankenhaus Hanau. Der sechste und letzte beschriebene Krankenhausaufenthalt erfolgte dann für neun Tage um das Jahr 1880 im Städtischen Krankenhaus Osnabrück wegen Ischiasbeschwerden.

Ein wesentlicher Grund zum Verweilen im Krankenhaus war für Fischer die Arbeitsunfähigkeit. Das Krankenhaus hatte für ihn als Alleinstehenden, der mittellos und ohne Pflege war, solange er nicht arbeiten konnte, noch die Funktion des alten Hospitals: Aufenthalts- und Verpflegungsstätte für die zu sein, die kein anderes Ein- und Unterkommen fanden. Dies wird besonders beim zweiten Kempener Aufenthalt klar. Seine verletzte Hand, die lediglich mit Bleiwasserumschlägen therapiert wurde, hinderte ihn nach kurzer Zeit nicht daran, den Schwestern bei der Hausarbeit zu helfen. Wie ihm ging es den fünf bis zehn Zimmergenossen (offenbar war das Krankenhaus nicht immer voll belegt): Keiner war bettlägrig und »sie hatten wenig Schmerzen, aber konnten nicht arbeiten«.[15] Der Krankenhausaufenthalt bewahrte den Kranken vor den Folgen der saisonbedingten Arbeitslosigkeit. Allerdings war die Aufnahme selbst bei vitaler medizinischer Indikation nicht überall garantiert. Als Fischer in seinen Wanderjahren um 1865 zu einer Zeit lebensgefährlich erkrankte, in der er ohne Arbeit und damit auch ohne Krankenversicherung war, wurde er wegen Platzmangel zunächst abgewiesen, obwohl auch der zuständige Arzt seine Aufnahmebedürftigkeit zugab.[16]

An dieser Stelle wird bereits deutlich, daß es zu Kollisionen zwischen den Beherbergungswünschen der Betroffenen und der Indikationsstellung der Ärzte oder der Kostenträger kommen konnte. Das moderne Krankenhaus fühlte sich nur für die medizinische Behandlung heilbarer Kranker zuständig, nicht jedoch für Rekonvaleszenz oder längerfristige Unterbringung. Aufs furchtbarste erlebte Adelheid Popp die Grenzen dieses sich als wohltätig und humanitär verstehenden Systems, das jedoch vor allem auf Effizienz ausgerichtet war. Die Ratschläge des »berühmten Klinikers«,[17] Bewegung in frischer Luft und gute Ernährung, erwiesen sich angesichts der finanziellen Lage der Familie als undurchführbar. In ihr altes Milieu mit ungesunden Wohnverhältnissen, unzureichender Ernährung und unhygienischen und überlastenden Arbeitsbedingungen zurückgekehrt, kam es bald zu Rückfällen in alte Erkrankungen. Beim dritten Rückfall definierte das Krankenhaus dann selbst seine Grenzen. Adelheid wurde attestiert, daß für sie »keine Aussicht mehr sei, gesund und dauernd arbeitsfähig zu werden«. Damit endete die Zuständigkeit des Krankenhauses, das sich ausdrücklich nur als Institution für die Behandlung heilbarer Kranker verstand. Es lag ganz in der Logik der Zuständigkeiten, daß die Vierzehnjährige unverzüglich entsprechend dem auch nach zeitgenössischen Kriterien rückständigen österreichischen Armenrecht[18] ins Armenhaus gebracht wurde.

Aber auch im fortschrittlicheren Armenrecht der meisten deutschen Staaten bedeutete die Krankenhausentlassung eine erhebliche soziale Problematik. Es ist bezeichnend, daß ein ärztlicher Autor um die Jahrhundertwende ausdrücklich empfahl, Entlassungen gegen den Willen des Kranken »ohne Härten«, jedenfalls aber »ohne Abzug der nächsten Mahlzeit« vorzunehmen.[19] Die beschränkten Möglichkeiten werden noch deutlicher, wenn man die Empfehlung weiter verfolgt: Durch »Gewährung einer Unterstützung für die Droschkenheimfahrt oder Bahnfahrt, für die erste Mahlzeit ausserhalb des Hauses oder für das erste Nachtquartier, für Kleidung, für Beschäftigungen, für Heizung und Beleuchtung« könne »unendlich viel Gutes auch im kleinen Umfang geschehen«. Diese bescheidenen Forderungen stehen zu einem wenige Zeilen zuvor geäußerten Anspruch in deutlicher Spannung: Ausdrücklich wies der Autor darauf hin, »daß mit der Entlassung der Kranken die Pflege bei einem grossen Theil derselben nicht aufhören« dürfe. Vielmehr müsse »wenn irgend möglich, durch Anschluss an andere Einrichtungen staatlicher, communaler oder privater Natur für die Ärmsten gesorgt werden«.[20]

Selbst die Anstalten, die direkt für die Behandlung proletarischer Krankheit und die Abwendung drohender Invalidität eingerichtet waren, die seit den achtziger Jahren errichteten Genesungsheime und Lungenheilstätten, mußten sich aus der Sicht der Betroffenen den Vorwurf machen lassen, dem Phänomen proletarischer Krankheit nur unzureichend gerecht zu werden. Eindrucksvoll schildert dies der Industriearbeiter Moritz Bromme in seiner 1905 erschienenen Autobiographie.[21] Über die Verpflegung während seines Aufenthalts in der Lungenheilstätte Berka/Thüringen berichtete er, daß die dort gereichten Fleischportionen zu Hause für eine ganze Arbeiterfamilie hätten reichen müssen. Selbst als bei dem zweiten Aufenthalt zwei Jahre später die Kost einfacher gehalten war, damit »ein halbwegs gutsituierter Arbeiter sich sie zu Hause ebenso gut weiter leisten« könne, kam Bromme zu dem Schluß, daß sie qualitativ und quantitativ weiterhin die finanziellen Möglichkeiten eines normalen Arbeiters überstieg. Insofern wird auch die etwas zynische Prophezeiung eines Freundes Realität: »Wie wird sich Dein armer Magen und Deine arme Lunge krümmen, wenn sie wieder Proletarierkost und Proletarierluft aufnehmen müssen.«[22] Angesichts der desolaten finanziellen Lage der achtköpfigen Familie und der Unmöglichkeit, einen weniger staubbelasteten Arbeitsplatz zu finden, kommt es bald zu einem Rückfall, das den erst 35jährigen zum zweiten und bald darauf zum dritten Mal in die Heilstätte zwingt. Dies ist kein Einzelschicksal: Bromme trifft beide Male zahlreiche Mitpatienten wieder.

Bei grundsätzlicher und weitgehender Bejahung des Krankenhauses durch die Betroffenen ist durchaus auch Kritik an den bestehenden Institutionen überliefert. Zum Teil stimmte sie mit den Klagen von Ärzten überein. Bauliche und hygienische Mängel und die Folgen eines engstirnigen, bürokratischen Verwaltungssystems kritisierten auch Ärzte.[23] Klagen über ein schlecht ausgebildetes, bestechliches, trunksüchtiges und pflichtvergessenes, unfreundliches Wärterpersonal waren in der ärztlichen und krankenpflegerischen Standesliteratur weit verbreitet.[24] Sie finden sich auch in den Arbeiterautobiographien wieder. Carl Fischer etwa litt unter dem unfreundlichen, bestechlichen und pflichtvergessenen Wärter im Hanauer Krankenhaus. Der Arbeiterdichter Alfons Petzold schilderte in seinem autobiographischen Roman mit dem bezeichnenden Titel *Das rauhe Leben* die herzlose, unwirsche, habgierige und nachlässige Oberwärterin Frau Fanerl.[25] Das Problem eines völlig unausgebildeten, überarbeiteten und unterbezahlten Pflegepersonals brachte der sozialdemokratische Reichstagsabgeordnete Antrick (1858-1924) in mehreren Parlamentsdebatten der Jahre 1900 bis 1902 zur Sprache.[26] Eigene Erfahrungen hatte er während eines mehrmonatigen Aufenthaltes im Berliner Krankenhaus Moabit gesammelt. Antrick kam immer wieder auf das Wärterproblem zu sprechen. Seine Forderungen nach einer besseren Bezahlung, geregelten Ausbildung und nach kürzeren Dienstzeiten der Wärter sollten neben den Vorteilen für die Arbeitskräfte auch den bedauernswerten Kranken zugute kommen. Unter den gegebenen Umständen waren seiner Meinung nach Mißstände nicht zu vermeiden. Solange die Entlohnung der Wärter den Lebensunterhalt nicht sicherte, war dem Trinkgelderunwesen nicht beizukommen. Gerade in diesem Punkt zeigte sich die Systemkonformität der Kritik eines modernen Sozialdemokraten wie Antrick: Durch Bestechung würden sich uneinsichtige Kranke die Nachsicht des Wärters bei unangenehmen ärztlichen Anordnungen erkaufen und so das Behandlungsziel gefährden.[27] Solange die Wärter nicht besser ausgebildet waren, konnten ihnen selbst schwerwiegende Fehler nicht angelastet werden: In einem Fall hatte ein neu eingestellter Wärter im Posener Krankenhaus auf den falsch verstandenen Rat eines Kollegen hin einem Kranken ein mit Lysol versetztes Klistier verabreicht und so dessen Tod verursacht. Bezeichnenderweise sprach das Gericht den Angeklagten frei, da es anerkennen mußte, daß er in gutem Glauben gehandelt habe.[28] Bei ihrer Überlastung durch überlange Dienstzeiten und Nachtwachen war dem Pflegepersonal auch eine nachlässige und unfreundliche Behandlung der Kranken, wie sie in vielen Erlebnisberichten niedergelegt ist, nicht vorzuwerfen. Abhilfe versprach man sich von der »weiblichen Krankenpflege« durch Angehörige konfessioneller oder weltlicher Schwesternverbände. Die derartig ausgebildeten und ideell gebundenen Pflegerinnen werden in der bürgerlichen Literatur durchweg als engelgleiche, jederzeit geduldige, freundliche und warmherzige Wesen dargestellt. Die Quellen geben zu der Frage, ob sich die ständige Überforderung auch des weiblichen Pflegepersonals durch überlange Dienstzeiten und ständige Anspannung nicht auf Dauer negativ auf die Kranken auswirken mußte, wenig Auskunft.[29] Die wenigen bekannten autobiographischen und berufspolitischen Äußerungen von Schwestern thematisieren zwar die Überlastung durch das Übermaß an Arbeit sowie Konflikte mit Mitschwestern und Vorgesetzten. Ihr Verhalten zu den Kranken schildern sie dagegen entlang den gängigen Verhaltenserwartungen.[30] Es läßt sich kaum entscheiden, ob diese Selbstbeurteilung den tatsächlichen Bedingungen oder vielmehr der Internalisierung des Berufsbildes entsprach, die den Schwestern die Wahrnehmung eines vom Ideal abweichenden Verhaltens unmöglich machte.[31] Immerhin läßt zumindest eine der Arbeiterautobiographien Zweifel daran aufkommen, daß das Ideal durchweg erreicht wurde: Der bereits erwähnte Carl Fischer schildert die Schwester im Elberfelder Krankenhaus als mürrisch und unwirsch, »[...] genau so, als ob sie eben wäre tüchtig ausgescholten worden [...]«.[32]

Von der Einführung der »weiblichen Krankenpflege« erhoffte man sich auch moralische Einflüsse auf die Kranken. In ihren Hausordnungen verpflichteten Krankenhäuser ihre Patienten ausdrücklich zu Reinlichkeit, Sittsamkeit, verboten Verhaltensweisen wie Fluchen, Trinken und Kartenspielen, sanktionierten das Lesen »unsittlicher« und politisch mißliebiger Schriften. Abweichendes Verhalten konnte disziplinarisch geahndet werden.[33] Krankenhäuser beteiligten sich so an einer Sozialisierung der Unterschichten hin zu bürgerlichen Verhaltens- und Hygienenormen. Noch um die Jahrhundertwende sahen sich liberale Ärzte genötigt, gegen die Auffassung des Krankenhauses als »moralische Erziehungsstätte« anzugehen. Höchstens sei es eine »hygienische Schule für das Volk«.[34]

Kranke waren jedoch nicht nur den Pflegekräften ausgeliefert, sondern auch den Ärzten. Die während der Ausbildung im Krankenhaus angenommenen Umgangsformen galten im zeitgenössischen Stereotyp als geradezu schädlich für die Privatpraxis: »Vom Spitale her gewohnt bezüglich der Eröffnung von Abszessen oder anderen kleineren Operationen nicht viel Federlesens zu machen, ja den Patienten nicht einmal zu fragen, ob er sich dieses oder jenes machen lassen« wolle, mußte ein derartiges Vorgehen in der Privatpraxis zu Konflikten führen.[35] Das gleiche galt für die sprichwörtlichen »Spitalsredensarten und barschen Manieren«, wie »das thut ja nicht weh«, »seien Sie nicht so ungeschickt«, »so kindisch«, »halten Sie mich mit Ihren Kindereien nicht lange auf« etc.[36] Der »Unteroffizier-« oder »Kasernenhofton« in den Krankenhäusern war sprichwörtlich und berüchtigt. Er wurde im Forderungskatalog der Berliner Ortskrankenkassen anläßlich des Boykotts der Berliner Charité von 1893 auch entsprechend gerügt.[37]

Noch in anderer Hinsicht treten Kranke gerade in Krankenhäusern als Objekt ärztlicher Entscheidungen auf. Die Entscheidungsautonomie des Patienten war eine im 19. und frühen 20. Jahrhundert nur gering geachtete Größe. Folgt man den Thesen von Jewson[38] und Waddington,[39] dann waren es gerade die modernen Kliniken, die den »sick-man« als entscheidendes und handelndes Subjekt weitgehend verschwinden ließen. Ein Beispiel dafür ist die operative Chirurgie. Grundsätzlich galt im 19. und frühen 20. Jahrhundert, daß chirurgische Eingriffe nicht ohne Zustimmung des Patienten durchgeführt werden durften. In den 1888 herausgegebenen Vorlesungsmanuskripten des Chirurgen Bernhard von Langenbeck (1810-1887) heißt es z.B.:

»Um eine Operation zulässig zu machen, bedarf es des Entschlusses des Operateurs, sie zu unternehmen, und des freien Entschlusses des Kranken, sie zu erdulden. Ein Kranker, der sich im Vollbesitz seines Bewusstseins und seiner Vernunft befindet, darf zu einer Operation nicht gezwungen werden. Ueber die Operation bei einem Kinde entscheiden die Eltern desselben. Der Erwachsene muss sich selber dazu entschliessen, durch volle Freiheit des Willens.«[40]

Die Reihenfolge der Entscheidungsprozesse ist in diesem Beispiel sicher nicht zufällig: Die Entscheidung des Arztes stand in jeder Beziehung vor der des Patienten. An dem grundsätzlichen Bekenntnis zur Entscheidungsfreiheit des Kranken kann jedoch kein Zweifel bestehen. Fallstudien zeigen, daß dies auch dann galt, wenn Patienten eine in den Augen des Arztes fatale Entscheidung fällten, etwa eine vorgeschlagene Amputation ablehnten und damit den Tod in Kauf nahmen.[41]

Dennoch war mit dem Wort »Einwilligung« etwas anderes gemeint, als es unserem heutigen Verständnis entspricht. So verlautet immer wieder der Rat, den Kranken mit dem Vorschlag zu einer Operation gleichsam zu überrumpeln:

»Hat sich der Kranke zur Operation entschlossen, so muss man ihm in der Regel doch Tag und Stunde derselben geheim halten, weil er die ganze Zeit bis dahin gewiss in Angst zubringen würde. Zuweilen muss man sogar den definitiven Entschluss des Kranken erst herbeizuführen suchen, wenn alle Vorbereitungen zur Operation getroffen sind; man nimmt ihn dann gleichsam beim Wort.«[42]

heißt es noch im *Lehrbuch der Chirurgie und Operationslehre* von Heinrich Adolf von Bardeleben (1810-1895) von 1870, zwanzig Jahre nach Einführung der Anästhesie. Immerhin gab der Autor zu, daß dieses Vorgehen nicht für alle Patienten in gleicher Weise paßte. Vor und nach der Anästhesieära findet man auch immer wieder den Vorschlag, besonders ängstlichen Kranken den wahren Sachverhalt zu verbergen. Nicht nur, daß der Arzt gehalten war, die Prognose günstiger darzustellen, als es der Realität entsprach, und angstmachende Ausdrücke wie »Operation« und »Schneiden« ganz zu vermeiden. Auch die bei verstümmelnden Operationen zu befürchtenden »Difformitäten« sollte der Arzt präoperativ »in den Augen des Kranken geringer erscheinen« lassen, als es der Wahrheit entsprach. Auch direkte Täuschungen waren erlaubt. Selbst Jahrzehnte nach genereller Einführung der Anästhesie lautete die Empfehlung eines chirurgischen Lehrbuches von 1884 noch, »unvernünftige und übertrieben ängstliche Patienten, welche sich zu einer Operation durchaus nicht verstehen woll[t]en, zu narkotisieren, um auch gegen ihren Willen die Operation durchzusetzen«.[43] Daß diese Maßgabe konfliktbeladen war, zeigt der Zusatz, man dürfe »in dieser Weise von der Narkose nur dann Gebrauch machen«, wenn es darum gehe, »durch die Operation eine drohende Gefahr abzuwenden«.

Insgesamt häuften sich gegen Ende des Jahrhunderts Klagen gegen Übergriffe von Ärzten in den Krankenhäusern. Der Arzt lebe sich hier, so der Strafrechtler Carl Stooss (1849-1934), »nach und nach in die Vorstellung hinein, der Patient sei verpflichtet, sich der Behandlung zu unterwerfen, die der Arzt nach seiner überlegenen Einsicht zum Wohl des Patienten für angemessen erachte«.[44] Ähnlich urteilte der Arzt und Sexualmediziner Albert Moll in seiner 1902 erschienenen »Ärztlichen Ethik«, der ersten systematischen Monographie zu der Thematik.[45] Er wies mehrfach darauf hin, daß gerade Krankenhausärzte geneigt seien, ihre Patienten als Untergebene zu betrachten, die sich ihren Anordnungen bedingungslos zu unterwerfen hätten.[46] Es ist schwierig zu entscheiden, ob dem hier formulierten Konflikt eine wirkliche Änderung des ärztlichen Verhaltens am Ende des vorigen Jahrhunderts zu Grunde liegt oder ob er eher veränderte Patientenerwartungen und ein verändertes gesellschaftliches Rechts- und Autoritätsverständnis widerspiegelt. Jedenfalls kam es seit 1890 zu mehreren Prozessen, in denen Krankenhauspatienten ihre Ärzte wegen operativer Eingriffe anzeigten, die ohne ihre Einwilligung vorgenommen worden waren.[47] Ergebnis dieser gerichtlichen Auseinandersetzungen waren die bis heute üblichen schriftlichen Operationseinwilligungen, die damals jedoch noch keine Information über eine stattgehabte Aufklärung enthielten. Die Ärzte ließen sich pauschale Zusicherungen unterzeichnen, etwa den Satz: »Ich erkläre mich mit der Operation und mit jedem während derselben sich als notwendig herausstellenden Eingriff einverstanden.«[48] Diese Pauschalabsolution konnte den sozialen und rechtlichen Gegebenheiten entsprechend bei weiblichen Patienten auch vom Ehemann stellvertretend unterzeichnet werden. Sie dienten nicht der Information des Kranken, sondern lediglich der zivilrechtlichen Absicherung des Arztes.

Auch in der Inneren Medizin klagten Patienten über fehlende Information über ihren Zustand und über den Umgangsstil der Ärzte. Dieses Defizit konnte selbst dann bemängelt werden, wenn der Arzt sonst als freundlich, menschlich und patientenzugewandt erlebt wurde. Der weiter oben zitierte Arbeiter Carl Fischer etwa beklagte sich mehrfach über Krankenhausärzte, die ihn zwar gut versorgten und behandelten, ihm aber sein Krankheitsbild nicht erklärten.[49] Die Aufklärung der Kranken über medizinische Maßnahmen galt für Ärzte als Vertrauensbruch, wie es der Heidelberger Internist Ludolf von Krehl formulierte:

»Auch der innere Arzt würde es sehr oft ganz direct ablehnen, etwa gar jedem Kranken eine Begründung darüber zu geben, dass er dieses Medicament erhält oder dass ihm der Magen ausgespült wird. Wenigstens ist das der Anfang vom Ende unserer Thätigkeit, sobald man alles erklären und wegen jeder Einzelheit womöglich fragen soll. Dazu haben doch noch manche Kranke direct das Vertrauen zu ihrem Arzt, dass er das thut was richtig ist, sie wollen gar keine Auseinandersetzungen von ihm hören. Sie wünschen, dass er für sie handelt.«[50]

Es gehörte zu den stereotypen Klagen gegen die Krankenhäuser der Zeit, daß hier Patienten gegen ihren Willen oder zumindest ohne explizite Einwilligung behandelt, zu Ausbildungszwecken verwendet oder zu wissenschaftlichen Experimenten benutzt würden.[51] Als sich die Berliner Ortskrankenkassen 1893 zu einem Boykott der Berliner Charité zusammenschlossen, forderten sie nicht nur verbesserte hygienische und bauliche Bedingungen, bessere Kost, qualifizierte Pflegekräfte und Ärzte, Gleichstellung der Geschlechtskranken, freie Wahl der Lektüre, »Wegfall der militärischen Disziplin und des Kasernenhoftones«, sondern auch »völlige Freiheit der Kranken in bezug auf Verwendung zu Unterrichts- und Demonstrationszecken.«[52]

Ausbildung, Behandlung, Diagnostik und wissenschaftliche Forschung gingen in den Krankenhäusern häufig Hand in Hand. Gegen Ende des 19. Jahrhunderts, als sich zunehmend eine medizinfeindliche Stimmung breitmachte, wurde in der Öffentlichkeit mehrfach Klage darüber erhoben, daß Patienten in den Krankenhäusern ihren behandelnden Ärzten als wissenschaftliches Forschungsmaterial dienten, oft sogar ohne nach ihrer Einwilligung gefragt zu werden. So war in einem 1898 in Wien auch vor Gericht verhandelten Falle einem jungen Arbeiter, bei dem der Krankenhausarzt eine Einspritzung in die Harnröhre vornahm, auf seine Frage nach dem Sinn dieser Maßnahme nur geantwortet worden, er »möge nur ruhig sein, es werde ihm nichts geschehen«. Es handelte sich, wie sich später herausstellte, bei der Injektion um eine Aufschwemmung allerdings abgetöteter Bakterien, die dem Wissenschaftler zum Studium unspezifischer Harnröhrenentzündungen dienten.[53] Die Einwilligung erschien den Ärzten bei derartigen, ihrer Überzeugung nach ungefährlichen Versuchen als bloße Formsache, die sie schon beim Fehlen einer direkten Weigerung des Patienten als gegeben ansahen.

Patienten wurden jedoch auch für weit lästigere und vor allem gefährlichere Versuche verwendet. Der Berliner Arzt und Sexualwissenschaftler Albert Moll, der sich vehement gegen diese Praxis in den Krankenhäusern aussprach, registrierte vor allem die sprachlichen Verfehlungen in den entsprechenden Publikationen. Klinikleiter stellten das »Material« ihrer Abteilungen jungen Forschern »gütigst zur Verfügung«. Dafür ließen sie sich in den Publikationen deren »ergebensten Dank« aussprechen. Eines vierzehnjährigen Knaben, den die Eltern zunächst weiteren Experimenten entzogen hatten, gelang es »wieder habhaft zu werden«. Ärzte führten »Fütterungsversuche« mit Arzneimitteln, Diäten und infektiösem Material durch. Sie bezeichneten Sterbende als »corpus vile« oder als für riskante Experimente »geeignetes Material«. Sie »bedauerten«, keinen geeigneten Experimentalfall zur Verfügung zu haben und schätzten sich »glücklich«, einen solchen zu finden. Diese Formulierungen machten klar, daß Ärzte ihre Patienten wie eine Sache, wie ihr Eigentum behandelten.[54] Zahlreiche Beispiele aus der medizinischen Literatur belegen diese Instrumentalisierung von Patienten als Objekte der Forschung und der Forscher. Besonders bedenklich erschien Moll etwa der Fall eines Patienten, der bei der ersten therapeutischen Gabe eine Antipyrinallergie entwickelt hatte. Ohne sein Wissen wurde er der Substanz erneut ausgesetzt, und zwar nicht, wie heute noch üblich, zur Bestätigung der Diagnose, sondern lediglich zum Studium der Krankheitserscheinungen. Es entwickelte sich ein schweres Krankheitsbild, das die stationäre Behandlung um zwei Wochen verlängerte.[55] Eine mittellose Tagelöhnersfrau, bei der das Herz nach der Operation eines Fibrosarkoms der Thoraxwand ohne Deckung durch Rippen und Weichteile direkt unter der Brustwand lag, wurde zunächst in die Breslauer Universitätsklinik, später in die Erlanger und zum Schluß bis zu ihrem Tode in die Münchener Medizinische Universitätsklinik lediglich zu dem Zweck aufgenommen, an ihr elektrische und mechanische Phänomene des Herzens zu studieren. Die Art, in der die Lage der mittellosen Frau ausgenutzt wurde, wurde in der Presse später entrüstet kommentiert.[56] Vor allem seit Beginn der bakteriologischen Ära wurden wiederholt Patienten zum Nachweis der Pathogenität von Mikroorganismen mit Krankheitserregern infiziert. Für gefährlichere Versuche wurden zwar fast ausschließlich Freiwillige, meist Ärzte oder Medizinstudenten sowie moribunde Patienten verwendet. Viele zwar risikoarme, aber lästige Prozeduren wurden allerdings auch sonstigen Patienten zugemutet.[57]

Erst recht waren Patienten Forschungsgegenstand, wenn es nicht um wissenschaftliche Grundlagenexperimente, sondern um therapeutische Neuerungen ging. Hier war die Grenze zur therapeutischen Arzt-Patienten-Beziehung fließend. Als seit 1880 eine Fülle weitgehend unerprobter neuer Arzneimittel, vor allem Antipyretika (fiebersenkende Mittel), zur Prüfung gelangte, wurden die Tests fast ausschließlich an Krankenhauspatienten vorgenommen. Die Folge waren zum Teil schwere Krankheitserscheinungen. Bekannt wurde etwa das 1890 völlig übereilt und auch nach damaligen Kriterien unzureichend geprüft in die Therapie eingeführte Pyrodin, das nach kurzer Anwendung schwerste hämolytische Anämien verursachte und so zum »berüchtigsten« der modernen Antipyretika wurde.[58]

Auch wenn die Durchführung von Experimenten an Menschen und die Erprobung neuer Methoden von Diagnostik und Therapie nicht grundsätzlich auf Krankenhauspatienten beschränkt war, bildeten sie doch den größten Teil der Probanden, sieht man einmal von Selbstexperimenten ab. Kritiker fragten, ob angesichts des Abhängigkeitsverhältnisses zwischen Arzt und Patient bei Krankenhauspatienten überhaupt eine wirksame Einwilligung für die Vornahme von Experimenten erlangt werden konnte. Selbst bei weitgehender Aufklärung wären sie häufig kaum in der Lage gewesen, die Tragweite des Experiments zu übersehen.[59] Abgesehen davon waren die in Frage kommenden Unterschichtpatienten daran gewöhnt, sich ärztlichen Anordnungen zu fügen, zumal sie im Falle einer Weigerung Sanktionen seitens des Arztes befürchteten. So berichtete die Ärztin Käthe Frankenthal (1889-1976), wie kurz vor dem Ersten Weltkrieg in einer Münchener Klinik eine sterbende Patientin, die sich weitere Versuche verbeten hatte, vom Assistenzarzt keines Blickes mehr gewürdigt wurde.[60]

Zum Schluß bleibt zu fragen, wie weit die skizzierten Patientenerwartungen sich auf die Krankenhäuser auswirkten, wie sie z.B. Bau, Organisation, Ausstattung und Leistungsangebote beeinflußten. Dabei ist man weitgehend auf Vermutungen angewiesen. Soweit Patientenerwartungen auf eine Verbesserung der Versorgungsqualität zielten, waren sie größtenteils konform mit denen von Ärzten und Gesundheitspolitikern. Wessen Votum schließlich ihre schrittweise Durchsetzung bewirkte, ist schwer zu bestimmen. Möglicherweise lösten die seit Ende des 19. Jahrhunderts die Krankenhäuser als neue Klientel frequentierenden Privatpatienten hier jedoch einen Innovationsschub aus. Soweit Krankenhauskritik auf ein mangelndes Eingehen auf die soziale Problematik der Patienten zielte, war die Situation in den Krankenhäusern intern kaum zu verbessern. Nicht die Krankenhäuser, die Krankheitsrückfälle nicht verhindern konnten und Rekonvaleszenten keine ausreichende Pflege garantierten, waren letztlich Ursache der Misere, sondern die gesellschaftlichen Umstände. Die Erwartungen sonst unversorgter, arbeitsunfähiger, häufig alleinstehender Patienten nach Unterbringung und Verpflegung, auch wenn sie aus streng medizinischen Gründen nicht erforderlich war, hinkten der historischen Entwicklung nach: Moderne Krankenhäuser beschränkten sich ausdrücklich auf die medizinische Behandlung heilbarer Kranker und schlossen die bloße Unterbringung und Versorgung aus. Diese Lücke zwischen Patientenbedürfnissen und Aufgabenbeschreibungen der Krankenhäuser ist bis heute nicht befriedigend ausgefüllt.

Bei der Durchsetzung des Selbstbestimmungsrechts der Patienten bezüglich Behandlung und Mitwirkung an Ausbildung und Forschung setzte seit 1890 eine zunehmende Verrechtlichung ein. Wieweit diese Persönlichkeitsrechte nicht nur beschrieben und eingefordert wurden, sondern sich im Alltag der Krankenhäuser niederschlugen, ist schwer festzustellen. Jedenfalls waren auf der rechtlichen Ebene Patienten seit der Jahrhundertwende vor autokratischen Übergriffen von Ärzten besser geschützt als im 19. Jahrhundert. Auch mußten zuwiderhandelnde Ärzte stärker mit öffentlichen Skandalen und gerichtlichen Verfolgungen rechnen, als dies zuvor der Fall gewesen war.[61]

Patientenerwartungen waren im 19. Jahrhundert so unterschiedlich wie sie es heute sind. *Den Patienten* gab es vor achtzig Jahren ebensowenig, wie es ihn heute gibt. Auch die Krankenhäuser waren in ihren Funktionen und Zielen unterschiedlich. Insofern wurden sie auch unterschiedlich bewertet. Aus der Sicht der Betroffenen waren sie Orte der Zuflucht, der Heilung und der Menschlichkeit. Sie linderten die physischen und sozialen Folgen von Krankheit. Sie wurden jedoch auch als Orte der sozialen Härte, der Zweckrationalität und der Willkür wahrgenommen, die das gesellschaftliche System von sozialer Ungerechtigkeit und Unterdrückung in ihren Mauern in allenfalls abgemilderter Form fortsetzten. Die Quellenbasis läßt pauschalisierte Urteile nicht zu. Gleichwohl spiegeln die Einzelaussagen Tendenzen und Erfahrungen wider, die in ihrer Form exemplarisch sind. Manches würden heutige Patienten vielleicht in ähnlicher Weise berichten.

Anmerkungen

1 Vgl. R. Porter (1985), The patient's view. Doing medical history from below, in: *Theory and Society* 124, S. 167-174.
2 Vgl. W. Emmerich (1974), *Proletarische Lebensläufe*, Reinbek b. Hamburg; U. Münchow (1973), *Frühe deutsche Arbeiterautobiographie*, Berlin.
3 Vgl. J. Lachmund/G. Stollberg (1993), Die Hospitalisierung des Patienten, in: *Zeitschrift für Medizinische Psychologie* 1, S. 36-42; vgl. auch A. Grotjahn (1929), *Ärzte als Patienten. Subjektive Krankengeschichte in ärztlichen Schilderungen*, Leipzig.
4 Vgl. z.B. Anonym (1900), *Arme Leute in Krankenhäusern*, München.
5 Eine Einbeziehung von Archivalien ist hier nicht möglich. Die Auswertung von Aufnahmebüchern und Krankenblättern könnte eine Alltagsrekonstruktion ermöglichen, jedenfalls was dokumentierte ärztliche und pflegerische Maßnahmen betrifft. Vereinzelt mögen sich auch Beschwerdebriefe von Patienten finden lassen sowie umgekehrt Aktenvermerke über auffällig gewordene Patienten. Jedoch ist das Material zerstreut, selten dicht überliefert und uneinheitlich und setzt deshalb eine intensive Bearbeitung voraus.
6 A. Labisch (1981), Das Krankenhaus in der Gesundheitspolitik der deutschen Sozialdemokratie vor dem Ersten Weltkrieg, in: *Medizinsoziologisches Jahrbuch* 1, S. 126-151.
7 Vgl. z.B. A. Grotjahn (1907), Der Einfluß der sozialen Versicherungsgesetzgebung auf die Entwicklung des Krankenhauswesens, in: *Zeitschrift für soziale Medizin, Medizinalstatistik und Arbeitssicherung* 2, S. 333-364, hier: S. 334: »Dann aber auch werden gegenwärtig mehr aussichtsvolle und heilbare Fälle in den Krankenhäusern behandelt, so daß nicht mehr wie früher die Anstalten in der Bevölkerung als Sterbehäuser angesehen werden. Dadurch wird die auch gegenwärtig noch bestehende Furcht vor dem Hospital innerhalb der arbeitenden Bevölkerung immer mehr zum Schwinden gebracht.«
8 A. Popp (1983, [1]1909), *Jugendgeschichte einer Arbeiterin*, Nachdruck der 4. Aufl. von 1922, Berlin/Bonn.
9 Popp (1983), S. 46.
10 Popp (1983), S. 46.
11 A. Springer (1954), *Das andere das bist Du. Lebensgeschichte eines reichen armen Mannes*, Tübingen.
12 S. Ferenczi (1929), Aus der Kindheit eines Proletariermädchens. Aufzeichnung einer 19jährigen Selbstmörderin über ihre ersten zehn Lebensjahre, in: *Zeitschrift für psychoanalytische Pädagogik* 3, S. 141-159.
13 H.G. Dikreiter (1914), *Vom Waisenhaus zur Fabrik. Geschichte einer Proletarierjugend*, Berlin, S. 58 f.

14 C. Fischer (1903/1904), *Denkwürdigkeiten und Erinnerungen eines Arbeiters.* 2 Bde., Leipzig; ders. (1905), *Aus einem Arbeiterleben.* Jena/Leipzig.
15 Fischer (1905), S. 14.
16 Fischer (1903), S. 232 f.
17 Popp (1983), S. 46.
18 Chr. Sachße/F. Tennstedt (1980), *Geschichte der Armenfürsorge in Deutschland vom Spätmittelalter bis zum Ersten Weltkrieg*, Stuttgart/Berlin/Köln, S. 199-205; E. Münsterberg (1898), *Das ausländische Armenwesen*, Leipzig.
19 G. Liebe/P. Jacobson/G. Meyer (Hg.) (1902), *Handbuch der Krankenversorgung und Krankenpflege*, Bd. 1, Berlin, S. 83.
20 Liebe/Jacobson/Meyer (1902), S. 83.
21 M.W. Th. Bromme (1905), *Lebensgeschichte eines modernen Fabrikarbeiters*, Jena/ Leipzig.
22 Bromme (1905), S. 329.
23 Beispiele bei B. Naunyn (1935), *Erinnerungen und Gedanken*, München; F. Trendelenburg (1924), *Aus heiteren Jugendtagen*, Berlin.
24 Mehrere Beispiele etwa bei A. Sticker (1950), *Die Entstehung der neuzeitlichen Krankenpflege*, Stuttgart.
25 A. Petzold (1979, [1]1927), *Das rauhe Leben. Der Roman eines Menschen*, Graz/Wien/ Köln.
26 *Stenographische Berichte über die Verhandlungen des Reichstags.* X. Legislaturperiode, I. Session 1900/1903, 208. Sitzung vom 11.6.1900; 39. Sitzung vom 1.2.1901; 132. Sitzung vom 1.2.1902; 133. Sitzung vom 3.2.1902; 139. Sitzung vom 10.2.1902; 162. Sitzung vom 11.3.1902; 265. Sitzung vom 23.3.1903.
27 *Stenographische Berichte*, Sitzung vom 1.2.1901.
28 *Stenographische Berichte*, Sitzung vom 23.2.1903.
29 Sticker (1980); dies. (1984), *Schwester Agnes Karll*, Stuttgart; H. Hecker (1912), *Die Überarbeitung der Krankenpflegerin*, Leipzig.
30 L. Algenstaedt (1904), *Frei zum Dienst. Eine Diakonissengeschichte*, Leipzig; H. Arendt (1909), *Dornenpfade der Barmherzigkeit. Aus Schwester Gerda's Tagebuch*, Stuttgart/ Leipzig; E. Gerter (1979, [1]1934), *Schwester Lisa*, Zürich.
31 Vgl. auch C. Bischoff (1984), *Frauen in der Krankenpflege. Zur Entwicklung von Frauenrolle und Frauenberufstätigkeit im 19. und 20. Jahrhundert*, Frankfurt/New York; E. Hummel (1986), *Krankenpflege im Umbruch (1876-1914). Ein Beitrag zur Berufsfindung »Krankenpflege«*, Freiburg.
32 Fischer (1903), S. 191.
33 Vgl. C.H. Esse (1857), *Die Krankenhäuser, ihre Einrichtung und Verwaltung*, Berlin; H.H. Raspe (1981), Herrschaft im Krankenhaus. Medizinsoziologische und medizingeschichtliche Überlegungen zur Situation des Krankenhauspatienten, in: *Evangelische Theologie* 41, S. 544-556.
34 Liebe/Jacobson/Meyer (1902), Artikel »Verwaltung«, Bd. 1, S. 844-886, hier: S. 856.
35 Reibmayer (1893), *Der Praktiker*, Leipzig, S. 14.
36 Reibmayer (1893), S. 14.
37 E. Bernstein (1910), *Die Geschichte der Berliner Arbeiter-Bewegung. Ein Kapitel zur Geschichte der deutschen Sozialdemokratie.* 3. Teil: *Fünfzehn Jahre Berliner Arbeiterbewegung unter dem gemeinen Recht*, Berlin, S. 383-389.

38 N. D. Jewson (1976), The disappeareance of the sick-man from medical cosmology 1770-1870, in: *Sociology* 10, S. 226-244.
39 I. Waddington (1973), The role of the hospital in the development of modern medicine: A sociological analysis, in: *Sociology* 7, S. 211-224.
40 Th. Gluck (Hg.) (1888), *Vorlesungen über Chirurgie mit Benutzung hinterlassener Manuskripte B. von Langenbecks*, Berlin.
41 Zur angloamerikanischen Situation vgl. M. Pernick (1982), The patient's role in medical decisionmaking: A social history of informed consent in medical therapy, in: *President's commission for the study of ethical problems in medicine and biomedical and behavioral research. Making health care decisions. The ethical and legal implications to informed consent in the patient-practitioner relationship.* Vol. 3: *Appendices, studies on the foundations of informed consent*, Washington, S. 1-35; J. Katz (1984), *The silent world of doctor and patient*, New York; R. Faden/T. Beauchamp (1986), *A history and theory of informed consent*, New York. Zur deutschen Situation vgl. B. Elkeles (1989), Die schweigsame Welt von Arzt und Patient. Einwilligung und Aufklärung in der Arzt-Patienten-Beziehung des 19. und frühen 20. Jahrhunderts, in: *Medizin, Gesellschaft und Geschichte* 8, S. 63-91.
42 A. Bardeleben (1870), *Lehrbuch der Chirurgie und Operationslehre mit freier Benutzung von Vidal's Traité de pathologie externe et de médecine opératoire*, Bd. 1, Berlin, hier: S. 33-34. Ähnlich: J. Wolff (1896), Ueber den Umgang mit Patienten, in: *Die Heilkunde* 1, S. 104-114.
43 W. Heineke (1984), *Compendium der chirurgischen Operations- und Verbandlehre mit Berücksichtigung der Orthopädie*, 3. Aufl., Bd. 1, Erlangen, hier: S. 21.
44 C. Stooss (1898), *Chirurgische Operation und ärztliche Behandlung. Eine strafrechtliche Studie*, Berlin, hier: S. 31 f.
45 Vgl. U. Brand (1977), *Ärztliche Ethik im 19. Jahrhundert*, Freiburg. Die hier zusammengestellten zeitgenössischen Veröffentlichungen handeln fast ausschließlich von Standesfragen.
46 A. Moll (1902), *Ärztliche Ethik. die Pflichten des Arztes in allen Beziehungen seiner Thätigkeit*, Stuttgart.
47 Vgl. dazu vor allem O. Tempel (1985), Inhalt, Grenzen und Durchführung der ärztlichen Aufklärungspflicht unter Zugrundelegung der höchstrichterlichen Rechtsprechung, in: *Neue juristische Wochenschrift* 33, S. 609-617.
48 F. v. Neugebauer (1904), 87 neue Beobachtungen von zufälliger Zurücklassung eines sub operatione benutzten Fremdkörpers in der Bauchhöhle samt einigen anderen unvorhergesehenen Zufällen intra operationem, S. 65-81; ähnlich: R. Chobrak (1904), Über die Einwilligung der Kranken zu ärztlichen Eingriffen, S. 313-320; R. Kosmann (1904), Die Verantwortlichkeit des Operateurs, S. 573-576; – alle in: *Zentralblatt für Gynäkologie* 28.
49 Vgl. B. Elkeles (1990), »Sprachlosigkeit« der Medizin um die Jahrhundertwende, in: *Münchener Medizinische Wochenschrift* 132, S. 472 ff.
50 Krehl (1900), Referat zu R. Schmidt: Die strafrechtliche Verantwortlichkeit des Arztes für verletzende Eingriffe, in: *Deutsches Archiv für klinische Medizin* 69 (1901), S. 425-428, hier: S. 427.
51 Anonym (1900), *Arme Leute in Krankenhäusern*, München; Moll (1902). Vgl.: B. Elkeles (1985), Medizinische Menschenversuche gegen Ende des 19. Jahrhunderts und der Fall Neisser, in: *Medizinhistorisches Journal* 20, S. 135-148.

52 Bernstein (1910).

53 Anonym (1900), S. 29 f.; S. Grosz/R. Kraus (1898), Bacteriologische Studien über den Gonococcus, in: *Archiv für Dermatologie und Syphilis* 45, S. 329-356. Die antisemitische Stoßrichtung eines Teils der Angriffe gegen die beiden Ärzte soll in diesem Zusammenhang erwähnt werden. Die Kritik wurde aber auch von bürgerlich Liberalen geteilt. Vgl.: J. Lewy (1899), Antisemitismus und Medizin, in: *Im Deutschen Reich. Zeitschrift des Centralvereins deutscher Staatsbürger jüdischen Glaubens* 5, S. 1-19.

54 Moll (1902), S. 557.

55 Moll (1902), S. 512; vgl. F. Hahn (1889), Ein Fall von Antipyrinexanthem, in: *Centralblatt für klinische Medicin* 10, S. 849-853.

56 Anonym (1900); C. DuPrel (1893), Zur Vivisectionsfrage, in: *Die übersinnliche Welt* 1, S. 6-10; ders. in den *Münchener Neuesten Nachrichten* (Nr. 357) vom 6.8.1893.

57 B. Zachen (1990), *Das physiologische Humanexperiment von 1880-1900. Eine exemplarische Analyse am Beispiel der Deutschen Medizinischen Wochenschrift*, Diss., Hannover. An zeitgenössischen Stimmen vgl. u.a. Anonym (1900); Moll (1902).

58 W. His (1898), Die Grundsätze bei der Prüfung neuer Heilmittel, in: *Münchner Medizinische Wochenschrift* 45, S. 1522-1524; S. 1562-1564.

59 A. Moll (1899), Versuche am lebenden Menschen, in: *Die Zukunft* 29, S. 213-218; ders. (1901), Aerztliche Versuche am Menschen, in: *Die Woche* 3, S. 447-449.

60 K. Frankenthal (1981), *Der dreifache Fluch: Jüdin, Intellektuelle, Sozialistin: Lebenserinnerungen einer Ärztin in Deutschland und im Exil*, Frankfurt/M., hier: S. 36.

61 E. Tashiro (1991), *Venerologische Versuche am Menschen in der Zeit zwischen 1885 und 1914*, Husum.

Zur Geschichte der Pflegeklassen in deutschen Krankenhäusern

Gunnar Stollberg

Die Binnendifferenzierung von Hospitälern und Krankenhäusern ist bislang nicht eigentlicher Gegenstand der Historiographie gewesen.[1] Zwar wird ihre Existenz in neueren Studien zur Krankenhausgeschichte vielfach erwähnt, doch ihre Entwicklung kaum eigens thematisiert. Diese Binnendifferenzierung ist Teil der allgemeinen sozialen Differenzierung, die in der Tradition von Parsons als ein evolutionärer Prozeß mit korrespondierenden Austausch-, Integrations- und Interpenetrationsprozessen gefaßt wird. Der Entwicklung von segmentärer zu funktionaler Differenzierung entsprachen Veränderungen der Binnendifferenzierung auch in den Hospitälern und Krankenhäusern. Seit dem späten 18. Jahrhundert entwickelten sich Krankenhäuser als funktional spezialisierte formale Organisationen im Gesundheitssystem.[2] Ihre Binnendifferenzierung mußte diese funktionale Ausdifferenzierung stützen, indem sie zur sozialen Akzeptanz der neuen Organisationen beitrug und deren Bestand zu finanzieren half. Beiden Zwecken dienten – so meine These – die Pflegeklassen.

Sie waren eine Differenzierungsform der Krankenhauspflege nach Höhe der von den oder für die Patienten gezahlten Pflegekosten.[3] Die Differenzierung bezog sich vor allem auf die Art der Unterbringung und/oder auf die Qualität der Verpflegung. Pflegeklassen regulierten einerseits den Austausch zwischen einem Mehr an Geld, das über die kalkulierten minimalen Verpflegungs- und Unterbringungskosten hinausging, und andererseits den Austausch zwischen einem Mehr an Verpflegungs- und Unterbringungsqualität. In ihrer zu Ende des 19. Jahrhunderts generalisierten Form existierten drei Klassen: Die Patienten der allgemeinen oder dritten Pflegeklasse waren in Krankensälen untergebracht und erhielten gewöhnliche Kost. Die Patienten der ersten Klasse bewohnten besondere Zimmer, meist Einzelzimmer; häufig erhielten sie teurere Verpflegung. Die Patienten der zweiten Klasse hatten Zwei- oder Mehrbettzimmer und erhielten ebenfalls meist teurere Verpflegung. Dazu kamen Privilegien wie der Zugang zu Lektüre, zu besonderen Gartensektionen, ausgedehnte Besuchszeiten etc.[4]

Um diesen Austausch und die Integration der Krankenhäuser in ihre Umwelt zu ermöglichen, mußten die Pflegeklassen die sozialen Wertbezüge und Wertschätzungen, wie sie in der Gesellschaft bestanden, innerhalb der Organisation Krankenhaus aufrechterhalten. Denn Krankenhäuser konnten allenfalls für diejenigen Patienten zu totalen Institutionen werden, denen es an anderen Optionen medizinischer Behandlung und Pflege mangelte. Dies waren vor allem die Armen. Nun erhofften sich die Krankenhäuser aber gerade auch Patienten, die mehr für ihre Unterbringung zu zahlen fähig und willens waren. Dieser Klientel mußten sie die symbolische Reproduktion der sozialen Differenzierung auch innerhalb der Anstalt ermöglichen. Die Pflegeklassen dienten also der Interpenetration von sozialer Schichtung und Binnendifferenzierung sowie der Integration des Krankenhauses in die Gesellschaft.

Der Begriff ist mit einer spätestens seit dem 16. Jahrhundert etablierten Tradition von Binnendifferenzierung verbunden: Schüler wurden in Klassenverbänden unterrichtet; nach Klassen spielten Lotterien, unterteilten die Philosophie, die algebraische Logik und die Biologie, beförderten die Postkutschen, Eisenbahnen und Dampfboote Güter und Personen, wurden politische Repräsentanten gewählt und Steuern erhoben. In der Medizin gab es Chirurgen unterschiedlicher Klassen.[5] Doch war im frühen 19. Jahrhundert der Klassenbegriff auch in den Sozialwissenschaften noch vielschichtig und nicht trennscharf von dem des Standes unterschieden; erst Werner Sombart (1863-1941) und Max Weber (1864-1920) haben »dem Klassenbegriff über die engere Bedeutung in der Nationalökonomie hinaus eine Funktion als gesellschaftswissenschaftlich grundlegende Kategorie zugewiesen ...«.[6]

Die Entwicklung der Pflegeklassen untersuche ich mit folgenden Arbeitsschritten: Im ersten Abschnitt werde ich die Binnendifferenzierung in Spitälern der Frühen Neuzeit, im zweiten die Pflegeklassen in Krankenhäusern der Zeit um 1800, im dritten ihre Ausbreitung in psychiatrischen Krankenhäusern seit dem frühen 19. Jahrhundert, im vierten ihre Entwicklung und weitere Verbreitung in nicht-psychiatrischen Krankenhäusern des 19. Jahrhunderts skizzieren, im fünften den zeitgenössischen Diskurs über Pflegeklassen umreißen. Ich werde sie auch zwischen Max Webers Differenzierung von Stand und Klasse verorten. Als Quellen liegen vor allem neuere sozialgeschichtliche Studien über einzelne Krankenhäuser zugrunde, dazu Archivalien des Stadtarchivs Bielefeld und des Hauptarchivs Bethel.

Binnendifferenzierung in Hospitälern der Frühen Neuzeit

Zwar taucht der Begriff der Pflegeklasse offenbar nicht vor dem 18. Jahrhundert auf, doch gab es auch in den frühneuzeitlichen Hospitälern deutliche Binnendifferenzierungen. Sie bezogen sich vor allem auf die Räumlichkeiten und das Essen. *Räumlich* existierten z.B. im 16. Jahrhundert im Heilig-Geist-Spital in Frankfurt am Main eine Alte-Weiber-Stube, eine Arme-Leute-Stube mit speziellem Arme-Leute-Tisch, eine Siechenstube für kranke Frankfurter Bürger und fremde Kranke (dort waren auch einige Frankfurter Zünfte abonniert), ein Raum für Geisteskranke, zwei Zellen für schwerkranke Gefangene und ein Pfründnerhaus (dort hatten reiche Pfründner eine eigene Kammer und eigene Dienstboten, während arme Pfründner in der Armen-Leute-Stube untergebracht waren).[7] Auch die *Essenszuteilungen* waren different, z.B. in Memmingen zwischen Armen und Kindbetterinnen sowie zwischen armen und reichen Pfründnern. Dort übten die gehobenen Hospitalangestellten, der Hofmeister und seine Frau, der Spitalschreiber, der Kornmeister und der Marstaller, mindestens seit dem 16. Jahrhundert Kommensalität mit den reichen Pfründnern, während die armen Pfründner mit den anderen armen Hospitalinsassen gemeinsam aßen.[8] Im Würzburger Julius-Spital, das 1579 gestiftet worden war, gab es im Jahre 1785 eine reiche Differenzierung der Mahlzeiten für die 387 täglich im Spital zu pflegenden Personen: drei Herrn-Tische; dreizehn Neben-Tische; sechs Extra-Gäng-Essen; elf Ordinair-Gäng-Essen; sechs Extra-Kranken-Essen; 157 Ordinair-Kranken-Essen; 163 Pfründner-Kost; 28 Gesinde-Kost. Eine Unterteilung nach Höhe der gezahlten Bezüge wies auch das 1801 als Teil des Hospitals gegründete »Kranke-Dienstboten-Institut« auf; ein Bereich war für »distinguirte« Dienstleute reserviert, d.h. für »Privatsecretäre, mit der Erziehung beschäftigte Personen beyderley Geschlechts, Kammerdiener und Kammerfrauen, Köche und Haushälterinnen«, die im Krankheitsfall in besonderen Zimmern untergebracht und gesondert verpflegt wurden. Für diese mußten die Dienstherrschaften den doppelten Beitrag wie für das nicht distinguierte Dienstpersonal zahlen. Im Würzburger Hospital taucht im frühen 18. Jahrhundert der Begriff der *Klassen* auf. 1738 waren die Pfründnerinnen in vier Klassen eingeteilt, »angefangen von den adeligen Damen bis zu den sinnlosen Weibspersonen«.[9]

Hinsichtlich der frühneuzeitlichen Hospitäler kann zusammenfassend vermutet werden, daß die Binnendifferenzierungen erstens die Finanzbeiträge der Insassen widerspiegelten. Hier nimmt eine Gruppe »ständische Sonderschätzungen« wahr, die aus der Verfügung über Geld resultieren. Dies entspricht eher dem Standes- als dem Klassenbegriff Max Webers, denn Klasse verbindet

Weber mit der Verwertbarkeit von Gütern oder Leistungsqualifikationen für die Erzielung von Einkünften.[10] Ein weiteres Kriterium für die Binnendifferenzierung von Hospitälern war die Dichotomie krank/nicht krank, ein drittes das Geschlecht, ein viertes verschiedene Arten von Krankheiten.

Pflegeklassen in Krankenhäusern um 1800

Seit dem späten 18. Jahrhundert differenzierte sich das Krankenhaus als funktional spezialisierte formale Organisation im Gesundheitssystem aus dem multifunktionalen Hospital heraus. Dieser Prozeß schloß einen Teil der traditionellen Hospitalinsassen, die Pfründner z.B., aus der neuen Organisation aus, kann jedoch auch als Inklusionsprozeß gefaßt werden. Denn die Krankenhäuser eröffneten funktionssystembezogene Komplementärrollen: die des Arztes als funktionsspezifische Leistungsrolle und die des Kranken als Patientenrolle. Die Inklusion bezieht sich darauf, daß prinzipiell jedes Gesellschaftsmitglied in einer der beiden Rollen am Systemzusammenhang partizipieren kann.[11] Um ein Beispiel für die inkludierenden Intentionen eines ›neuen‹ Krankenhauses anzuführen: Die Statuten des Öffentlichen Krankenhauses zu München (später »Städtisches allgemeines Krankenhaus« links der Isar genannt) von 1813 boten »sämmtlichen Einwohner(n) des Königreiches« die Behandlung in dieser »mit allen erfoderlichen Requisiten, und mit vorzüglich fähigen Aerzten versehenen Anstalt« an, insbesondere Augenkranken, »welche durch eine Operation geheilt werden können«; dies galt auch für »Schwere, seltene und nur durch, von geschickten und geübten Aerzten, vorzunehmende chirurgische Operationen, ... z.B. Blasensteine, Pulsadergeschwülste, größere Balggeschwülste, Polypen u.s.w.«.[12]

Gegenüber den Hospitälern entfiel in den Krankenhäusern also das Binnendifferenzierungskriterium krank/nicht krank. Es blieben die Kriterien arm/reich, das Geschlecht, sowie die Art der Krankheit. Ersteres produzierte die Pflegeklassen. So waren die Kranken im 1784 eröffneten Wiener Allgemeinen Kranken-Haus »in vier verschiedene Classen abgetheilt, welche Abtheilung allein auf ihre mehrere oder wenigere Bequemlichkeit, nachdem sie viel, weniger oder nichts für ihre Verpflegung bezahlen, beruhet«. Die Kranken erster Klasse hatten Einzelzimmer mit Bedienung, gute Beköstigung, freie Medikamente und Kur. Sie mußten täglich einen Gulden (= 60 Kreuzer) zahlen. Für die Kranken der zweiten Klasse gab es einen Saal mit 25 Betten, die mit beweglichen Schirmen umgeben waren. Täglich waren dreißig Kreuzer zu zahlen. In dieser

Klasse hatten auch Stiftungen von Kaufleuten Betten abonniert. Die dritte Klasse war für arme Kranke gedacht, die Geld von Stiftungen oder von ihrer Dienstherrschaft erhielten; dies waren 10 Kreuzer täglich. Die vierte Klasse war für die übrigen Armen. Die Kranken der dritten und der vierten Klasse waren ferner nach nosologischen Kriterien getrennt.

Das ebenfalls 1784 eröffnete Haus in Altona bot neben der ersten Classe für »Nothleidende, die von aller Hülfe entblößt sind«, der zweiten Klasse, in der die Armenkasse eine Mark wöchentlich zahlte, und der dritten Klasse, in der drei Mark zu zahlen waren, auch eine vierte Klasse für Kranke, »die besonderer Umstände wegen, im Krankenhaus zu wohnen wünschen, ohne in allem an der allgemeinen Einrichtung Theil nehmen zu wollen«. Diese erhielten ein eigenes Zimmer, Heizung, Mobiliar, Pflege und Aufwartung zu dreieinhalb Mark die Woche. Arzt und Medizin waren extra zu bezahlen. »Man hofft dadurch, Leuten von einigem Stande einen Dienst zu thun« – und auch der Stadtkasse, denn diese Preise lagen eine halbe Mark höher als die kalkulierten Kosten.[13] Im Münchener Krankenhaus wurden 1813 für »bezahlende Gäste« drei verschiedene »Verpflegungsklassen« eingerichtet: die erste für »die gewöhnliche Verpflegung in Communsälen«, die zweite für die Verpflegung »in besonders hiefür bestimmten Communsälen«, die dritte »in den eigends hiezu eingerichteten Separatzimmern«.[14] 1832 wurden die Separatzimmer zahlenmäßig vermehrt und in drei Zahlungsklassen eingeteilt.[15] Im Stuttgarter Katharinen-Hospital, von 1820 bis 1828 erbaut, waren drei »Zimmer für bezahlende Kranke« reserviert.[16]

Zusammenfassend kann konstatiert werden, daß in den Krankenhäusern um 1800 häufiger Pflegeklasseneinteilungen vorhanden waren bzw. Privatzimmer angeboten wurden. Die Zahl der Klassen und die Rangfolge der Klassifikation waren jedoch noch nicht einheitlich. Über Details sowie über die Inanspruchnahme der Klassen und Zimmer sind wir nicht orientiert.

Pflegeklassen in Irrenanstalten des 19. Jahrhunderts

Auch die Irrenanstalten entwickelten sich nach 1800 aus den Hospitälern zum einen und den Zucht- und Tollhäusern zum anderen. Vielfach waren sie zunächst funktional in Heil- und Pflegeanstalten getrennt, die dann zu »relativ verbundenen Heil- und Pflegeanstalten« vereint wurden, aus denen wiederum in Preußen die Provinzial-Heil- und Pflegeanstalten hervorgingen.[17]

Die Irrenanstalten wiesen bereits im frühen 19. Jahrhundert durchweg Binnendifferenzierungen nach Höhe der von den oder für die Patienten gezahlten Beiträge auf.[18] So gab es 1811 in der Heilanstalt auf dem Sonnenstein bei Pirna Zimmer und Speisesäle für Kranke erster, zweiter und dritter Klasse.[19] In Eberbach (bei Eltville im Rheingau) wurden 1816 zwei Klassen etabliert. Die dortige Irrenhausordnung von 1820 sah vier Unterbringungsklassen vor. Schließlich wurden 1827 vier Verpflegungsklassen eingerichtet. Die Patienten der ersten Klasse aßen allein auf ihrem Zimmer, die der zweiten zu viert oder fünft, die der dritten und vierten jeweils alle gemeinsam. Die Patienten der dritten und der vierten Klasse wurden mit Straßenpflasterungen, Holzhacken u.ä. beschäftigt. Auch die Kranken »höherer Stände« wurden bisweilen mit therapeutischen Begründungen zu körperlichen Arbeiten herangezogen, sonst waren ihnen wie denen auf dem Sonnenstein zuvor Schreibarbeiten, Übersetzungen etc. anvertraut. Die Frauen, die meist über keine berufliche Ausbildung verfügten, waren mit Näharbeiten u.ä. beschäftigt.[20]

1831 plante der Arzt Christian Friedrich Wilhelm Roller (1802-1878) eine Irren-Heilanstalt, die 1842 in Illenau bei Offenburg eröffnet werden und die Roller als Direktor leiten sollte. Roller differenzierte dabei erstens nach Geschlechtern, zweitens nach sozialen Ständen in drei Klassen, drittens nach medizinischen Kriterien.[21]

Die Heilanstalt Siegburg im Rheinland wurde 1825 eröffnet und unterhielt in den Jahren bis 1842 eine große »Pensionärs-Abteilung«.

»35 von 200 Anstaltsplätzen waren für ›Kranke aus höheren Ständen‹ reserviert, und diese ›Privatstation‹ färbte auch auf die Versorgung der ›Normalkranken‹ ab. Die auf eigene Kosten verpflegten und behandelten Irren prägten das Milieu der Anstalt. (...) Der soziale Schwerpunkt der Anstaltsfürsorge lag (...) auf der Klasse der Handel- und Gewerbetreibenden.«

Essen und Unterbringung konnten »wohlhabende« Selbstzahler in drei Klassen wählen. »Für ein ›besser möbliertes Zimmer‹, ›eine Kost, welche der des Officiantentisches gleichsteht‹ sowie für einen dem ›Kranken ausschließlich bestimmten Wärter‹ mußte etwa das Dreifache der ›normalmäßigen Verpflegung‹« gezahlt werden.[22]

In der Irrenanstalt Neuruppin, die 1801 gegründet worden war, existierten 1860 vier Verpflegungsklassen.[23] Nachdem in Bernburg bei Halle an der Saale 1875 der Neubau einer Irrenanstalt eröffnet worden war, wurden zwei Jahre später sogenannte »Pensionäre« aufgenommen, die einen noch höheren Pflegesatz als den der ersten Klasse zahlten und besondere Vergünstigungen hatten: Diener, Kutsch- und Schlittenfahrten etc.[24]

An der Provincial-Heil- und Pflegeanstalt Düren, die 1878 gegründet wurde, wird deutlich, daß die Einteilung in Pflegeklassen nicht einfach der Verfügung über Geld folgte; vielmehr spielten das soziale Ansehen und die Erziehung etc., d.h. die »ständische Lage« im Sinne Max Webers, bei der Klasseneinteilung eine erhebliche Rolle. Es gab zunächst drei Pflegeklassen. 1879 kam auf Beschluß des Landtages eine weitere hinzu; sie wurde zwischen die zweite und dritte Klasse eingeschoben. Letztere wurde nun die »Normalklasse«, während die neue dritte von »unbemittelten Kranken gebildeter Stände« frequentiert wurde. Diese Kranken sollten also trotz ihrer relativen Armut standesgemäß untergebracht werden. 1886 wollte die Provinzialverwaltung, da insgesamt zu wenig Pflegeplätze vorhanden waren, die Pensionärsklassen schließen und den Raum, der für fünfzig Pensionäre genutzt wurde, für die zweihundert Patienten der Normalklasse gewinnen. Der Anstaltsdirektor hielt dagegen, daß es zwar den Ärzten und dem Pflegepersonal »einerlei« sei,

»ob dieselben Normalkranke oder Pensionäre zu behandeln resp. zu verpflegen haben, da sie allen Kranken ohne Rücksicht der Person oder der Verpflegungsklasse die gleiche Sorgfalt und Aufmerksamkeit zuwenden«.[25]

Jedoch würde das Prestige der Anstalt durch den Entzug der Pensionäre sinken, und der Engpaß der Unterbringung liege ohnehin nicht bei den ruhigen, sondern bei den unruhigen Patienten. Mit dem Argument, daß die ärztliche Versorgung nicht an der pflegerischen Differenzierung orientiert, sondern für alle gleich sei, konnte der Direktor seine Pensionärsstationen noch ein Jahrzehnt bewahren. An diesem Argument sollte sich zwei Jahrzehnte später die zentrale Kritik an den Pflegeklassen entzünden (vgl. unten S. 379 f.). 1897 wurden in Düren, Bonn und Merzig, nach dem Ersten Weltkrieg in der gesamten preußischen Rheinprovinz die erste und die zweite Pflegeklasse abgeschafft und die frühere dritte und vierte in erste und zweite Klasse umbenannt.

1876 wurde die Provincial-Heil- und Pflegeanstalt in Düsseldorf-Grafenberg eröffnet. Dort waren drei Verpflegungsklassen eingerichtet. 2 % der Patienten sollten in der ersten, 6 % in der zweiten und die übrigen in der dritten Klasse untergebracht werden. In letzterer waren besondere Konversationsräume für »mittellose Gebildete« vorgesehen – auch dies war ein ständisches Moment im Sinne Max Webers. Ferner gab es Abteilungen »für ruhige, arbeitende, für halbruhige, für unreinliche und hilflose, für Neuaufnahmen und für sogenannte körperlich Kranke und schließlich Abteilungen für unruhige und lärmende Patienten«.[26]

In der privaten Anstalt »Bethel« für Epileptische[27] bestand in den 1880er Jahren eine Nachfrage nach »Pensionairsabtheilungen«, die hier allerdings deutlich von Wohlhabenderen ausging: 1880 wurde das Haus »Hermon« für »Epileptische aus Höheren Ständen« gegründet. Für Patient*innen* »mittlerer und höherer Stände« wurden zunächst in »Sarepta« zwölf Zimmer freigemacht,

1882 die Häuser Groß- und Klein-Bethanien errichtet.[28] In den nächsten Jahren ging Bodelschwingh über die Versorgung von Epileptikern hinaus und widmete sich auch den neuen Zivilisationskrankheiten:[29] 1886 wurde der »Eichhof« gegründet

»für nervenleidende Männer, die bemittelten Ständen angehörten und einer geschlossen Anstalt für Gemütskranke nicht bedurften. Das Haus sollte seinen ›Pensionären‹ durch leichten Zugang zu regelmäßiger Tätigkeit die Anleitung zu einem arbeitsamen Leben vermitteln; Bodelschwingh nannte es hin und wieder ›vornehmes Schlingelheim‹.«[30]

Für die im Jahre 1903 gegründete »Moorpension« Neu-Freistatt bei Diepholz, die als »Pflegehaus für haltschwache und süchtige Männer, gescheiterte ehemalige Offiziere, Pfarrer, Kaufleute etc.« fungierte, läßt sich zeigen, daß sie tatsächlich vom Mittelstand frequentiert wurde.[31] Im Bereich der Anstalten »Bethel« betrug der Anteil der epileptischen »Pensionäre« zwischen 1897 und 1920 um die 7 %. Erst 1917 wurden die Kategorien verändert: die »Pensionäre« wurden nun als »erste und zweite Klasse« bezeichnet.[32]

Zusammenfassend läßt sich feststellen, daß die Irrenanstalten des 19. Jahrhunderts durchweg eine Binnendifferenzierung nach Höhe der gezahlten Beiträge aufwiesen. In diesen Anstalten scheint eine große gesellschaftliche Nachfrage nach der Unterbringung von Patienten zu höheren als den Mindestpreisen bestanden zu haben. Die Binnendifferenzierung wurde mit dem Klassenbegriff belegt und in ihrer Gestaltung gegen Ende des Jahrhunderts zunehmend vereinheitlicht. Den Patienten der oberen Klassen wurden Privilegien eingeräumt. Dies galt bisweilen auch für weniger zahlungsfähige Patienten, sofern sie gebildet waren.

Pflegedifferenzierung in Krankenhäusern des 19. Jahrhunderts

In den vielen Krankenhäusern, die seit den 1840er Jahren erbaut oder erweitert wurden, waren separate Zimmer für zahlende Kranke vorgesehen. Das Reglement für das Detmolder Landkrankenhaus von 1849 schrieb vor, daß »für wohlhabende Kranke, welche hinsichtlich des Zimmers, der Beköstigung usw. größere Ansprüche machen«, ein höherer Betrag als jene acht Silbergroschen zu vereinbaren wäre, die für Dienstboten, Gesellen etc. zu entrichten waren. In Augsburg gab es 1859 vier, später acht Separatzimmer.[33]

Im Osnabrücker Krankenhaus waren im Jahre 1848 kleinere Privat-Krankenräume in den Seitenflügeln geplant und 1865 realisiert worden. 1902 begannen Planungen zur Erweiterung des Krankenhauses, die jedoch vor dem Ersten Weltkrieg lediglich in Provisorien mündeten. In diesem Kontext begann man, auf eine Nachfrage nach Krankenzimmern zweiter und erster Klasse zu reagieren. 1914 verfaßte der Senator Max Jahrmann, Vorsitzender der kommunalen Krankenhauskommission seit 1899 und vom Magistrat bestelltes Mitglied der Krankenhausdirektion seit 1902, eine Denkschrift zur Erweiterung, die vom Stadtbaumeister Friedrich Lehmann überarbeitet wurde. Darin wurde eine »›reichliche Herrichtung von Einzelzimmern für Privatkranke der 1. und 2. Klasse‹ vorgesehen, ›weil diese besonders begehrt sind und ihre Belegung eine wesentliche nicht zu unterschätzende Einnahmequelle für das Krankenhaus bedeutet‹«. Die Ausführung wurde durch den Weltkrieg verzögert, so daß erst 1926 ein »Pavillon für Privatkranke« mit 36 Betten seiner Bestimmung übergeben werden konnte. Die Privatkranken belegten unter 10 % des Bettenbestandes der Anstalt. Die Zimmer waren mit Doppeltür, kaltem und warmem Wasseranschluß, Telefon, elektrischer Glockenanlage und neben dem Krankenbett einer Chaiselongue und einem Lehnstuhl ausgestattet.[34]

1890 wurde in Ludwigshafen die Erweiterung des Krankenhauses geplant. Dabei wurde ein »einstöckiger Pavillon für besser zahlende Kranke« mit acht von insgesamt 284 Betten vorgesehen. Bei der Bauausführung 1892 wurde der Platz für diesen Pavillon freigelassen. Obgleich der Leitende Arzt 1905 erneut empfahl, den Pavillon für »selbstzahlende Patienten« nunmehr zu errichten, wurde dem bei der Erweiterung des Krankenhauses 1908 keine Rechnung getragen. Es gab jedoch Räume erster und zweiter Klasse.[35]

In Hamburg-Eppendorf war 1885-89 ein Krankenhaus im Pavillonsystem erbaut und bereits 1892/93 nach der Cholera erweitert worden. Die Betten der »Kostgänger« standen zumeist in zweigeschossigen Gebäuden zwischen den Normalpavillons.[36]

Über die *Inanspruchnahme* der Privatzimmer sind wir nur sporadisch orientiert. In München werden 1852/53 Arbeiter, Gesellen und Dienstknechte als Patienten der zweiten Pflegeklasse und »Handlungs-Commis« als Nutzer von Separatzimmern erwähnt.[37] Dagegen wurden in Bielefeld zu Ende des Jahrhunderts solche Zimmer eher von der Mittelschicht belegt. Dort standen seit dem Neubau von 1843 zwei Einbettzimmer zur Verfügung, für die der Tarif eines »besonderen Zimmers« erhoben werden konnte; sie scheinen jedoch bis in die 1880er Jahre eher als Isolierräume bei Infektionskrankheiten genutzt worden zu sein. In den 90er Jahren wurden diese »besonderen Zimmer« vor allem von Angehörigen der Mittelschicht als Krankenzimmer belegt.[38] Im Neubau von 1899 waren von insgesamt 128 Betten je acht in Einzelzimmern erster bzw. Zweibettzimmern zweiter Klasse vorgesehen. 1900/01 hatten von 1.340 Patienten acht oder 0,6 % die erste und 34 oder 2,5 % die zweite Klasse gewählt. Im Zuge von Erweiterungsbauten, die 1913 beschlossen worden waren, wurde 1917 ein spezieller Pavillon mit 59 Betten erster und zweiter Klasse in Benutzung genommen.[39]

Privilegien von Patienten waren teils ständischer Natur. In München sollten die Patienten der zweiten Klasse feinere Bett- und Tischwäsche erhalten als die der (niedrigeren) ersten Klasse; die der dritten (und obersten) Klasse erhielten besondere Bedienung in ihren Separatzimmern.[40] Zwar konnten sich die Rekonvaleszenten nach Pflegeklassen gesondert im Garten ergehen, doch wurde die Lektüre politischer oder zerstreuender Schriften allen »Patienten aus den gebildeten Ständen« ermöglicht, ob diese nun in Privatzimmern oder Krankensälen lagen.[41] Differenzierungen des Essens erfolgten an manchen Orten nach medizinisch-nosologischen Kriterien: In Bielefeld gab es in den 1850er Jahren die Unterscheidung von »normaler« und »leichter« Kost nach Art der Krankheit. Patientengruppen, die nach Geschlecht und nosologischen Kriterien gebildet und in einem Zimmer vereinigt waren, erhielten wahrscheinlich die gleiche Diätform. Seit Mitte der 1860er Jahre wurde zwischen »strenger«, »mittlerer« und »voller Diät« unterschieden und 1911 eine ernährungswissenschaftliche Diätküche eingeführt, gegen die wiederum die internistisch gesunden Männer auf den chirurgischen Stationen mit Erfolg rebellierten. In Ludwigshafen existierten in den 1860er Jahren keine Verpflegungs-, wohl aber sechs Diätklassen gemäß medizinischer Indikation, von »strenger Diät« über »kräftige Diät mit Frühstück« zur »ganzen Portion mit Fleisch«. Anders in Hamburg St. Georg: Auch dort gab es in den Jahren zwischen 1824 und 1840 gewöhnliche und sogenannte »Extra-Verpflegung«; jedoch wurden diese Verpflegungsarten nicht nur nach medizinischen, sondern auch nach finanziellen Gesichtspunkten ausgeteilt.[42] 1864 gab es getrennte Speisepläne für die erste und die zweite Klasse.[43]

Ich fasse zusammen: In den Krankenhäusern des 19. Jahrhunderts gab es häufig ein Angebot an Privatzimmern für Patienten erster und zweiter Pflegeklasse, das die Einkünfte der Krankenhäuser steigern sollte. Spezielle Bauten oder Gebäudeteile für die oberen Pflegeklassen wurden häufig erst im 20. Jahrhundert erstellt. Die separaten Zimmer wurden Mitte des Jahrhunderts in München auch von Unterschichtangehörigen, in Bielefeld Ende des Jahrhunderts vor allem von Mittelschichtangehörigen genutzt. Ob dieser mögliche Widerspruch von Angebotsintention und Nachfrage eine allgemeinere Erscheinung war, werden erst weitere Studien beantworten können.

Unbemittelte Patienten wurden bisweilen auch privilegiert, wenn sie gebildet waren. Die Essenszuteilung erfolgte teils nach medizinischen Kriterien, teils nach Pflegeklassen. Im Jahre 1900 waren Pflegeklassen eine in deutschen Krankenanstalten weit verbreitete Einrichtung geworden: In den Irren- und Trinkerheilanstalten, den neueren kommunalen Krankenhäusern größerer Städte, den Universitäts-Krankenhäusern, in den gemeinnützigen Häusern der evangelischen Diakonie, der katholischen Pflegeorden und der jüdischen Gemeinden, in denen des Roten Kreuzes und in den Privatheilanstalten aller deutschen Bundesstaaten existierten zumeist drei Pflegeklassen.[44]

Diskurse über die Binnendifferenzierung: ökonomische, medizinisch-funktionale und zivilisatorische Aspekte

Das Angebot an besonderen Zimmern richtete sich, wie ich anhand von Krankenhausstatuten gezeigt habe, aus *ökonomischen* Gründen an Angehörige mittlerer oder gar höherer sozialer Schichten. Einen entsprechenden Diskurs konnte ich allerdings erst für die Zeit zu Ende des 19. Jahrhunderts finden. So bezeichnete es der Bielefelder Kreisphysikus 1879 als wünschenswert, »daß fein möblirte Zimmer beschafft werden möchten für solche Kranke, die den höheren Ständen angehören und an eine comfortable Einrichtung der Zimmer gewöhnt sind«.[45] In Osnabrück wurde 1914 die »reichliche Herrichtung von Einzelzimmern für Privatkranke der 1. und 2. Klasse« vorgesehen, »weil diese besonders begehrt sind und ihre Belegung eine wesentliche nicht zu unterschätzende Einnahmequelle für das Krankenhaus bedeutet«.[46]

Die Argumentation, die Anstalt insgesamt profitiere ökonomisch von den Privatkranken, kann nur zutreffen, wenn die Patienten der ersten und zweiten Klasse die der übrigen Klassen mitfinanzierten; d.h. in modernen Termini gesagt, wenn die Pflegesätze der oberen Klassen mehr als kostendeckend waren. Dies wurde bereits zu Ende des 18. Jahrhunderts in Altona so kalkuliert, jedoch offenbar erst zwei Jahrhunderte später als Problem empfunden. Clade vom Deutschen Industrieinstitut schrieb 1971:

> »Auf Kritik stößt vor allem die Tatsache, daß den Selbstzahlern und Privatpatienten höhere Kosten in Rechnung gestellt werden, als durch die Inanspruchnahme der Krankenhausleistungen ausgelöst werden.«[47]

Einen anderen Aspekt der Krankenhauseinnahmen aus den oberen Pflegeklassen hielt der Berliner Arzt und Sozialhygieniker Alfred Grotjahn (1869-1931) bereits 1908 für problematisch:

»An manchen Orten liegt in den Sonderklassen nach den hieraus erfließenden ärztlichen Honoraren leider ein Ausgleich für das kümmerliche oder ganz fehlende Gehalt des Chefarztes, wodurch das System selbst noch weniger verteidigenswert erscheint.«[48]

Gerade mit den Arztliquidationen sollte in den 60er Jahren des 20. Jahrhunderts der Reformprozeß beginnen, der die Pflegeklassen als Form der Binnendifferenzierung ablöste.

Während der Diskurs über Krankenhausökonomie und Binnendifferenzierung offenbar erst zu Ende des 19. Jahrhunderts geführt wurde, war der über *medizinisch-funktionale Aspekte* der Pflegeklassen bereits ein Jahrhundert zuvor eröffnet worden. Krünitz[49] propagierte sowohl eine Ausdifferenzierung des Krankenhausbereiches aus den Hospitälern als auch eine funktionale Binnendifferenzierung: nach ansteckenden bzw. nicht ansteckenden Krankheiten, nach Zahl der von Pflegepersonal und Ärzten zu versorgenden Patienten, mit Sonderbereichen für Geschlechtskranke und für Entbindende. Ferner resümierte er die zeitgenössische deutsche, englische und französische Diskussion über die Einrichtung von Krankenhäusern. Doch obwohl er immer wieder auf notwendige Binnendifferenzierungen zu sprechen kam, wurden Pflegeklassen auf den einhundertfünfzig programmatischen Seiten seines mehr als vierhundertfünfzig Seiten umfassenden Artikels nur beiläufig erwähnt.[50] Im weiteren Verlauf beschreibt Krünitz die »berühmtesten bürgerlichen Krankenhäuser« nicht nur Europas. Da erwähnt er in einigen Fällen die Existenz von Pflegeklassen (s.o. S. 369 f.), reiht sie jedoch nicht in seine allgemeinen Differenzierungsempfehlungen ein. Da Krünitz die funktionale Organisation nach medizinischen Kriterien für zentral erachtet, legt die Tatsache, daß er die Pflegeklassen-Einteilung nicht systematisch in diesen Zusammenhang stellt, die Vermutung nahe, daß sie nicht funktional erschien.[51] Was die Irrenhäuser betraf, war dies anders. Der Arzt Johann Christian Reil (1759-1813) resümiert eine zeitgenössische Debatte über die Trennung sozialer Stände im Irrenhaus, indem er zwar »eine solche Speise- und Kleiderordnung, mit welcher Reiche und Arme zufrieden seyn können«, fordert, jedoch meint,

»daß zugleich in der Klassifikation für die psychische Pädagogik auf Erziehung und Kultur der Seele gesehen werden müsse und daß der gebildete Stand einer höhern Stufe des Unterrichts bedürfe, als der gemeine Mann«.[52]

Deutlicher noch verbindet der Psychiater Karl Maximilian Jacobi (1775-1858) ständische Separation und Heilung:

»die Nothwendigkeit, sich bei der Behandlung der Irren nach ihrer Verschiedenheit in Bezug auf Stand, Erziehung und Gewohnheiten zu richten, sollte, wie es scheint, einem Jeden einleuchtend seyn. Einen Irren aus den höhern Ständen, dem durch eine sorgfältige Erziehung eine ausgezeichnete geistige und wissenschaftliche Bildung zu Theil ward, (...) bei seinem Eintritt in die Irrenanstalt plötzlich in Bezug auf Wohnung, Lager, Kost, Gesellschaft und Beschäftigung einem Irren aus den untern Klassen der Gesellschaft gleichstellen (...) wollen, (...) ist gewiß (...) höchst zweckwidrig, und muß um so mehr dazu beitragen, die Seelenstörung zu unterhalten und ihre Heilung zu erschweren (...).«[53]

Der Psychiater Roller zog aus der therapeutischen Wirkung ständischer Separation auch architektonische Konsequenzen:

»Der Architekt muß (...) der Abtheilung für die vornehmen Irren eine ihren früheren Verhältnissen entsprechenden Charakter geben, und aus der für Landleute bestimmten Sektion zwar gerade kein Bauernhaus machen, aber doch auch hier an die früheren Gewohnheiten dieser Leute denken. Bei einigen aus den Abtheilungen der ruhigen Irren muß er ein familienartiges Zusammenleben durch Stuben mit anstoßenden Kammern zu begünstigen und ihnen so viel dies in einer solchen Anstalt geht, den Anschein häuslicher Wohnung zu geben suchen.«[54]

Der Diskurs über Heilung durch ständische Separation wurde in den 1890er Jahren dadurch verändert, daß der *Komfort* als Heilfaktor »entdeckt« wurde. Allerdings wurden dabei nicht die Pflegeklassen für medizinisch funktional erklärt; vielmehr sollte der Komfort, wie er für wohlhabende Patienten in deren Häusern konzipiert worden war, zur Zivilisierung der Unterschichtpatienten im Krankenhaus beitragen. Martin Mendelsohn (geb. 1860), Privatdozent der Medizin und Schüler des Ernst von Leyden in Berlin, propagierte den Komfort der Kranken als Heilfaktor. Dabei geht es, anders als im eben geschilderten Diskurs, vor allem um somatisch Kranke. Mendelssohn spricht zunächst von Kranken in ihrer häuslichen Umgebung: »Das beste Zimmer der Wohnung ist als Krankenzimmer gerade gut genug.« Das Bett solle in der Mitte des Zimmers stehen; die Notwendigkeit von Ruhe, Reinlichkeit, Licht und Lüftung werden besprochen, die Art von Kleidung und Matratze, die Raumtemperatur etc. Dies alles steht deutlich in der Tradition der frühneuzeitlichen Krankenbettmedizin, die von der Hospitalmedizin abgelöst worden war. Doch kommt Mendelsohn auch auf das Krankenhaus zu sprechen:

»Nun fällt es mir nicht entfernt ein, den Anspruch zu erheben, dass unser Hospitalwesen gerade auf eben denselben Stand des Comfort gebracht werde, wie es in der Privatpraxis bei gut situirten Patienten möglich ist. Das ist einmal nicht anders. (...) Aber wie der Arzt gemäss seinem Eide ›pari industria, sive dives et sive inops‹ sich seines Klienten annimmt, so ist auch zu beanspruchen, dass die Verwaltungen ohne allzu grosse Rücksicht auf die Bilanz zwischen Einnahme und Ausgabe ihren Klienten den Aufenthalt in den Hospitälern so behaglich und dem Heilzwecke so dienlich machen als möglich.«

Dazu empfiehlt Mendelsohn Blumen, Bilder, Uhren, Bücher auch in Krankenhäusern. Gegen Ende erörtert er die mangelnde Intimität in den Krankensälen:

»Gewiss, man kann dort nicht jedem sein eigenes Zimmer geben – es wäre dies auch gar nicht vortheilhaft, denn der Kranke fühlte sich vereinsamt und vernachlässigt – aber es könnte doch wenigstens dafür gesorgt werden, dass der einzelne Kranke, zum mindesten zeitweise, vermag, sich dieser absoluten Gemeinschaft zu entziehen. Es ist zum wenigsten nicht Jedermanns Sache, vor neunzehn anderen Menschen Stuhlgang zu produziren, und man braucht nicht einmal ein junges Mädchen zu sein um in solchem Falle, wenn man sich schliesslich dazu entschlossen hat, zu keinem Resultate zu kommen. (...) Wäre es nicht möglich, zwischen je zwei Betten von der Wand aus eine Metallstange frei in das Innere des Zimmers anbringen zu lassen und an dieser, an Ringen hängend, eine Gardine, welche durch Schnüre vor- und zurückgezogen werden kann. Die Wartung der Gardine könnten die Patienten selbst übernehmen, das Sichtfeld der Ärzte und die Ventilation müßten nicht notwendig beeinträchtigt werden etc.«[55]

Mendelsohn wendet sich also aus medizinischen Erwägungen gegen die ökonomisch motivierte ständische Differenzierung des Krankenhauskomforts. Seine zivilisatorische Mission läßt ihn über einen impliziten Widerspruch in seiner Argumentation hinwegsehen: Einzelzimmer waren in zeitgenössischen Berliner Krankenhäusern durchaus vorhanden, allerdings für besser zahlende Kranke reserviert.[56] Mendelsohns Behauptung, »der« Kranke fühle sich in Einzelzimmern vereinsamt und vernachlässigt, kann sich also nur auf weniger begüterte Patienten beziehen, und es wäre eine Überlegung wert, ob diese und nur diese sich in Einzelzimmern vereinsamt fühlen. Mit dem Komfortdiskurs war der über die *Gleichheit der ärztlichen Behandlung* verknüpft. Mendelsohn wollte die Vorschrift des hippokratischen Eides, sich der Patienten ohne Rücksicht auf deren soziale Stellung anzunehmen, auf die Krankenhauspflege ausgedehnt wissen. Als wiederum der Arzt und sozialdemokratische Berliner Stadtverordnete Dr. Weyl 1911 gegen die »plutokratischen« Magistratspläne opponierte, im Krankenhaus Moabit eine zweite Pflegeklasse einzuführen, knüpfte er in seiner Argumentation an die Komfortdiskussion an:

»Die in unsern Krankenhäusern untergebrachten Kranken sollen dort eine angemessene ärztliche Behandlung, eine gewissenhafte Abwartung und gute Beköstigung finden, um so schnell und so gründlich wie möglich gesund zu werden. Eine Scheidung nach Klassen ist da gänzlich unangebracht. Bisher war von einer Scheidung nach Klassen nicht die Rede, und im allgemeinen wurde auch der arme Kranke in unsern Krankenhäusern so behandelt, daß der wohlhabende nichts Besseres verlangen konnte. Nun kommen Sie mit dieser Vorlage, um für eine besondere Kategorie von Mitbürgern etwas Besonderes zu schaffen. Zweifellos werden diese Kreise erheblich höhere Ansprüche stellen als die sonstigen Patienten. Die Ansprüche beziehen sich nicht nur auf den Komfort hinsichtlich der kleinen Zimmer mit höchstens vier bis fünf Betten, sie stellen auch höhere Ansprüche an intensivere ärztliche und pflegerische Behandlung, an schmackhaftere und abwechslungsreichere Beköstigung. Wie weit das finanziell von Bedeutung ist, werde ich nachher ausführen.

Zunächst möchte ich jedoch bitten, meine Herren, das psychologische Moment zu berücksichtigen. Für die breite Masse der Bevölkerung ist das Krankenhaus das einzige Obdach in den schweren Tagen der Krankheit. Nach der Vorlage sollen die Ärzte für die Behandlung der wohlhabenden Personen eine besondere Gebühr bekommen. Bedenken Sie den Konflikt in der Seele des Arztes! Denken Sie an die Kranken, die sich sagen: wir sind unser Lebelang arme

Teufel gewesen, und in den schwersten Tagen unseres Daseins müssen wir auch noch schlechter behandelt werden als Leute, die in der Wahl ihrer Eltern vorsichtiger gewesen sind.« – »Sie machen uns häufig den Vorwurf, daß wir den Klassenhaß schüren und Klassenunterschiede schaffen, wo angeblich keine vorhanden sind. Hier ist es umgekehrt; wir bemühen uns, den Klassenhaß in der Krankenfürsorge zu mildern und Klassenunterschiede fernzuhalten. Sie wollen Klassen schaffen.«[57]

Weyl folgert:

»Sind die jetzigen Einrichtungen in unsern Krankenhäusern den Angehörigen des Mittelstandes nicht gut genug, nun, dann möge man sie allgemein verbessern, aber nicht nur für die wohlhabenden Leute.«[58]

Weyl knüpft hier nicht an marxistische Klassenkampf-Vorstellungen an; die würden Pflegeklassen lediglich als Ausdruck der real existierenden sozialen Klassen, ihre Einrichtung als Klassenkampf von oben deuten und ihre Beseitigung auf dem Wege zur klassenlosen Gesellschaft fordern.[59] Weyl variiert vielmehr das mittlere Argument, indem er die Etablierung von Pflegeklassen als Produktion von sozialen Klassen statt als deren Ausdruck auf der Ebene des Krankenhauses deutet und sozialdemokratische Politik als Klassenunterschiede und damit Klassenhaß minimierend definiert. Insofern kann sein sozialreformerischer Hinweis auf die negativen psychischen Folgen für die Kassenpatienten von dem liberalen Stadtverordneten Dr. Nathan geteilt werden:

»Die gute Wirkung für einen kleinen Kreis bemittelter Personen wird aufgehoben durch den deprimierenden Eindruck auf die große Masse der Kranken, die sich sagen: weil wir lebenslang arme Teufel gewesen sind, werden wir in den schwersten Tagen unseres Lebens (...) auch noch schlechter behandelt (...). Also dem einen Vorteil für einen kleinen Kreis Gebildeter steht ein erheblicher Nachteil gegenüber für die große Gesamtheit, der sich die Annahme bemächtigen wird, daß sie in den Krankenhäusern nicht so behandelt werden, wie sie vom hygienischen Standpunkt aus behandelt werden könnten (...). Dann wird der alte Zustand wieder eintreten, daß die große Masse der Bevölkerung nicht gern in Krankenhäuser geht (...).«[60]

Schließlich wurde gegen die Stimmen der Sozialdemokratie in Moabit eine zweite Pflegeklasse eingerichtet.

Der Argumentation von Weyls und Nathans ähnlich ist die Grotjahns aus den gleichen Jahren. Er spricht von der Zunahme der Versicherten unter den Krankenhauspatienten[61] und nennt die gesonderten Pflegeklassen vor diesem Hintergrund eine »anfechtbare Quelle der Einnahmen«, da sie zu vielen Unzuträglichkeiten führe. Auch den Gleichheitsanspruch formuliert Grotjahn ähnlich wie Mendelsohn und Weyl:

»Die großen sozialen Unterschiede, die im freien, bürgerlichen Leben die Menschen trennt (sic!), mögen für absehbare oder unabsehbare Zeit unvermeidlich sein: in dem Organismus eines allgemeinen Krankenhauses sollten diese Unterschiede ausgeglichen werden, da sie leidende Personen besonders bitter empfinden. Auch in den bestgeleitetsten Anstalten bildet sich, falls zwei oder drei Klassen vorhanden sind, in der untersten Klasse bei den Patienten begreiflicherweise die Meinung aus, daß die oberen Klassen, wie sie ja in der Kost und in der Lagerung in sichtbarer Weise bevorzugt werden, so auch von den Ärzten, die von den dortigen Patienten ein besonderes Honorar erhalten, sorgfältiger behandelt und dem Pflegepersonal, das dort hohe Trinkgelder erwarten darf, besser verpflegt werden. Diese durchaus begreifliche Volksmeinung vergiftet nicht selten die Stimmung im Hause und trübt das Verhältnis zwischen dem Gros der Patienten einerseits und den Ärzten und Pflegepersonen andererseits. Man sollte daher die Sonderklassen nach und nach in allen Krankenhäusern, in denen sie noch bestehen, beseitigen.«

Grotjahns Position wird noch deutlicher, wenn man seine Forderung in die Betrachtung mit einbezieht, in den öffentlichen Irrenanstalten Betten für »Pensionäre« einzurichten:

»Die Meinungen sind noch darüber geteilt, ob die Einrichtung von Betten für ›Pensionäre‹ zu loben oder zu tadeln ist. Es wird dagegen geltend gemacht, daß die Pensionäre Plätze in Anspruch nehmen, die sonst unbemittelten Kranken zugute kämen. Dem gegenüber muß betont werden, daß dieses doch nur in der Übergangszeit der Fall ist, in der überhaupt zu wenig Plätze für Irre zur Verfügung stehen, daß aber an sich vieles dafür spricht, in allen Anstalten einen gewissen Prozentsatz der Insassen aus Pensionären bestehen zu lassen. Es wird das ganze Niveau der Anstalt dadurch gehoben, daß Angehörige des Mittelstandes sich unter den Patienten befinden. Auch ist es nicht mehr wie recht und billig, daß dem Mittelstande der die teuren Privatirrenanstalten nicht benutzen kann, die öffentlichen Anstalten für die Unterbringung seiner geisteskranken Familienmitglieder nicht gänzlich verschlossen bleiben.«[62]

Grotjahn spricht sich also für eine Mischung der sozialen Klassen im Krankenhaus aus, weil dies zivilisatorisch auf die unteren Klassen wirken könne. Die zivilisatorische Argumentationsfigur war den Zeitgenossen bestens vertraut: Sie findet sich in der sozialrevolutionären Schrift Virchows über die oberschlesische Typhusepidemie 1849 genauso wie in Bestrebungen der wilhelminischen Sozialdemokratie, die Arbeiter zu »veredeln«.[63]

Ich fasse zusammen: Obgleich die Statuten einiger Krankenhäuser bereits um 1800 aus öknomischen Gründen die Einrichtung von Pflegeklassen vorsahen, konnte ich einen entsprechenden Diskurs erst zu Ende des Jahrhunderts finden. Auf medizinisch bzw. therapeutisch funktionale Momente der Klassen wurde bereits im frühen 19. Jahrhundert mit Blick auf die Irrenanstalten verwiesen. Ende des Jahrhunderts wurde eine zivilisatorische Argumentationsfigur entwickelt, die gegen die Pflegeklassen gewendet wurde. An diese Figur schloß ein Diskurs über die Gleichheit der ärztlichen Behandlung an. Er wandte sich nicht offensiv gegen die *soziale Ungleichheit vor Krankheit und Tod*, wie sie in der Gegenwart sozialstatistisch ermittelt wurde;[64] vielmehr ging es um den Eindruck, den Patienten der unteren Pflegeklassen gewinnen könnten, daß sie nicht nur schlechter untergebracht und ernährt, sondern auch schlechter medizinisch behandelt würden. Auch wurde auf mögliche Dilemmata verwiesen, in die die Ärzte zwischen hippokratischem Eid und Pflegeklassen geraten könnten. Viele Autoren zogen die Folgerung, die Situation der Patienten im Krankenhaus allgemein und nicht nur für zahlungsfähigere Patienten zu verbessern.

Ausblick auf die Transformation der Pflegeklassen in der Gegenwart

Diese Argumentation wurde in der Diskussion um das »klassenlose Krankenhaus« der Jahre nach 1968 neu belebt. Die überkommene Arzthierarchie war in München, Hamburg, Bremen, Ulm, Leverkusen, Neumünster und – am weitgehendsten – Herdecke durch Kliniksatzungen verändert worden, die die Entscheidungs- und Liquidationsbefugnisse der Chefärzte beschnitten. Ein breiter gesellschaftlicher Konsens herrschte dahingehend, daß das System dreier Pflegeklassen durch eine Einteilung in zwei Stationsformen, eine private und eine allgemeine o.ä., ersetzt werden müsse. Zwei Gruppen von Reformern schälten sich heraus: Die gemäßigten forderten eine klassenlose ärztliche Versorgung. Zu ihnen gehörten die CDU/CSU-Bundestagsfraktion, die ÖTV und der DGB. Die weitergehenden forderten darüber hinaus die Unterbringung und Verpflegung aller Patienten auf dem Niveau der bisherigen zweiten Pflegeklasse. Dies waren u.a. die südhessischen Sozialdemokraten.[65] Auf ihrem Bezirksparteitag hatte der hessische Sozialminister Heinrich Hemsatz 1969 die Errichtung klassenloser Krankenhäuser propagiert. Der Hanauer Landrat Martin Woythal kündigte einen entsprechenden Bau an.

Meinungsumfragen zeigten eine Resonanz dieser Debatten in der Bevölkerung, die wiederum in den Diskurs einging. Gegen das klassenlose Krankenhaus führte Clade vom Deutschen Industrieinstitut solche Umfragen des »Spiegel«, des Ifak-Instituts/Wiesbaden, der Wickert-Institute/Tübingen und des Allensbacher Instituts für Demoskopie ins Feld; aus ihnen gehe zwar hervor, daß Mehrheiten in der Größenordnung von 70 % klassenlose Krankenhäuser wünschten; jedoch würden die Verbesserung der Personalsituation, die Modernisierung sowie Dezentralisierung der Krankenhausbauten für vordringlich gehalten.[66] Diese Umfragen dienten natürlich auch der Argumentation der Befürworter eines klassenlosen Krankenhauses. See verweist darauf, daß besonders Rentner, Angestellte und Selbständige ein klassenloses Krankenhaus forderten. In der Profitwirtschaft klaffe ein Widerspruch zwischen »angestrebter Minimierung der Kosten und unverzichtbarer Optimierung der Funktion des

Krankenhauses«, die Reproduktion der Arbeitskraft zu sichern, schreibt See mit Berufung auf Regus. Das chefärztliche Profitstreben stehe einerseits im Widerspruch zur Ausbeutung der Pflegekräfte und Patienten, und andererseits zum gesamtkapitalistischen Kalkül, die gesellschaftlichen Reproduktionskosten der Arbeitskraft zu senken. Sees wie Regus' Argumentation ist von der Überzeugung geprägt, daß Großbetriebe wie die modernen Krankenhäuser der langfristigen gesellschaftlichen Entwicklung eher gerecht würden als der Mischcharakter »spätfeudalen Zunft- und frühkapitalistischen Krämergeistes«, wie er den ambulanten Sektor präge.

»Das Krankenhaus war am Ende das notwendige Ergebnis, weil es die der industriellen Gesellschaftsorganisation einzig adäquate Form institutionalisierter Krankenversorgung ist. Seine Klassenstruktur spiegelt wider, was in der Gesellschaft vorgegeben ist.«

See und Regus sehen also die soziale Ungleichheit der Gesellschaft in der Binnendifferenzierung des Krankenhauses widergespiegelt. See wendet sich im folgenden gegen diese bestehende soziale Strukturen reproduzierenden Verhältnisse und fordert das klassenlose Krankenhaus als »systemimmanente Alternative«, als »Schritt auf dem Weg zur Demokratisierung der Gesellschaft«. Regionale Polikliniken, medizinisch-technische Zentren und eben klassenlose Krankenhäuser wiesen als Bestandteile eines »integrierten Gesundheitssicherungssystems« einen Ausweg aus der »Krise der Klassenmedizin«. Dagegen erklärte Regus die Forderung nach einem klassenlosen Krankenhaus in der Theorie-Tradition von Engels und Lenin für reformistisch und im Rahmen der bestehenden Klassengesellschaft für illusionär.[67] Anders als der Diskurs über Krankenkomfort zu Beginn des 20. Jahrhunderts hebt Sees und Regus' Argumentation nicht auf medizinische Ethik und auf zivilisatorische, sondern auf ökonomische Prozesse ab. Andererseits knüpft sie implizit an den älteren Diskurs über die Gleichheit der ärztlichen Behandlung an. Die Debatte um das klassenlose Krankenhaus blieb nicht ohne Folgen. In den 70er Jahren unseres Jahrhunderts wurden die Pflegeklassen durchweg in ein System von Regel- und Wahlleistungen transformiert.

Anmerkungen

1 Für Hinweise und Kommentare danke ich insbesondere Robert Jütte (Stuttgart), Bernd Wagner (Bielefeld) und Reinhard Spree (München). Letzterer hat mir auch Archivalien des Staatsarchivs Hamburg (StAHH) und des Stadtarchivs Stuttgart (StAS) zugänglich gemacht.

2 Vgl. R. Mayntz/B. Rosewitz (1988), Ausdifferenzierung und Strukturwandel des deutschen Gesundheitssystems, in: R. Mayntz u.a., *Differenzierung und Verselbständigung. Zur Entwicklung gesellschaftlicher Teilsysteme,* Frankfurt/New York, S. 117-180, hier: S. 138.

3 Ein vergleichbares Phänomen, das jedoch nicht die gleiche Verbreitung wie die deutschen Pflegeklassen erlangte, waren die *private patients* in englischen Krankenhäusern. Vgl. z.B. E.R. Frizelle (1988), *The Life and Times of Royal Infirmary at Leicester. The Making of a Teaching Hospital 1766-1980,* Leicester, und M. Railton/M. Barr (1989), *The Royal Berkshire Hospital 1939-1989,* Oxford. Zu den *private patients* und der »*private patient revolution*« in den USA der 70er/80er Jahre des 19. Jahrhunderts vgl. Ch.E. Rosenberg (1987), *The Care of Strangers. The Rise of America's Hospital System,* New York.

4 Seit dem späten 19. Jahrhundert waren mit den oberen Pflegeklassen häufig auch Privatvereinbarungen mit den Krankenhausärzten verbunden. Vgl. u. Anm. 48.

5 Vgl. *Brockhaus,* Bd. 11, 14. A. 1898, Stichw. »Lotterie«. In der algebraischen Logik operierten J.H. Lambert (1764), *Neues Organon oder Gedanken über die Erforschung und Bezeichnung des Wahren,* Leipzig, und in England unabhängig von Leibniz der Mathematiker und Philosoph G. Boole (1847, *The Mathematical Analysis of Logic,* Cambridge und 1854, *Laws of Thought,* Cambridge) mit dem Klassenbegriff. Zum Transportwesen vgl. P. Dost (1977), *Einmal Dritter Pasewalk? Wer reist in welcher Wagenklasse?* Krefeld; R.R. Rossberg (1977), *Geschichte der Eisenbahn,* Künzelsau, S. 386 f. Zur preußischen Klassensteuer vgl. Ersch-Gruber (1884), *Encyclopädie* 36. Zu den Chirurgen vgl. S. Sander (1989), *Handwerkschirurgen. Sozialgeschichte einer verdrängten Berufsgruppe,* Göttingen, S. 54 f.; C. Huerkamp (1985), *Der Aufstieg der Ärzte im 19. Jahrhundert. Vom gelehrten Stand zum professionellen Experten: Das Beispiel Preußens,* Göttingen, S. 44 ff.

6 O. Brunner/W. Conze/R. Koselleck (Hg.) (1990), *Geschichtliche Grundbegriffe* 6, Art. Stand/Klasse, S. 155-284, hier: S. 281. Die berühmte *Encyclopédie* definiert 1756 das eine durch das andere: »On entend par ordre ou état de la noblesse la classe de ceux qui sont nobles« (Bd. 6, 20.26, Art. état; zit. nach ebd., S. 221). In der deutschen Nationalökonomie der 20er/30er Jahre des 19. Jahrhunderts waren die Begriffe Stand und Klasse ebenfalls weitgehend synonym; es setzte sich allmählich der Klassenbegriff durch (ebd., S. 260). In den 40er Jahren geriet der Begriff des Standes als vormodern in das Visier radikaler Kritik (z.B. bei Arnold Ruge: ebd., S. 261 f.).

7 Vgl. R. Jütte (1983), Das Frankfurter Heilig-Geist-Spital im 16. und frühen 17. Jahrhundert, in: *Hessisches Jahrbuch für Landesgeschichte* 33, S. 145-169, hier: S. 156-161. Ähnliche räumliche Differenzierungen existierten z.B. in den Hospitälern von Memmingen im 17. und von Schwäbisch Hall im 18. Jahrhundert. Vgl. H. Lambacher (1991), *Das Spital der Reichsstadt Memmingen,* Kempten, S. 110 und K. Ulshöfer (1982), Eine Analyse des Haller Hospital-Kirchenbuchs 1703-1752, in: *Zeitschrift für württembergische Landesgeschichte* 41, S. 104-130, hier: S. 109.

8 Lambacher (1991), S. 111, S. 113, S. 128. Unterschiedliche Tischgemeinschaften sind auch aus dem Nürnberger Heilig-Geist-Spital des 16. Jahrhunderts überliefert: Arme Pfründner aßen in Gemeinschaftsräumen mit Gemeinschaftsküche, mittlere Pfründner wohnten auf eigenen Stuben und übten Tischgemeinschaft mit den Bediensteten und Knechten des Spitals, reiche Pfründner hatten eigene Wohnungen und Schlafkammern; sie aßen mit dem Spitalmeister am »Herrentisch«. Vgl. U. Knefelkamp (1989), *Das Hei-*

lig-Geist-Spital in Nürnberg vom 14.-17. Jahrhundert, Nürnberg, S. 218, 245 ff.

9 A. Wendehorst (1976), *Das Juliusspital in Würzburg.* Bd. I: *Kulturgeschichte,* Würzburg, S. 90 f., S. 105, S. 200. Gäng meint wahrscheinlich »Gedeck«.

10 Zum Klassenbegriff vgl. M. Weber (1956), *Wirtschaft und Gesellschaft,* hg. v. J. Winckelmann, Köln/Berlin, S. 223. »Stand« nennt Weber dagegen »eine Vielheit von Menschen, ... die innerhalb eines Verbandes wirksam a) eine ständische Sonderschätzung, – eventuell also auch b) ständische Sondermonopole in Anspruch nehmen«, und »ständische Lage« eine soziale Lage, aus der Standesbildung resultiert. Sie ist auf Lebensführungsart, formaler Erziehungsweise und Abstammungs- oder Berufsprestige begründet und drückt sich in connubium, Kommensalität, monopolistischer Appropriation (oder Perhorreszierung) bestimmter Erwerbsarten sowie in ständischen Konventionen aus. Geldbesitz z.B. könne eine privilegierte ständische Lage produzieren; andererseits sei Vermögenslosigkeit nicht an sich ständische Dequalifikation, »da die Art der durch Erziehung geschaffenen Lebensführung in den ständisch entscheidenden Punkten die gleiche ist«; insofern könne beispielsweise auch ein mittelloser Student dem Akademikerstande zugehören. Vgl. Weber (1956), S. 226.

11 Vgl. R. Stichweh, Inklusion, in: R. Mayntz u.a. (1988), S. 261-293; J. Lachmund/G. Stollberg (1993), Die Hospitalisierung des Patienten, in: *Zeitschrift für Medizinische Psychologie* 1, S. 36-42.

12 Königliche besondere Administration der Wohltätigkeitsstiftungen der Haupt- und Residenzstadt München (Hg.) (1813), *Das neue öffentliche Krankenhaus zu München,* München, S. 27; aus StA S, Katharinenhospital Nr. 7: Baukommission. Die Intention, das Krankenhaus zum Ort medizinischer Forschung zu machen, zeigt sich in der Einladung auch an »Kranke, an welchen sich sehr seltene und wichtige pathologische Erscheinungen zeigen« (ebd.).

13 Vgl. über Wien J.G. Krünitz (Hg.) (1791), *Oeconomische Encyklopädie,* Bd. 47, Brünn (Artikel »Kranken-Haus«), hier: S. 450. Über Altona vgl. ebd., S. 562 f. In der Begrifflichkeit wird eine Differenz von Stand und Klasse deutlich: Klasse meint hier die ordnende Einteilung nach finanziellen Beiträgen, Stand die soziale Position vor allem sozial Höhergestellter.

14 Königliche besondere Administration der Wohltätigkeitsstiftungen (1813), S. 25 f.

15 Dann gab es 54 Krankensäle mit je 12 Betten, 36 Separatzimmer und mehrere abgesonderte Zimmer für »unruhige und übelriechende Kranke«, vgl. J. Thorr (1854), *Die Leistungen des allgemeinen Krankenhauses in München von der Eröffnung bis zum Jahre 1854,* München, S. 3.

16 D. Jetter (1966), *Geschichte des Hospitals.* Bd. 1: *Westdeutschland von den Anfängen bis 1850,* Wiesbaden, S. 194. Die Statuten sahen für diejenigen Kranken, »welche auf eigene Rechnung in die Anstalt aufgenommen werden, und denen daher auf Verlangen eigene Zimmer, besondere Kost und Aufwartung, bessere Betten, Weißzeug u.s.w. abzugeben sind«, die vollständige Bezahlung der angefallenen Kosten vor (*Statuten für den Catharinen-Hospital in Stuttgart,* Stuttgart 1827, S. 11; aus StAS, Bibliothek, Ka 585).

17 D. Jetter (1971), *Zur Typologie des Irrenhauses in Frankreich und Deutschland (1780-1840),* Wiesbaden; D. Blasius (1980), *Der verwaltete Wahnsinn: Eine Sozialgeschichte des Irrenhauses,* Frankfurt.

18 In französischen (*Paris,* Hôpital pour des fous curables, 1788) und schottischen (*Glasgow,* Royal asylum for lunatics, 1814) Irrenanstalten waren getrennte Bereiche nicht nur für Frauen und Männer, sondern auch für niedrige und gehobene Stände gebaut bzw.

geplant worden. Vgl. K.-J. Habermann (1977), *Bautypologische Entwicklungslinien des psychiatrischen Krankenhauses – Versuche therapeutischer Umgestaltung,* Diss. TH München, S. 362, 370.

19 Jetter (1971), S. 123; H. Eichhorn (1984), Die Heil- und Verpflegungsanstalt Sonnenstein bei Pirna und ihre Bedeutung für die Entwicklung der deutschen Psychiatrie, in: A. Thom (Hg.) (1984), *Zur Geschichte der Psychiatrie im 19. Jahrhundert,* Berlin, S. 49-57, hier: S. 51.

20 Vgl. D.B. Hötger (1977), *Sozialstruktur des herzoglich-nassauischen Irrenhauses Kloster Eberbach (1815-1849),* Diss. Mainz, S. 220, S. 223 f.; H. Niedergassel (1977), *Die Behandlung der Geisteskranken in der Irrenanstalt Eberbach im Rheingau in der Zeit von 1815-1849 anhand alter Krankengeschichten,* Diss. Mainz, S. 28 f. – Der »Hausarzt« differenzierte dort 1828 in therapeutischem Kontext zwischen der »arbeitenden Klasse« und der »Klasse des gebildeten Standes« von Patienten; terminologisch wird »Klasse« also als allgemeine Differenzierungseinheit, »Stand« für die Gebildeten verwendet. Vgl. Niedergassel (1977), S. 38, sowie o. Anm. 6.

21 Roller unterscheidet, berücksichtigt man die vorgängige Unterteilung nach Geschlechtern, insgesamt 24 Unterabteilungen: »I. Heilbare Irren (...) 1. Ruhige Irren aus den höhern Ständen, s.g. Distinguirte. 2. Ruhige Irren der zweiten Klasse. Städter aus dem Mittelstande. 3. Ruhige Irren der dritten Klasse. Bauern. 4. Schädliche und störende Irren. 5. Tobsüchtige und Unreinliche. 6. Körperlich kranke Irren. 7. Rekonvaleszenten. II. Unheilbare Irren. (...) 8. Ruhige Irren der ersten Klasse. 9. Ruhige Irren der 2ten und 3ten Klasse. 10. Blödsinnige. 11. Störende, Tobsüchtige, Unreinliche. 12. Körperlich kranke Irren.« (Chr. F.W. Roller (1831), *Die Irrenanstalt nach allen ihren Beziehungen,* Karlsruhe, S. 83.)

22 D. Blasius (1980), S. 33 f. Blasius' Hinweis auf die zivilisatorischen Folgen sozialer Durchmischung hatte seine Vorläufer: vgl. o. S. 377.

23 In ihnen waren für Einheimische 192 bzw. 160 bzw. 135 bzw. 106 Taler jährlich zu zahlen. Vgl. K. Bellin (1984), Aus den Anfängen der Psychiatrie in der ersten Kurmärkischen Irrenanstalt in Neuruppin, in: Thom (1984), S. 43-48, hier: S. 47.

24 A. Fürle (1984), Die Irrenversorgung in Anhalt im 18. und 19. Jahrhundert, in:Thom (1984), S. 58-66, hier: S. 64. – Die Baupläne der Kreis-Irrenanstalt für Oberbayern in *München* (erbaut 1857/59), der Kreis-Irrenanstalt der Pfalz in *Klingenmünster* (eröffnet 1857), der Städtischen Anstalt für Irre und Epileptische in *Frankfurt* am Main (Neubau 1864), der Provinzial-Irrenanstalt in *Göttingen* (seit 1868 etliche Neubauten) sowie die Provinzial-Irrenanstalt in *Osnabrück* (1862 erbaut) enthalten sämtlich Räume für weibliche und männliche Kranke in drei Pflegeklassen; meist waren auch diejenigen der beiden oberen Klassen für ruhige und für unruhige Kranke getrennt. Die Pläne der Irrenanstalt in *Bromberg* (Westpreußen) enthalten Räume für Kranke »höheren«, »mittleren« und »niedrigen« Standes. Vgl. H. Ahlborn (Hg.) (1983), *Irrenanstalten. Historische Dokumente der Irrenhausarchitektur und des Irrenwesens im 19. Jahrhundert,* Kassel, S. 16 ff., S. 60 ff.

25 E.M. Hertling (1985), *Die Provinzial- Heil- und Pflegeanstalt Düren. Die Entwicklung einer großen psychiatrischen Anstalt der Rheinprovinz von ihrer Gründung 1878 bis 1934,* Herzogenrath, S. 29.

26 Vgl. H. Schadewaldt (1977/78), Die Geschichte des psychiatrischen Landeskrankenhauses in Düsseldorf-Grafenberg 1876-1976, in: *Historia hospitalium* 12, S. 184-193, hier: S. 188.

27 Sie war 1867 von Pfarrer John Bost (1817-1881) und Bielefelder Kaufleuten gegründet worden. 1871 wurde Friedrich von Bodelschwingh (1831-1910) in den Vorstand berufen; er vereinigte 1872 die Epileptiker-Anstalt mit der kurz zuvor gegründeten Diakonissen-Anstalt und legte so den Grundstein für die baldige Expansion der Institution. Vgl. M. Hellmann (1993), *»Es geht kein Mensch über die Erde, den Gott nicht liebt.« Friedrich von Bodelschwingh d.Ä.*, Wuppertal/Zürich, S. 85 ff.

28 M. Gerhardt/A. Adam (1958), *Friedrich von Bodelschwingh*, 2 Bde., Bethel, hier Bd. 2, S. 34-38. Vgl. Hauptarchiv (HA) Bethel, Verwaltungsbericht Bethel 1881, 1: »Eine pekuniäre Belastung ersteht unserer Anstalt aus diesem Neubau nicht, da Hermon sich selbst verzinst und trägt.«

29 Vgl. J. Radkau (1993), Industrialisierung des Bewußtseins und moderne Nervosität: Zur Mythologie und Wirklichkeit der Neurasthenie im Deutschen Kaiserreich, in: D. Milles (Hg.) (1993), *Gesundheitsrisiken, Industriegesellschaft und soziale Sicherungen in der Geschichte*, Bremerhaven, S. 363-385.

30 Gerhardt/Adam (1958), S. 318. Dem folgten weitere Häuser: 1890 »Ephrata« für gesunde und kranke Büro-Angestellte (ebd., S. 323); 1892 »Morija«, heute »Tabor«, für »männliche gemütskranke Pfleglinge aus bemittelten Ständen« (ebd., S. 329).

31 Dort gab es im Jahre 1931 insgesamt 34 Insassen, von denen fünf gegen Minderung bzw. Erlaß der Pensionskosten die Garten-, Küchen- und Verwaltungsarbeiten mit übernahmen. Von den zahlenden Gästen waren 13 Kaufleute, sechs Handels- bzw. Bürogehilfen, je zwei Musiker und Studenten und je einer Kellner, Maschinen-Ingenieur, Oberförster und Schriftsteller. Vgl. HA Bethel, Karteikarte und Übersicht 1931, II.

32 Vgl. HA Bethel, I/B 73.

33 Vgl. Kreis Lippe (Hg.) (1988), *Die Verwaltung des Krankenhauses Detmold. Anno 1849 bis heute*, Detmold, S. 4; W. Langefeld (1994), *Das Augsburger Städtische Krankenhaus in der 2. Hälfte des 19. Jahrhunderts. Eine finanzwirtschaftliche Untersuchung*, unveröff. MA-Arbeit, München, S. 53.

34 Vgl. E. Berger (1991), *Wer bürgt für die Kosten? Zur Sozialgeschichte des Krankenhauses. 125 Jahre Stadt-Krankenhaus Osnabrück. 180 Jahre städtische Gesundheitspolitik*, Bramsche, S. 24, S. 51, S. 154 f., S. 173 ff.; Zitat: S. 155.

35 Vgl. W.v. Hippel (1992), *Zum Wohle der Kranken. Vom Hospital zum Klinikum der Stadt Ludwigshafen am Rhein*, Ubstadt-Weiher, S. 119, S. 138, S. 142. Im Kontext erscheint es wahrscheinlich, daß an letzterer Stelle mit Selbstzahlern Patienten der höheren Pflegeklassen gemeint waren. Statt des besonderen Pavillons gab es 1902 im Bau Nr. 14 neben Schwesternzimmern auch zwei Räume »I. Classe« mit einem Badezimmer, im chirurgischen Pavillon (Bau 8) zwei Zimmer erster und eines zweiter Klasse (ebd., S. 134, S. 139). Im Zuge von Umbauten wurde 1910/12 der Schwesternbau zur Gänze für Patienten der ersten und zweiten Klasse reserviert. Die Zimmer waren mit zusätzlichen Räumen für Pflegerinnen, mit Baderaum und Abort sowie mit Kleiderschrank, Linoleumteppich, Spiegel und Handtuchhalter ausgestattet (ebd., S. 183). 1913 waren vierzehn von insgesamt 306 Betten, d.h. knapp 5 %, für Patienten erster und zweiter Klasse vorhanden, davon drei für Kinder (ebd., S. 158).

36 Vgl. G. Uhlmann/U. Weisser (1992), *Krankenhausalltag seit den Zeiten der Cholera. Frühe Bilddokumente aus dem Universitäts-Krankenhaus Eppendorf in Hamburg*, Hamburg. Mit »Kostgängern« waren »selbstzahlende Patienten der ›besseren Stände‹« gemeint, denen Ein- bis Vierbettzimmer anstelle der Pavillonsäle mit 30 Betten angeboten wurden (ebd., S. 33 f.). – Weitere Beispiele: Beim Neubau des Landeskrankenhauses

Detmold wurden 1862 ein Einzel- und ein Doppelzimmer für Frauen sowie ein Einzelzimmer für Männer vorgesehen. Vgl. Kreis Lippe (Hg.) (1985), *Das Krankenhaus Detmold im Wandel der Zeiten,* Detmold, S. 24. Das Krankenhaus *Oldenburg* wurde 1830 eröffnet. Spätestens 1899 gab es dort eine Einteilung in drei Pflegeklassen, die 1974 in ein Wahlleistungssystem überführt wurden. Vgl. P. Tornow (1991), *150 Jahre Peter-Friedrich-Ludwigs-Hospital. Die Geschichte der Städtischen Kliniken Oldenburg seit 1784,* Oldenburg, S. 96 f. In (Wuppertal-)*Elberfeld* wurde 1911/13 im Zuge eines allgemeinen Ausbaus des auf das Jahr 1823 zurückgehenden Krankenhauses auch ein »Privathaus« erbaut. Vgl. Verein der Freunde des Ferdinand-Sauerbruch-Klinikums (Hg.) (1988), *125 Jahre Ferdinand-Sauerbruch-Klinikum Wuppertal-Elberfeld,* Wuppertal, S. 18.

37 Vgl. Thorr (1854), S. 58, S. 32. Gegenüber 1832, als lediglich die Nutzer von Privatzimmern in Pflegeklassen eingeteilt worden waren, scheint die Einteilung insofern verschoben, als nun alle Patienten nach Klassen unterteilt waren: Es wurden von insgesamt 7.289 verpflegten Kranken 1.120 oder 15,4 % in der 1., 5.394 oder 74 % in der 2. und 775 oder 10,6 % in der 3. Klasse verpflegt. Dabei entstammten die der beiden oberen Klassen keineswegs wohlhabenderen Kreisen: In der 1. Klasse waren 268 Almosenträger, und 852 nahmen Bettstiftungen in Anspruch, darunter die der Gerber- und Loderergesellen. In der 2. Klasse werden »Arbeiter, Gesellen, Dienstknechte, Mägde« erwähnt (ebd., S. 58).

38 Aufgezählt werden »zwei Kaufmänner, ein Werkführer, ein Fabrikant, ein Colon, ein Rentner, ein Sattler- und ein Maurer-(Meister?), ein Kommis, ein Gymnasiast und ein Arztsohn (...). Unter den Frauen zwei Verkäuferinnen, (...) zwei Ehefrauen und eine Näherin (...)«. Vgl. B. Wagner (1994), *Das Bielefelder Krankenhaus im 19. Jahrhundert,* unveröff. MA-Arbeit, 2. A. Bielefeld, S. 148.

39 Vgl. Stadtarchiv (StA) Bielefeld (BI), Ärztlicher Bericht, Gesch. St. V, S. 87; Verwaltungsbericht Stadt BI 1933, S. 55. In *Ludwigshafen* waren 1913 ca. 5 % der Betten, in *Osnabrück* nach 1926 unter 10 % für Patienten der höheren Pflegeklassen reserviert. Vgl. Hippel (1992), S. 158; Berger (1991), S. 175.

40 *Königliche besondere Administration der Wohltätigkeitsstiftungen,* Das neue öffentliche Krankenhaus zu München, S. 25 f.

41 Vgl. Thorr (1854), S. 76. Es werden Krankensäle »für die Hofbediensteten, Studierenden, Polytechnikern, Künstlern etc.« erwähnt (ebd., S. 76), wobei unklar bleibt, ob es sich um speziell oder ad hoc für diese Patientengruppen reservierte Räume handelte oder um Patienten dieser Gruppen, die in Krankensälen mit Patienten anderer sozialer Herkunft zusammen lagen. 1852/53 waren dies z.B. 174 Studierende der Universität, vier Eleven der Akademie der bildenden Künste und neun der polytechnischen Schule (ebd., S. 59 f.).

42 Vgl. Wagner (1994), S. 120 f., S. 124; Hippel (1992), S. 92 ff. – H. Rodegra (1977), *Vom Pesthof zum Allgemeinen Krankenhaus. Die Entwicklung des Krankenhauswesens in Hamburg zu Beginn des 19. Jahrhunderts,* Münster, S. 74: Die gewöhnliche Verpflegung »erhielten alle Kranken, die kein oder nur geringes Kostgeld zahlten, sowie alle Wärter und Wärterinnen, Arbeitsleute usw. Die Extrakost erhielt jeder Kranke, ohne Rücksicht auf Kostgeld und sonstige Umstände, sobald sie vom Arzt verordnet wurde, weiterhin aber auch jeder Kostgänger, der einen erhöhten Kostgeldbeitrag zahlte«. In München war die Kost für in Separatzimmern Verpflegte preislich nach voller, dreiviertel, halber, viertel und Diätkost differenziert. Die Form wurde offenbar nach nosologischen Gesichtspunkten verabfolgt. Vgl. Thorr (1854), S. 32 ff.

43 Speise-Bestimmung für das Mittagessen der Kranken im allgemeinen Krankenhause für die Woche vom 25. Septbr. bis 1. October 1864. Sta HH, AKH St. Georg IC18.
44 Vgl. A. Guttstadt (1900).
45 Wagner (1994), S. 96, Anm. 34.
46 Berger (1991), S. 155.
47 H. Clade (1971), *Das klassenlose Krankenhaus. Probleme, Modelle, Alternativen,* Köln, S. 16. Vgl. R. Lehming (1969), Kosten und Klassen für Selbstzahler, in: *Arbeit und Sozialpolitik* 10/11, S. 340-344. Das Problem wurde mit dem Krankenhausfinanzierungsgesetz 1972 insofern einer prinzipiellen Lösung zugeführt, als die in älteren Regelungen angestrebte kostendeckende Berechnung der Pflegesätze Gesetzeskraft erlangte. Der »Kostenexplosion« im Gesundheitswesen wegen blieb die Festsetzung der Pflegesätze jedoch Gegenstand weiterer gesetzlicher Regelungen in sämtlichen einschlägigen Gesetzen seither (Kostendämpfungsgesetz 1981; Krankenhaus-Neuordnungsgesetz 1984; Gesundheits-Reformgesetz 1988; Gesundheits-Strukturgesetz 1992). Vgl. J. Alber (1992), *Das Gesundheitswesen der Bundesrepublik Deutschland,* Frankfurt/New York, S. 122 ff.
48 A. Grotjahn (1908), *Krankenhauswesen und Heilstättenbewegung im Lichte der Sozialen Hygiene,* Leipzig, S. 116. Die Privatliquidation seitens der leitenden Krankenhausärzte wurde in dieser Zeit allmählich eingeführt: Sie war den *Ludwigshafener* Ärzten »von Anfang an« gestattet, wurde in *Darmstadt* hingegen 1906 vergeblich gefordert (vgl. Hippel (1992), S. 182 f.). In Berlin-*Moabit* erhielten die Ärzte 1911 Anteile des Pflegesatzes der höheren Klassen und Sonderzahlungen bei größeren Operationen. Vgl. M. Stürzbecher (1972a), Aus der Diskussion über das »Klassenlose Krankenhaus« in Alt-Berlin, in: *Berliner Ärzteblatt* 85, S. 509-521, hier: S. 516. In *Hamburg* wurden bei Gründung der Universität 1919 etliche der Eppendorfer Krankenhausärzte zu Professoren berufen, behandelten ihre Privatpatienten aber weiterhin in Privatkliniken. 1935 wurden Privatstationen in Eppendorf eingerichtet, die jedoch, wohl wegen der allgemein schlechten Ausstattung des Krankenhauses, nur wenig Nachfrage fanden. Vgl. U. Weisser (1989), *100 Jahre Universitäts-Krankenhaus Eppendorf,* Tübingen, S. 108.
49 Johann Georg Krünitz (1728-1796), promovierter Arzt und habilitierter Mediziner in Frankfurt/Oder, dann enzyklopädischer Schriftsteller in Berlin. Von der *Oeconomischen Encyklopädie* verfaßte er die ersten 73 Bände (A bis Leiche).
50 Z.B. bei der Paraphrase von Johann Peter Xaver Fauken (1784), *Entwurf zu einem allgemeinen Krankenhause,* Wien. Dieser Wiener Spitals-Arzt fordert u.a. »Zimmer für zahlende Personen, welche unter andern Kranken nicht verpfleget sein wollen«. Vgl. Krünitz[2] (1791) (Hg.): *Oeconomische Encyklopädie,* Bd. 47, Brünn, S. 215 f. Krünitz selbst ist der Ansicht, daß ein wohlhabender Kranker »in seinem Hause weit besser als in einem Hospitale, verpflegt werden« kann (ebd., S. 128).
51 Auch die Forderung des Osnabrücker Krankenhausarztes Dr. Vezin von 1852 nach »Absonderung der Kranken nach deren verschiedener Bildung und Art der Krankheit« (vgl. Berger (1991), S. 22) läßt den Bezug auf die unterschiedliche Bildung als ständisch, den auf die Art der Krankheit als funktional deuten.
52 Zit. nach Roller (1831), S. 81.
53 Zit. nach Roller (1831), S. 81 f.
54 Roller (1831), S. 98.
55 M. Mendelsohn (1892), *Der Comfort des Kranken,* Berlin, S. 7, S. 48 f., S. 54 ff. Zur Krankenbettmedizin vgl. R. Jütte (1991), *Ärzte, Heiler und Patienten. Medizinischer Alltag in der frühen Neuzeit,* München, und J. Lachmund/G. Stollberg (1995), *Patien-*

tenwelten. Krankheit und Medizin vom späten 18. bis zum frühen 20. Jahrhundert im Spiegel von Autobiographien, Opladen.

56 Im Berlin des Jahres 1900 hatten die Vereinigten Universitätskliniken vier Klassen, ebenso das evangelische Paul-Gerhard-Stift; drei Klassen hatten die gemeinnützigen Häuser: das Diakonissen-Krankenhaus Bethanien, das von einem Verein getragene Augusta-Hospital, die katholischen Häuser St. Hedwig, St. Joseph und St. Maria-Viktoria und das Krankenhaus der Jüdischen Gemeinde. Die zahlreichen Privat-Heilanstalten hatten fast durchweg drei bis vier Klassen. Vgl. Guttstadt (1900), S. 30-66.

57 Zit. nach Stürzbecher (1972a), S. 512. Dr. Hermann Weyl (1866-1925) hatte 1906/07 im sozialdemokratischen Wissenschaftsjournal *Die Neue Zeit* Artikel zur Verteidigung der Naturheilkunde geschrieben. 1921 kandidierte er vergeblich als Kandidat der USPD für das Amt des (Groß-)Berliner Oberbürgermeisters.

58 Vgl. M. Stürzbecher (1972b), Aus der Geschichte des Städtischen Krankenhauses Moabit, in: *1872-1972 Städtisches Krankenhaus Moabit. Festschrift zum 100jährigen Bestehen*, Berlin, S. 13-98, hier: S. 42 f. Die Einführung der zweiten Pflegeklasse wurde übrigens als »Mittelstandspolitik« begründet.

59 Vgl. die Argumentation von M. Regus (1970), Das Krankenhaus im gesellschaftlichen Widerspruch, in: *Blätter für deutsche und internationale Politik* 15, S. 1031-1054.

60 Zit. nach Stürzbecher (1972a), S. 512. Paul Nathan (1857-1927), liberaler Politiker und sozialpolitischer Schriftsteller, Herausgeber der Wochenschrift *Die Nation*, 1899-1919 Berliner Stadtverordneter.

61 Die Zahl der krankenversicherten Patienten begann allgemein erst zu Ende des 19. Jahrhunderts. die Zahl derer zu erreichen, deren Krankenhauskosten von der Armenpflege bestritten wurden. Im Krankenhaus Berlin-Moabit waren 1884/85 82 % arme und 4 % sozialversicherte Kranke; 1883/94 lauteten die Ziffern 31 % und 20 %; 1900 27 % und 44 %; 1910 39 % und 50 %. Vgl. Stürzbecher (1972b), S. 32. In Ludwigshafen gab es 1905 weniger als 25 % arme und 61 % sozialversicherte Kranke, 1913 22 % bzw. 65 %. Vgl. Hippel (1992), S. 181. In allen Berliner kommunalen Krankenhäusern waren dagegen 1913 56 % arme und 34 % sozialversicherte Kranke; erst 1924 entsprach das Verhältnis den obigen Zahlen: 35 % bzw. 58 %. Vgl. W. Hoffmann (1926), Die Bedeutung der öffentlichen Krankenhäuser, besonders für Groß-Berlin, in: *Zeitschrift für das gesamte Krankenhauswesen* 22, S. 161-165, hier: S. 164.

62 Grotjahn (1908), S. 116, S. 235 f.

63 Vgl. B. Emig (1980), *Die Veredelung des Arbeiters*, Frankfurt/New York. In unserem Kontext habe ich die Argumentation von Mendelsohn 1892 und von Blasius 1980 erwähnt.

64 Vgl. R. Spree (1981), *Soziale Ungleichheit vor Krankheit und Tod. Zur Sozialgeschichte des Gesundheitsbereichs im Deutschen Kaiserreich*, Göttingen.

65 H. See (1973), *Die Gesellschaft und ihre Kranken oder Brauchen wir das klassenlose Krankenhaus?* Reinbek, S. 179. Vgl. Clade (1971), S. 17 f.

66 Clade (1971), S. 36, S. 31. Vgl. Lehming (1969), S. 341.

67 See (1970), S. 173, S. 179, S. 188, S. 195, S. 212. Vgl. Regus (1973).

Leben und Arbeiten im Krankenhaus

Die Entwicklung der Arbeitsverhältnisse des Pflegepersonals im späten 19. und frühen 20. Jahrhundert

Gordon Uhlmann

Das Forschungsinteresse an der Krankenpflegegeschichte ist in den letzten eineinhalb Jahrzehnten erfreulich angewachsen. Befördert durch eine zunehmende öffentliche Debatte über den »Pflegenotstand« in deutschen Krankenhäusern, angeregt auch durch kritische Fragen der Frauenbewegung und Ergebnisse der Frauenforschung, nicht selten motiviert durch persönliche Erfahrungen im Pflegebereich, entstanden in der Bundesrepublik seit Anfang der 80er Jahre einige Untersuchungen zur Geschichte der Krankenpflege,[1] die sich mit wenigen Ausnahmen kaum auf Vorarbeiten stützen konnten.[2] Die auf Deutschland bezogenen Studien untersuchen hauptsächlich den Wandel des Berufsbildes, Ausbildung und Berufsethik, Institutionen und berufliche Organisationen in der Krankenpflege, wobei der Einfluß geschlechtsspezifischer Rollenzuweisungen auf die Entwicklung des Pflegeberufs besonders berücksichtigt wird. Demgegenüber geraten die Arbeitsverhältnisse des Pflegepersonals vergleichsweise selten in den Blick.[3] Eine thematisch übergreifende Sozialgeschichte der Krankenpflege auf der Grundlage breit angelegter archivalischer Forschungen scheint vorerst in einiger Entfernung zu liegen.

Die Absicht des vorliegenden Beitrages konzentriert sich darauf, an einem dichten regionalen Quellenbestand zur Entwicklung des Allgemeinen Krankenhauses (AK) beispielhaft Aussagemöglichkeiten zu den Arbeitsbedingungen in der Krankenpflege während des Kaiserreichs (1870-1914) aufzuzeigen und zugleich nach dem Einfluß des Pflegepersonals auf die Krankenhausentwicklung zu fragen.[4] Dabei sollen auch eher ungewohnte oder vernachlässigte Quellenzugänge genutzt werden. Das herangezogene Quellenspektrum ist äußerst vielfältig und reicht von Dienstinstruktionen und Zeiteinteilungen für den Stationsdienst bis hin zu Grundrissen und Konstruktionszeichnungen.

Aus verschiedenen Gründen eignet sich Hamburg besonders gut für eine exemplarische Untersuchung. Hamburg war nicht nur nach Berlin die größte Stadt des Deutschen Reiches, sie wies auch 1909 – zum Zeitpunkt der ersten entsprechend differenzierten statistischen Erhebung – mit 15,63 auf je 10.000 Einwohner die höchste Dichte anstaltsbezogener Pflegepersonen auf, gegenüber 7,68 im Reichsdurchschnitt und 9,67 im Stadtkreis Berlin.[5] Zudem galt gerade um die Jahrhundertwende die Krankenpflegeorganisation an Hamburgs Allgemeinen Krankenhäusern in Eppendorf (gegr. 1889) und in St. Georg (gegr. 1832) als weithin vorbildlich. In mancher Hinsicht hatten insbesondere die Verhältnisse in Hamburg-Eppendorf sogar eine Leitbildfunktion. Ein übersichtsartiger Vergleich erweist, daß das Niveau der Arbeitsbedingungen des Krankenpflegepersonals an Hamburgs Allgemeinen Krankenhäusern um 1900 einen oberen, mindestens aber durchschnittlichen Standard markiert, so daß sich die Hamburger Bedingungen in gewisser Weise als Maßstab eignen.

Die Darstellung nimmt zwei Zeitschnitte im Abstand von etwa einem Vierteljahrhundert vor. Die Zeitschnitte um 1876 (zum alten AK St. Georg) und um 1900 (zum neuen AK Eppendorf) sind so gewählt, daß sie die Zustände vor und nach dem entscheidenden Strukturwandel des Krankenhauswesens in Hamburg vom Typus des überkommenen Armenhospitals hin zum Behandlungskrankenhaus im modernen Sinne erfassen. Zugleich liegt aus Anlaß einer »Revision« für 1876 eine besonders aussagefähige Überlieferung zum Pflegealltag vor.[6]

In einer ersten zeitlichen Gegenüberstellung wird auf den unmittelbaren Bezugsrahmen der Arbeitsbedingungen eingegangen und nach der Einbindung der Pflegearbeit in die Organisationsstruktur des Krankenhauses gefragt. Sehr konkret soll sodann eine Beschreibung des Arbeitsplatzes Krankensaal vorgenommen werden, an die sich eine Bestandsaufnahme zu den Arbeitsaufgaben, Arbeitszeitregelungen und besonderen Arbeitsbelastungen im Pflegedienst anschließt. Darauf aufbauend können Erkenntnisse zur Entlohnung und sozialen Absicherung genauer bewertet werden. Abschließend ist nach spezifischen Merkmalen der Arbeitsverhältnisse in der Krankenpflege, nach gesellschaftlichen Hintergründen der festgestellten Entwicklung und insbesondere nach Handlungsrahmen und Handlungseinfluß des Pflegepersonals zu fragen, wobei kaum mehr als vorläufige Thesen zu erwarten sind, die anhand von breiteren Forschungen zum Thema überprüft werden müssen.

Organisationsstruktur

1876

Die Krankenpflege wurde von Wärterinnen und Wärtern ohne qualifizierte Ausbildung ausgeübt. Von ihnen wurden als Haupteigenschaften »Kraft, Ausdauer, Dienstwilligkeit und Anspruchslosigkeit« verlangt. Das »Wartpersonal« unterstand in erster Linie einem administrativen Regiment, geführt von einem Oberleutnant a.D. als alleinigem Krankenhausdirektor. Es herrschte ein System, das auf eine nahezu militärische Dienstüberwachung ausgerichtet war. Wärterinnen und Wärter entstammten vorwiegend den Unterschichten, ein Großteil der Wärterinnen wurde aus dem Dienstbotenstand rekrutiert. Als Wärter wurden »bisherige Militairpersonen« bevorzugt. Den Einsatz konfessionell gebundener Krankenschwestern und Pfleger gestattete das hamburgische Staatsrecht nicht. Die untergeordnete Stellung des Pflegepersonals und seine mangelnde Qualifikation ist stark geprägt von seiner engen Einbindung in die herkömmlichen Strukturen des Armenhospitals. Der schlechte Ruf der Institution Krankenhaus entsprach dem niedrigen sozialen Ansehen des Wartpersonals.[7]

1900

Nach Gründung eines eigenständigen Hamburger Schwesternvereins und Einrichtung einer Krankenpflegeschule 1895 erfolgte bereits um 1900 der überwiegende Teil des Pflegedienstes, einschließlich der Pflege der männlichen Kranken, durch ausgebildete Krankenschwestern. Die Organisation der Krankenpflege war zum einen eingebunden in das Modell einer rein ärztlichen Krankenhausleitung, zum anderen stand eine Oberin an der Spitze des Schwesternvereins. Die einjährige Ausbildung wurde ärztlich angeleitet. Die Arbeitsaufgaben des Krankenpflegepersonals richteten sich vorrangig nach ärztlich-hygienischen Festlegungen. Die Krankenschwestern stammten überwiegend aus den »gebildeten Ständen«. Ihre Anwerbung erfolgte auch in der Erwartung, daß sie sich in die neuartige Hierarchie und Funktionsbestimmung des Krankenhauses besser einfügen könnten. Die Krankenschwestern waren dem nur zum Teil verbliebenen Wartpersonal vorgesetzt, aus deren Reihen lediglich die langjährig tätigen Oberwärter und sogenannten Funktionswärter herausragten. Zwar erfuhr der Pflegedienst eine deutliche Aufwertung – insbesondere die Krankenschwestern genossen ein vergleichsweise gehobenes gesellschaftliches

Ansehen –, dennoch wurde die untergeordnete Stellung auch des nunmehr qualifizierten Pflegepersonals im Rahmen der Arbeitsteilung im Krankenhaus befestigt, zum einen als Kehrseite der Professionalisierung der Ärzte, zum anderen unter dem Einfluß bürgerlicher »Weiblichkeitsideologien«.[8]

Arbeitsplatz Krankensaal

1876

Der Krankensaal war der zentrale Arbeitsplatz des Wartpersonals. Unabhängig von Dienstordern durfte der 6,80m x 11,60m messende Raum mit zwölf Krankenbetten und einem Wärterbett nicht verlassen werden. Die Ausgestaltung und Einrichtung dieses Kranken- und Arbeitsraumes folgte primär ökonomisch-administrativen Grundsätzen und war auf eine möglichst dichte Belegung ausgerichtet. Für eine Entfaltung der Pflegeaufgaben bestand kein Spielraum. Die Enge behinderte selbst elementarste Pflegeverrichtungen an den Patienten. Der Transport der Kranken im Bett war nicht möglich. Selbst wenn ein Bettroller verfügbar gewesen wäre, hätte es an Manövrierraum gefehlt. Der Arbeitsplatz war zugleich Lebensraum. Eine private Rückzugsmöglichkeit der einzelnen Wärterinnen und Wärter bestand nicht.[9]

1900

Der insgesamt 33 Krankenbetten fassende geräumige Krankenpavillon war der zentrale Arbeitsort des Pflegepersonals. Er war nach ärztlich-hygienischen Gesichtspunkten gestaltet und ließ Spielraum für eine bedeutende Erweiterung der Pflegeaufgaben; dazu gehörten auch eine ausgiebige Mobilisierung der Patienten, Laborarbeiten und eine schriftliche Dokumentation aufgrund intensivierter Krankenbeobachtung. Geeignetes Mobiliar und technische Hilfsmittel wie Bettfahrer erleichterten verschiedene Pflegearbeiten. Der Übergang zu einem luftigen und lichtdurchfluteten ebenerdigen Krankensaal umgeben von Grün stärkte einen positiven Bezug zum Arbeitsplatz, wie biographische Zeugnisse erkennen lassen. Statt vormals sieben bis zehn Patienten kamen nunmehr im Schnitt fünf bis sechs Patienten auf eine Pflegeperson. In der Praxis waren während einer Tagesschicht auf einem Pavillon mit 33 Betten drei bis vier Pflegepersonen eingesetzt. Der Krankenpavillon war zugleich Lebensraum des

Pflegepersonals, jedoch schliefen die einzelnen Pfleger, Pflegerinnen oder Krankenschwestern nicht mehr im Krankensaal selbst, sondern sie verfügten zu zweit über einen winzigen Schlaf- und Wohnraum im Kopfteil des Pavillons.[10]

Arbeitsaufgaben und Arbeitszeitregelungen

1876

Die Arbeit des Wartpersonals begann um 5.30 Uhr morgens und endete nicht vor 9-10 Uhr abends. Der Arbeitsablauf war durch eine lückenlose Zeit- und Aufgabeneinteilung für den Stationsdienst bestimmt, der von »Aufstehen, Reinigen des Körpers der Kranken« bis zur Ausführung der Verordnungen für die Nacht und »Informierung der Nachtwache« reichte, wobei der Abteilungswärter während der ganzen Nacht von der Wache zur Hilfe gerufen werden konnte. Jeweils ein Drittel des Personals hatte Nachtwache, ohne vom voraufgehenden oder nachfolgenden Tagdienst befreit zu sein. Lediglich »so weit es sich machen ließ«, wurde diesem Personal in der Zeit zwischen 2 und 4 Uhr nachmittags eine kleine Ruhezeit eingeräumt. Die Bemerkung des Direktors zu dieser Regelung lautete allerdings: »Diese absolut nothwendige Ruhe ist seit Jahr und Tag nur noch frommer Wunsch.« Die Arbeitsaufgaben schlossen auch Feuerung und umfangreiche Reinigungsarbeiten ein.[11]

1900

Der Tagesdienst der Krankenschwester fing um 5.30 Uhr mit Aufstehen und Aufräumen des Schwesternzimmers an. Das Wecken und Waschen der Kranken begann um 6 Uhr auf das Signal der Anstaltsglocke. Der Tagesdienst endete um 9 Uhr abends. Die Mittagsmahlzeiten wurden gemeinsam mit der Oberin im Speisesaal des Schwesternhauses eingenommen. Es galt die 7-Tage Woche: Lediglich an einem Tag in der Woche zwischen 2 Uhr nachmittags und 0 Uhr nachts konnte die Schwester nach Absprache dienstfrei erhalten. Die Krankenschwestern wurden auf Initiative der Oberin von Schlichting ab 1900 Zug um Zug von Nachtdiensten durch anderes Pflegepersonal entlastet. Eine langfristig bindende Betriebsvereinbarung war das nicht. Die Maßnahme war eine Entlastung durch Privilegierung. Der intensivierte Nachtdienst wurde durch Aufgabenverteilung zwischen Lauf- und Sitzwache differenziert, die Kontrolle erfolgte u.a. mittels eines Wachbuches. Bei gleichzeitig erweiterten medizinischen Anforderungen im Pflegedienst waren aufgrund der verschärften Hygienestandards auch die Reinigungsaufgaben des Pflegepersonals eher noch angewachsen. Im Unterschied zum Wartpersonal wurde den Krankenschwestern ein mehrwöchiger jährlicher Erholungsurlaub gewährt, den sie u.a. in einer eigens mit Stiftungsmitteln geschaffenen Erholungseinrichtung an der Ostsee stets im Rahmen des Schwesternvereins verbrachten.[12]

Besondere Arbeitsbelastungen

1876

Die ungünstigen Arbeitsplatzverhältnisse erzwangen zum einen besonders belastende Körperhaltungen, zum anderen ging die Enge und mangelhafte Ausstattung mit Gesundheitsgefährdungen aufgrund problematischer hygienischer Bedingungen einher. So mußte etwa der einzige Tisch zur Verbandsherstellung, zur Lagerung von Urinproben und zur Essenszubereitung dienen. Im Vordergrund der Dauerbelastungen standen die extrem langen Arbeitszeiten und häufigen Nachtschichten ohne Entlastung oder Freistellung vom Tagesdienst. Um die Aufopferung des Pflegedienstes einem bürgerlichen Publikum zu erläutern (und damit die Schwierigkeiten bei der Rekrutierung geeigneten Personals zu erklären), verwies der verwaltende Krankenhausdirektor darauf, wie »in einer Privatfamilie die Pflege eines einzelnen ernsthaft Erkrankten die Kräfte mehrerer Personen aufreibt (...) während im Hospital der Krankenwärter (bei) bis zu 12 – bei Epidemien oft viel mehr – mehr oder weniger schwer Kranken in immer sich erneuernder Folge, Tag für Tag, Jahr für Jahr, Nachts, wie am Tage; Alles zu leisten hat, was zu ihrer Person in Beziehung steht, und was zur Reinigung und Erhaltung der Lokalitäten, Sachen u.s.w. des Krankensaals gehört«.[13]

1900

Trotz Entlastung von Nachtschichten und trotz des außergewöhnlichen jährlichen Erholungsanspruchs blieb den Krankenschwestern eine hohe Arbeitszeitbelastung. Zugleich erhöhte sich die Intensität der Arbeit. Die wenigen freien Stunden in der Woche konnten häufig aufgrund von Übermüdung und Erschöpfung nicht zur Zerstreuung genutzt werden. Zu den körperlichen Anstrengungen kamen Überlastungen durch vermehrte Gefühlsarbeit – zumal vor dem Hintergrund der »Selbstlosigkeit« als verbreitetem Leitbild der Krankenschwestern. »Überanstrengung« und »nervliche Zerrüttung« waren die immer häufiger genannten Schlagworte für die Folgen mangelnden Schutzes und mangelnder Abwehrmechanismen gegen Überforderung. Durch verschärfte Hygienemaßregeln und antiseptische Verfahren wurde das Pflegepersonal vermehrt den gesundheitsschädlichen Wirkungen von Desinfektionsmitteln ausgesetzt. Die hohe Gefährdung durch den Kontakt mit vielfach schweren Infektionskrankheiten (TBC, Typhus, Scharlach etc.) wurde vor allem durch Einhaltung hygienischer Verhaltensmaßregeln aufgrund der sorgfältigen Ausbildung der Krankenschwestern vermindert. Schwere Strahlenschädigungen brachte die neuartige Tätigkeit von Krankenschwestern im Röntgendienst mit sich, da die Röntgeneinrichtungen zum Teil bis in die frühen 20er Jahre nur unzureichende oder keine Schutzvorkehrungen besaßen.[14]

Entlohnung und soziale Absicherung

1876

Die Löhne des Wartpersonals bewegten sich auf einem elend niedrigen Niveau zwischen 150 M und 360 M im Jahr bei freier Station, wobei Wärterinnen erheblich weniger (bis zu einem Drittel weniger) verdienten als ihre männlichen Kollegen. Zum Vergleich: 1 Pfund Butter kostete zu diesem Zeitpunkt in Hamburg 1,20 M, 2 l Milch rund 0,25 M. Das Gehalt der Stationsinspektoren des Krankenhauses betrug 1.500 M bei freier Verpflegung und Feuerung, das der Oberärzte 4.320 M bei uneingeschränkter Privatpraxis. Zur Relation zwischen Anforderungen an das Wartepersonal und dessen Einkünften resümierte der Krankenhausdirektor: »Für Alles, was derart verlangt wird, ist aber kein Aequivalent zu bieten durch etwa eine angesehene sociale Stellung, Annehmlichkeit der Lebensweise, entsprechenden materiellen Erwerb, Aussicht auf gesicherte Zukunft, Fortkommen und Familiengründung. Auf alles dies muss eben im Hospitaldienst verzichtet werden.«[15]

1900

Während sich das Lohnniveau der Krankenschwestern einerseits auch vom herkömmlichen Niveau der Löhne des Wartpersonals kaum abhob, wurde den Krankenschwestern andererseits im Falle der Arbeitsunfähigkeit nach 10jähriger Dienstzeit eine Altersversorgung in Höhe von 800 M bis 1.000 M aus einem Pensionsfond garantiert. In die gesetzliche Sozialversicherung war das Pflegepersonal nicht einbezogen. Allgemein war das Krankenhaus für die Masse der dort Beschäftigten in Hinblick auf die soziale Absicherung ein besonders schutzloser gesellschaftlicher Raum. Eine Einbeziehung des Pflegepersonals in die Unfallversicherung erfolgte erst 1928.[16]

Zwischenthesen

- Die Industrialisierung des 19. Jahrhunderts hat die Trennung von Wohnen und Arbeiten zur massenhaften Realität und zum gesellschaftlichen Standard gemacht. Von dieser grundlegenden gesellschaftlichen Veränderung war das Pflegepersonal ausgeschlossen – mit weitreichenden Folgen für den sozialen und persönlichen Bewegungsspielraum.
- In das Selbstverständnis des Krankenpflegepersonals ging eine ideologische Überhöhung ihrer Tätigkeit und ihres Berufs ein, die eine wirksame Interessenwahrnehmung nachhaltig hemmte.
- An zentralen sozialen Errungenschaften nahm das Krankenpflegepersonal nur mit jahrzehntelanger Verzögerung teil.
- Das Krankenpflegepersonal bildete eine der größten Gruppen besonders entrechteter Lohnabhängiger. Ihre Unterwerfung unter eine rigide Anstaltsdisziplin erstreckte sich nicht nur auf das Arbeitsverhältnis, sie nahm Einfluß auf alle Bereiche der Lebensführung.
- Am Arbeitsmarkt bildete das Krankenpflegepersonal eine benachteiligte Gruppe, obwohl die entsprechende Nachfrage nach Arbeitskraft anhaltend hoch war.

Der soziale Bewegungs- und Handlungsraum des Pflegepersonals

Vor dem Hintergrund der dargestellten Arbeitsbedingungen soll nun weiterführend auf verschiedenen Ebenen nach dem sozialen Bewegungs- und Handlungsspielraum des Pflegepersonals von der Jahrhundertwende bis zum Ersten Weltkrieg gefragt werden: Zunächst beschränkten Anstaltsordnung und Dienstinstruktionen den unmittelbaren Bewegungsraum der einzelnen Pflegenden weitgehend auf den Krankenpavillon. Alle anderen Bewegungen innerhalb des Krankenhausgeländes waren strikt reglementiert und bedurften der besonderen Anordnung oder Erlaubnis. Begründet wurde dies auch – trotz des erreichten Ausbildungsstandes in der Vermeidung von Krankheitsübertragungen – mit hygienischen Vorsichtsmaßregeln, die jedoch keine vergleichbaren Bewegungseinschränkungen des ärztlichen Personals zur Folge hatten. Die Ärzte durchschritten und kontrollierten wie Territorialherren das gesamte Krankenhausgelände. Nur im Rahmen des einmal wöchentlich gewährten freien Nachmittags durfte das Pflegepersonal die durch eine Mauer »zur Aufrechterhaltung der Ordnung« umfriedete Anstalt verlassen.[17]

Insbesondere Angehörige des Schwesternvereins waren auch außerhalb der Arbeitszeit bzw. des Krankenhauses Verhaltenszumutungen ausgesetzt. Zum Tragen der Schwesterntracht verpflichtet, sollten sie auch öffentlich jederzeit ihrer Schwesternrolle genügen und – wie es in einer zeitgenössischen Berufserziehungsschrift hieß – »in ihrem Verhalten der Würde eingedenk bleiben, die die Schwesternhaube verleiht und verlangt«. Öffentliche »Lustbarkeiten« hatten sie zu meiden.[18]

Die Hierarchie der Arbeitsteilung im Krankenhaus ließ dem Pflegepersonal kaum Spielraum für eine eigenständige Gestaltung ihres Tätigkeitsfeldes. Die Pflegearbeit war durch prinzipielle Unterordnung unter die Medizin geprägt, unterstand durchgängig ärztlicher Weisung und war als Hilfstätigkeit, Ausführungs- und Zuarbeit für den Arzt definiert. Der überwiegende Teil der praktischen Pflegeausbildung und berufsbezogenen Wertevermittlung aber lag nicht in der Hand von Ärzten, sondern in der Hand von erfahrenen Krankenschwestern.[19]

An die Stelle der üblichen gleichsam »militärischen« Disziplin trat in der Berufserziehung der Krankenschwestern die Forderung nach einem »intelligenten Gehorsam«. Denn angesichts der Entwicklung der Medizin mit neuen Aufgabenzuweisungen sollte der Gehorsam zwar weiterhin »bedingungslos, jedoch nicht blind« sein. Eine wirkliche »Diensterleichterung des Arztes« erforderte »intelligente Mitarbeit«, ohne »die nötige Unterordnung« vergessen zu lassen.[20]

Ihre Stellung in der Hierarchie, Verhaltensnormen und verinnerlichte Dienstauffassung prägten sich ein bis in Bewegungsformen und Körperhaltungen der Krankenschwestern und Pfleger, ablesbar auf zahlreichen Fotodokumenten. Die Forderung, »die Haltung der Schwester muß immer dienstlich stramm sein«, blieb kein uneingelöstes Ideal, obwohl sie immer wieder neu beschworen werden mußte.

Im Krankensaal »nicht an Betten und Tisch lehnen«, »jederzeit zu Handreichungen für den Arzt bereit« stehen, »strengste Ordnung« im Äußeren einschließlich Haartracht und Kleidung beachten, sich niemals »gehen lassen« – auch nicht während der gemeinsamen Mahlzeit und während der Freizeit – jederzeit tadellose »Manieren« üben und vor allem unablässig »Selbstbeherrschung« beweisen: all das wurde tatsächlich zur »zweiten Natur« der Krankenschwestern.[21] Während die Ärzte in frühen Gruppenaufnahmen aus dem Krankenhaus selbstverständlich und machtbewußt den jeweiligen Raum einnehmen, ihre herausgehobene Stellung und Fachautorität zur Schau stellen, vollführen Krankenschwestern und Pfleger häufig Posen auf Anweisung, nehmen dienstfertige Haltungen ein oder zeigen Handreichungen vor, die auf ihre untergeordnete Stellung in der Hierarchie verweisen. Zugleich ist auf verschiedenen Fotografien insbesondere zum Gemeinschaftsleben der Krankenschwestern die Entfaltung eines eigenen Standesbewußtseins und Selbstwertgefühls erkennbar. Ein um 1912 enstandenes Foto vom gemeinsamen Mittagstisch der um ihre Oberin versammelten Krankenschwestern zeigt dieses Selbstbewußtsein einer in bürgerlicher Selbstdisziplin geübten weiblichen Dienstgemeinschaft.[22]

Der weltliche Schwesternverein sollte auch Familienersatz sein. Es wurden Vorträge veranstaltet, etwa »über berühmte Frauen aller Jahrhunderte«, gehalten von einem Senior Behrmann, eine kleine Bibliothek wurde eingerichtet und einmal wöchentlich abends nach 9 Uhr trat ein Schwesternchor zusammen. Doch schon angesichts der übermäßigen Dienstzeiten blieb der gesellschaftliche Erfahrungshorizont äußerst beschränkt. Das ganze Leben der Krankenpflegerin sei, wie Oberin Hedwig von Schlichting im Fachblatt des Roten Kreuzes schrieb, »in eine so enge Form gezwängt«, die geprägt sei von Entsagung und Verzicht, Verzicht u.a. auf Familiengründung und Sexualität. Die Unterwerfung des Pflegepersonals unter eine rigide Anstaltsdisziplin erstreckte sich nicht nur auf das Arbeitsverhältnis, sondern nahm Einfluß auf alle Bereiche der Lebensführung.[23]

Durch den Internierungszwang war das gesamte Pflegepersonal zum einen praktisch permanent verfügbar, zum anderen nahezu abgeschnitten vom gesellschaftlichen Leben. Bezogen auf die einzelne Krankenschwester konstatierte Hedwig von Schlichting als Folge dieser Verhältnisse »das Bewußtsein, hinter der eigenen Zeit zurückzubleiben«, eine zunehmende Einseitigkeit und die Neigung »zu einer gewissen Stumpfheit«. Die Gedanken der Krankenschwestern drückt sie zusammenfassend in dem Seufzer aus: »Aber meine Welt ist (...) der Krankensaal und mein Zimmerchen, bis auf 10 Stunden von den 7 mal 24 Stunden der Woche. Daß ich dies noch immer nicht begreifen kann!« Weiter eingehend auf die Auswirkungen der Lebens- und Arbeitsbedingungen im Pflegedienst erklärt sie aus nächster Anschauung: »Der Wunsch, den Beruf, welchen man wirklich liebt, unter etwas leichteren Verhältnissen ausüben zu können, ist wohl da, aber es fehlt an der geistigen Elastizität, gegen das Bestehende anzukämpfen, um so mehr, als ein solches Vorgehen den um das tägliche Brod Arbeitenden leicht die Stellung erschüttern könnte. – Das sind Gründe, weshalb so selten eine Stimme aus dem Kreise der Schwestern laut wird: man schließe aus dem Schweigen nicht, daß sie die jetzige Gestaltung ihres Lebens als einzig Gegebene auffassen. Ich kann aus meiner langjährigen Oberinnenzeit versichern, daß mir manche schmerzliche Klage vorgetragen ist. Von Jahr zu Jahr wird in mir die Ueberzeugung mächtiger, es darf nicht Alles beim Alten bleiben.«[24]

Die drückenden Arbeitsverhältnisse in den Krankenanstalten trieben das Pflegepersonal in eine ständige Isolation, einen Großteil auch in Resignation.

Kollektive Interessenvertretung

Der Aufbau einer kollektiven Interessenvertretung des Pflegepersonals erfolgte im Vergleich zu anderen Beschäftigungsgruppen nur sehr verzögert und war äußerst schwierig.

Gewerkschaftliche Bestrebungen einer Organisierung des unteren Krankenhaus- und Pflegepersonals begannen im Rahmen des Gemeinde- und Staatsarbeiterverbandes 1897, ausgehend von Berlin, wo dieser 1900 eine »Sektion Gesundheitswesen« bildete. Ihm schloß sich 1904 der 1898 gegründete »Zentralverband des Massage-, Bade- und Krankenpflegepersonals Deutschlands« an, der u.a. einen zentralen Stellennachweis und das seit November 1901 erscheinende Fachorgan *Die Sanitätswarte* in die Organisation einbrachte. Weitere kleinere Vereinigungen folgten diesem Beispiel. Im Jahre 1910 vereinigte die »Sektion Krankenpflege« im Gemeindearbeiterverband reichsweit 2.326 Mitglieder, während der christliche »Deutsche Verband der Krankenpfleger und -Pflegerinnen«, geleitet von Georg Streiter, zur gleichen Zeit etwa 1.400-1.500 Mitglieder zählte, davon etwa 400 weibliche; sein Verbandsorgan war *Der*

Krankenpfleger. Entstanden war er aus einem 1903 ins Leben gerufenen christlichen Gewerkverein. Weiter hatten sich elf Standesvereine mit 1910 etwa 1.000 Mitgliedern im »Deutschen Krankenpfleger-Bund« zusammengeschlossen.

Die 1903 unter dem Einfluß der bürgerlichen Frauenbewegung gegründete, von Agnes Karll geleitete »Berufsorganisation der Krankenpflegerinnen Deutschlands« (B.O.K.D.) organisierte 1910 3.112 Frauen in der privaten wie in der anstaltsgebundenen Krankenpflege, darunter einige hundert ehemalige Diakonissen. »Die Krankenpflege als wirtschaftlich selbständiger Frauenberuf« (Agnes Karll) war Ausgangspunkt und Ziel ihrer sozial- und berufspolitischen Bestrebungen.[25]

Einen wesentlichen Impuls für die Entwicklung dieser Verbände gaben die in den Jahren 1900 bis 1903 stattfindenden großen Reichstagsdebatten über die Zustände in den Krankenanstalten, in denen vor allem der sozialdemokratische Abgeordnete Antrick, zum Teil unterstützt durch den Zentrumspolitiker Adolf Gröber, die drückenden Arbeitsverhältnisse hinter den Krankenhausmauern erstmals ins Licht einer reichsweiten Öffentlichkeit rückte. Angewiesen auf diese öffentliche Fürsprache, nicht zuletzt zur Ermutigung der noch ungefestigten eigenen Reihen, verbreiteten die Verbände des Pflegepersonals Debattenbeiträge fortgesetzt in ihren Zeitungen und in Druckschriften mit Massenauflage, zumeist verbunden mit einer Vorstellung ihrer Programmforderungen. Zugleich nahmen sie auf die Debatte Einfluß, indem sie die Abgeordneten mit Argumentationsmaterial und Informationen aus eigenen Umfragen und Mitgliedererhebungen zu den Arbeitsbedingungen im Pflegedienst versorgten. Zahlreiche Zuschriften aus dem ganzen Reich erreichten Antrick und Gröber auch von nicht organisierten Pflegerinnen und Pflegern. Einen unmittelbaren Anstoß gaben die Reichstagsdebatten im Falle der Gründung des genannten christlichen Gewerkvereins.[26]

Ungeachtet verschiedener Fortschritte blieb die kollektive Interessenvertretung des Pflegepersonals vor dem Ersten Weltkrieg sowohl zahlenmäßig als auch organisatorisch und bewußtseinsmäßig vergleichsweise schwach entwikkelt, selbst in der Hochburg der Gewerkschaftsbewegung, in Hamburg, wo im Jahre 1900 insgesamt 37.635 Arbeiter gewerkschaftlich organisiert waren und z.B. die Bauarbeiter den Zehnstundentag bei Sechstagewoche durchsetzten, drei Jahre später bereits den Neunstundentag. Der Verband der Gemeinde- und Staatsarbeiter zählte 1905 in der Hansestadt, in der rund 40 % aller Lohnabhängigen im Öffentlichen Dienst beschäftigt waren, 2.343 Mitglieder. Während darin einzelne Berufsgruppen, wie die Gasarbeiter, bis zu 60 % und mehr organisiert waren, lag der Organisationsgrad des Personals der Krankenanstalten mit 19 % erheblich unter dem Verbandsdurchschnitt von 34 % (bezogen auf die vom Verband erfaßten Beschäftigtengruppen).[27] Und von diesen gewerkschaftlich organisierten Krankenhausbeschäftigten arbeitete nur ein Bruchteil im Pflegedienst, in der Mehrzahl Krankenwärter, die – im Unterschied zu den Krankenschwestern – erst ab Frühjahr 1909 in Hamburg am Allgemeinen Krankenhaus St. Georg eine einjährige, staatlich anerkannte Ausbildung absolvieren konnten. Von ihrem Verband erhofften sich die Krankenwärter auch eine Stärkung gegenüber der Konkurrenz der Krankenschwestern. So forderte dieser lange Zeit das »Verbot weiblicher Pflege auf Männerstationen«. In dieser Auseinandersetzung zitierte der Verband häufig die Aussage des Sozialdemokraten Antrick im Reichstag: »Der männliche Pfleger wurde unter dem Schwesternpersonal in dem Krankenhaus regelrecht zum Hausknecht der Schwestern degradiert (...) Aus dieser unwürdigen Stellung muß das Pflegepersonal wieder heraus (...).«[28] Die heftigen Emotionen entzündeten sich auch daran, daß mit Einführung der Schwesternpflege die herkömmliche Geschlechterhierarchie, häufig auch der Altersvorrang durchbrochen wurde, während zugleich eine neue soziale Hierarchie innerhalb des Pflegedienstes entstand. Bereits die ersten Ankündigungen zur Einführung der Schwesternpflege hatten 1894 in Eppendorf zu einer wahren »Wärterflucht« (Theodor Rumpf) geführt, obwohl keine Entlassungen anstanden.[29]

Gegen die Schwesternpflege auf Männerstationen versuchten um die Jahrhundertwende auch konservative Kreise in moralisierenden Pamphleten öffentlich Front zu machen, mit der Folge, daß erstmals seit 1895 die Anwerbung von Krankenschwestern für die Hamburgischen Staatskrankenanstalten für mehrere Jahre merklich stockte. Im Kern richteten sich diese öffentlichen Angriffe gegen die Etablierung eines bürgerlichen Frauenberufs in der Krankenpflege.[30]

Dennoch: Der Berufsorganisation der Krankenpflegerinnen schlossen sich in Hamburg bis 1908 142 Krankenschwestern und Pflegerinnen an, die im Pflegedienst des Eppendorfer Krankenhauses beschäftigt oder ehemals beschäftigt waren. Zu dem günstigen Klima für die Bereitschaft, sich für die eigenen beruflichen Belange einzusetzen, hatte Hedwig von Schlichting während ihrer Amtszeit als Oberin des Hamburgischen Schwesternvereins zwischen 1902 und 1905 mit ihren Aktivitäten nicht unwesentlich beigetragen.

Allgemein hatten die B.O.K.D. und weit mehr noch die gewerkschaftlichen Zusammenschlüsse (auch in Hamburg) erheblich mit Maßregelungen und Entlassungen zu kämpfen, die gegen ihre Mitglieder seitens der Krankenhausdirektion ausgesprochen wurden. So stellt eine von Charlotte Reichel verfaßte B.O.K.D.-nahe Schrift 1910 fest: »Die Berufsorganisation nimmt deswegen jetzt nicht eher Anfängerinnen auf, bis sie sicher weiß, daß sie in ein Haus kommen, das die gesetzlich gewährleistete Koalitionsfreiheit (gemeint war die Behandlung nach den Bestimmungen des Reichsvereinsgesetzes) respektiert. Auch der Verband der Krankenpfleger und -Pflegerinnen (Christliche Gewerkschaft) hat über dieselbe Beschränkung zu klagen.«[31]

Andere problematische Bedingungen bei der Organisierung des Krankenpflegepersonals beschreibt der langjährige Hamburger ›Filialsekretär‹ des Gemeinde- und Staatsarbeiterverbandes, Heinrich Bürger, in einem Artikel des sozialdemokratischen *Hamburger Echo* im November 1910 folgendermaßen: »Daß Pflegepersonal wohnt noch immer in den Anstalten, d.h. im Grunde genommen, ist es fortwährend, Tag und Nacht. Tag ein, Tag aus, der Anstaltsordnung unterworfen. Es kann nicht nach Beendigung des Dienstes die Anstalt verlassen (...)« Zu den einzigen wöchentlichen Freistunden bemerkt er: »Will das Personal abends zur Versammlung gehen, muß es mit ›dringlichen‹ Extrawachen rechnen. (...) Zur rechten Handhabung des Schikanewesens gehören auch die willkürlichen Entlassungen und Verwandtes.« Demgegenüber fordert Bürger »Bewegungsfreiheit« und »externe Stellung« für das Pflegepersonal. Sein Resümee: »Etwa reichlich zehn Jahre reichen die Bemühungen zurück, das Pflegepersonal unserer öffentlichen Anstalten gewerkschaftlich zu organisieren. Die unerhört vielen Mühen, die vielen gescheiterten Versuche sollen nicht aufgezählt werden. Nur soviel sei gesagt, daß eine eigene gewerkschaftliche Organisation des Pflegepersonals zu den Unmöglichkeiten gehört. Dies einsehend übernahm der Verband der Gemeinde- und Staatsarbeiter die sektionsweite Organisierung des Pflegepersonals unter gleichzeitiger Zusammenfassung des gesamten unteren Anstaltspersonals.«[32]

Das Lohnniveau des Hamburger Pflegepersonals konnte zwar nach der Jahrhundertwende etwas gesteigert werden, doch blieb der finanzielle Spielraum eng bemessen, so daß für viele auch die Zahlung der Gewerkschaftsbeiträge ein Problem darstellte. Zugleich blieb es bei einem hohen Anteil nicht frei verfügbarer Leistungen in Form von Kleidung, oft unwürdiger Unterkunft und nicht selten mangelhafter Verpflegung, deren Wert sehr unterschiedlich bestimmt wurde. Die Aufhebung des Kost- und Logiszwanges, angeprangert als »ein kulturfeindliches System« und als »Dienstbotensklaverei« (*Sanitätswarte* 3.2.1905), gehörte zu den zentralen Programmpunkten des Gemeindearbeiterverbandes für das Pflegepersonal.[33]

Neben diesen äußeren Zwängen behinderten ideologische sowie sozialisations- und mentalitätsbedingte Bindungen die wirksame Entfaltung einer kollektiven Interessenwahrnehmung. Frauen aus bürgerlichen Mittelstandsfamilien, die ihren Töchtern oft keine »standesgemäße« Versorgung mehr bieten konnten, bewarben sich Ende des 19. Jahrhunderts ohne Arbeitsmarktsozialisation um den vermeintlich haushaltsnahen, frauengemäßen Pflegebereich. Im Unterschied zu den proletarischen Wärterinnen und Wärtern zeigten sich die bürgerlichen Frauen empfänglich für das überkommene, inzwischen überwiegend säkularisierte Dienstideal in der Krankenpflege. Unerfahren auf dem Arbeitsmarkt, sich häufig bewußt absetzend vom Lohnarbeitscharakter der Anstellung als Pflegerin, da Lohnarbeit nach wie vor als »niedrig« empfunden wurde, standen sie jeglicher Form gewerkschaftlichen Zusammenschlusses eher fern.[34]

Zudem war der Arbeitsmarkt für Töchter aus bürgerlichem Hause sehr begrenzt, besonders wenn die berufliche Stellung den bürgerlichen Kriterien eines hinreichenden sozialen Ansehens entsprechen mußte. Die bewußt verstärkte Abgrenzung der Krankenschwestern nach »unten«, gegen das proletarische Pflegepersonal, stellte auch eine Kompensation dar für die Angst vor der Schmach ihrer tatsächlichen Lohnerwerbsexistenz, auf die sie nicht vorbereitet waren und für die sie sich nicht bestimmt fühlten. Angesichts der Realität der Arbeitsverhältnisse in der Krankenpflege um 1900 bedurfte es einer erheblichen Verklärung, um wenigstens ein Minimum des Bedürfnisses nach Aufrechterhaltung der gewohnten bürgerlichen Vorstellungswelt zufriedenstellen zu können. Die Diskrepanz zwischen den gehobenen sozialen Ansprüchen und den wirklichen Arbeits-, Wohn- und Lebensbedingungen fingen die Krankenschwestern teilweise auf durch die Kultivierung von Differenzen und durch Setzung von Akzenten bürgerlicher Gesellschaftsformen im Tages- und Jahresablauf der Schwesterngemeinschaft.[35]

Selbst die Berufsorganisation der Krankenpflegerinnen verstand sich zugleich als »Schwesternschaft« und knüpfte mit ihrem Leitspruch »Ich dien« noch deutlich an das Diakonissenideal und das Dienstverständnis in der Krankenpflege an. Auch in ihrer Emblematik und im Titel ihrer Verbandszeitschrift *Unterm Lazaruskreuz* nahm sie Bezug auf die Ideologie des Liebesdienstes und der Aufopferung. Die von einem Großteil der Krankenschwestern erstrebte oder stolz getragene Rote-Kreuz-Brosche stand für Hilfeleistung, für Einsatzbereitschaft und für »Vaterlandsdienst« im Krieg und, darüber vermittelt, auch für gesellschaftliche Anerkennung. Die hamburgischen Vereinsschwestern, die von Anfang an das Rote Kreuz in ihrer Brosche trugen, entsandten vor 1914 mehrfach Abordnungen auf koloniale Kriegsschauplätze, so 1905 nach Südwestafrika. Im Bericht über den Schwesternverein heißt es bereits für das Jahr 1899:

»Einer ehrenvollen Anfrage vom Centralkomitee des Roten Kreuzes kam die Oberin gern entgegen, indem sechs Schwestern des Vereins für den Kriegsschauplatz in Südafrika zur Verfügung gestellt wurden. Im November und Dezember begaben sich dieselben nach Transvaal.«[36]

Zu den Mentalitätshindernissen eines übergreifenden Zusammenschlusses von Krankenpflegerinnen und Krankenpflegern bemerkt Charlotte Reichel in der bereits erwähnten B.O.K.D.-nahen Schrift von 1910: »Es scheint eben, daß sich weibliches Pflegepersonal nur in geringem Grade zum Zusammenschluß mit männlichen Berufskollegen entschließen kann. Zwischen beiden Kategorien herrscht überhaupt häufig eine gewisse Animosität oder mindestens ein wenig kollegialer Geist, was zu vielfachen Reibereien führt.«[37] Die »Animositäten« bestanden – wie gesehen – in beiden Richtungen. Die Zersplitterung und Konkurrenz der verschiedenen Verbände des Pflegepersonals behinderten die Kampfkraft zusätzlich.

Tatsächlich konnte für das Pflegepersonal bis zur Novemberrevolution 1918/19 kein einziger Tarifvertrag abgeschlossen werden. Immerhin beförderten die Aktivitäten der verschiedenen Zusammenschlüsse die Umsetzung der Bundesratsbeschlüsse vom 21. März 1906 zur staatlichen Prüfung des Pflegepersonals nach einjähriger Ausbildung (die B.O.K.D.-Forderung lautete: dreijährige Ausbildung) zwischen 1907 und 1909, u.a. in Preußen, Sachsen, Württemberg, Hessen, Bremen und Hamburg, wenngleich eine einheitliche reichsgesetzliche Regelung auch in der Weimarer Republik nicht erreicht werden konnte.[38]

Nach 1918 waren es in Hamburg vor allem die zunehmend ausgebildeten, zum Teil schon extern wohnenden, gewerkschaftlich gut organisierten Pflegerinnen, die sich für die Anwendung der Demobilmachungsverordnung zum Achtstundentag (bei einer Sechstagewoche) auch auf den Pflegedienst einsetzten und zu seiner Einführung in den Krankenhäusern beitrugen, während ihn die hamburgischen Vereinsschwestern wie auch die Berufsorganisation der Krankenpflegerinnen ablehnten.[39]

Zusammenfassung, Ergebnisse, Thesen

- Die Ablösung der Krankenwartung durch eine qualifizierte Krankenpflege stellt einen wesentlichen Baustein des Strukturwandels vom Armenhospital zum modernen Krankenhaus für akut und schwer Erkrankte dar. Sie vollendet die entscheidende Phase dieses Strukturwandels – in Hamburg zwischen 1870 bis 1900.
- Diese »Systemänderung« (*Sanitätswarte* 1905) bedeutete eine soziale und geschlechtsspezifische Umschichtung großen Ausmaßes. Zwischen 1895 und 1897 kam es im Krankenhaus Eppendorf zu einem gesteuerten Personalaustausch von 70-80 %, bis 1900 zu einer Personalvermehrung im Pfle-

gedienst um 50 % (vor 1895: um 200; 1900: 305). Der Männeranteil sank auf kaum 12 %. Die unkontrollierte hohe Fluktuation des Pflegepersonals wurde eingedämmt.

- Die verspätete Reform fand unter der Regie der Ärzte statt. Das bedeutete: Der Vorrang der ärztlich-hygienischen Kompetenz vor der ökonomisch-administrativen Kompetenz wurde nunmehr auch im Pflegebereich des Krankenhauses durchgesetzt.
- Die erfolgreiche Durchführung und Ausgestaltung der »Systemänderung« im Pflegedienst beruhte wesentlich auf dem Engagement von Frauen aus dem gehobenen Bürgertum oder Adel, wie z.B. in Hamburg Hedwig von Schlichting.
- Das Wartpersonal verstärkte durch fortgesetztes massenhaftes Abwandern aus den Stellungen, durch individuelle Verweigerungen und vielzitierte »Widersetzlichkeiten« den Reformdruck im Pflegebereich, ohne den Reformprozeß initiieren oder steuern zu können.
- Die Stabilisierung des Pflegedienstes – bei gleichbleibend niedrigem Lohnniveau, bei kaum verbesserten Arbeitsverhältnissen, bei erweiterten und intensivierten Pflegeaufgaben – war wesentlich eine Leistung der Schwesterngemeinschaft. Sie beruhte auf einem überhöhten Dienstideal und einer großen Aufopferungsbereitschaft bürgerlich geprägter Frauen, welche als Frauen dienen gelernt hatten, als Angehörige des Bürgertums jedoch auch dirigieren, kontrollieren und »managen«. Innerhalb der Arbeitswelt hinter den Krankenhausmauern wurden von den Krankenschwestern sorgsam gehegte Inseln der Bürgerlichkeit eingerichtet, die ihren besonderen Zusammenhalt stärkten und eine symbolische Abhebung aus der Sphäre der proletarischen Lohnarbeit ermöglichten.
- Die bürgerlichen Krankenschwestern partizipierten bewußt an dem gewachsenen Ansehen der Institution Krankenhaus und trugen selbst zu diesem Ansehen bei. Ihr Beitrag an der wachsenden Akzeptanz des Krankenhauses durch die Patienten war bedeutend.
- Wirksame Formen des sozialen Protestes gegen die Arbeitsverhältnisse konnten sich während des Kaiserreichs kaum entwickeln. Der fortdauernde Internierungszwang und die Reaktivierung des Dienstideals in der Krankenpflege waren entscheidende Gründe dafür. Die schwachen Ansätze eines Berufsbewußtseins waren konfrontiert mit den Ergebnissen des Professionalisierungsprozesses der Ärzte, die an einer beruflichen Autonomie der Krankenpflege nicht interessiert waren und zaghafte Forderungen aus der bürgerlichen Frauenbewegung nach einer Hochschulbildung für Pflegerinnen leicht abwehren konnten.

- Die Arbeitsverhältnisse verengten den sozialen Bewegungs- und Handlungsraum des Pflegepersonals auf ein Minimum. Dadurch wurde auch die Aufnahme emanzipatorischer Impulse von außen erschwert. Eine Folge dieser Verhältnisse war, daß das Pflegepersonal an zentralen gesellschaftlichen Errungenschaften nur mit jahrzehntelanger Verzögerung teilnahm.

Anmerkungen

1 A.-P. Kruse (1983), *Die Entwicklung der Krankenpflegeausbildung seit der Mitte des 19. Jahrhunderts,* Diss., Osnabrück; C. Bischoff (1984), *Frauen in der Krankenpflege: Zur Entwicklung von Frauenrolle und Frauenberufstätigkeit im 19. und 20. Jahrhundert,* Frankfurt/M.; Eva-Cornelia Hummel (1986), *Krankenpflege im Umbruch (1876-1914). Ein Beitrag zum Problem der Berufsfindung »Krankenpflege«,* Freiburg; H. Steppe/F. Koch/H. Weisbrod-Frey (^{3}1986), *Krankenpflege im Nationalsozialismus,* Frankfurt/M.; H.-P. Schaper (1987), *Krankenwartung und Krankenpflege. Tendenzen der Verberuflichung in der ersten Hälfte des 19. Jahrhunderts,* Opladen; H. Grundhewer (1987), Die Kriegskrankenpflege und das Bild der Krankenschwester im 19. und frühen 20. Jahrhundert, in: J. Bleker/H.-P. Schmiedebach (Hg.) (1987), *Medizin und Krieg. Vom Dilemma der Heilberufe 1865 bis 1985,* Frankfurt/M., S. 135-152; E.-C. Hummel (1989), Zur Prägung der sozialen Rolle der weiblichen Krankenpflege bis zum Ersten Weltkrieg in Deutschland, in: A. Labisch/R. Spree (Hg.) (1989), *Medizinische Deutungsmacht im sozialen Wandel des 19. und frühen 20. Jahrhunderts,* Bonn, S. 141-155; U. Müller/U. Hesselbarth (1994), *Die geschichtliche Entwicklung der Krankenpflege,* Hagen.

2 E. Seidler (1966), *Geschichte der Pflege des kranken Menschen,* Stuttgart; vgl. ders. (^{6}1993), *Geschichte der Medizin und der Krankenpflege,* Stuttgart; vgl. international bes. V. Bullough/B. Bullough (1978), *The Care of the Sick: The Emergence of Modern Nursing,* New York; B. Melosh (1982), *»The Physician's Hand«. Work, Culture and Conflict in American Nursing,* Philadelphia; A. Summers (1983), Pride and Prejudice. Ladies and Nurses in the Crimean War, in: *History Workshop* 16, S. 30-56; Y. Kniebihler (Hg.) (1984), *Cornettes et blouses blanches. Les infirmières dans la société française 1880-1980,* Paris; C. Maggs (Hg.) (1987), *Nursing History: The State of the Art,* London; A. Fritschi (1990), *Schwesterntum. Zur Sozialgeschichte der weiblichen Berufskrankenpflege in der Schweiz 1850-1930,* Zürich.

3 Vgl. jedoch Hummel (1986).

4 Die folgende komprimierte Darstellung bezieht sich durchgängig auf eine entsprechende Auswertung der Quellenbestände im Staatsarchiv Hamburg, hier StaH, Senat, Cl. VII Lit. Qb No. 8 Vol. 34-186, ausgehend von einem Forschungsprojekt zur Krankenhausgeschichte 1988/89 am Institut für Geschichte der Medizin, Universität Hamburg (vgl. dort auch Spezialverzeichnis der relevanten Archivalien, bes. S. 18-61). Zu Ergebnissen des Projektes einschließlich ausführlicher Belege zur Entwicklung der Krankenpflege vgl. im folgenden G. Uhlmann/U. Weisser (1989), Grundzüge einer Geschichte des Eppendorfer Krankenhauses, in: U. Weisser (Hg.) (1989), *100 Jahre Universitäts-Krankenhaus Eppendorf 1889-1989,* Tübingen, S. 13-129; insbesondere für den Bezug auf Bildquellen aus dem UKE-Archivbestand, deren Abdruck hier nicht möglich ist, vgl. auch G. Uhl-

mann/U. Weisser (1992), *Krankenhausalltag seit den Zeiten der Cholera. Frühe Bilddokumente aus dem Universitäts-Krankenhaus Eppendorf in Hamburg*, Hamburg.

5 *Medizinal-statistische Mitteilungen aus dem Kaiserlichen Gesundheitsamte* (1912), Bd. XV., Berlin, S. 1-92, hier bes.: S. 59 Tabelle F.

6 Revisionsbericht des Medizinalkollegiums vom November 1876 über die Zustände im Allgemeinen Krankenhaus (St. Georg) mit Anlagen u.a. zur Zeiteinteilung im Stationsdienst, StaH, Senat, Cl. VII Lit. Qb No. 8 Vol. 70, hier /1/, Piece 6.

7 Vgl. G.M. Lundt (1876), *Das Hamburgische Allgemeine Krankenhaus. Ein Bild innerer und äußerer Verhältnisse*, Hamburg, bes. S. 19 ff., S. 25 ff.; vgl. auch Denkschrift Krankenhausdirektion März 1884, StaH, Senat, Cl. VII Lit. Qb No. 8 Vol. 87 Fasc. 4, /15/, Anlage 1.

8 Zur Einführung und Entwicklung der Schwesternpflege im Krankenhaus vgl. StaH, Senat, Cl. VII Lit. Qb No. 8 Vol. 109 und Vol. 112.

9 Lundt (1876), S. 9 ff.; vgl. dazu Uhlmann/Weisser (1992), Abb. 1.

10 Zu Anlage und Ausstattung der Krankenpavillons vgl. T. Deneke (1889), *Mittheilungen über das Neue Allgemeine Krankenhaus zu Hamburg-Eppendorf. Unter Mitwirkung von Heinrich Curschmann*, Braunschweig, bes. S. 25-32, S. 71-77; zur Relation Pflegepersonal/Patienten vgl. den historisch-statistischen Beitrag von U. Häntsch in: Weisser (1989), S. 540-558; vgl. auch Uhlmann/Weisser (1992), Abb. 10, 21, 36, 84.

11 Vgl. die von G.M. Lundt verfaßte und kommentierte Aufgaben- und Zeiteinteilung für den Stationsdienst in Revisionsbericht (1876).

12 Instruction für die Schwestern des Neuen Allgemeinen Krankenhauses zu Hamburg-Eppendorf (1895), StaH, Medizinalkollegium, I F 7a, Bd. 1; H. von Schlichting (1901a), Der Schwesternverein der Hamburgischen Staatskrankenanstalten, in: *Das Rothe Kreuz* 19, Nr. 3, S. 40-42; vgl. Die Regelung der Arbeitszeit für das Krankenpflegepersonal (1910/11), in: *Soziale Praxis und Archiv für Volkswohlfahrt* 20, S. 272.

13 Lundt (1876), S. 19-20; Denkschrift Krankenhausdirektion 1882, StaH, Senat, Cl. VII Lit. Qb No. 8 Vol. 87 Fasc. 1b, Anm. 6.

14 Von Schlichting (1901a); zu spezifischen Belastungen vgl. auch A.v. Zimmermann ([3]1916), *Was heißt Schwester sein? Beiträge zur ethischen Berufserziehung*, Berlin, bes. S. 47-51, bezeichnenderweise aber unter der Rubrik »Unerläßliche Eigenschaften für die Pflegetätigkeit«; C. Reichel (1910), *Der Dienstvertrag der Krankenpflegerinnen unter Berücksichtigung der sozialen Lage*, Jena, Anhang, S. 98-100; *Zeitschrift für Krankenpflege* 26 (1904), S. 251 f.; vgl. auch C. Bischoff (1992), *Frauen in der Krankenpflege. Zur Entwicklung von Frauenrolle und Frauenberufstätigkeit im 19. und 20. Jahrhundert*, Frankfurt/M., S. 118 f.; Hummel (1986), S. 122-155; Uhlmann/Weisser (1992), Abb. 76.

15 Lundt (1876), S. 20, S. 49; vgl. StaH, Senat, Cl. VII Lit. Qb No. 8 Vol. 87 Fasc. 7 /46/, 12.

16 Vgl. StaH, Senat, Cl. VII Lit. Qb No. 8 Vol. 112 Fasc. 1; H.v. Schlichting (1901b), Der Schwesternverein der hamburgischen Staatskrankenanstalten, in: J. Classen/T. Deneke (Hg.) (1901), *Hamburg in naturwissenschaftlicher und medizinischer Beziehung*, Hamburg, S. 292-296; Beiträge zu den Gehaltsverhältnissen der Krankenpflegerinnen (1910/1911), in: *Soziale Praxis und Archiv für Volkswohlfahrt* 20, S. 1400 f.; Hummel (1986), S. 73-75; *Drittes Gesetz über Änderungen in der Unfallversicherung vom 20. Dezember 1928* (RGBl. I, 405 f.) und *Jahresbericht des Hamburgischen Gewerbeaufsichtsamtes 1929*, S. 71.

17 Instruction (1895); *Jbb. d. Hamb. Staatskrankenanstalten* 1 (1889), T. 1, XXXI; Deneke

(1889), S. 8; C. Lauenstein (1897), *Der Assistenzarzt,* Berlin, S. 101-106 (»Verhalten gegenüber dem Pflegepersonal und Kontrole desselben«).

18 Zimmermann (1916), S. 58; vgl. kritischer dazu E. Storp (1901/02), Eine Krankenschwester über die »Schwesternfrage«, in: *Die Krankenpflege* 1, S. 94 ff.; H.v. Schlichting (1901/92), Ein »Deutscher Schwesternverein«, in: ebd., S. 564-567.

19 T. Rumpf (1893/94), Die Gründung eines Schwestern-Vereins für die Hamburgischen Staatskrankenanstalten, *Jbb. d. Hamb. Staatskrankenanstalten,* T. 2, S. 3-18; vgl. ders. (Hg.) (1900), *Leitfaden der Krankenpflege,* Leipzig.

20 Zimmermann (1916), S. 41.

21 Zimmermann (1916), S. 57 f. sowie S. 48.

22 S. Uhlmann/Weisser (1992), S. 10 und in Gegenüberstellung Abb. 61, 81, 82, 83, 75; vgl. Fritschi (1990), S. 153.

23 Von Schlichting (1901).

24 Von Schlichting (1901), S. 41 f.

25 Vgl. H. Bürger: Das Pflegepersonal in den Kranken- und Irrenanstalten, in: *Hamburger Echo,* 11. Nov. 1910 (StaH, Medizinalkollegium I F 15a, Bd. I); Reichel (1910), S. 81 f. und Vorwort von Agnes Karll; F.J. Furtwängler (^{3}1962), *ÖTV. Die Geschichte einer Gewerkschaft,* Stuttgart, S. 126, S. 132 ff., S. 143, S. 213 ff., S. 217; Hummel (1986), S. 122, S. 133; dies. (1989), S. 153 f.

26 Vgl. *Stenographische Berichte über die Verhandlungen des Reichstages X. Legislaturperiode II. Session. 1900/1902,* 2. Bd., Berlin 1901, 1061-1090; ebd. 5. Bd., Berlin 1902, 3838-3888; ebd. 9. Bd., Berlin 1903, 8117-8142; Furtwängler (1962), S. 137 ff.; Hummel (1986), S. 54-57, S. 65-72.

27 Vgl. Furtwängler (1962); zur Entwicklung der Hamburger Gewerkschaftsbewegung eingehend A. Herzig/D. Langewiesche/A. Sywottek (Hg.) (1983), *Arbeiter in Hamburg. Unterschichten, Arbeiter und Arbeiterbewegung seit dem ausgehenden 18. Jahrhundert,* Hamburg, hier: Kap. Kaiserreich.

28 Vgl. Bürger (1910), S. 42; vgl. auch Ein Wort über die Schwesternpflege (1905), in: *Die Sanitätswarte* V, S. 69.

29 Vgl. Jahresberichte des Schwesternvereins der Hamburgischen Staatskrankenanstalten 1895-1914, StaH, Senat, Cl. VII Lit. Qb No. 8 Vol. 112 Fasc. 1.

30 Zu den in Hamburg verbreiteten Schriften und Artikeln gegen die Schwesternpflege vgl. StaH, Medizinalkollegium, I F 7a, Bd. 1, Bl. 58-75; vgl. auch Hummel (1986), S. 60 ff.; H.v. Schlichting (1903), Zur weiblichen Krankenpflege am Männerbett, in: *Zeitschrift für Krankenpflege* 25, S. 89 ff.

31 Reichel (1910), S. 81, S. 98.

32 Bürger (1910).

33 Vgl. Gegen den Kost- und Logiszwang (1905), in: *Die Sanitätswarte* 5, S. 11 ff.; Reichel (1910), S. 62 ff.; Bürger (1910); Hummel (1986), S. 165 ff.

34 Zum Dienstideal bes. Zimmermann (1916); Jahresberichte des Schwesternvereins der Hamburgischen Staatskrankenanstalten 1895-1914; vgl. Fritschi (1990), bes. S. 148 ff.

35 Vgl. T. Rumpf (1899), *Bericht über die Entwicklung und Erhaltung des Schwesternvereins der Hamburgischen Staatskrankenanstalten,* 1. Juni 1899, 1-8, StaH, Senat, Cl. VII Lit. Qb No. 8 Vol. 112 Fasc. 1; vgl. auch Uhlmann/Weisser (1992), Abb. 75, 76.

36 Vgl. Jahresberichte des Schwesternvereins der Hamburgischen Staatskrankenanstalten 1904, 1905; *Unterm Lazaruskreuz* 1 (1906).

37 Reichel (1910), S. 81; vgl. auch Bürger (1910).

38 Furtwängler (1962), S. 284 f., S. 287, S. 349; A.P. Kruse (1987), *Die Krankenpflegeausbildung seit der Mitte des 19. Jahrhunderts*, Stuttgart, S. 86 ff.; Hummel (1986), S. 116 ff.

39 Furtwängler (1962), S. 422 ff.; T. Deneke (1933), Zur Organisation der Hamburgischen Gesundheitsbehörde, *Mitteilungen für die Ärzte und Zahnärzte Gross-Hamburgs*, S. 116-119, hier: S. 117; *Jahresberichte der Verwaltungsbehörden der Freien und Hansestadt Hamburg 1925*, S. 9; Der Achtstundentag (1919), in: *Zeitschrift für Krankenanstalten* 15, S. 65 ff.

Das Allgemeine Krankenhaus – heute und morgen
Ein Ausblick

Alfons Labisch

Das Allgemeine Krankenhaus heute – eine Einführung

Das Hospital der mittelalterlichen und frühneuzeitlichen Stadt war ein Asyl für Hilflose jedweder Art, es war die letzte Zuflucht für alle diejenigen Menschen – gleich ob arm, alt, krank, verwitwet oder verwaist –, für die sonst niemand sorgte. Krankenhäuser sind heute »Einrichtungen, die

1. der Krankenhausbehandlung und Geburtshilfe dienen,
2. fachlich-medizinisch unter ständiger ärztlicher Leitung stehen, über ausreichende, ihrem Versorgungsauftrag entsprechende diagnostische und therapeutische Möglichkeiten verfügen und nach wissenschaftlich anerkannten Methoden arbeiten,
3. mit Hilfe von jederzeit verfügbarem ärztlichen, Pflege-, Funktions- und medizinisch-technischem Personal darauf eingerichtet sind, vorwiegend durch ärztliche und pflegerische Hilfeleistung Krankheiten der Patienten zu erkennen, zu heilen, ihre Verschlimmerung zu verhüten, Krankheitsbeschwerden zu lindern oder Geburtshilfe zu leisten, und in denen
4. die Patienten untergebracht und verpflegt werden können«.[1]

Moderne Krankenhäuser und traditionelle Hospitäler sind also verschiedene Einrichtungen. Die vielfach gebrochene historische Entwicklung, in der die Hospitäler allmählich verschwanden und die Krankenhäuser entstanden, ist Gegenstand des vorliegenden Bandes.

Auf das Krankenhaus richten sich vielfältige Interessen und Bezüge. Sie sind in den historischen Diskussionen angedeutet worden. Die aktuelle Lage und die absehbaren Tendenzen des Krankenhauswesens lassen erwarten, daß die äußeren und inneren Bedingungen des Krankenhauses noch vielfältiger und schwieriger werden. Nur einige der Faktoren, die derzeit und in Zukunft die Lage und Entwicklung des Krankenhauses bestimmen werden, seien genannt:

- die Zahl, die Lebens- und Wohnverhältnisse (z.B. Einpersonenhaushalte, Alleinerziehende) sowie die Alterszusammensetzung der Wohnbevölkerung;
- das Anspruchsniveau der Bürger in einer gesellschafts- und sozialpolitischen Entwicklung, in der tendenziell alle Lebensrisiken durch öffentliche Vorsorge, Versicherung und Versorgung aufgefangen werden;
- das Nachfrageverhalten der Patienten, die spezielle Behandlungen nachsuchen, bzw. die (Poly-)Morbidität der eingewiesenen Patienten;
- das Niveau der vorgeordneten ambulanten medizinischen Versorgung (Zahl, fachliche Ausrichtung, rechtliche, finanzielle und apparative Arbeitsbedingungen und -möglichkeiten der niedergelassenen Ärzte);
- die bauliche, apparative und personelle Substanz von Krankenhäusern, besonders auch im Vergleich mit dem örtlichen und regionalen Angebot an stationären Einrichtungen (Konkurrenz der Krankenhäuser vor Ort und in der Krankenhausplanung);
- das Niveau der nachgeordneten ambulanten und stationären Versorgung (Anschlußheilbehandlung, spezialisierte stationäre Versorgung bzw. Rehabilitation, Alten- und Altenpflegeheime, ambulante Krankenpflege);
- pharmazeutische und medizinische, vor allem medizinisch-technische Entwicklungen und deren finanzielle, personelle und administrative Voraussetzungen und Folgen;
- Personalbestand und personelle Entwicklungsmöglichkeiten (sog. »Pflegenotstand«, »Ärzteschwemme«);
- allgemeine rechtliche (z.B. Hygienerichtlinien, technische Vorschriften), sozialrechtliche (z.B. Gesundheits-Reform-Gesetz (1989), Gesundheits-Struktur-Gesetz (1993)) und krankenhausrechtliche Betriebsvorgaben (Krankenhaus-Finanzierungs-Gesetz (1972); Krankenhaus-Kostendämpfungs-Gesetz (1981); Krankenhaus-Neuordnungs-Gesetz (1985); Bundes-Pflegesatz-VO (1985); Fünftes Buch des Sozialgesetzbuches (1998)).

Aus dieser hier nur anzudeutenden Problemvielfalt[2] der jüngsten Zeit seien im folgenden zwei Aspekte herausgegriffen, die die künftige Entwicklung des Allgemeinen Krankenhauses bestimmen werden. Diese sind einmal die demographische Entwicklung und des weiteren die medizinisch-technische Entwicklung sowie die sich jeweils daraus ergebenden Folgen für das Krankenhaus. In der

Zusammenfassung werden die künftigen Probleme des Krankenhauswesens in historische Perspektiven gestellt – es wird sich zeigen, daß einige der Fragen, die sich heute als so dringend oder neu darstellen, bereits zu der Zeit diskutiert wurden, als das Allgemeine Krankenhaus noch im Entstehen begriffen war. Den Hintergrund bilden ausgewählte Leistungsdaten des Krankenhauswesens in Deutschland seit den 1960er Jahren sowie weitere notwendige Daten, die einem statistischen Anhang entommen werden können (vgl. insbesondere Tab. 1 und Tab. 2 auf den Seiten 423 f.).

Die demographische Entwicklung und das Krankenhaus

Es ist hinreichend bekannt, daß die deutsche Bevölkerung – auch im Vergleich zu anderen Industriestaaten – »überaltert« ist und in immer stärkerem Maße »überaltern« wird. Der Anteil der Menschen über 65 Jahre lag in Deutschland 1871 bei 4,6 %, 1939 bei 7,3 % und 1991 bei 15,3 % (vgl. Tab. 3, S. 425). Nicht deutlich wird in diesen Zahlen, daß innerhalb der Gruppe der älteren Menschen der Anteil der hoch- und höchstbetagten Menschen jeweils überproportional gestiegen ist und weiter steigen wird. Diese Entwicklung ist sicherlich sowohl auf die Prävention allgemein als auch auf die krankheitsfrüherkennende und therapeutische Medizin im engeren Sinne zurückzuführen. Dies läßt sich an der Lebenserwartung der Neugeborenen und der alten und sehr alten Menschen ablesen (vgl. Tab. 4, S. 426). Die Lebenserwartung der Neugeborenen ist erst seit Beginn der 80er Jahre höher als die der Einjährigen – eine Folge der in dieser Zeit entwickelten Perinatalmedizin. Die Lebenserwartung der älteren Menschen ist absolut zwar nur um wenige Jahre, prozentual jedoch erheblich gestiegen. So stieg von 1901/1910 bis 1988/1990 die Lebenserwartung der 70jährigen um 39 %, der 80jährigen ebenfalls um 39 %, und der 90jährigen um immerhin 29 % (vgl. Tab. 4). Dies ist ebenfalls eine Folge intensiv-medizinischer Maßnahmen. Ein Beispiel ist die Total-Endoprothese des Hüftgelenks – heute eine Routineoperation des Oberschenkelhalsbruchs bei älteren Menschen, der früher zu lebensgefährlichen Folgeerkrankungen wie etwa der sogenannten »Bett-Pneumonie« führte. Nur am Rande sei die wunderliche Tatsache vermerkt, daß uns diese gelungenen Interventionen sowohl im therapeutischen als auch im präventiven Bereich heute bisweilen weniger als Erfolg denn als Last erscheinen.[3] Nicht erfüllt hat sich eine wesentliche, allerdings implizite Hoffnung aller derjeniger, die auf die Prävention gesetzt haben: nämlich die uneingestandene Erwartung, daß die Menschen nicht nur immer länger leben, sondern auch in Gesundheit alt werden. Dies ist nicht der Fall. Aus Untersuchungen des Mikro-Zensus, aus Untersuchungen über die Pflegebedürftigkeit und aus vielen epidemiologischen Unterschungen ist bekannt, daß Alter üblicherweise mit – meist mehreren – chronischen Krankheiten, mit Behinderungen und Pflegebedürftigkeit verbunden ist. Die präsenilen Demenzen vom Alzheimer-Typ, früher eher selten, sind ein geläufiges Beispiel. Im übrigen entspricht es der üblichen Fehlwahrnehmung, daß die cerebro-vaskulären senilen Demenzen tatsächlich weitaus verbreiteter sind. Festzuhalten ist, daß unter den alten Menschen Multimorbidität und Pflegebedürftigkeit ansteigt und in der Gruppe der Hoch- und Höchstbetagten nochmals rapide zunimmt.

Die demographischen und epidemiologischen Daten sind im Zusammenhang mit sozialen Daten, hier insbesondere mit der Wohn- und Lebenssituation alter Menschen, zu sehen. Aus vielerlei Gründen, wie etwa beruflicher Mobilität, Wohnungsmarkt, Berufstätigkeit der Frauen – die nach wie vor nahezu ausschließlich die Aufgabe der häuslichen Pflege bewältigen müssen – etc., leben viele alte Menschen entweder allein oder können von ihren pflegenden Angehörigen nur bedingt versorgt werden. Die demographische, epidemiologische und soziale Situation alter Menschen spiegelt sich in besonderer Weise im Krankenhaus wider. Die Gruppe der über 60jährigen Menschen ist im Krankenhaus doppelt so häufig vertreten wie in der gesamten Bevölkerung. In den höheren Altersgruppen nimmt dieser Anteil wiederum überproportional zu. In dem Maße, wie die demographische Alterung zunimmt, wird folglich der Anteil alter Patienten im Krankenhaus jeweils überproportional steigen. Wegen der Nähe zum sozialen Geschehen ist die Überalterung der Krankenhauspatienten besonders in den Allgemeinen Krankenhäusern zu beobachten – und hier wiederum besonders in den Medizinischen Kliniken. Aus den wenigen bislang vorliegenden gerontologischen Untersuchungen ist bekannt,[4] daß die Krankenhäuser in der Versorgung alter Menschen eine besondere Funktion übernehmen. Häufig handelt es sich bei den Krankheiten, die letztlich zur Krankenhausaufnahme führen, um vorbestehende Krankheiten, die sich akut verschlimmern. Insofern sind dies erwartbare Ereignisse. Die Krankenhäuser nehmen oft Aufgaben wahr, die bei einer gut organisierten ambulanten ärztlichen und pflegerischen Versorgung im ambulanten Bereich hätten behandelt werden können. Ähnliches gilt für die nachgeordneten Bereiche der Altenkrankenpflege. Falls hier Verlegungen nicht möglich sind, müssen die alten Patienten unter entsprechend schwerwiegenden medizinischen Diagnosen vorerst im Krankenhaus verbleiben. Besonders an diesem Problem dürfte sich die gesundheitspolitische Diskussion um die Fehlbelegung der Krankenhäuser festmachen lassen. Vornehmlich das Allgemeine Krankenhaus übernimmt damit eine Substitutionsfunktion für eine nicht angemessen ausgebaute ambulante und stationäre Pflege alter kranker Menschen. Darüber hinaus stellen Krankenhausaufenthalte besonders für alte Menschen ein einschneidendes Lebensereignis dar. Ältere alleinstehende Kranke, die erstmals ins Krankenhaus kommen, ältere Kranke, die bislang in Familien versorgt wurden, werden durch den Krankenhausaufenthalt mit der Tatsache konfrontiert, daß sie entweder nicht mehr allein für sich sorgen oder in ihrer bisherigen Umgebung nicht mehr versorgt werden können. Das Krankenhaus dient selbstverständlich auch dazu, daß Angehörige ihren Eltern auf diesem Wege verdeutlichen, daß die Pflege im Haushalt nicht mehr möglich ist. Auf diese Weise übernimmt das Krankenhaus auch eine Distributionsfunktion zu verschiedenen nachgeordneten stationären Einrichtungen – wie etwa zu Alten- und Altenpflegeheimen.

Alters- und Langzeitkranke sind anders zu versorgen als junge Patienten oder Patienten, die nur für eine bestimmte diagnostische oder therapeutische Maßnahme ins Krankenhaus kommen. Auch hat die unmittelbar nach den ersten Krankenheitstagen erforderliche Rehabilitation bei älteren und chronisch kranken Patienten eine viel größere Bedeutung als bei jungen Menschen, die noch über entsprechende Leistungsreserven verfügen. Hier ist selbstverständlich die Frage zu stellen, ob das Krankenhaus, ob ärztliches und pflegerisches Personal auf diese weniger medizinisch-eingreifenden als medizinisch-sozialen und pflegerischen Aufgaben hinreichend eingestellt sind, bzw. ob ihnen im Getriebe des Krankenhausalltags die entsprechende Zeit bleibt. Diese Frage stellt sich selbstverständlich besonders angesichts der Tatsache, daß nach wie vor viele Menschen im Krankenhaus sterben oder aber in zunehmendem Maße als Pflegefall oder gar moribund in nachgeordnete Einrichtungen verlegt werden. So ist zu erklären, daß die Zahl der Menschen, die im Krankenhaus sterben, allmählich sinkt. In Ballungsgebieten dürften heute 90 % aller Menschen in Krankenhäusern oder Altenheimen sterben.

»Wenn die Zahl der alten Menschen in unserer Gesellschaft relativ und absolut steigt, wenn im Jahre 2000 fast 40 Prozent der Krankenhauspatienten (38,4 Prozent) über 60 Jahre sind, wenn über 50 Prozent der Pflegetage auf diese Patientengruppe entfällt, wird der Stellenwert von Gerontologie und Geriatrie, das heißt das Wissen um die spezifischen Alterserkrankungen und die ärztliche Behandlung alterskranker Menschen steigen. Dies wird zu strukturellen Veränderungen führen«,[5]

so Klaus Prössdorf, Hauptgeschäftsführer der Deutschen Krankenhausgesellschaft, vorausschauend im Jahre 1986.

Die medizinisch-technische Entwicklung und das Krankenhaus

Die geradezu rasante medizinisch-technische Entwicklung hat in den letzten beiden Jahrzehnten alle Bereiche der Medizin erfaßt und großenteils grundlegend geändert. Die Innere Medizin ist vom traditionellen »konservativen« Fach zu einem apparativ ausgerichteten und operativ intervenierenden Fach geworden. Beispiele sind die vielfältigen sonographischen und endoskopischen diagnostischen Verfahren, endoskopische Interventionen wie etwa die Gallensteinzertrümmerung oder die verschiedenen Verfahren der perkutan-transluminalen Angioplastie, der Erweiterung verschlossener Herzkranzgefäße teils unter den Bedingungen eines akuten Infarktes, in den Linksherz-Katheter-Labors der Kardiologie. Die diagnostische und therapeutische Radiologie hat sich gewandelt: Beispiele sind die verschiedenen Tomographie-Verfahren bis hin zur Magnet-Resonanz-Tomographie und hochdifferenzierten Verfahren der Strahlentherapie. Die minimal-invasive Chirurgie – in Deutschland übrigens wesentlich entwickelt in einem ländlichen Allgemein-Krankenhaus – hat sich auf alle operativen Fächer ausgewirkt, klassische Operationen revolutioniert und zu völlig neuen Möglichkeiten geführt. Viele der neuen Verfahren drängen – etwa im Bereich der Gefäßchirurgie, der wiederherstellenden Chirurgie, der Urologie, der Orthopädie, der Augenheilkunde, der Hals-Nasen-Ohrenheilkunde – von den Universitätskliniken und Transplantationszentren in die Peripherie der Allgemeinkrankenhäuser. Dazu trägt der Wechsel in der Führung der jeweiligen Kliniken und die Konkurrenz der Krankenhäuser untereinander bei.

Die neuen therapeutischen Möglichkeiten richten sich in Teilen auf eine Klientel, die nur für eine spezifische Diagnostik oder Intervention kurzfristig ins Krankenhaus kommt. Dies gilt etwa für die radiologische Diagnostik, für die Handchirurgie, für endoskopische Operationen großer Gelenke sowie für Eingriffe in der Augen- und Hals-Nasen-Ohrenheilkunde. Selbst wenn viele diagnostische Maßnahmen bereits ambulant erbracht werden, verursachen die »Kurzlieger« mit diagnostischem oder operativem Eingriff[6] eine Vielzahl vorbereitender Maßnahmen und verdichten so die Krankenhausleistungen erheblich. Dies wird im Alltag des Pflegepersonals, das auf solchen Stationen arbeitet, in einem entsprechenden Arbeitsanfall spürbar. Darüber hinaus ziehen viele der neuen technischen Möglichkeiten ungeahnte Folgeleistungen nach sich. Ein Musterbeispiel ist die extrakorporale Stoßwellen-Lithotripsie, also die sogenannte Nierensteinzertrümmerung, in der Urologie. Durch die Nierenlithotripter sollten ursprünglich namhafte Beträge eingespart werden. Tatsächlich verursachte das Verfahren in der Gesamtbilanz zusätzliche Kosten, die in einer erheblichen Zunahme von medizinischen Leistungen lagen, die bei den klassischen operativen Verfahren der offenen Steinentfernung nicht üblich waren. Ausschlaggebend war nicht das Problem, Nierensteine zu zertrümmern, sondern anschließend das Steinmaterial aus Niere oder Harnleiter zu entfernen. Es waren also zusätzliche und ergänzende Behandlungen notwendig. Die Pflegetage konnten jedenfalls nur geringfügig, Personal- und Sachkosten überhaupt nicht vermindert werden.

Festzuhalten bleibt, daß sich viele der neuen medizinischen Verfahren nur unter stationären, organisatorischen, personellen und administrativen Bedingungen vorhalten lassen. Dies hat erhebliche Konsequenzen auch für das Allgemeine Krankenhaus bis weit in die Peripherie:

»Das Krankenhaus 2000 wird deshalb mehr noch als heute Ort medizinischer, medizintechnischer und pflegerischer Hochleistungen sein, wo der medizinische Fortschritt auch durch zunehmende Qualitätssicherung sehr rasch zum allgemeinen Standard wird, den die Bevölkerung und die Versichertengemeinschaft mit großer Selbstverständlichkeit in Anspruch nehmen«.[7]

Auch aus medizinisch-technischer Sicht wird also der Bedarf nach der Behandlung im Krankenhaus zunehmen, die Krankenhaushäufigkeit folglich auf absehbare Zeit steigen.

Aktuelle Probleme des Krankenhauses in historischer Perspektive

Die beiden hier nur beispielhaft angesprochenen aktuellen Probleme der absehbaren demographischen sowie der technischen Entwicklung stellen das Krankenhaus in eine zeitliche Dimension. Der Umgang mit chronisch kranken und moribunden Menschen, denen medizinisch nicht mehr geholfen werden kann und die daher als Pflegefall gelten, erinnert an den Auftrag des alten Hospitals; die medizin-technische Entwicklung verweist auf den spezifischen Auftrag des modernen Hospitals, ausschließlich Kranke aufzunehmen, um sie nach einer gezielten medizinischen Intervention möglichst rasch wieder geheilt oder zumindest gebessert in ihr Alltagsleben zu entlassen. Die beiden an sich widersprüchlichen Aufgaben werden dazu führen, daß immer mehr Menschen im Krankenhaus versorgt werden müssen. Die Krankenhaushäufigkeit wird also die Zahl von zwei Patienten auf zehn Einwohner pro Jahr (!) auf Dauer überschreiten (zur Krankenhaushäufigkeit vgl. Tab. 2). Gleichzeitig wird unter dem Gedanken der Beitragsstabilität aus volkswirtschaftlichen Gründen ein ständiger Druck ausgeübt, die durchschnittliche Verweildauer im Krankenhaus zu senken. Außerdem werden im Akut-Bereich ständig Krankenhausbetten abgebaut. Wenn die Zahl der Krankenhäuser und Krankenhausbetten sinkt, wenn die Zahl der Pflegetage und die Pflegedauer sinken, wenn die Bettenauslastung stagniert, vielleicht sogar wieder steigt, wenn gleichzeitig aber die Zahl der Krankenhausfälle steigt, muß die Leistungsdichte im Krankenhaus ständig zunehmen. Dieses Bild bestimmt den Alltag derjeniger, die im Krankenhaus arbeiten, dieses Bild bestimmt den Alltag auch der Krankenhauspatienten. Die Diskussion um die »Humanität im Krankenhaus« bricht gleichsam zyklisch auf.

Selbst wenn der Bedarf nach Krankenhausbehandlung nicht ständig zunehmen würde, würden Arbeitszeit- und tarifliche Regelungen für das Krankenhauspersonal, Preissteigerungen bei Geräten und Medikamenten, die generell unterschätzten Folgekosten technischer und auch pharmakologischer Neuerungen von sich aus dazu führen, daß die Kosten für die Krankenhausbehandlung permanent steigen. Gleichzeitig sind aus sozialpolitischen Gründen seit dem Gesundheits-Reform-Gesetz von 1993 die Budgets der Krankenhäuser nach Fällen und Kosten festgeschrieben (sog. Budget- und Ausgabendeckelung). Diese Quadratur des Zirkels bestimmt heute das alltägliche Geschehen im Krankenhausmanagement. Nach dem Gesundheits-Struktur-Gesetz von 1989 und dem Gesundheits-Reform-Gesetz von 1993 tritt die Diskussion der Finanzierung des Krankenhauses mit der sog. dritten Stufe der Gesundheits-Reform-Gesetzgebung 1995 in ihre heiße Phase. Nachdem die Bundespflegesatzverordnung bereits novelliert ist, geht es nun darum, die Krankenhausfinanzierung grundsätzlich zu reformieren. Wenn schon die Finanzierung von Gesundheitsleistungen allgemein mit verschiedensten Interessen verbunden ist, gilt dies für das Krankenhaus in besonderer Weise. Die stationäre Versorgung ist nicht nur ein aufwendiger Bereich der gesetzlichen Krankenversicherung, er ist vielmehr auch der Bereich, der – vom Bund und den Ländern und den verschiedenen Krankenhausträgern über die Beschäftigten und Patienten bis hin zur Geräte- und Pharma-Industrie – die verschiedensten Interessen auf sich zieht. Die angestrebte grundsätzliche Reform der Krankenhausfinanzierung wird daher nicht nur die gesamte sozialrechtliche Einordnung des Krankenhauses berühren, sondern auch weit in andere Bereiche der gesundheitlichen und sozialen Sicherung hineinwirken.[8]

Die engere Diskussion um die sozialrechtliche Finanzierung und betriebswirtschaftliche Sicherstellung der Krankenhäuser wird sich u.a. um folgende Punkte bewegen:

- die Rolle des Bundes und der Länder in der Krankenhausfinanzierung und Krankenhausplanung (duales System: Investitionen und Investionsförderung durch die öffentliche Hand einerseits, Betriebs- und Behandlungskosten über einen pauschalierten tagesgleichen Pflegesatz nach dem Selbstkostendeckungsprinzip andererseits (gültig bis zum Gesundheits-Struktur-Gesetz 1993));

- Grundlohnanbindung, Budgetierung und Deckelung (seit Gesundheits-Struktur-Gesetz 1993); zunächst freiwillige flexible Budgetierung durch differenzierte (Abteilungs-) Pflegesätze; Fallpauschalen, pauschalierte Sonderentgelte für bestimmte Leistungen und Basispflegesätze;
- differenzierte Pflegestufen; Grundleistungen; erweiterte Leistungen, besondere Leistungen;
- vollstationäre sowie limitierte teilstationäre, vor- und nachstationäre sowie ambulante Behandlung im Krankenhaus.

Die weitere Diskussion, die aus einer übergeordneten sozial- und gesundheitspolitischen Perspektive auf das Krankenhauswesen blickt, wird insbesondere folgende Punkte beachten:

- Planerische und finanzielle Kompetenzverteilung zwischen Bund, Ländern und Krankenhausträgern und Sozialversicherungsträgern bzw. deren Arbeitsgemeinschaften (dualistisches vs. monistisches System: Finanzierung der Investitionen und Betriebskosten aus Krankenkassenbeiträgen);
- Verhältnis von Krankenhausfinanzierung und Krankenhausplanung: staatliche Genehmigung von Pflegesätzen (Beitragsstabilität als sozialpolitisches Ziel; Rückzug des Staates aus der Investitionsförderung); unterschiedliche Ziele der Krankenhausplanung von öffentlicher Hand (Kosten-Minderung) und Krankenhausträgern (Ausbau, Erhaltung des Krankenhauses);
- Überkapazität im Bereich der Akut-Krankenhäuser und Krankenhaus-Betten vs. Unterkapazitäten im Bereich der Sonderkrankenhaus- (z.B. Rehabilitation, Geriatrie, Sucht) und der Pflegebetten;
- insbesondere Mangel an ortsnahen stationären Versorgungseinrichtungen im Bereich der Alten- und Altenkrankenpflege;
- Ausbau der Krankenhäuser zu sog. »Gesundheitszentren« mit präventiv – sekundärpräventiver, ambulanter, stationärer, rehabilitativer und pflegerischer Aufgabe;
- Aufhebung der – übrigens rein berufspolitisch begründeten, sozial- und gesundheitspolitisch unsinnigen – Trennung von ambulanter und stationärer Versorgung, Verzahnung von ambulanter und stationärer Versorgung;
- Öffnung des Krankenhauses für medizinische und pflegerische Leistungen auch im ambulanten Bereich (Prinzip der freien Krankenhaus-/Krankenhausarztwahl; dieses Prinzip und die leistungsbezogene Krankenhausfinan-

zierung werden selbstverständlich die Konkurrenz der Krankenhäuser untereinander steigern).

Die heftig wogenden Diskussionen zum Ende des 20. Jahrhunderts erwecken leicht den Eindruck, als habe das Krankenhaus zum Ende des 19. Jahrhunderts oder zu irgendeinem anderen Zeitpunkt weniger Probleme bereitet. Zwar ist die Krankenhauspolitik kein bevorzugtes Thema der Medizin- und Krankenhausgeschichte.[9] Aber nur ein kurzer Blick in die Diskussionen der Zeit zeigt, daß das Krankenhaus immer engstens mit außergewöhnlichen Kosten verbunden war und daß sogar durchaus ähnliche Wege vorgeschlagen wurden, die Versorgung zu annehmbaren Ausgaben zu sichern. So veröffentlichte der Geh. Med.-Rat Otto Krohne 1913 einen vielbeachteten Beitrag zum Thema »Die zunehmende Verteuerung unserer modernen Krankenanstalten und deren Ursachen sowie einige Vorschläge, ihr entgegenzuwirken«.[10] Krohne verwies auf den gewaltigen quantitativen und qualitativen Ausbau des öffentlichen Krankenhauswesens, auf die um ein Vielfaches gestiegene Zahl der im Krankenhaus Verpflegten und schließlich auf die öffentliche Pflicht, Krankenhäuser nicht nur für die klassische Armenklientel, sondern auch für den Mittelstand und die Bevölkerung insgesamt bereit zu halten. Problem seien jedoch die in bis dahin undenkbare Dimensionen gestiegenen Kosten sowohl für die Errichtung von Krankenanstalten wie besonders auch für den laufenden Betrieb. Ausgangspunkt war in diesem Fall einmal mehr die bekannte Untersuchung Otto Mosts, damals Leiter des Statistischen Büros der Stadt Düsseldorf, über »Städtische Krankenanstalten im Lichte vergleichender Finanzstatistik«,[11] die Most im Auftrage der Stadt angestellt hatte, nachdem die großartig eröffneten Städtischen Krankenanstalten innerhalb eines Jahres in einem finanziellen Desaster zu enden drohten. Durchaus mit kritischem Blick auf die prächtigen Krankenhausbauten der Jahrhundertwende – heute würde man wohl »Landratsburgen« sagen – führte Krohne umfangreiches weiteres Material über mögliche Ursachen des Kostenanstieges an, um abschließend allgemeine und praktische Gegenmaßnahmen vorzuschlagen:

1. »Die Errichtung einer genügenden Zahl moderner öffentlicher Krankenanstalten ist im gesundheitlichen Interesse unserer Bevölkerung unbedingt erforderlich.«
2. Falls nur geringe Mittel zur Verfügung stehen, »sollen sich alle Ausgaben für bauliche Ausführung und innere Ausstattung der Anstalt auf das unbedingt Notwendige beschränken«.
3. In erster Linie erforderlich sind – abgesehen von baupolizeilichen Vorschriften – alle diejenigen Ausgaben, »die hinsichtlich der hygienischen Beschaf-

> fenheit der Anstalt, sowie für die ordnungsmäßige Pflege und Heilung der Kranken nicht entbehrt werden können«.[12]

Die Diskussion wurde keineswegs von Krohne allein geführt. Vielmehr konnte Krohne auf einschlägige praktische Vorschläge des damals bereits führenden Krankenhausexperten Julius Grober verweisen. Dieser hatte 1910 vor der 35. Versammlung des Deutschen Vereins für öffentliche Gesundheitspflege über »die Entlastung der öffentlichen Krankenanstalten von den leichtkranken und siechen Personen« und die daraus folgende »Errichtung einfacher Krankenanstalten für Leicht- und Chronischkranke« gesprochen.[13] Grober stützte sich wiederum auf erste einschlägige Gedanken Adolf Gottsteins aus dem Jahre 1905.[14] Systematisch und prägnant ausgeführt finden wir die Vorschläge, wie im öffentlichen Krankenhauswesen Kosten einzusparen seien, in einem Vortrag Gottsteins aus dem Jahre 1913 – ebenfalls mit Rückgriff auf Otto Most und in derselben Publikation veröffentlicht wie die Gedanken Krohnes. Gottsteins Fazit ist: »erstens Ausschluß der weniger gefährdeten Kranken aus dem allgemeinen Krankenhause und Unterbringung in einfacheren Anstalten, zweitens Verkürzung des Krankenhausaufenthaltes für den Kranken selbst. Daraus ergeben sich folgende Maßnahmen: Man differenziere die Krankenanstalten nach Krankheitskategorie«.[15] Gottstein schlug im einzelnen vor: Angliederung von Leichtkrankenhäusern an Allgemeine Krankenhäuser, Errichtung von Genesungshäusern, Angliederung von Spezialanstalten – etwa für Lungenkranke – und schließlich Angliederung von Einrichtungen »zur ambulatorischen Behandlung«. Verkürzung der Verweildauer, Anschlußheilbehandlung und Rehabilitation, Aussonderung der (Alten-)Pflegefälle in besondere Anstalten, Öffnung von ambulanter und stationärer Behandlung – so würden die Maßnahmen Gottsteins heute lauten. Dabei war Gottstein, in der historischen Forschung nach wie vor unterschätzt, der erste, der als Stadtarzt des damals noch selbständigen Charlottenburg am 1. Okt. 1913 eine sog. »Anstalt für Leichtkranke« eröffnen konnte.[16]

So steht das Krankenhauswesen auch mit seinen aktuellen Problemen sicher in einer langen Tradition. Wäre also doch etwas ›aus der Geschichte zu lernen‹?

Tabelle 1: Krankenhäuser und Betten nach Art der Einrichtung. Früheres Bundesgebiet

Krankenhäuser und Betten nach Art der Einrichtung
Früheres Bundesgebiet

Jahr	Krankenhäuser insgesamt	Krankenhäuser für Akut-Kranke: zusammen	Krankenhäuser für Akut-Kranke: Allgemeine Krankenhäuser	Krankenhäuser für Akut-Kranke: Fachkrankenhäuser	Sonderkrankenhäuser	Darunter: Psychiatrie/ Neurologie/ Suchtkrankenhäuser	Darunter: Rehabilitation/ Kuren
				Krankenhäuser			
1960	3.604	2.656	1.892	764	948	157	382
1965	3.619	2.518	1.805	713	1.101	175	564
1970	3.587	2.441	1.748	693	1.146	219	595
1975	3.481	2.260	1.655	605	1.221	261	708
1980	3.234	1.991	1.446	545	1.243	310	722
1981	3.189	1.952	1.421	531	1.237	302	722
1982	3.130	1.898	1.383	515	1.232	309	720
1983	3.119	1.868	1.372	496	1.251	330	716
1984	3.106	1.850	1.353	497	1.256	336	726
1985	3.098	1.825	1.339	486	1.273	340	750
1986	3.071	1.801	1.326	475	1.270	343	732
1987	3.071	1.781	1.314	467	1.290	340	756
1988	3.069	1.754	1.294	460	1.315	343	783
1989	3.046	1.735	1.283	452	1.311	335	786
				Betten			
1960	583.513	399.839	343.887	55.952	183.674	95.922	32.059
1965	631.447	422.199	366.819	55.380	209.248	105.299	51.062
1970	683.254	457.004	400.682	56.322	226.250	116.862	60.244
1975	729.791	489.756	435.387	54.369	240.035	118.241	86.276
1980	707.710	476.652	425.941	50.711	231.058	110.833	91.045
1981	695.603	473.804	423.170	50.634	221.799	101.770	91.216
1982	683.624	466.943	418.080	48.863	216.681	99.625	90.055
1983	682.747	463.671	416.882	46.789	219.076	104.710	87.700
1984	678.708	463.404	415.575	47.829	215.304	100.917	88.416
1985	674.742	462.124	413.856	48.268	212.186	96.578	91.520
1986	674.384	461.320	414.297	47.023	212.638	95.646	91.845
1987	673.687	459.131	413.271	45.860	214.093	93.678	95.021
1988	672.834	456.041	410.603	45.438	216.315	91.834	100.023
1989	669.750	452.283	408.285	43.998	216.989	89.396	102.961

Quelle: Daten des Gesundheitswesens. Ausgabe 1993, S. 259

Tabelle 2: Einrichtungen, Betten und Patientenbewegung, Zeitreihe. Früheres Bundesgebiet. Neue Länder und Berlin-Ost

Einrichtungen, Betten und Patientenbewegung, Zeitreihe
Früheres Bundesgebiet
Neue Länder und Berlin-Ost

Jahr / Land	Einrichtungen insgesamt	Einrichtungen: Betten		Patientenbewegung: Fallzahl		Pflegetage/ Verweildauer (Tage)	Durchschn. Verweil-dauer	Durchschn. Betten-auslastung
	Anzahl		je 10 000 Einwohner	Anzahl	je 10 000 Einwohner	1 000	Tage	Prozent
Früheres Bundesgebiet								
1960	3.604	583.513	104,3	6.916.535	1.244,3	198.595	28,7	93,0
1965	3.619	631.447	106,5	7.676.586	1.300,9	210.475	27,4	91,3
1970	3.587	683.254	112,0	8.871.018	1.462,6	220.826	24,9	88,5
1975	3.481	729.791	118,4	10.003.716	1.618,0	221.784	22,2	83,3
1980	3.234	707.710	114,8	11.172.964	1.814,8	219.885	19,7	84,9
1985	3.098	674.742	110,6	11.746.145	1.924,8	211.149	18,0	85,7
1986	3.071	674.384	110,3	12.186.625	1.995,6	213.235	17,5	86,6
1987	3.071	673.687	110,0	12.450.473	2.038,5	212.914	17,1	86,6
1988	3.069	672.834	109,0	12.801.166	2.083,2	212.956	16,6	86,5
1989	3.046	669.750	106,9	12.944.057	2.085,6	210.151	16,2	86,0
1990 *	3.092	660.735	104,5	12.629.884	1.996,7	208.576	16,5	86,5
1991	3.096	657.240	102,6	12.899.198	2.013,2	207.929	16,1	86,7
Neue Länder und Berlin-Ost								
1960	822	204.767	119,1	2.024.493	1.174,3	.	.	.
1965	757	206.154	121,0	2.288.091	1.344,4	60.734	26,5	83,5
1970	626	190.025	111,3	2.312.772	1.355,8	53.899	23,3	81,2
1975	577	182.220	108,3	2.350.868	1.395,2	49.674	21,1	76,5
1980	549	171.895	102,7	2.358.791	1.409,3	45.037	19,1	74,8
1985	537	169.112	101,5	2.556.061	1.535,7	46.957	18,4	77,3
1986	542	169.179	101,7	2.594.787	1.560,8	47.286	18,2	77,2
1987	541	167.612	100,6	2.589.314	1.556,0	46.817	18,1	76,7
1988	543	165.950	99,5	2.599.874	1.560,0	45.972	17,7	75,8
1989	539	163.305	99,4	2.542.041	1.530,0	44.053	17,3	73,9
1990 *	418	156.957	97,4	2.444.349	1.517,2	43.374	17,7	75,7
1991	496	152.497	95,8	2.499.136	1.570,8	41.352	16,5	74,3

* Ab 1990 ohne Bundeswehrkrankenhäuser

Quelle: Daten des Gesundheitswesens. Ausgabe 1993, S. 257

Tabelle 3: Bevölkerung nach Altersgruppen

Bevölkerung nach Altersgruppen

Alter von....bis.... unter....Jahren	Reichsgebiet (1) 1871			1910			1939		
	in %			in %			in %		
	m	w	z	m	w	z	m	w	z
unter 6	15,4	14,8	**15,1**	14,8	14,2	**14,5**	10,6	9,8	**10,2**
6-15	19,6	20,1	**19,2**	20,1	19,4	**19,8**	14,1	13,2	**13,6**
15-18	5,6	6,0	**5,5**	6,0	5,8	**5,9**	5,4	5,0	**5,2**
18-21	5,4	5,6	**5,4**	5,6	5,5	**5,5**	4,9	4,5	**4,7**
21-45	33,1	34,4	**33,5**	34,4	33,7	**34,1**	38,5	38,2	**38,4**
45-65	16,4	14,7	**16,6**	14,7	15,8	**15,3**	19,5	21,7	**20,6**
65 und mehr	4,4	4,4	**4,6**	4,4	5,5	**5,0**	7,0	7,6	**7,3**
zusammen	100.0	100.0	100.0	100,0	100.0	100,0	100.0	100.0	100.0

Alter von....bis.... unter....Jahren	Früheres Bundesgebiet 1950 (2)	1970 (3)	1985 (4)	1990	1991	Gebiet der ehemaligen DDR 1950	1970 (5)	1985	1990	1991	Deutschland 1991 (6)
	in %					in %					in %
Männlich											
unter 6	8,9	10,2	6,3	6,9	7,0	8,1	7,9	9,0	8,2	7,4	7,1
6-15	16,6	14,8	9,7	9,4	9,5	18,2	18,0	11,8	12,9	13,2	10,2
15-18	4,9	4,2	4,8	3,2	3,1	5,3	5,2	4,6	3,4	3,4	3,2
18-21	4,6	4,3	5,5	4,1	3,7	4,4	5,1	5,1	4,1	3,7	3,7
21-45	32,4	35,7	37,4	39,4	39,7	27,4	33,1	36,8	36,8	37,5	39,3
45-65	23,6	20,1	25,6	26,3	26,0	26,5	17,8	23,4	25,6	25,6	26,0
65 und mehr	9,0	10,7	10,7	10,8	10,9	10,2	13,0	9,4	9,0	9,1	10,5
zusammen	100,0	100,0	100,0	100.0	100,0	100.0	100.0	100,0	100,0	100,0	100.0
Weiblich											
unter 6	7,4	8,8	9,5	6,1	6,3	6,2	6,4	7,7	7,1	6,5	6,3
6-15	14,0	12,8	13,7	8,4	8,5	14,0	14,6	10,1	11,2	11,5	9,1
15-18	4,1	3,7	3,9	2,8	2,8	4,1	4,2	3,9	2,9	3,0	2,8
18-21	3,9	3,7	4,0	3,7	3,4	3,7	4,1	4,3	3,5	3,1	3,3
21-45	35,6	30,5	33,0	34,9	35,3	32,8	28,6	32,1	32,5	33,0	34,8
45-65	25,3	25,1	22,7	24,6	24,3	28,4	24,2	24,6	25,1	24,9	24,4
65 und mehr	9,7	15,4	13,2	19,5	19,5	10,9	17,9	17,4	17,7	17,9	19,2
zusammen	100.0	100,0	100,0	100,0	100,0	100,0	100,0	100,0	100,0	100.0	100,0
Insgesamt											
unter 6	8,1	9,5	5,9	6,5	6,6	7,0	7,1	8,3	7,6	6,9	6,7
6-15	15,2	13,7	9,1	8,9	9,0	15,8	16,1	10,9	12,0	12,3	9,6
15-18	4,5	3,9	4,4	3,0	3,0	4,6	4,6	4,2	3,1	3,2	3,0
18-21	4,2	4,0	5,2	3,9	3,6	4,0	4,6	4,7	3,8	3,4	3,5
21-45	34,1	33,0	34,9	37,1	37,4	30,4	30,7	34,3	34,6	35,1	37,0
45-65	24,5	22,7	25,6	25,4	25,1	27,5	21,2	24,0	25,4	25,3	25,2
65 und mehr	9,4	13,2	15,0	15,3	15,3	10,6	15,6	13,6	12,9	13,7	15,0
zusammen	100.0	100.0	100,0	100,0	100.0	100,0	100,0	100,0	100,0	100.0	100.0

1) Jeweiliger Gebietsstand, 1939 in den Grenzen vom 31.12.1937
2) Saarland: Stand 14.11.1951
3) Stand: 27.5.1970, Ergebnis der Volkszählung
4) Stand: 31.12.1985
5) Veränderung der Alterskategorien : unter 5 Jahre; 5-15 Jahre
6) Stand: 31.12.1991

Quelle: Daten des Gesundheitswesens. Ausgabe 1993, S. 20

Tabelle 4: Lebenserwartung in Jahren im Alter X

Lebenserwartung in Jahren im Alter X

Vollendetes Altersjahr X**	männlich weiblich	Reichsgebiet 1901/1910	1924/1926	1932/1934	Früheres Bundesgebiet 1949/1951*	1960/1962	1970/1972	1979/1981	1988/1990	ehem.DDR 1988/1989
0	m	44,82	55,97	59,86	64,56	66,86	67,41	69,90	72,55	70,03
	w	48,33	58,82	62,81	68,48	72,39	73,83	76,59	78,98	76,23
1	m	55,12	62,24	64,43	67,80	68,31	68,20	69,91	72,16	69,65
	w	57,20	63,89	66,41	71,01	73,46	74,32	76,44	78,48	75,76
2	m	56,39	62,26	64,03	67,08	67,46	67,31	68,97	71,21	68,71
	w	58,47	63,85	65,96	70,26	72,60	73,42	75,51	77,53	74,82
5	m	55,15	60,09	61,70	64,47	64,68	64,49	66,09	68,28	65,81
	w	57,27	61,62	63,56	67,61	69,78	70,56	72,61	74,59	71,91
10	m	51,16	55,63	57,28	59,76	59,88	59,68	61,22	63,36	60,90
	w	53,35	57,11	59,09	62,84	64,93	65,70	67,70	69,65	66,97
15	m	46,71	51,00	52,62	54,98	55,20	54,81	56,31	58,42	55,98
	w	49,00	52,47	54,39	57,99	60,02	60,79	62,77	64,70	62,02
20	m	42,56	46,70	48,16	50,34	50,34	50,21	51,63	53,61	51,19
	w	44,84	48,09	49,84	53,24	55,17	55,97	57,91	59,78	57,13
25	m	38,59	42,70	43,83	45,83	45,78	45,65	46,99	48,87	46,46
	w	40,84	43,92	45,43	48,55	50,33	51,14	53,05	54,89	52,24
30	m	34,55	38,56	39,47	41,32	41,14	41,00	42,28	44,11	41,73
	w	36,94	39,76	41,05	43,89	45,53	46,30	48,20	50,00	47,36
35	m	30,53	34,30	35,13	36,80	36,50	36,35	37,57	39,38	37,08
	w	33,04	35,56	36,67	39,26	40,78	41,50	43,37	45,14	42,53
40	m	26,64	30,05	30,83	32,32	31,91	31,77	32,94	34,70	32,49
	w	29,16	31,37	32,33	34,67	36,09	36,77	38,60	40,35	37,73
45	m	22,94	25,90	26,61	27,93	27,41	27,33	28,46	30,12	28,03
	w	25,25	27,20	28,02	30,14	31,48	32,14	33,91	35,63	33,04
50	m	19,43	21,89	22,54	23,75	23,10	23,05	24,19	25,72	23,76
	w	21,35	23,12	23,85	25,75	27,00	27,65	29,36	31,01	28,45
55	m	16,16	18,09	18,69	19,85	19,08	19,02	20,16	21,56	19,77
	w	17,64	19,20	19,85	21,50	22,65	23,32	24,94	26,50	24,03
60	m	13,14	14,60	15,11	16,20	15,49	15,31	16,41	17,71	16,16
	w	14,17	15,51	16,07	17,46	18,48	19,12	20,69	22,15	19,79
65	m	10,40	11,46	11,87	12,84	12,36	12,06	13,00	14,20	12,82
	w	11,09	12,17	12,60	13,72	14,60	15,18	16,63	17,99	15,79
70	m	7,99	8,74	9,05	9,84	9,60	9,35	10,01	11,08	9,84
	w	8,45	9,27	9,58	10,42	11,12	11,63	12,87	14,14	12,14
75	m	5,97	6,50	6,68	7,28	7,20	7,17	7,59	8,33	7,36
	w	6,30	6,87	7,09	7,68	8,16	8,59	9,58	10,63	9,01
80	m	4,38	4,77	4,84	5,24	5,24	5,36	5,70	6,10	5,34
	w	4,65	5,06	5,15	5,57	5,85	6,16	6,91	7,65	6,40
85	m	3,18	3,50	3,52	3,72	3,76	3,92	4,32	4,39	3,88
	w	3,40	3,76	3,70	4,02	4,17	4,37	4,90	5,35	4,43
90	m	2,35	2,68	2,63	2,66	2,69	2,81	3,36	3,03	3,07
	w	2,59	2,92	2,72	2,89	3,03	3,16	3,59	3,67	3,04

* Ohne Saarland und Berlin (West)

** Es beziehen sich: das Alter = 0 auf den Zeitpunkt der Geburt, die anderen Altersangaben auf den Zeitpunkt, an dem jemand genau X Jahre alt geworden ist.

Quelle: Daten des Gesundheitswesens. Ausgabe 1993, S. 24

Anmerkungen

1 *Sozialgesetzbuch (SGB) V*, 1988, § 107 Abs. 1.

2 Zu Informationen über den Stand und die Perspektiven des Krankenhauswesens in Deutschland vgl. Sachverständigenrat für die Konzertierte Aktion im Gesundheitswesen (1987), *Medizinische und ökonomische Orientierung. Vorschläge für die Konzertierte Aktion im Gesundheitswesen*, Baden-Baden; Ders. (1991), *Das Gesundheitswesen im vereinten Deutschland. Vorschläge für die Konzertierte Aktion im Gesundheitswesen*, Baden-Baden; Ders. (1992), *Ausbau in Deutschland und Aufbruch nach Europa. Vorschläge für die Konzertierte Aktion im Gesundheitswesen*, Baden-Baden; H. Krukemeyer (1988), *Entwicklung des Krankenhauswesens und seiner Strukturen in der Bundesrepublik Deutschland. Analyse und Bewertung unter Berücksichtigung der gesamtwirtschaftlichen Rahmenbedingungen und der gesundheitspolitischen Interventionen*, Bremen; E. Bruckenberger (1989), *Dauerpatient Krankenhaus. Diagnosen und Heilungsansätze*, Freiburg i. Br.; J. Alber (1992), *Das Gesundheitswesen der Bundesrepublik Deutschland. Entwicklung, Struktur und Funktionsweise*. Frankfurt/New York; F. Beske (1994), *Das Gesundheitswesen in Deutschland. Struktur, Leistungen, Weiterentwicklung*. Köln.

3 Zu den »demographischen Horrorszenarien« vgl. kritisch: F.W. Schwartz/R. Busse (1994), Fünf Mythen zur Effizienzsteigerung im Gesundheitswesen. Zur aktuellen gesundheitspolitischen Diskussion in Deutschland, in: *Jahrbuch für kritische Medizin: Gesundheitskult und Krankheitswirklichkeit* 23, S. 149-170, hier: S. 155 f.

4 V. Garms-Homolová/D. Schaeffer: Die Bedeutung des Krankenhauses für die Versorgung alter Menschen, in: H.-U. Deppe u.a. (Hg.) (1989), *Das Krankenhaus. Kosten, Technik oder humane Versorgung*, Frankfurt/M./New York, S. 119-133; V. Garms-Homolová (1990), Chronisch kranke Hochbetagte im Medizinbetrieb, in: *Das Argument: Argument-Sonderband, Chronische Krankheit: ohne Rezepte* 182, S. 40-50.

5 K. Prössdorf (1985), Das Krankenhaus 2000. Zentrum hochtechnischer medizinischer Leistungen, in: *Das Krankenhaus* 78, S. 492 ff., hier: S. 493.

6 Zum Problem der sogenannten »Kurzlieger« vgl. Infratest Gesundheitsforschung (1989), *Kurzliegerpatienten in Akutkrankenhäusern*, Bonn; unter den »Kurzliegern« verbergen sich »soziale« Fälle: (Alkohol-)Intoxikationen und sogenannte »Selbsteinweisungen«, meist an Wochenenden), Verletzungen, kurzfristige Aufnahme von Carcinom-Patienten, zunehmend aber in kurzer Verweildauer durchzuführende diagnostische sowie operative und internistische Interventionen (z.B. HNO-Heilkunde; Augen-Heilkunde; Gynäkologie und Geburtshilfe; Onkologie).

7 Prössdorf (1986), S. 493.

8 Vgl. zum Folgenden insbesondere Bruckenberger (1989); Alber (1992); Beske (1994) und die Publikationen des Sachverständigenrates, der statt der regelmäßigen Jahresgutachten 1995 eine besondere Empfehlung für die dritte Stufe der Krankenversicherungsreform abgeben wird.

9 Außer dem Übersichtsaufsatz von H. Schadewaldt (1976), Krankenhauspolitik in den letzten vier Jahrhunderten, in: *Arzt und Krankenhaus* 1, S. 9-18, vgl. als Literaturübersicht und konzeptionell A. Labisch (1979/80), Krankenhauspolitik in der Krankenhausgeschichte, in: *Historia Hospitalium* 13, S. 217-223, sowie dazu historisch-empirisch Ders. (1981/82), Das Krankenhaus in der sozialdemokratischen Kommunalpolitik in Berlin um die Jahrhundertwende, in: *Historia Hospitalium* 14, S. 337-345.

10 O. Krohne (1913), Die zunehmende Verteuerung unserer modernen Krankenanstalten und deren Ursachen sowie einige Vorschläge, ihr entgegenzuwirken, in: *Ergebnisse und Fortschritte des Krankenhauswesens* 2, S. 43-96; Krohnes Beitrag führte zu einer Konferenz von Sachverständigen des öffentlichen Krankenhauswesens 1914 in Berlin.

11 O. Most (1910), Städtische Krankenanstalten im Lichte vergleichender Finanzstatistik, in: *Zeitschrift für soziale Medizin* 5, S. 213-236, S. 334-358.

12 Krohne (1913), S. 90-96.

13 J. Grober (1911), Die Errichtung einfacher Krankenhäuser zur Aufnahme von Leicht- und Chronischkranken, in: *Vierteljahrsschrift für öffentliche Gesundheitspflege* 43, S. 10-54.

14 A. Gottstein (1905), Erfüllt die Berliner Kommune die notwendigen Forderungen auf dem Gebiete des öffentlichen Gesundheits- und Krankenwesens?, in: *Deutsche Medizinische Wochenschrift* 31, Nr. 21 u. 22, S. 835 ff., S. 874 ff.

15 A. Gottstein (1913), Die Krankenhausversorgung der Bevölkerung in den Großstädten, in: *Ergebnisse des Krankenhauswesens* 2, S. 176-191; Zitat: S. 187.

16 Krohne (1913), S. 94.

17 Die Tabellen stammen aus: *Daten des Gesundheitswesens.* Ausgabe 1993 (= Schriftenreihe des Bundesministeriums für Gesundheit, Bd. 25), hg. vom Bundesminister für Gesundheit, Baden-Baden.

Kommentierte Auswahlbibliographie zur Sozialgeschichte des Krankenhauses

Norbert Paul

Wer eine kommentierte Auswahlbibliographie zur Sozialgeschichte des Krankenhauses vorstellt,[1] sollte zunächst eine Reihe von Fragen klären. Sowohl die verwendeten methodisch-theoretischen Auswahlkriterien als auch die nähere Eingrenzung des thematischen Schwerpunktes muß offengelegt werden. Dies soll im folgenden geschehen.

Krankenhausgeschichte wird seit Jahrzehnten aus den verschiedensten Perspektiven heraus in der Medizingeschichte und im Rahmen der Allgemeinen Geschichtswissenschaft betrieben.[2] Die Mannigfaltigkeit der Arbeiten zu dem Thema läßt sich leicht an den umfangreichen Bibliographien zur Krankenhausgeschichte ablesen. Als Beispiel sei hier auf die ständig fortgeführte und aktualisierte Bibliographie in der einschlägigen Zeitschrift *Historia Hospitalium* verwiesen.[3] Charakteristisch für Sammelbibliographien zum Thema Krankenhausgeschichte ist die Heterogenität methodischer Ansätze der in ihnen dokumentierten Literatur. Dabei reicht die Bandbreite von der Festschrift, teils mit glorifizierendem Charakter, bis zur voluminösen wissenschaftlichen Untersuchung. Forschungsliteratur, die das Thema unter bestimmten methodischen Gesichtspunkten behandelt, ein bestimmtes historiographisches Paradigma wählt, wird durch die üblichen bibliographischen Apparate in der Regel nicht systematisch erschlossen.

Mit der vorliegenden Bibliographie wird versucht, einen systematischen Zugang zu derjenigen Literatur zu ermöglichen, die sich mit der Geschichte des Krankenhauses aus sozialhistorischer Perspektive befaßt. Würde diese Zielsetzung strikt befolgt, ergäbe sich daraus eine recht rigide Eingrenzung. Kontrastiert man nämlich das Krankenhaus, verstanden als Institution zur stationären medizinischen Versorgung Kranker, gegen das multifunktionale Hospital, verstanden als Ort einer breit gefächerten sozialen Vor- und Fürsorgefunktion, dürften in der Bibliographie streng genommen nur solche Beiträge dokumentiert sein, die das funktional auf medizinische Versorgung ausgerichtete Krankenhaus und seine historischen Nuklei bis etwa zurück in die Zeit des Aufgeklärten Absolutismus zum Gegenstand haben.[4] Wertvolle Arbeiten zur Hospitalgeschichte hätten so nicht die ihnen gebührende Beachtung gefunden. Eine derartige, selbstauferlegte Beschränkung wäre auch insofern nicht gerechtfertigt, als Hospitalgeschichte unter bestimmten Bedingungen durchaus als Vor- und Frühgeschichte des Krankenhauswesens interpretiert werden kann und zweifellos grundlegend für das Verständnis der historischen Ausprägung des Krankenhauses ist. Die Dokumentation der Literatur wurde daher auf Arbeiten ausgedehnt, die sich mit der Sozialgeschichte des Hospitals befassen.

Eine strengere Restriktion bei der Literaturauswahl wurde aus der Konzentration auf sozialhistorische Studien abgeleitet. Sozialgeschichtsschreibung wird in dem vorliegenden Beitrag als primär durch den Gegenstand – die Entwicklungen und Veränderungen der menschlichen Lebensbedingungen innerhalb sozialer Systeme in verschiedenen sozialen Kontexten[5] – bestimmte historiographische Perspektive verstanden. Die Wahl des Gegenstandes kann dabei unter Bezugnahme auf verschiedene theoretische Rahmensysteme erfolgen.[6] Sie ist jedoch – wie sich bereits allein aus wissenschaftstheoretischen Grundüberlegungen ergibt – nie theoriefrei, auch wenn Theoriebezüge nur implizit hergestellt werden. Historische *Methoden* sind in diesem Zusammenhang dann allein durch das – sicherlich zu diskutierende – Kriterium ihrer adäquaten Anwendbarkeit auf die jeweils untersuchten Gesellschaftsebenen und/oder sozialen Kontexte determiniert. Die theoretisch begründete Wahl des Gegenstandes und nicht die historiographische Methode ist also diesem Verständnis nach konstitutierend für sozialhistorisches Arbeiten.

Aus diesem Grunde erfolgt hier die Kennzeichnung sozialhistorischer Beiträge zur Krankenhausgeschichte nicht anhand der in ihnen verwendeten historiographischen Methoden (wie etwa quantifizierender Ansätze o.ä.), sondern durch die Beurteilung ihres zentralen Gegenstandes. Die bis vor einigen Jahren vehement geführte Diskussion über das Verhältnis von Gegenstand und Methode in der Sozialgeschichte wird dabei insofern als beigelegt betrachtet, als dezidierte und differenzierte Arbeiten zu einer geschichtstheoretisch gesicherten Konzeption der Sozialgeschichte unter dem Gesichtspunkt des historiographischen Gegenstandes vorliegen.[7] Bildet in einer Arbeit also die »Geschichte sozialer Strukturen, Prozesse und Handlungen«[8] in bezug auf die gesamtgesellschaftlichen und/oder kontextspezifischen sozialen Bedingungen, unter denen es zur Ausprägung des »Allgemeinen Krankenhauses« kommt, den Interessensmittelpunkt, so ist diese in die hier vorgelegte Bibliographie aufgenommen worden.[9]

Eine *Auswahl*bibliographie stellt diese nicht zuletzt auch deswegen dar, weil aufgrund der Fülle der zum Thema Krankenhaus- und Hospitalgeschichte[10] existierenden Literatur Vollständigkeit aus pragmatischen Gründen nicht einmal angestrebt werden kann. Berücksichtigt wird hier in erster Linie diejenige Literatur, die im Rahmen der neueren sozialhistorischen Aufarbeitung der Krankenhaus- und Hospitalgeschichte den Stand der Diskussion kennzeichnet. Dies schließt keineswegs aus, daß auch ältere Beiträge aufgeführt werden.

Die verzeichneten Beiträge sind aus Gründen der Übersichtlichkeit in vier Gruppen unterteilt. Eine kurze Auswahl grundlegender und einführender Werke zur Krankenhausgeschichte wird der eigentlichen Auswahlbibliographie neuerer Studien zur Sozialgeschichte des Krankenhauses vorangestellt. Diese Arbeiten, die nur in seltenen Fällen sozialhistorische Ansätze verfolgen, enthalten wertvolles Grundlagenwissen über die historische Entwicklung des Krankenhauswesens und können durchaus als Ausgangspunkte sozialhistorischer Untersuchungen dienen. Zentrale Monographien und Sammelwerke zur Sozialgeschichte des Krankenhauses bilden die zweite Gruppe der dokumentierten Literatur, gefolgt von kleineren Beiträgen oder Aufsätzen mit einem sozialhistorischen Arbeitsschwerpunkt. Hierunter finden sich sowohl konzeptuelle Beiträge als auch solche, die sich in monographischer Manier mit einem konkreten historiographischen Gegenstand befassen. Eine Unterscheidung zwischen zentralen und ergänzenden kleinen Beiträgen wurde zwar zunächst angestrebt, sie wurde jedoch letztlich aufgrund einer erst im Verlauf der bibliographischen Arbeit deutlich hervorgetretenen Tatsache nicht vorgenommen: Obwohl sich alle Beiträge im oben abgesteckten thematischen Rahmen bewegen, divergiert ihre inhaltliche und methodische Ausrichtung so überaus stark,[11] daß eine Vergleichbarkeit nicht in ähnlichem Maße gegeben war wie im Bereich der Monographien. Die letzte Gruppe subsumiert schließlich Monographien und Sammelwerke mit ergänzendem Charakter.[12]

Die Klassifikation der Monographien erfolgt hier – ganz im Sinne einer *Auswahl*bibliographie – nicht nach vollständig objektivierbaren Kriterien. Vielmehr wird auf der Basis des oben skizzierten Verständnisses von Sozialgeschichte versucht, eine Gewichtung der Stringenz vorzunehmen, mit der in den jeweiligen Arbeiten ein sozialhistorischer Zugang zum Krankenhaus oder Hospital entwickelt wird. Wie jede Perspektivenwahl bringt es dieses Vorgehen mit sich, daß aus einer anderen Sichtweise – die beispielsweise den Schwerpunkt *nicht* auf sozialhistorische Arbeiten oder auf Arbeiten zum Gegenstand

»Krankenhaus« bzw. »Hospital« legt – andere, hier eventuell vernachlässigte Werke als zentrale Beiträge zur Krankenhausgeschichte gewertet würden.[13] Die Klassifikation der Beiträge kann demnach auch nicht im Sinne einer Qualifizierung verstanden werden, sondern sie ist Ergebnis einer heuristischen Auswertung der Forschungsliteratur mit oben gekennzeichneter theoretischer und pragmatischer Orientierung. Eine interessante Eigenart der dokumentierten Studien besteht darin, daß zwischen exemplarischen Fallstudien und theoretisch grundlegenden Arbeiten keine eindeutige Trennung zu vollziehen ist. Häufig wird im Rahmen empirischer Untersuchungen am konkreten Gegenstand ein Beitrag zur theoretischen Grundlegung der Sozialgeschichte des Krankenhauses geleistet. Aus diesem Grunde wurden in der Auswahlbibliographie exemplarische Studien und Grundlagen- bzw. Übersichtsarbeiten nicht getrennt aufgeführt.

Unter den Monographien zur Krankenhaus- und Hospitalgeschichte sei an dieser Stelle auf einige Arbeiten, die sich mit der Geschichte des Hospitals und den frühneuzeitlichen Wurzeln des Krankenhauses befassen, besonders hingewiesen. Die Monographie von A. Boldt,[14] in der die Autorin die Geschichte des St. Thomae-Hospitals in eine exemplarische Studie zum Fürsorgewesen der spätmittelalterlichen und frühneuzeitlichen Stadt Braunschweig einbettet, kann für sich in Anspruch nehmen, einer der wegweisenden Beiträge zur Vorgeschichte des deutschen Krankenhauswesens aus sozialhistorischer Perspektive zu sein. Aus der Analyse von Sozialstrukturen der städtischen Gesellschaft einer spätmittelalterlichen Stadt wird der prozeßhafte Wandel der Funktion institutionalisierter Daseinsvorsorge (Pfründerwesen) zur multifunktionalen sozialen Fürsorge im Hospital und schließlich zur Frühphase der medikalen Funktionalisierung der Institution entwickelt. Ebenfalls mit der Hospitalgeschichte im deutschsprachigen Raum befaßt sich die quellenreiche Arbeit von U. Knefelkamp.[15] Anders als A. Boldt erschließt er das Thema über die »Innenansicht« eines exemplarischen Hospitals. Dabei bezieht er sich vor allem auf die innere soziale Ordnung und Struktur des Spitals – das heißt auf die personelle Zusammensetzung der Hospitalführung, des geistlichen Personals und der zugeordneten Lehrer, des medizinischen und pflegerischen Personals und der Hospitaliten – sowie auf den Themenkomplex »Alltag, Krankheit und Tod« im Hospital.[16] Es gelingt U. Knefelkamp, auf diese Weise vielfältige Einsichten in das Leben und Sterben im Hospital zu vermitteln und einen besonderen Beitrag zum Verständnis der Funktionsweise des Hospitals zu leisten. Zwei bemerkenswerte Arbeiten, in denen Hospitalgeschichte mit der Sozialgeschichte einer französischen Stadt bzw. Region verflochten wird und die aus diesem Grunde in der vorliegenden Auswahlbibliographie nicht als zentrale Monographien verzeichnet werden, liegen in den Untersuchungen von M. Dinges[17] und A. Croix[18] vor. Während M. Dinges in erster Linie eine breit gefächerte Analyse der sozialen Verhältnisse im Bordeaux des 16. und 17. Jahrhunderts bietet und sich im Rahmen eines eher stadtgeschichtlichen Ansatzes vornehmlich im Zusammenhang mit städtischen Fürsorgeaktivitäten auf das Hospital bezieht, findet sich in dem voluminösen Werk A. Croixs ein mehr als hundert Seiten zählendes, separates Kapitel zur Rolle des Hospitals in der von ihm untersuchten Bretagne. Letzterer verarbeitet in seiner Darstellung umfangreiches Datenmaterial und gibt einen hervorragenden Überblick über die demographischen Entwicklungen der Region für den Untersuchungszeitraum. Für den englischsprachigen Raum sei hier gesondert auf die bisher wenig zitierte, sozialhistorisch ausgerichtete Studie von P.H. Collum[19] hingewiesen, in der das Fürsorgespektrum eines mittelalterlichen Hospitals untersucht wird und die als zentrale Studie in die Dokumentation aufgenommen wird.

Breite internationale Aufmerksamkeit haben zu Recht eine Reihe von Studien zur Sozialgeschichte des Krankenhauses erfahren, in denen die Entwicklung des Krankenhauses seit dem frühen 19. Jahrhundert – und gegebenenfalls seiner Vorläufer im aufgeklärten 18. Jahrhundert – von unterschiedlichen Perspektiven aus und vor dem Hintergrund verschiedener theoretischer Bezugssysteme thematisiert und aufgearbeitet wird.[20] Darüber hinaus gibt es einige durchaus zentrale, wenn auch – gerade international – weniger bekannte Arbeiten, die ebenfalls Beachtung verdienen. E. Berger[21] legt beispielsweise eine mit Erläuterungen zur städtischen Gesundheitspolitik untermauerte Analyse der Funktion des Krankenhauses im Gemeinwesen einer Stadt am Beispiel Osnabrücks vor. Die Autorin versteht es darüber hinaus, in dem bibliophil ausgestalteten Buch das tägliche Arbeiten und Leben in einem kommunalen Krankenhaus zu vermitteln.

Einen ungewöhnlichen Zugang zum Gegenstand wählt B. Nierlich[22], der sich mit der Analyse professioneller Wahrnehmung des Arzt-Patienten-Verhältnisses, wie sie in ärztlichen Fachorganen zutage tritt, befaßt. Diese Arbeit stellt in dieser Zielsetzung[23] in Kombination mit einer textanalytischen Methode sicherlich eine Besonderheit dar. Der gewählte Ansatz birgt aus sozialhistorischer Sicht, insbesondere durch die weitgehende Beschränkung der Quellenanalyse auf zwei professionelle Zeitschriftenorgane[24], zwar einige Schwierigkeiten, der Autor dieser Dissertationsschrift ist sich jedoch der Gefahren seines Ansatzes bewußt und relativiert seine Ergebnisse entsprechend. Insgesamt wird so ein guter Einblick in die professionelle Konstruktion der Arzt-Patienten-Beziehungen im Krankenhaus und ihrer Relation zum Krankenhausalltag vermittelt. Eine nähere Beschäftigung mit der Arbeit unter dem Gesichtspunkt der sozialen – hier auf Berufsgruppen bezogenen – Konstruktion der Wirklichkeit im Krankenhaus wäre sicherlich ein lohnenswertes Unterfangen.

Erstaunlich plastisch und facettenreich ist schließlich das Bild, das M. Vogel[25] in seiner kurzen, aber pointierten Arbeit über das Boston General Hospital von den diversen sozialen Funktionen eines modernen Krankenhauses in einer Stadt zeichnet. Auch die Einflußnahme verschiedener »Kartelle« einer Stadt auf die Ausgestaltung eines örtlichen Krankenhauses, die Entwicklung einer städtischen »Krankenhauslobby« sowie die Herausbildung verschiedener professioneller Interessengruppen im und um das Krankenhaus versucht der Autor nachzuzeichnen. Vogel weist explizit darauf hin, daß er intendiert, kulturelle, ökonomische, politische, soziale und wissenschaftliche Randbedingungen in seine Untersuchung mit einzubeziehen.[26] Sieht man von einigen zu starken Verkürzungen ab, die die Interpretation dieses weiten sozialhistorischen Kontextes betreffen, ist ihm dies auch weitgehend gelungen.

Diesen keineswegs vollständigen Hinweisen auf weniger häufig zitierte Arbeiten aus der Gruppe zentraler Monographien und Sammelbände sollen einige kurze Anmerkungen zu den hier dokumentierten Aufsätzen und kleineren Beiträgen nachgestellt werden. Ziel ist es dabei nicht, einen vollständigen Überblick über diesen Literaturtyp zu bieten, sondern es sollen im folgenden nur einige in der vorliegenden Auswahlbibliographie verzeichnete Schriften exemplarisch vorgestellt werden, um das breite Spektrum kleinerer Beiträge zum Thema transparent werden zu lassen. Bewußt werden hier auch Beiträge aufgenommen, die sich mit methodischen Fragen der Sozialgeschichte des Krankenhauses befassen.[27] Eine Reihe von Aufsätzen befaßt sich mit der Krankenhausgeschichte aus der Sicht des Patienten. Hier sei auf zwei beispielhafte Studien hingewiesen, die einen Eindruck von der Bandbreite dieses Ansatzes vermitteln. J. Bremer[28] deutet in einem frühen sozialhistorischen Beitrag zur »Geschichte des Krankenhauses in medizinisch-psychologischer Sicht« eine Annäherungsweise an Krankenhausgeschichte an, die den Patienten als mentalitätsgeschichtlichen Ausgangspunkt der Untersuchung favorisiert. Eine Fortsetzung findet dieser Ansatz in einigen späteren Beiträgen, so auch in der Arbeit von B. Elkeles,[29] in der ein Zugang zur Selbstwahrnehmung von Patienten durch die Analyse von Arbeiterautobiographien erarbeitet wird. Die Nähe zum Geschehen am Patienten suchen auch Autoren, die sich mit der Alltagsgeschichte von Hospitalinsassen oder Krankenhauspatienten befassen. Beispielhaft für ein mögliches Vorgehen sind sicherlich der methodenorientierte Beitrag von G. B. Risse / W. J. Harley[30] sowie die einschlägige kleine Publikation von R. Porter[31]. Exemplarisch ist für diesen Bereich die auf das frühe 18. Jahrhundert bezogene Studie von K. Ulshöfer.[32] Neben solchen Ansätzen wird auch gezeigt, wie die Untersuchung sozialer Implikationen einer bestimmten Krankheit Ausgangspunkt für Studien zur Krankenhausgeschichte sein kann.[33] Deutlich wird dies beispielsweise in einer Arbeit von G.B. Risse, in der er sich auf Typhuserkrankungen bezieht.[34]

Eine erkleckliche Summe von Autoren befaßt sich mit der Funktion der Hospitäler oder Krankenhäuser im sozialen Gefüge von Städten oder größeren geographischen Räumen. Neben älteren Arbeiten, wie der von D. Jetter,[35] und neueren Studien[36] zur Funktion des Krankenhauses oder Hospitals finden sich auch eine Reihe von Beiträgen, in denen ein historisch-soziologischer Ansatz[37] gewählt wurde.[38] Diesen stehen auch etliche derjenigen Beiträge nicht fern, die sich auf den ersten Blick vorrangig mit der Entwicklung des Krankenhauses aus gesamtgesellschaftlich-politischer Sicht zu befassen scheinen.[39]

Sicherlich hätten an dieser Stelle noch interessante Aspekte der einen oder anderen nicht erwähnten Publikation kommentiert werden können. Diese Auswahlbibliographie versteht sich jedoch in erster Linie als Arbeitsinstrument und nicht als rezensierendes Essay. Deshalb soll hier nicht kommentierend auf weitere Monographien und kleinere Beiträge eingegangen werden. Ein Hinweis – quasi als Anwendungshinweis für den interessierten Allgemeinhistoriker und Medizinhistoriker, Sozialwissenschaftler, historisch arbeitenden Soziologen sowie den aufgeschlossenen Laien – sei abschließend noch angefügt. Die hier verzeichneten Werke ergänzenden Charakters sollten keinesfalls übergangen werden, wenn Literatur für einen Einstieg in die sozialhistorische Auseinandersetzung mit der Entwicklung institutionalisierter Krankenversorgung erschlossen werden soll. Wertvolle Hinweise können hierzu auch aus den Literaturverzeichnissen der Beiträge im vorliegenden Sammelband gewonnen werden. Geht es hingegen nur um eine grobe Orientierung und um einen kompakten Zugang zum »state of the art« in diesem Forschungsgebiet, genügt es, die zentralen Monographien zur Kenntnis zu nehmen. Sollte die vorliegende Literaturdokumentation dem Interessierten auf einem der beiden Wege einen Zugang zum Thema erleichtern, so wäre ihr Zweck erfüllt.

Anmerkungen

1 Herzlicher Dank gilt an dieser Stelle all denjenigen Kollegen, die mir bei dieser Aufgabe mit Rat und Tat geholfen haben. Besonders genannt seien hier Christoph auf der Horst (Düsseldorf), Volker Hess (Berlin), Robert Jütte (Stuttgart), Alfons Labisch (Düsseldorf), Axel-Hinrich Murken (Aachen), Thomas Schlich (Stuttgart), Reinhard Spree (München)

sowie Ulrich Koppitz, Jörg Vögele, Martin Weyer-von Schoultz und Wolfgang Woelk (alle Düsseldorf).

2 Häufig finden sich auch in größeren Übersichtsarbeiten aus dem Bereich der Allgemeinen Geschichtswissenschaft Abschnitte, in denen das Krankenhaus auf der Folie gesamthistorischer Überlegungen thematisiert wird. Vgl. z.B. Th. Nipperdey (1990), *Deutsche Geschichte 1866-1918*, Bd. 1: *Arbeitswelt und Bürgergeist*, München, S. 156-162.

3 Auswahlbibliographie zum Thema Krankenhausgeschichte: vgl. *Historia Hospitalium* 4 (1968), S. 27 f.; *Historia Hospitalium* 5 (1970), S. 32-35; *Historia Hospitalium* 6 (1971), S. 54-56; *Historia Hospitalium* 7 (1972), S. 50-55; *Historia Hospitalium* 8 (1973), S. 84-107; *Historia Hospitalium* 9 (1974), S. 64-71; *Historia Hospitalium* 10 (1975), S. 81-85; *Historia Hospitalium* 11 (1976), S. 227-232; *Historia Hospitalium* 12 (1977/78), S. 205-210; *Historia Hospitalium* 13 (1979/80), S. 234-237; *Historia Hospitalium* 14 (1981/82), S. 347-352; *Historia Hospitalium* 15 (1983/84), S. 419-425; *Historia Hospitalium* 17 (1986/88), S. 229-247; *Historia Hospitalium* 18 (1989/92), S. 387-420.

4 Vgl. hierzu auch im vorliegenden Band den Beitrag von R. Jütte: *Vom Hospital zum Krankenhaus: 16. bis 19. Jahrhundert.*

5 Die Anregung zu dieser Charakterisierung verdanke ich Hans-Jürgen Teuteberg, Münster.

6 Vgl. u.a. R. Jütte (1990), Sozialgeschichte der Medizin: Inhalte – Methoden – Ziele, in: ders. (Hg.), *Medizin, Gesellschaft und Geschichte*, Bd. 9, Stuttgart, S. 149-164; J. Kocka (1986), *Sozialgeschichte. Begriff – Entwicklung – Probleme*, Göttingen, bes. S. 9-47.

7 Vgl. insbes. Kocka (1986). Der Autor diskutiert auch ausführlich das Verhältnis von Gegenstand und Methode in der Sozialgeschichte. Vgl. hierzu bes. Kap. II und IV. Vgl. auch *Moderne Deutsche Sozialgeschichte*, hg. von H.-U. Wehler (1973), Köln.

8 Kocka (1986), S. 82.

9 Ein Überblick zur Diskussion des Verhältnisses von Gegenständen und Methoden in der Sozialgeschichte der Medizin findet sich bei Jütte (1990). Er bezieht sich in seinen Ausführungen u.a. auf die Arbeiten Kockas, so etwa wenn auf S. 150 ff. von der »Sozialgeschichte der Medizin als Geschichte eines Teilbereichs« die Rede ist. Vgl. hierzu Kocka (1986), S. 82-96. – Ausführlich werden Fragen einer Sozialgeschichte der Medizin thematisiert in A. Labisch (1990), *Geschichte, Sozialgeschichte, Historische Soziologie der Medizin. Interdisziplinäre Beiträge*, Kassel.

10 Vgl. u.a. die Literatur, die in den unter Anmerkung 3 aufgeführten Bibliographien sowie in einschlägigen bibliographischen Nachschlagewerken (*Bibliography of the History of Medicine* etc.) verzeichnet ist.

11 Es wurden ebenso Beiträge zu theoretischen Fragestellungen wie auch Übersichtsartikel und kürzere Beiträge zu konkreten Forschungsprojekten und Einzelfragen aufgenommen.

12 Hierunter finden sich auch Arbeiten, die thematisch eine Ergänzung darstellen. Vgl. u.a. die Beiträge in: W.F. Bynum/R. Porter (Hg.) (1985), *William Hunter and the Eigthteenth Century Medical World*, Cambridge.

13 Vgl. hierzu u.a. die einschlägigen Arbeiten und Standardwerke zur Hospitalgeschichte von D. Jetter, A.H. Murken, Chr. Probst und H. Schadewaldt sowie weitere einschlägige Literatur, ausführlich zitiert im vorliegenden Band von A. Labisch/R. Spree, *Entwicklung, Stand und Perspektive einer Sozialgeschichte des Allgemeinen Krankenhauses in Deutschland – eine Einführung.*

14 A. Boldt (1980), *Das Fürsorgewesen der Stadt Braunschweig in Spätmittelalter und früher Neuzeit: eine exemplarische Untersuchung am Beispiel des St. Thomae-Hospitals.*

Chronik der Stiftung St. Thomae-Hof für die Zeit von 1705 bis in die Gegenwart, Hildesheim.

15 U. Knefelkamp (1989), *Das Heilig-Geist-Spital in Nürnberg vom 14.-17. Jahrhundert. Geschichte, Struktur, Alltag*, Nürnberg. Sie wird hervorragend ergänzt durch ders. (1989a), *Stiftungen und Haushaltsführungen im Heilig-Geist-Spital Nürnberg*, Bamberg.

16 Vgl. den gleichnamigen Hauptabschnitt in Knefelkamp (1989), S. 241-361.

17 M. Dinges (1988), *Stadtarmut in Bordeaux. 1525-1675. Alltag – Politik – Mentalitäten*, Bonn.

18 A. Croix (1981), *La Bretagne aux 16e et 17e siècles. La vie – La mort – La foi*, Paris.

19 P.H. Collum (1991), *Cremetts and corrodies. Care of the poor and sick at St. Leonard's Hospital, York, in the Middle Ages*, York.

20 Vgl. hierzu die frühe Studie von B. Abel-Smith (1964), *The Hospitals 1800-1948. A Study in Social Administration in England and Wales*, London; sowie die bekannten Arbeiten von S. Borsa / C.R. Michel (1985), *La vie quotidienne des hôpitaux en France au XIXe siècle*, Paris; I. v. Bueltzingsloewen (1992), *Enseignement clinique et médicalisation de la société dans l'Allemagne des XVIIIe et XIXe siècles*, Diss., Lyon; H.F. Dowling (1980), *City Hospitals: The Undercare of the Underpriviledged*, Cambridge; O. Faure (1982), *Genèse de l'hôpital moderne. Les Hospices Civils de Lyon de 1802 à 1845*, Lyon; Ders. (1991), *Populations hôpitalisés dans la région lyonnaise aux XIXe et XXe siècle*, Lyon; L. Gransshaw (1985), *St. Mark's Hospital, London: a Social History of a Specialist Hospital*, London; C. Jones (1989), *The Charitable Imperative. Hospitals and Nursing in Ancien Régime and Revolutionary France*, Wellcome Institute Series in the History of Medicine, London; J.V. Pickstone (1985), *Medicine and Industrial Society. A History of Hospital Development in Manchester and its Region 1752-1946*, Manchester; G.B. Risse (1986), *Hospital Life in Enlightenment Scotland*, Cambridge; G. Rivetti (1986), *The Development of the London Hospital System 1823-1982*, London; Ch.E. Rosenberg (1987), *The Care of Strangers. The Rise of America's Hospital System*, New York; R. Stevens (1989), *In Sickness and Wealth. American Hospitals in the Twenthieth Century*, New York; J. Woodward (1974), *To do the Sick no Harm. A Study of the British Voluntary Hospital System to 1875*, London.

21 E. Berger (1991), *Wer bürgt für die Kosten? Zur Sozialgeschichte des Krankenhauses, 125 Jahre Stadtkrankenhaus Osnabrück; 180 Jahre städtische Gesundheitspolitik*, Bramsche.

22 B. Nierlich (1991), *Krankenhausärzte und Krankenhauspatienten. Ihre psychosoziale und sozialrechtliche Darstellung im Deutschen Ärzteblatt und in der Münchner Medizinischen Wochenschrift im Zeitraum von 1885-1945. Ein inhaltsanalytischer Vergleich*, Diss., Aachen.

23 Diese wird bei Nierlich (1991), S. 7 f. folgendermaßen beschrieben: »Die vorliegende Arbeit möchte der Frage nachgehen, ob und inwieweit ärztliche Fachzeitschriften etwas darüber aussagen, wie sich Ärzte und Patienten früherer Zeiten eingerichtet haben in der gesellschaftlichen Institution, die zu ihrem beruflichen und gesundheitlichen Schicksal wurde. Den Nutzen der Arbeit sehe ich in der Erkenntnis, welche Entfaltungsmöglichkeiten und Wirkungsbeschränkungen die Ärzteschaften unter den verschiedenen gesamtgesellschaftlichen vorgegebenen Arbeitsbedingungen wahrgenommen und in welcher Form thematisiert haben – aber auch, welche Kriterien erfüllt sein mußten, damit durch gesellschaftliche Leistungsbereitstellung die von den medizinischen Fachleuten beschriebenen Mängel und Defizite ausgeglichen wurden.«

24 Es sind dies die Zeitschriften *Deutsches Ärzteblatt* und *Münchner Medizinische Wochenschrift*.

25 M. Vogel (1980), *The Invention of the Modern Hospital, Boston 1870-1930*, Chicago

26 Vogel (1980).

27 Vgl. A. Digby (1987), Quantitative und Qualitative Perspectives on the Asylum, in: R. Porter/A. Wear (Hg.), *Problems and Methods in the History of Medicine*, Kent, S. 153-174; G.B. Risse (1987), Hospital History: New Sources and Methods, in: R. Porter/A. Wear (Hg.), *Problems and Methods in the History of Medicine*, Kent, S. 175-203; G.B. Risse/W.J. Harley (1992), Reconstructing Clinical Activities: Patient Records in Medical History, in: *Social History of Medicine* 5, S. 183-205.

28 J. Bremer (1978), Die Geschichte des Krankenhauses in medizinisch-psychologischer Sicht, in: *Historia Hospitalium* 12, S. 5-16.

29 Vgl. u.a. B. Elkeles (1988), Arbeiterautobiographie als Quelle der Krankenhausgeschichte, in: *Medizinhistorisches Journal* 23, S. 342-358.

30 Risse/Harley (1992).

31 R. Porter (1985), The Patient's View. Doing Medical History from Below, in: *Theory and Society* 124, S. 167-174.

32 K. Ulshöfer (1982), Menschen im Spital. Eine Analyse des Haller Hospitalkirchenbuchs 1703-1752, in: *Zeitschrift für Württembergische Landesgeschichte* 41, S. 104-130.

33 Vgl. dazu auch den Beitrag von J. Bleker im vorliegenden Band.

34 G.B. Risse (1985), »Typhus« Fever in Eigtheenth-Century Hospitals: New Approaches to Medical Treatment, in: *Bulletin for the History of Medicine* 59, S. 176-195.

35 D. Jetter (1969), Gemeinschaft und Absonderung der Kranken als antagonistische Faktoren historischer Hospitäler (1500-1900), in: *Medizinhistorisches Journal* 4, S. 121-138.

36 Vgl. u.a. A.E. Imhof (1977), Die Funktion des Krankenhauses in der Stadt des 18. Jahrhunderts, in: *Zeitschrift für Stadtgeschichte. Stadtsoziologie und Denkmalpflege* 4, S. 215-242; R. Jütte (1983), Das Frankfurter Heilig-Geist-Spital im 16. und frühen 17. Jahrhundert. Aufgabe und Funktion einer bürgerlichen Fürsorgeanstalt, in: *Hessisches Jahrbuch für Landesgeschichte* 13, S. 145-169.

37 Vgl. u.a. G. Rosen (1974), The Hospital: Historical Sociology of a Community, in: *From Medical Police to Social Medicine: Essays on the History of Health Care*, New York, S. 274-303 (Wiederabdruck des gleichnamigen Titels in: Eliot Freidson (Hg.) (1963), *The Hospital in Modern Society*, London, S. 1-36); I. Waddington (1973), The Role of the Hospital in the Development of Modern Medicine: A Sociological Analysis, in: *Sociology* 7, S. 211-224; vgl. zum Diskussionsstand auch die Beiträge in Labisch (1990). Eine ausgezeichnete, als ergänzende Monographie verzeichnete Studie zur Pflegegeschichte, die ebenfalls soziologischen Ansätzen nahesteht, findet sich in H.-P. Schaper (1987), *Krankenwartung und Krankenpflege. Tendenzen der Verberuflichung in der ersten Hälfte des 19. Jahrhunderts*, Opladen.

38 Das grundlegende soziologische Basiswerk für eine historisch-soziologische Auseinandersetzung mit dem Krankenhaus ist nach wie vor die als ergänzende Monographie verzeichnete Arbeit von J.J. Rohde (1962), *Soziologie des Krankenhauses*, Stuttgart.

39 Vgl. A. Labisch (1981), Das Krankenhaus in der Gesundheitspolitik der deutschen Sozialdemokratie vor dem Ersten Weltkrieg, in: *Medizinische Soziologie*, Jahrbuch 1, S. 126-151 (wieder abgedruckt in Labisch (1990), S. 277-302); A. Labisch (1979/1980), Krankenhauspolitik in der Krankenhausgeschichte, in: *Historia Hospitalium* 13, S. 217-223.

Literatur

Auswahl grundlegender Literatur zur Krankenhausgeschichte

E. Gatz (1971), *Kirche und Krankenpflege im 19. Jahrhundert. Katholische Bewegung und karitativer Aufbruch in den preußischen Provinzen Rheinland und Westfalen*, München.

D. Jetter (1966-1987), *Geschichte des Hospitals*, Bd. 1: *Westdeutschland von den Anfängen bis 1850*, Wiesbaden 1966; Bd. 2: *Zur Typologie des Irrenhauses in Frankreich und Deutschland (1780-1840)*, Wiesbaden 1971; Bd. 3: *Nordamerika (1600-1776)*, Wiesbaden 1972; Bd. 4: *Spanien von den Anfängen bis um 1500*, Wiesbaden 1980; Bd. 5: *Wien von den Anfängen bis um 1900*, Wiesbaden 1982; Bd. 6: *Santiago, Toledo, Granada. Drei spanische Kreuzhallenspitäler und ihr Nachhall in aller Welt*, Stuttgart 1987.

D. Jetter (1986), *Das europäische Hospital. Von der Spätantike bis 1800*, Köln.

D. Leistikow (1967), *Hospitalbauten in Europa aus zehn Jahrhunderten. Ein Beitrag zur Geschichte des Krankenhauses*, Ingelheim a. Rhein.

A.H. Murken (1979), *Die bauliche Entwicklung des Allgemeinen Krankenhauses in Deutschland im 19. Jahrhundert*, Göttingen.

A.H. Murken (1988), *Vom Armenhospital zum Großklinikum. Die Geschichte des Krankenhauses vom 18. Jahrhundert bis zur Gegenwart*, Köln.

H. Schadewaldt (1976), *Studien zur Krankenhausgeschichte im 19. Jahrhundert*, Göttingen.

E. Seidler (1977), *Geschichte der Pflege des kranken Menschen*, Stuttgart.

E. Seidler (1993), *Geschichte der Medizin und der Krankenpflege: mit 38 Texten und Quellenstücken*, Stuttgart.

Zentrale Monographien und Sammelwerke zur Sozialgeschichte des Krankenhauses

B. Abel-Smith (1964), *The Hospitals 1800-1948. A Study in Social Administration in England and Wales*, London.

E. Berger (1991), *Wer bürgt für die Kosten? Zur Sozialgeschichte des Krankenhauses. 125 Jahre Stadt-Krankenhaus Osnabrück; 180 Jahre städtische Gesundheitspolitik*, Bramsche.

J. Bleker/E. Brinkschulte/P. Grosse (Hg.) (1995), *Kranke und Krankheiten im Juliusspital zu Würzburg 1819-1829. Zur frühen Geschichte des Allgemeinen Krankenhauses in Deutschland*, Husum.

A. Boldt (1988), *Das Fürsorgewesen der Stadt Braunschweig in Spätmittelalter und früher Neuzeit: eine exemplarische Untersuchung am Beispiel des St. Thomae-Hospitals. Chronik der Stiftung St. Thomae-Hof für die Zeit von 1705 bis in die Gegenwart*, Hildesheim.

S. Borsa/C.R. Michel (1985), *La vie quotidienne des hôpitaux en France au XIXe siècle*, Paris.

L. Bryder (1988), *Under the Magic Mountain: a Social History of Tuberculosis in Twentieth Century Britain*, Oxford.

I.v. Bueltzingsloewen (1992), *Enseignment clinique et médicalisation de la société dans l'Allemagne des XVIIIe et XIXe siècles*, Diss., Lyon.

P.H. Collum (1991), *Cremetts and corrodies. Care of the poor and sick at St. Leonard's Hospital, York, in the Middle Ages*, York.

H.F. Dowling (1982), *City Hospitals: The Undercare of the Underprivileged*, Cambridge.

O. Faure (1982), *Genèse de l'hôpital moderne. Les Hospices Civils de Lyon de 1802 à 1845*, Lyon.

O. Faure (1991), *Populations hôpitalisés dans la région lyonnaise aux XIXe et XXe siècle*, Lyon.

L. Fink/B. Greenberg (1989), *Upheaval in the Quiet Zone. A history of Hospital Workers' Union, Local 1199*, Chicago.

L. Granshaw (1985), *St. Mark's Hospital, London: a Social History of a Specialist Hospital*, London.

L. Granshaw/R. Porter (Hg.) (1989), *Hospitals in History*, London.

C. Jones (1989), *The Charitable Imperative. Hospitals and Nursing in Ancien Régime and Revolutionary France.* Welcome Institute Series in the History of Medicine, London.

U. Knefelkamp (1989), *Das Heilig-Geist-Spital in Nürnberg vom 14.-17. Jahrhundert. Geschichte, Struktur, Alltag*, Nürnberg.

M. Krauß (1993), *Armenwesen und Gesundheitsfürsorge in Mannheim vor der Industrialisierung 1750-1850/60*, Sigmaringen.

D.E. Long/J. Golden (1989), *The American General Hospital: Communities and Social Contexts*, London.

H. Marland (1987), *Medicine and Society in Wakefield and Huddersfield, 1780-1870*, Cambridge.

B. Nierlich (1991), *Krankenhausärzte und Krankenhauspatienten. Ihre psychosoziale und sozialrechtliche Darstellung im Deutschen Ärzteblatt und in der Münchner Medizinischen Wochenschrift im Zeitraum von 1885-1945. Ein inhaltsanalytischer Vergleich,* Diss., Herzogenrath.

J.V. Pickstone (1985), *Medicine and Industrial Society. A History of Hospital Development in Manchester and its Region 1752-1946*, Manchester.

R. Porter/A. Wear (Hg.) (1987), *Problems and Methods in the History of Medicine*, London.

G.B. Risse (1986), *Hospital Life in Enlightenment Scotland*, Cambridge.

G. Rivett (1986), *The Development of the London Hospital System 1823-1982*, London.

Ch.E. Rosenberg (1987), *The Care of Strangers. The Rise of America's Hospital System*, New York.

D. Rosner (1982), *A Once Charitable Enterprise: Hospitals and Health Care in Brooklyn and New York, 1885-1915*, Cambridge.

A. Snoke (1987), *Hospitals, Health and People*, New Haven.

H. Steenken/S. Steenken (1990), *Biographie einer Deutschen Klinik. 100 Jahre Leben und Sterben im Evangelischen Krankenhaus zu Oldenburg*, Oldenburg.

R. Stevens (1989), *In Sickness and Wealth. American Hospitals in the Twentieth Century*, New York.

M.J. van Lieburg (1986), *Het Coolsingelziekenhuis te Rotterdam (1839-1900). De ontwikkeling van een stedelijk ziekenhuis in de 19e eeuw*, Amsterdam.

M. Vogel (1980), *The Invention of the Modern Hospital, Boston 1870-1930*, Chicago.

J. Woodward (1974), *To Do the Sick No Harm. A Study of the British Voluntary Hospital System to 1875*, London.

Kleinere Beiträge und Aufsätze mit dem Arbeitsschwerpunkt Sozialgeschichte des Krankenhauses

G.C. Altschuler/J.M. Saltzgaber (1988), The Limits of Responsibility. Social Welfare and Local Government in Seneca County, in: *Journal of Social History* 21, S. 515-537.

A. Brändström/G. Brändström (1989), Life-histories for Nineteenth-century Swedish Hospital Patients: Chances of Survival, in: *Journal of Family History* 14, S. 195-209.

J. Bremer (1978), Die Geschichte des Krankenhauses in medizinisch-psychologischer Sicht, in: *Historia Hospitalium* 12, S. 5-16.

S. Cavallo (1990), Patterns of Poor Relief and Patterns of Poverty in Eighteenth-century Italy. The Evidence of the Turin Ospedale di Carià, in: *Continuity and Change* 5, S. 65-98.

W.M. Cortiula (1989), Social Class and Health Care in a Community Institution. The Case of the Hamilton City Hospital, in: *Canadian Bulletin of Medical History* 6, S. 133-145.

A. Digby (1987), Quantitative and Qualitative Perspectives on the Asylum, in: R. Porter/A. Wear (Hg.), *Problems and Methods in the History of Medicine*, Kent, S. 153-174.

M.-C. Dinet-Lecomte (1991), Les enfants de la misère les 5-25 ans à l'hôpital générale de Blois de 1752 à 1812, in: *Annales de Demographie Historique*, S. 203-219.

B. Elkeles (1986-1988), Das Krankenhaus um die Wende vom 19. zum 20. Jahrhundert aus der Sicht seiner Patienten, in: *Historia Hospitalium* 17, S. 89-105.

B. Elkeles (1988), Arbeiterautobiographie als Quelle der Krankenhausgeschichte, in: *Medizinhistorisches Journal* 23, S. 342-358.

B. Elkeles (1989), Die schweigsame Welt von Arzt und Patient. Einwilligung und Aufklärung in der Arzt-Patienten-Beziehung des 19. und frühen 20. Jahrhunderts, in: *Medizin, Gesellschaft und Geschichte – Beiheft 8*, S. 63-91.

B. Elkeles (1990), Mehr Menschlichkeit im Krankenhaus. Historische Anmerkungen zu einem aktuellen Thema, in: *Argument-Sonderband* 182, S. 129-140.

M.E. Fissel (1989), The »Sick and Drooping Poor« in Eighteenth-century Bristol and its Region, in: *Social History of Medicine* 2, S. 35-58.

E. Gatz (1967), Die Elisabethinnen und das Aachener Krankenhauswesen in der ersten Hälfte des 19. Jahrhunderts, in: *Zeitschrift des Aachener Geschichtsvereins* 78, S. 260-295.

H. Goerke (1976), Personelle und arbeitstechnische Gegebenheiten im Krankenhaus des 19. Jahrhunderts, in: H. Schadewaldt (Hg.), *Studien zur Krankenhausgeschichte im 19. Jahrhundert im Hinblick auf die Entwicklung in Deutschland*, Göttingen, S. 56-71.

L. Granshaw (1992), The Rise of the Modern Hospital in Britain, in: A. Wear (Hg.), *Medicine in Society. Historical Essays*, Cambridge, S. 197-218.

A.E. Imhof (1977), Die Funktion des Krankenhauses in der Stadt des 18. Jahrhunderts, in: *Zeitschrift für Stadtgeschichte, Stadtsoziologie und Denkmalpflege* 4, S. 215-242.

A.E. Imhof (1977a), The Hospital in the 18th Century: For Whom? in: *Journal of Social History* 10, S. 448-470.

D. Jetter (1969), Gemeinschaft und Absonderung der Kranken als antagonistische Faktoren historischer Hospitäler (1500-1900), in: *Medizinhistorisches Journal* 4, S. 121-138.

R. Jütte (1983), Das Frankfurter Heilig-Geist-Spital im 16. und frühen 17. Jahrhundert. Aufgabe und Funktion einer bürgerlichen Fürsorgeanstalt, in: *Hessisches Jahrbuch für Landesgeschichte* 13, S. 145-169.

R. Jütte (1987), Diets in Welfare Institutions and in Outdoor Poor Relief in Early Modern Western Europe, in: *Ethnologia Europaea* 16, S. 117-136.

R. Jütte (1987), Die medizinische Versorgung einer Stadtbevölkerung im 16. und 17. Jahrhundert am Beispiel der Reichsstadt Köln, in: *Medizinhistorisches Journal* 22, S. 173-184.

R. Jütte (1990), Sozialgeschichte der Medizin: Inhalte – Methoden – Ziele, in: *Medizin, Gesellschaft und Geschichte* 9, S. 149-164.

A. Labisch (1979/1980), Krankenhauspolitik in der Krankenhausgeschichte, in: *Historia Hospitalium* 13, S. 217-223.

A. Labisch (1981), Das Krankenhaus in der Gesundheitspolitik der deutschen Sozialdemokratie vor dem Ersten Weltkrieg, in: *Medizinische Soziologie*. Jahrbuch 1, S. 126-151.

A. Labisch (1981/1982), Das Krankenhaus in der sozialdemokratischen Kommunalpolitik in Berlin um die Jahrhundertwende, in: *Historia Hospitalium* 14, S. 337-345.

A. Lellouch (1989), Mortalité: espérance de vie et morbidité dans les hospices parisiens du XIXe siècle, in: *Histoire de Sciences Medicales* 23, S. 93-101.

A. Lellouch (1989), Offre et demande des soins à l'hospice de la Vieilles-femmes vers 1862, in: *Histoire de Sciences Medicales* 23, S. 219-223.

A.S. Luchins (1989), Moral Treatment in Asylums and General Hospitals in 19th-century America, in: *Journal of Psychology* 123, S. 1981 ff.

C.M. MacGovern (1987), The Community, the Hospital and the Working Class Patient. The Multiple Uses of the Asylum in Nineteenth-century America, in: *Pennsylvania History* 54, S. 17-33.

N. McFarlane (1989), Hospitals, Housing and Tuberculosis in Glasgow, in: *Social History of Medicine* 2, S. 59-85.

M. Millmann (1974), The Influence of the Social Science Association on Hospital Planning in Victorian England, in: *Medical History* 18, S. 122-137.

A. Mischlewski (1987), Alltag im Spital zu Beginn des 16. Jahrhunderts, in: *Wiener Beiträge zur Geschichte der Neuzeit* 14, S. 152-173.

W. Nichol (1986), Brothels, Slaughter Houses and Prisons. An Account of Hospital Conditions in New South Wales 1788-1820, in: *Push from the Bush* 22, S. 6-29.

J.V. Pickstone/S.V.F. Butler (1984), The Politics of Medicine in Manchester 1788-1792: Hospital Reform and Public Health Services in the Early Industrial City, in: *Medical History* 28, S. 227-249.

R. Porter (1985), The Patient's View. Doing Medical History from Below, in: *Theory and Society* 124, S. 167-174.

C. Rawcliffe (1984), The Hospitals of Later Medieval London, in: *Medical History* 28, S. 1-21.

G.B. Risse (1985), »Thyphus« Fever in Eighteenth-Century Hospitals: New Approaches to Medical Treatment, in: *Bulletin of the History of Medicine* 59, S. 176-195.

G.B. Risse (1987), Hospital History: New Sources and Methods, in: R. Porter/A. Wear (Hg.), *Problems and Methods in the History of Medicine*, London, S. 175-203.

G.B. Risse (1988), Hysteria at the Edinburgh Infirmary, in: *Medical History* 32, S. 1-22.

G.B. Risse/W.J. Harley (1992), Reconstructing Clinical Activities: Patient Records in Medical History, in: *Social History of Medicine* 5, S. 183-205.

G. Rosen (1956), Hospitals, Medical Care and Social Policy in the French Revolution, in: *Bulletin of the History of Medicine* 30, S. 124-149.

G. Rosen (1964), The Impact of the Hospital on the Physician, the Patient and the Community, in: *Hospital Administration* 9, S. 15-33.

G. Rosen (1974), The Hospital: Historical Sociology of a Community, in: *From Medical Police to Social Medicine. Essays on the History of Health Care*, New York, S. 274-303.

E. Shorter (1990), Private Clinics in Central Europe, 1850-1933, in: *Social History of Medicine* 3, S. 159-195.

J.B. Shrager (1991), Three Women at John Hopkins: Private Perspectives on Medical Co-education in the 1890s, in: *Annales of Internal Medicine* 115, S. 564-569.

H.E. Sigerist (1936), An Outline of the Development of the Hospital, in: *Bulletin of the History of Medicine*, S. 573-581.

E.M. Sigsworth (1972), Gateways to Death? Medicine, Hospitals and Mortality 1700-1850, in: P. Mathias (Hg.), *Science and Society 1600-1900*, Cambridge, S. 97-110.

K. Ulshöfer (1978), Spital und Krankenpflege im späten Mittelalter, in: *Württembergisch-Franken* 62, S. 49-68.

K. Ulshöfer (1982), Menschen im Spital. Eine Analyse des Haller Hospitalkirchenbuchs 1703-1752, in: *Zeitschrift für Württembergische Landesgeschichte* 41, S. 104-130.

L. van den Broeck (1989), Historische ontwikkeling der sociaal-economische structuren van de hospitaalgeneeskunde, een schets, in: *Acta Belgica Historiae Medicinae* 2, S. 27-30.

K. Velle (1991), Het hospitaal als demografische factor sinds de laate 18de eeuw, in: *Acta Belgica Historiae Medicinae* 4, S. 4-11.

D. Verhelst (1989), Reikt uit uw milde hand. Levensomstandigheden van de geesteszieken in het Antwerpse zinnenlosenhuis 1796-1896, in: *Annales de la Société Belge d'Histoire des Hôpitaux et de la Santé publique* 25, S. 29-58.

I. Waddington (1973), The Role of the Hospital in the Development of Modern Medicine: A Sociological Analysis, in: *Sociology* 7, S. 211-224.

A. Wilson (1989), Illegitimacy and its Implications in Mid-eigtheenth-century London. The Evidence of the Foundling Hospital, in: *Continuity and Change* 4, S. 103-164.

Monographien und Sammelwerke zur Sozialgeschichte des Krankenhauses mit ergänzendem Charakter

R.A. Alex (1989), *Das Hospital Leiborn bei Mengeringhausen: ein Beitrag zur Entwicklung der sozialmedizinischen Versorgung in Nordhessen*, Diss., Marburg.

H. Aronowicz (1982), *Vom Städtischen Säuglings- und Mütterheim zur Kinderklinik in Neukölln*, Diss., Berlin.

L. Ballowitz (1986), *Aufnahmefrequenz, Diagnosen und Letalität im Kaiserin Auguste Viktoria-Haus (1909-1947) mit besonderer Berücksichtigung des Ersten und Zweiten Weltkrieges*, Berlin.

J. Barry/C. Jones (1991), *Medicine and charity before the Welfare State*, New York.

C. Bischoff (1984), *Frauen in der Krankenpflege. Zur Entwicklung von Frauenrolle und Frauenberufstätigkeit im 19. und 20. Jahrhundert*, Frankfurt/M.

K.-H. Böhme (1969), *Untersuchung über die Charité-Patienten von 1731-1742. Eine Studie zur Funktion und Soziologie des Krankenhauses im 18. Jahrhundert*, Diss., Berlin.

D. Boedeker (1974), *Die Entwicklung der Hamburgischen Hospitäler seit der Gründung der Stadt bis 1800 aus ärztlicher Sicht*, Hamburg.

C. Bradl (1989), *Anfänge der Anstaltsfürsorge für Menschen mit geistiger Behinderung (»Idiotenanstaltswesen«): ein Beitrag zur Sozial- und Ideengeschichte des Behindertenbetreuungswesens am Beispiel des Rheinlandes im 19. Jahrhundert*, Frankfurt/M.

W.F. Bynum/R. Porter (Hg.) (1985), *William Hunter and the Eighteenth Century Medical World*, Cambridge.

A. Croix (1981), *La Bretagne aux 16e et 17e siècles. La vie – La mort – La foi*, Paris.

E. de Porre (1969), *Das St. Joseph-Stift in Bremen 1869-1969*, Bremen.

A. Digby (1985), *Madness, Morality and Medicine. A Study of the York Retreat, 1796-1914*, Cambridge.

M. Dinges (1988), *Stadtarmut in Bordeaux. 1525-1675. Alltag – Politik – Mentalitäten*, Bonn.

E. Freidson (1963), *The Hospital in Modern Society*, London.

U. Frevert (1984), *Krankheit als politisches Problem. Soziale Unterschichten in Preußen zwischen medizinischer Polizei und staatlicher Sozialversicherung*, Göttingen.

M. Gaberthüel (1980), *Krankengeschichten und Operationsberichte 1784-1811. Zürcher medizingeschichtliche Abhandlungen*, Zürich.

C. Hanke (1981), *Untersuchung über die Charité-Patienten von 1743-1752. Eine Studie zur Funktion und Soziologie eines Krankenhauses im 18. Jahrhundert*, Diss., Berlin.

W. v. Hippel (1992), *Zum Wohle der Kranken. Vom Hospital zum Klinikum der Stadt Ludwigshafen am Rhein. 100 Jahre Städtisches Krankenhaus 1892-1992*, Ludwigshafen.

F. Honigsbaum (1979), *The Division in British Medicine: A History of the Separation of General Practice from Hospital Care 1911-1968*, London.

B. Hughes (1991), *From Workhouse to Hospital: The Story of St. Mary Abbots Hospital*, Kensington/London.

J.M. Kingsdale (1989), *The Growth of Hospitals, 1850-1939. An Economic History in Baltimore*, New York.

U. Knefelkamp (1989), *Stiftungen und Haushaltsführungen im Heilig-Geist-Spital in Nürnberg*, Bamberg.

Th. Kreker/H. Kreker (1978), *Untersuchung über die Charité-Patienten von 1754-1772*, Diss., Berlin.

U. Kütz (1988), *Entwicklung von Kommunikationsstrukturen im Krankenhaus. Eine medizinhistorische Untersuchung am Beispiel des Krankenhauses an der St.-Jürgen-Straße in Bremen*, Diss., Bremen.

U. Lindgren (1980), *Bedürftigkeit – Armut – Not. Studien zur spätmittelalterlichen Sozialgeschichte Barcelonas*, Münster.

P. Maret (1989), *Les hôpitaux de l'Ancien Régime et leurs domaines ruraux. L'example de Lyon, Vienne et Condrieu*, Mémoire de maîtrise, Lyon 1989.

H. Marland (1989), *Doncester Dispensary, 1792-1867. Sickness, Charity and Society*, Doncester.

M. Mayer (1987), *Hilfsbedürftige und Delinquenten. Die Anstaltsinsassen der Stadt St. Gallen 1750-1798*, St. Gallen.

B. Melosh (1982), *»The Physician's Hand«: Work Culture and Conflict in American Nursing*, Philadelphia.

J.V. Pelz (1982), *Das Etatwesen der Städtischen Allgemeinen Krankenhäuser der Stadt Berlin um die Jahrhundertwende (1890-1900): Krankenhaus im Friedrichshain (8.10.1874), Krankenhaus Moabit (7.11.1882), Krankenhaus auf dem Urban (10.6.1890)*, Berlin.

R. Porter (1987), *Disease, Medicine and Society in England, 1550-1860*, London.

F.K. Prochaska (1992), *Philanthropy and the Hospitals of London. The King's Fund, 1897-1900*, Oxford.

S. Reverby (1987), *Ordered to Care: The Dilemma of American Nursing, 1850-1945*, Cambridge.

J.J. Rohde (1962), *Soziologie des Krankenhauses*, Stuttgart.

M. Rubin (1987), *Charity and Community in Medieval London*, Cambridge.

W. Sannwald (1993), *Spitäler in Pest und Krieg. Untersuchungen zur Wirtschafts- und Sozialgeschichte südwestdeutscher Spitäler im 17. Jahrhundert*, Gomaringen.

H.-P. Schaper (1987), *Krankenwartung und Krankenpflege. Tendenzen der Verberuflichung in der ersten Hälfte des 19. Jahrhunderts*, Opladen.

H. Schwanitz (1990), *Krankheit, Armut, Alter: Gesundheitsfürsorge und Medizinalwesen in Münster während des 19. Jahrhunderts*, Münster.

A.-L. Shapiro (1985), *Housing the Poor of Paris, 1850-1902*, Madison.

R. Stevens (1971), *American Medicine and the Public Interest*, New Haven.

J.v. Steynitz (1971), *Mittelalterliche Hospitäler der Orden und Städte als Einrichtungen der sozialen Sicherung*, Berlin/München.

J.D. Thompson/G. Goldin (1975), *The Hospital. A Social and Architectural History*, New Haven.

Gordon Uhlmann/Ursula Weisser (Hg.) (1992), *Krankenhausalltag seit den Zeiten der Cholera. Frühe Bilddokumente aus dem Universitätskrankenhaus Eppendorf in Hamburg*, Hamburg.

P. Weindling (1986), *The Social History of Occupational Health*, London.

B. Wischhöfer (1991), *Krankheit, Gesundheit und Gesellschaft in der Aufklärung. Das Beispiel Lippe 1750-1830*, Frankfurt.

J. Woodward/D. Richard (1977), *Health and Popular Medicine in Ninteenth Century England*, New York.

Personenregister

Bei nicht zu ermittelnden Vornamen wurde ein Fragezeichen gesetzt.

Adelmann, G. 192
Antrick, ? 362, 363, 411

Baginsky, A. 174, 177
Bardeleben, H.A.v. 148, 365
Barton, R. 146
Behring, E.v. 22, 172, 275
Behrmann, ? 408
Benda, Th. 329
Berger, E. 17, 22, 208, 441
Biesalski, K. 158
Biraben, J. N. 127
Bismarck, O.v. 22, 238, 249, 266
Bleker, J. 17, 21, 73, 74, 123
Bodelschwingh, F.v. 381
Boethke, J. 241
Boldt, A. 18, 440
Brändström, A. 20, 67
Bremer, J. 442
Brinckmann, J.P. 257
Brinkschulte, E. 17, 22, 23, 187
Bromme, M. 362
Brunck, ? v. 243
Bueltzingsloewen, I. 17, 66
Bürger, H. 412

Clade, H. 384, 390
Collum, P.H. 441
Croix, A. 441
Dessertine, D. 67
Dickens, Ch. 167, 168, 169
Dietrich, E. 158, 266
Dikreiter, G. 359
Dinges, M. 441
Dörschlag, O. 322
Droop, E. 214
Droop, F.S. 228

Eggemann, ? 229
Ehrlich, P. 276
Eichelberg, ? 326
Elkeles, B. 17, 23, 357, 442
Eller, J.Th. 102, 109, 110, 111
Emmerich, ? 330
Emmert, C. 150
Engels, F. 391
Erthal, F.L.v. 188, 190, 193

Fanerl, ? 362
Faure, O. 20, 67
Ferenczi, S. 359
Figlio, K. 136
Fischer, A. 267
Fischer, C. 227, 360, 362, 363, 366

Flaubert, G. 168
Foucault, M. 21, 31, 33, 34, 36, 38, 39, 40, 44, 45, 96
Fränkel, A. 326
Frank, J.P. 111-115, 131
Frankenthal, K. 368
Freud, S. 135
Frevert, U. 131
Fuchs, C.H. 128, 131

Geigel, A. 273
Gerndt, O. 17
Gissing, G. 181
Goethe, J.W.v. 32
Goldsmiths 179
Gosling, C. 229
Gottstein, A. 154, 156, 274, 281, 283, 430
Grancher, J.J. 171
Grober, J. 430
Gröber, A. 410
Grote, L.R. 328
Grotjahn, A. 283, 388, 389
Güterbock, P. 149, 150
Guttstadt, A. 301, 303, 304

Hake, E. 175
Hammersen, F.H. u. C.H. 229
Harley, W.J. 442
Hata, S. 276
Haueisen, E. 243
Hauptmann, G. 181
Haussmann, G.E. 173
Hebra, F. 74
Heinecken, ? 343
Hemsatz, H. 390
Henckel, J.F. 43
Hesse, H. 326
Heubner, O. 171
Hippel, W.v. 17, 22, 236
Hippokrates 387, 390
Hoffmann, C.L. 103
Holst, V. 329
Hoppe, Th. 157
Horn, E.H. 42
Huerkamp, C. 328

Imhof, A.E. 66, 67, 124
Isermeyer, H. 228

Jacobi, K.M. 385
Jahrmann, M. 382
Jessen, F. 278
Jetter, D. 13, 14, 15, 16, 443
Jewson, N.D. 364
Joseph II. v. Habsburg 193
Jütte, R. 21, 31

Kämper, ? 229
Karll, A. 410
Kisch, H. 329
Kitasato, S. 275
Knefelkamp, U. 18, 440
Koch, R. 176, 177, 179, 276
Köhler, P. 323
König, F. 151
Krauss, M. 17
Krehl, L.v. 366
Krönlein, R.U. 148
Krohne, O. 429, 430
Krünitz, J.G. 32, 37, 40, 41, 385
Küster, E. 145
Kutterer, ? 238

Labisch, A. 13, 22, 23, 24, 253, 297, 328, 359, 420
Lahmann, J.H. 327, 328, 330
Lameyer, ? 344
Lampe, ? 344
Langenbeck, B.v. 146, 364
Larsen, Ø. 125, 126
Latz, B. 322
Lee, R. 131
Lehmann, F. 382
Leidinger, B. 23, 337
Lenin, W.I. 391
Lesky, E. 98
Leyden, E.v. 386
Lichtwitz, K. 323
Lindemann, H. (C. Hugo) 278, 286
Lister, J. 21, 147, 148, 149, 150, 160, 170, 171, 179, 275
Lorent, ? 344
Luhmann, N. 31

Mai, F. A. 42
Marcus, A.F. 102, 103, 196, 197
Mayer, ? 146
McKeown, Th. 131
Meisel-Hess, G. 329
Melhop, ? 344
Mendelsohn, M. 386, 387, 388
Merkel, J. 146, 154
Micale, M.S. 136, 140
Moll, A. 365, 367
Montgelas, M.v. 55, 190
Most, O. 429, 430
Mühry, A. 125
Müller, B. 67
Müller, I. 17, 297, 309
Müller, O. 325
Murken, A.H. 16, 147

Nathan, P. 388
Naunyn, G. 283
Neisser, A. 179
Neuber, G. 150, 151
Ney, L. 238
Nierlich, B. 441
Nightingale, F. 167
Nussbaum, J.N.v. 150, 152

Oesterlen, J.F. 146
Ollier, L.X.E. 146

Pagenstecher, A. 215
Pancratius, ? 359
Pappenheim, L. 273
Parsons, T. 374
Pasteur, L. 171, 176
Paul, N. 21, 25, 91, 437
Pelz, S. 228
Peter, J.P. 128
Petzold, A. 362
Pfeufer, Ch. 139
Pickstone, J.V. 19
Pirogoff, N.I. 147
Popp, A. 359, 361
Porter, R. 442
Prießnitz, V. 325
Prößdorf, K. 424
Probst, Ch. 55, 56

Regus, M. 391
Reichel, Ch. 411, 414
Reichmann (Fromm-Reichmann), F. 328
Reil, J.Ch. 385
Richter, E. 152
Rikli, A. 328
Risse, G.B. 19, 124, 128, 131, 135, 137, 442, 443
Roemheld, L. 321, 322, 330
Roentgen, W.C. 247, 274, 327
Roller, Ch.F.W. 379, 386
Rosenberg, Ch.E. 19
Roux, E. 22, 171, 176
Rumpf, Th. 411

Sauberschwarz, E. 325
Schaper, H.-P. 41
Scheimpflug, M. 324
Schirmeyer, L.A.F. 228
Schleich, C.L. 152, 153
Schlichting, H.v. 403, 409, 411, 415
Schmieden, H. 241
Schmitz, ? 325
Schönlein, J. 74
Schönlein, L. 123, 128, 130, 131, 137, 138
Schucht, J.H. 222
Schultz, J.H. 328
Schwanitz, H. 17
See, H. 390, 391
Sell, ? 225
Semmelmann, J.J. u. W. 211, 219
Senckenberg, J.Ch. 258
Senff, ? 102
Shorter, E. 17, 23, 136, 320
Sichermann, B. 136
Sombart, W. 375
Spree, R. 13, 17, 18, 21, 23, 51, 208, 328
Springer, A. 359
Stevens, R. 19
Stiller, ? 330
Stoll, M. 104, 105, 106
Stollberg, G. 24, 374
Stooss, C. 365
Strack, K. 104
Streiter, G. 409

Stromeyer, G.F.L. 146
Stürzbecher, M. 320
Stüve, J.C.B. 217, 225
Sudhoff, K. 21, 34

Temminck, Ch. 157
Tenge, ? 228
Tennstedt, F. 23, 297
Thalamy, ? 41
Thöle, L.A.H.W. 228
Thomann, K.D. 21, 145
Tillmanns, H. 153
Trendelenburg, F. 148, 150

Uhlmann, G. 18, 24, 399
Ulshöfer, K. 442

Vezin, H. 215, 224, 225
Virchow, R. 146, 147, 174, 273, 274, 283, 389
Vogel, M. 442
Volkmann, R. 145, 148, 149

Waddington, I. 364, 372
Warner, J.H. 124
Wassermann, A.v. 76
Weber, M. 375, 376, 377, 380
Weindling, P. 22, 167
Weisser, U. 18
West, Ch. 169, 170
Westerkamp, ? 229
Westhofen, E. 243
Weyl, H. 387, 388
Weymann, C. 227, 229
Wiedeburg, P. 321
Wiemann, F.M. 215, 223
Witte, ? 229
Wolff, Ch. 94
Woythal, M. 390

Yersin, A. 176

Zander, G. 160
Zola, É. 181

Ortsregister

Aachen 258, 271, 273, 279, 282
– Marienhospital 271, 273
Altona 151, 155, 258, 378, 384
Amsterdam 109
Ansbach 56
Arnsberg 360
– Marienhospital 360
Aubervilliers 177
Augsburg 56, 69, 72, 261, 277
– Städtisches Hauptkrankenhaus 277

Bad Elster 323
– Sanatorium Paul Köhler 323
Bad Ems 262
Bad Kissingen 326
Bad Liebenstein 325
– Sanatorium 325
– Wasserheilanstalt 325
Bad Polzin 323
– Sanatorium Kaiserbad 323
Baden 53, 56, 57, 58, 65, 81, 82, 244, 250, 262, 263
Baden-Baden 325
– Sanatorium Gilbert-Frey 325
Badenweiler 326
Ballenstedt 323
– Privatkrankenanstalt Rusell 323
Bamberg 17, 22, 56, 102, 131, 187-202, 254, 257
– Allgemeines Krankenhaus 102, 131, 187-202, 254
Banat 107
Bayern 53, 55, 56, 58, 75, 131, 250, 263
Berck-sur-Mer 173
Bergen a. Rügen 258
Berg 258
Berka i.Th. 362
– Lungenheilstätte 362

Berlin 34, 41, 42, 44, 59, 66, 102, 109, 111, 131, 149, 155, 156, 157, 160, 167, 168, 169, 171, 172, 173, 174, 175, 176, 177, 179, 180, 181, 240, 254, 257, 264, 271, 273, 279, 280, 281, 282, 322, 325, 327, 329, 362, 364, 366, 367, 386, 387, 388, 400, 409
– Allgemeines Privatkrankenhaus 322
– Bethanien 17, 381
– Charité 34, 41, 42, 43, 44, 59, 66, 102, 111, 131, 176, 177, 254, 364, 366
– Charlottenburg 280, 322, 430
– – Anstalt für Leichtkranke 430
– Elisabethkrankenhaus 174
– Grunewald 325
– Kaiser-und-Kaiserin-Friedrich-Kinderkrankenhaus 174, 177

- Krankenhaus Moabit 174, 271, 279, 280, 387
- Krankenhaus Am Urban 174, 279
- Rudolf-Virchow-Krankenhaus 279
- Sanatorium Quisisana 325
- Moabit 362

Bern 150
Bernburg b. Halle a.d.S. 379
Bethel 375, 380, 381
Bielefeld 69, 375, 382, 383, 384
Blankenburg a.H. 325
Bochum 160, 282
- Klinik Bergmannsheil 160
Bonn 156, 282, 380
Boppard 325
Bordeaux 441
Boston 442
- Boston General Hospital 442
Braunschweig 18, 257, 440
- St. Thomae-Hospital 440
Bremen 23, 261, 277, 337-351, 390, 414
- Städtisches Allgemeines Krankenhaus 277, 337-351
Breslau 152, 179, 282, 368
- Universitätskliniken 368
Bretagne 441
Brüssel 168
Brunn 168
Bundesrepublik Deutschland 14, 60-63, 65, 69, 77, 78, 399, 420-435

Cannstadt 324
- Wilhelmsbad 324
Chelsea 175, 176
- Hospital for Women 176
- Victoria Hospital for Children 175
Chemnitz 323
- Zimmermann'sche Stiftung 323

Darmstadt 261, 262
Detmold 258, 381
- Landkrankenhaus 381
Deutsch-Südwestafrika 413
Deutsches Reich 53, 60, 61, 62, 63, 64, 65, 77, 82, 93, 96, 250, 266, 283, 284, 299, 300, 301, 341, 399, 400, 415
Deutschland 13, 15, 17, 18, 19, 20, 24, 33, 39, 41, 52, 54, 59, 71, 72, 149, 157, 158, 159, 162, 173, 174, 176, 188, 193, 222, 253, 258, 259, 260, 264, 265, 266, 270, 271, 272, 278, 279, 281, 284, 285, 297, 298, 301, 303, 304, 320, 326, 361, 374-391, 409, 422, 424, 425, 430, 440
Diepholz 381
Donaueschingen 81
- Karls-Krankenhaus 81
Dresden 240, 279, 323, 327
- Schloß Lösswitz 323
Düren 379, 380
- Provinzial-Heil- und Pflegeanstalt 379
Düsseldorf 18, 257, 258, 271, 279, 280, 307, 308, 309, 380, 429
- Evangelisches Krankenhaus 308
- Hospital der Töchter vom heiligen Kreuz 308
- Hubertushospital 257
- Marien-Hospital 308
- Max-Joseph-Spital 258
- Provinzial Heil- und Pflegeanstalt Grafenberg 380
- Städtisches Barackenkrankenhaus 308
- Städtische Krankenanstalten (Akademie f. prakt. Medizin) 271, 279, 308, 309, 429

Eberbach b. Eltville a.Rh. 379
Edinburgh 19, 33, 39, 124, 136, 139
- Royal Infirmary 136
Eisenach 340
Elberfeld 261, 360, 363
Elgersburg (Schloß) 321
Eltville 379
Erfurt 282
Erlangen 368
Europa 17, 34, 271

Flensburg 282
- Sankt Franziskus Hospital u. Evangelisch-lutherische Diakonissenanstalt 282
Forges-Les-Bains 173

Franken 189
Frankfurt a.M. 168, 240, 258, 280, 376
– Heilig-Geist-Spital 376
Frankreich 40, 96, 176, 258, 259, 272, 440
Freiburg i.Br. 57, 58, 262
– Klinisches Hospital 57
– Chirurgische Klinik 58
– Medizinische Klinik 58
– Frauenklinik 58
– Akademisches Krankenhaus 58
Freilautern 269
Fürth 69, 261

Gaisingen 81
– Fürstlich Fürstenbergisches Landesspital 81
Gelsenkirchen 282
– Katholisches Krankenhaus u. Evangelisches Krankenhaus 282
Gießen 262
Glasgow 149
– Royal Infirmity Hospital 149
Görlitz 272
– Kontagienbaracke 272
Göteborg 69
Göttingen 17, 66, 69, 148
Gräfenberg 324
Graz 168
Großbritannien 176, 177, 179, 441
Guhrau 262
Gundelsheim a. Neckar 321
– Sanatorium Schloß Hornegg 321, 322, 326, 330

Hackney 180
Härnösand 69
Hagnau 81
Halle a.d.S. 160, 261, 379
– Heilanstalt Bergmannstrost 160
Hamburg 34, 36, 168, 178, 188, 261, 269, 270, 271, 279, 382, 383, 390, 399-416
– Altona 151, 155, 258, 378, 384
– Krankenhof 34, 36
– Krankenspital 34
– Pesthof 34, 36
– Städtisches Krankenhaus Eppendorf 271, 279, 399-416
– St. Georg 383, 400, 411
Hamm i. Westf. 261
Hanau 359, 360, 362, 390
– Landkrankenhaus 359, 360, 362
Hannover 261, 262, 271, 272
– Linden 261
– Städtisches Blatternhaus 272
Heidelberg 42, 57, 257, 322, 366
– Akademisches Krankenhaus 57
– Universitätsklinik 322
Helmstedt 325
Herdecke 390
Herford 69
Hessen 39, 71, 250, 262, 390, 414
Hither Green 178
– Park Hospital 178
Hoechst a.M. 263
Hornegg, Schloß 321, 322, 326, 330
Husum 258

Illenau b.Offenburg 379
– Irren-Heilanstalt 379
Immenstedt 359
Islington 180

Jülich-Berg 257

Kaiserswerth 282
Karlsruhe 56, 57, 58, 244, 257, 262
– Städtisches Krankenhaus 57, 58
Kassel 40, 257
– Charité 40
Koblenz 258
Köln 258, 271, 273, 277, 279, 280
– Augusta-Krankenhaus 271
– Bürgerspital 273, 277
– Pockenlazarett 271
Königsberg i.Pr. 258
Kongsberg 66
– Hospital 66
Konstantinopel 168
Konstanz 57, 58, 262
– Krankenhaus 57, 58
Kopenhagen 66, 168
– Marinespital 66

Krefeld 263, 360
Kudowa 325
- Villa Maria 325

Lahr 57, 58
- Gemeindekrankenhaus 57
- Städtisches Spital 58
Landshut 56
Leiden 39
Leipzig 69, 153, 172, 240, 260, 261
Lemberg 168
Leverkusen 390
London 109, 167, 169, 172, 173, 174, 175, 176, 177, 178, 179, 180
- Great Ormond Street Hospital for Sick Children 168, 169, 174
Lower Tooting 178
- Fountain Hospital 178
Ludwigshafen a.Rh. 22, 236-250, 279, 382, 383
- Städtisches Krankenhaus 236-250
Lyon 20, 67

Mainz 103, 104, 257, 258
- Allgemeines Krankenhaus 104
Magdeburg 240, 261, 271, 280
- Städtisches Krankenhaus (Pockenhaus) 271
Malmedy 261
Manchester 19
Mannheim 17, 42, 57, 58, 250, 257, 262
- Armen- und Krankenanstalt 57
- Städtisches Allgemeines Krankenhaus 58
Marburg 145
Marienbad 329
- Villa Kisch 329
Marienburg i.Pr. 282
- Marien-Krankenhaus u. Evangelisches Krankenhaus 282
Mersburg 81
Memmingen 376
Merzig 380
Mile End 180
Mittelrheinkreis 56, 80
Mödling b. Wien 324
- Sanatorium Vorderbrühl 324

Mönchengladbach 282
- Evangelisches Krankenhaus u. Katholisches Krankenhaus 282
Moskau 168
München 56, 67, 69, 72, 73, 80, 131, 150, 168, 254, 257, 261, 262, 273, 280, 323, 368, 377, 378, 382, ,383, 390
- Allgemeines Krankenhaus 67, 80, 131, 254, 262, 273, 377, 378
- Chirurgische Klinik 150
- Sanatorium Kurt Lichtwitz 323
- Schwabing 280
- Medizinische Universitätsklinik 368
Münster i.Westf. 17, 103, 157, 257, 261, 272, 273, 282
- Hüfferstiftung 157
- Klemens-Hospital 261, 273

Neuburg a.d. Donau 39
- Ordensspital 39
Neuburg 56
Neufreistatt b. Diepholz 381
- Moorpension 381
Neumünster 390
Neuruppin 379
Norwegen 66
Nowawes b. Potsdam 157
- Oberlinhaus 157
Nürnberg 18, 35, 69, 72, 146, 277, 279, 280
- Heilig-Geist-Spital 18
- Blatternhaus 35
- Städtisches Krankenhaus 277

Oberrheinkreis 56
Österreich 39, 325, 361
Offenburg 379
Oslebshausen 344
Osnabrück 22, 208-231, 262, 360, 381, 384, 441
- Marienhospital 225, 226, 227
- Städtische Kliniken 208-231
- Städtisches Krankenhaus 360, 381

Paderborn 258
Paris 109, 167, 168, 169, 171, 172, 173,

175, 176, 177, 179, 180, 320
– Hôtel Dieu 320
– Hôpital Enfants-Malades (L'Enfant-Jesus) 171, 173
– Hôpital Herold 177
– Hôpital Sainte-Eugénie 171
– Hôpital Trousseau 171, 173, 177
Passau 56
Pest 168
Pfalz 259
Pforzheim 57, 58
Städtisches Krankenhaus 57, 58
Pirna 379
– Heilanstalt a.d. Sonnenstein 379
Plattling 74
Podolien 146
Posen 363
Potsdam 157
Prag 168
Preußen 23, 53, 59, 60, 63, 69, 72, 155, 157, 158, 260, 262, 263, 264, 266, 267, 269, 270, 276, 280, 282, 284, 285, 380, 414

Rahnsdorf b. Berlin 160
– Kranken– und Rekonvaleszentenhaus 160
Ratibor 258
Regensburg 56
Riga 329
Rheinland 282
Rheinprovinz 380
Ruhrgebiet 17, 297

Saarland 269
Sachsen 260, 414
Sankt Petersburg 168
Schlesien 282, 325
Schweden 20, 67
Seekreis 56, 81
Siegburg i.Rh. 379
Southwark 175
– Evelina Hospital 175
Stendal 44
Stepney 180
Stralsund 258
Straßburg 284
– Medizinische Universitätsklinik 284
Stuttgart 69, 73, 74, 131, 157, 168, 261, 262, 378
– Katharinenhospital 74, 131, 261, 262, 378
– Paulinenhilfe 157

Thüringen 321
Tooting Grove 178
Tottenham 178
– Northeastern Hospital 178
Transvaal 413
Trier 258
Turin 168

Überlingen 81
Ulm 390
Ungarn 107
Unterrheinkreis 56

Veldes 328
Vereinigte Staaten von Amerika 19, 225, 341
Vohwinkel 360

Weißer Hirsch b. Dresden 327, 330
– Doktor Lahmann Sanatorium 327
Westdeutschland 16
Westeuropa 260
Wetzlar 360
– Städtisches Krankenhaus 360
Wien 34, 38, 39, 40, 41, 98, 104, 168, 169, 193, 254, 257, 324, 367, 377
– Allgemeines Krankenhaus 34, 38, 39, 40, 41, 193, 254, 377
– Gebärhaus 98
Wiesbaden 240, 258, 390
Woolwich 178
– Brook Hospital 178
Württemberg 55, 59, 60, 260, 263, 325, 414
Würzburg 17, 21, 22, 37, 56, 69, 71, 72, 74, 80, 123-140, 187-202, 254, 257, 262, 376
– Juliusspital 17, 21, 37, 74, 80, 123-140, 187-202, 254, 262, 376

Über die Autorinnen und Autoren

EVA BERGER, geb. 1951; Historikerin, Kunsthistorikerin, Mitarbeiterin am Kulturgeschichtlichen Museum Osnabrück.

Hauptarbeitsgebiete: Sozialgeschichte des Krankenhauses, insbesondere Periodisierung der Geschichte des Allgemeinen Krankenhauses, Frauengeschichte, Leben und Werk des Malers Felix Nussbaum.
Jüngste Buchveröffentlichungen: Wer bürgt für die Kosten? – Zur Sozialgeschichte des Krankenhauses. 125 Jahre Stadt-Krankenhaus Osnabrück, 180 Jahre städtische Gesundheitspolitik (Osnabrücker Kulturdenkmäler Bd 4), Bramsche 1990.
Wohin mit den Wahnsinnigen? – 200 Jahre Anstaltspsychiatrie in der ehemaligen Provinz Hannover unter besonderer Berücksichtigung des Landeskrankenhauses Osnabrück. Ein Beitrag zur Sozialgeschichte der Heil- und Pflegeanstalten (Osnabrücker Kulturdenkmäler Bd 9), Bramsche (erscheint Ende 1995).
Korrespondenzadresse:
Eva Berger
Heger-Tor-Wall 27/28
Verwaltung: Marienstr. S/6
49074 Osnabrück

Tel.: 05 41/3 23-22 07 oder 22 37 / Fax: 05 41/323-1510

JOHANNA BLEKER, geb. 1940; Ärztin, Medizinhistorikerin. Professorin für Medizingeschichte Institut für Geschichte der Medizin der Freien Universität Berlin.

Hauptarbeitsgebiete: Geschichte und Theorie der klinischen Medizin im 19. Jahrhundert, Frauen in der Medizin im 19./20. Jahrhundert.
Jüngste Buchveröffentlichung: J. Bleker, E. Brinkschulte, P. Grosse (Hgg.). Kranke und Krankheiten im Juliusspital zu Würzburg 1819 – 1829. Zur frühen Geschichte des allgemeinen Krankenhauses in Deutschland (= Abhandlungen zur Geschichte der Medizin und der Naturwissenschaften, Bd. 72), Husum 1995.

Korrespondenzadresse:
Prof. Dr. med. Johanna Bleker
Institut für Geschichte der Medizin der
Freien Universität Berlin
Hausanschrift: Klingsorstr. 119
12203 Berlin

Tel.: 030/830092-20 / Fax: 030/830092-37

EVA BRINKSCHULTE, geb. 1954; Wissenschaftliche Mitarbeiterin am Institut für Geschichte der Medizin der FU Berlin.

Hauptarbeitsgebiete: Sozial- und Wirtschaftsgeschichte des Krankenhauses im frühen 19. Jahrhundert; historische Frauenforschung in der Medizin.
Jüngste Buchveröffentlichungen: J. Bleker, E. Brinkschulte, P. Grosse (Hgg.). Kranke und Krankheiten im Juliusspital zu Würzburg 1819-1829. Zur Frühgeschichte des Allgemeinen Krankenhauses in Deutschland, Husum 1995.
(Hg.). Weibliche Ärzte. Die Durchsetzung des Berufsbildes in Deutschland, 2. Aufl. Berlin 1995.
Korrespondenzadresse:
Eva Brinkschulte
Institut für Geschichte der Medizin der
Freien Universität Berlin
Klingsorstr. 119
12203 Berlin

Tel.: 030-830092-35 / Fax: 030-830092-37

BARBARA ELKELES, geb. 1954; Ärztin für Innere Medizin/Rheumatologie, Habilitation in Geschichte der Medizin, Chefärztin der Klinik für Geriatrische Rehabilitation, Maria Frieden Telgte.

Hauptarbeitsgebiete: Geschichte des medizinischen Menschenexperiments, Geschichte der Patient-Arzt-Beziehung.
Jüngste Buchveröffentlichung: Der moralische Diskurs über das medizinische Menschenexperiment im 19. Jahrhundert, Stuttgart 1996.
Korrespondenzadresse:
Priv.Doz. Dr.med. Barbara Elkeles
Klinik für Geriatrische Rehabilitation, Maria Frieden Telgte
Hausanschrift: Am Krankenhaus 1
48291 Telgte

Tel.: 02504/67-236 / Fax: 02504/67-268

WOLFGANG VON HIPPEL, geb. 1936; Professor für Neuere Geschichte, Universität Mannheim.
Hauptarbeitsgebiete: Neuere Geschichte, Wirtschafts- und Sozialgeschichte mit dem Schwerpunkt 17. – 19. Jahrhundert.
Jüngste Buchveröffentlichungen: (Hg.). Freiheit, Gleichheit, Brüderlichkeit? Die Französische Revolution im deutschen Urteil von 1789 bis 1945, München 1989.
Armut, Unterschichten, Randgruppen in der frühen Neuzeit, München 1995.
Korrespondenzadresse:
Prof. Dr. Wolfgang von Hippel
Moltkestraße 1
69120 Heidelberg

Tel.: 06221/43448

ROBERT JÜTTE, geb. 1954; Historiker, Leiter des Instituts für Geschichte der Medizin der Robert Bosch Stiftung und Honorarprofessor für Neuere Geschichte an der Universität Stuttgart.

Hauptarbeitsgebiete: Sozialgeschichte der Medizin, Wissenschaftsgeschichte, Geschichte der Alternativen Medizin, Jüdische Geschichte, Alltags-, Mentalitäts- und Kulturgeschichte der Frühen Neuzeit.
Jüngste Buchveröffentlichung: Poverty and Deviance in Early Modern Europe, Cambridge 1994.
Korrespondenzadresse:
Prof. Dr. phil. Robert Jütte
Institut für Geschichte der Medizin der Robert Bosch Stiftung
Straußweg 17
70184 Stuttgart

Tel.: 0711/4830-13+17 / Fax: 0711/4617-55 / E-Mail: jutte@rus.uni-stuttgart.de

ALFONS LABISCH, geb. 1946; Historiker, Soziologe, Arzt, Professor für Medizingeschichte und Direktor des Instituts für Geschichte der Medizin der Heinrich-Heine-Universität Düsseldorf.

Hauptarbeitsgebiete: Sozialgeschichte der Gesundheit und der Medizin, insbesondere der präventiv orientierten medizinischen Fächer und Institutionen sowie des Krankenhauswesens; historische und aktuelle Bedingungen ärztlichen Handelns.
Jüngste Buchveröffentlichung: Homo Hygienicus. Gesundheit und Medizin in der Neuzeit, Frankfurt 1992.
Korrespondenzadresse:
U.-Prof. Dr.med. Dr.phil. Alfons Labisch, M.A.
Institut für Geschichte der Medizin der
Heinrich – Heine – Universität Düsseldorf
Hausanschrift: Universitätsstraße 1
Postfach 10 10 07
40225 Düsseldorf

Tel.: 0211/811 3940 / Fax: 0211/811 3949

BARBARA LEIDINGER, geb. 1960; Studium der Geschichte, Germanistik und Kunstgeschichte in Münster; 1986 Erstes Staatsexamen in Geschichte und Deutsch; Doktorandin u. Stipendiatin der Universität Bremen.

Hauptarbeitsgebiet: Sozialgeschichte der Medizin, des Gesundheitswesens, speziell des Krankenhauses.
Jüngste Veröffentlichung: »Vom Hospital zum Allgemeinen Krankenhaus«, Die Herausbildung der bremischen Krankenanstalt bis 1823, in: Bremisches Jahrbuch, 73, 1994, S. 48-86.
Korrespondenzadresse:
Zentrum für Sozialpolitik
Universität Bremen
Parkallee 39
28209 Bremen

Tel.: 0421/218-4393 / Fax: 0421/218-4052

NORBERT PAUL, geb. 1964; Historiker und Mediziner, Wissenschaftlicher Assistent am Institut für Geschichte der Medizin der Heinrich-Heine-Universität Düsseldorf.

Hauptarbeitsgebiete: Geschichte, Theorie und Ethik der Medizin, insbesondere Sozialgeschichte des Krankenhauses und des Pflegeberufes, Wissens- und Wissenschaftstheoretische Fragestellungen in der Medizin sowie deren Verhältnis zur medizinischen Praxis.
Jüngste Buchveröffentlichung: Medizinische Wissensbasen – vom Wissensmodell zur Repräsentation, Frankfurt a.M. usw. 1995.
Korrespondenzadresse:
Dr. Norbert Paul, M.A.
Institut für Geschichte der Medizin der
Heinrich-Heine-Universität Düsseldorf
Postfach 10 10 07
D-40001 Düsseldorf

Tel.: 0211/811 4303 / Fax: 0211/811 3949 / E-Mail: paul@uni-duesseldorf.de

EDWARD SHORTER, geb. 1941; Sozialhistoriker, Medizinhistoriker, Hannah Chair in the History of Medicine, University of Toronto.

Hauptarbeitsgebiete: Geschichte der Psychiatrie und Neurologie, Geschichte des Arzt-Patienten-Verhältnisses, Sozialgeschichte der Medizin.
Jüngste Buchveröffentlichungen: From Paralysis to Fatigue: A History of Psychosomatic Illness in the Modern Era, New York 1992. (In Deutsch unter dem Titel: Moderne Leiden: Zur Geschichte der psychosomatischen Krankheiten, Rowohlt).
From the Mind into the Body: The Cultural Origin of Psychosomatic Symptoms, New York 1994.
Korrespondenzadresse:
Prof. Edward Shorter
History of Medicine Program
88 College Street

Toronto, Ontario
Canada MSG 1L4

Tel: 416/978 2124 / Fax: 416/971 2160

REINHARD SPREE, geb. 1941; Volkswirt, Sozial- und Wirtschaftshistoriker; Professor für Sozial- und Wirtschaftsgeschichte, Ludwig-Maximilians-Universität München.

Hauptarbeitsgebiete: Sozialgeschichte der Medizin und des Gesundheitswesens, Historische Konjunktur- und Wachstumsforschung, Historische Demographie.
Jüngste Buchveröffentlichung: Der Rückzug des Todes; Der Epidemiologische Übergang in Deutschland während des 19. und 20. Jahrhunderts, Konstanz 1992 (Konstanzer Universitätsreden, 186).
Korrespondenzadresse:
Prof. Dr. Reinhard Spree
Seminar für Sozial- und Wirtschaftsgeschichte
Universität München
Ludwigstr. 33
80539 München

Tel: 089/2180-2229 / Fax: 089/2180-3168

GUNNAR STOLLBERG, geb. 1945; Soziologe, Professor an der Fakultät für Soziologie der Universität Bielefeld.

Hauptarbeitsgebiete: Historische Soziologie der Gesundheit und der Medizin.
Jüngste Buchveröffentlichungen: (zusammen mit J. Lachmund): Patientenwelten. Krankheit und Medizin in Autobiographien vom späten 19. bis zum frühen 20. Jahrhundert, Opladen 1995.
(Hg.). The Social Construction of Illness, Stuttgart 1992 .
Korrespondenzadresse:
Prof. Dr. Gunnar Stollberg
Fakultät für Soziologie
Universität Bielefeld
Postfach 10 01 31
33501 Bielefeld

Tel.: 0521/106-4618 oder 106-4625 / Fax: 0521/1065844

FLORIAN TENNSTEDT, geb. 1943; Sozialwissenschaftler und Jurist, Professor für Sozialpolitik und Sozialrecht an der Gesamthochschule Kassel, Universität des Landes Hessen.

Hauptarbeitsgebiete: Armen- bzw. Sozialwesen einschl. deren Geschichte; Herausgeber und Schriftleiter der »Zeitschrift für Sozialreform«; Mitherausgeber der »Quellensammlung zur Geschichte der Deutschen Sozialpolitik 1867 bis 1914« der Akademie der Wissenschaften und Literatur / Mainz.

Jüngste Buchveröffentlichung: (mit Heidi Winter) Quellensammlung zur Geschichte der deutschen Sozialpolitik, II. Abteilung, Bd. 2, 1. Teil: Von der zweiten Unfallversicherungsvorlage bis zum Unfallversicherungsgesetz vom 6. Juli 1884, Stuttgart/Jena/New York 1995.
Korrespondenzadresse:
U.- Prof. Dr. disc. pol. Florian Tennstedt
Gesamthochschule/Universität Kassel
Fachbereich 4 / Sozialwesen
Arnold-Bode-Straße 10, 34109 Kassel

Tel.: 0561/804-2945 / Fax: 0561/804-3388

KLAUS-DIETER THOMANN, geb. 1951; Arzt für Orthopädie, Rheumatologie, Sozialmedizin, niedergelassen in einer Gemeinschaftspraxis; Landesarzt für Körperbehinderte in Hessen; Habilitation in Geschichte der Medizin; freier Mitarbeiter am medizinhistorischen Institut der Johannes-Gutenberg-Universität Mainz.

Hauptarbeitsgebiete: Geschichte der Chirurgie, Orthopädie und Rehabilitation, Sozialgeschichte der Medizin des 19. und 20. Jahrhunderts.
Jüngste Buchveröffentlichung: Das behinderte Kind. Krüppelfürsorge und Orthopädie in Deutschland 1886-1920, Stuttgart 1995.
Korrespondenzadresse:
Priv. Doz. Dr. med. Klaus-Dieter Thomann
Medizinhistorisches Institut der
Johannes-Gutenberg-Universität Mainz
Am Pulverturm 13
55131 Mainz

GORDON UHLMANN

Hauptarbeitsgebiete: Geschichte geschlechtsspezifischer Arbeitsteilung, Sozialgeschichte des Krankenhauses, Erfahrungsgeschichte des Arbeitsmarktes.
Jüngste Buchveröffentlichung: Krankenhausalltag seit den Zeiten der Cholera, Hamburg 1992 (zusammen mit Ursula Weisser).
Korrespondenzadresse:
Gordon Uhlmann
Museum der Arbeit
Maurienstraße 19
22305 Hamburg

Tel. 040/2984-3532 (-2364)

PAUL WEINDLING, geb. 1953; Studium der Geschichte in Oxford und London; M.A. Oxford 1975; M.Sc. London 1976; Ph.D. London 1982; Senior Research Officer der Wellcome Unit for the History of Medicine der Universität Oxford

Hauptarbeitsgebiete: Sozialgeschichte der Wissenschaften, insbesondere der Medizin, der präventiven medizinischen Theorien und des öffentlichen Gesundheitswesens in Deutschland,

England und Frankreich sowie im internationalen Vergleich; Darwinismus, Rassenhygiene, Eugenik in Deutschland; Medizin im Nationalsozialismus, Mitherausgeber der Zeitschrift »Social History of Medicine«, Oxford

Wichtige Buchveröffentlichungen: (als Hrsg.)The Social History of Occupational Health, London 1985; Health, Race and German Politics between National Unification and Nazism, 1870-1945, Cambridge 1989; Darwinism and Social Darwinism in Imperial Germany: The Contribution of Cell Biologist Oscar Hertwig (1849-1922), Stuttgart u.a. 1991; (als Hrsg.) International Health Organisations and Movements, 1918-1939, Cambridge 1995

Korrespondenzadresse:
Paul Weindling MA MSc PhD
University of Oxford
Wellcome Unit for the History of Medicine
45-47 Banbury Road
OXFORD OX2 6PE
England

Tel.: 00441/865 274 600 / Fax: 00441/865 274 605